北京协和医院
实习护士手册

主　审　吴欣娟

主　编　霍晓鹏　郭　娜

副主编　史冬雷　王　巍

编　者（以姓氏笔画为序）

马芳芳	马晨曦	王　青	王　茜	王　巍	王小翠
王亚静	王晓杰	牛　荣	叶　维	史冬雷	兰　静
宁昱琛	华小雪	刘　芳	刘爱辉	孙建华	孙艳艳
李　鸥	李　真	李红艳	李香风	李琳凤	李雁凌
杨晓平	连冬梅	吴　楠	佟冰渡	余昆容	张　宇
张　岑	张　谊	张　蒙	张东颖	张红梅	陆相云
陈文昆	赵　霞	贺子夏	徐　园	徐雪蕾	郭　羽
郭　娜	董晓兰	韩　通	谢　丹	赖小星	蔡永华
管启云	潘新伟	薄　琳	霍晓鹏	魏　宇	

人民卫生出版社

·北　京·

图书在版编目（CIP）数据

北京协和医院实习护士手册 / 霍晓鹏，郭娜主编
. —北京：人民卫生出版社，2023.9
ISBN 978-7-117-35239-0

Ⅰ.①北…　Ⅱ.①霍…②郭…　Ⅲ.①护士－岗位培
训－手册　Ⅳ.①R192.6-62

中国国家版本馆 CIP 数据核字（2023）第 172839 号

人卫智网	www.ipmph.com	医学教育、学术、考试、健康，购书智慧智能综合服务平台
人卫官网	www.pmph.com	人卫官方资讯发布平台

北京协和医院实习护士手册
Beijing Xiehe Yiyuan Shixi Hushi Shouce

主　编：霍晓鹏　郭　娜
出版发行：人民卫生出版社（中继线 010-59780011）
地　　址：北京市朝阳区潘家园南里 19 号
邮　　编：100021
E - mail：pmph @ pmph.com
购书热线：010-59787592　010-59787584　010-65264830
印　　刷：三河市君旺印务有限公司
经　　销：新华书店
开　　本：787×1092　1/16　印张：22　插页：1
字　　数：508 千字
版　　次：2023 年 9 月第 1 版
印　　次：2023 年 11 月第 1 次印刷
标准书号：ISBN 978-7-117-35239-0
定　　价：79.00 元

临床实习是护理教育体系中不可或缺的实践环节，是院校教育向临床工作的延伸，是用理论知识指导技能操作的必需过程。在这一过程中，实习护士须在短时间内适应全新的学习环境、学会处理复杂的人际关系、预判工作中可能的风险、疏解自身不良情绪。而对于护理教育者和管理者来说，这短短数月不仅需要帮助实习护士夯实临床基础知识与技能，还要赋予其满足岗位需求、有利个人发展的综合能力，帮助其顺利完成角色转换并推动个人职业价值观的升华。

　　北京协和医院为我国培养了众多现代护理人才，精英式护理教育是自 1920 年北京协和护士学校建校以来就一直秉承的理念。协和护理人紧跟医疗卫生改革发展步伐，积极创新临床教学管理机制，不断探索建立协和特色的护理人才培养模式，为国家培养更多优秀的临床护理人才。我们坚持理论与实践相结合，总结出大量宝贵的实习护士临床教学管理经验，而今，我们有责任为护理专业实习生提供正面的职业引导，帮助他们更好地适应临床工作，增强组织支持感和归属感，同时也有义务将"协和护理教学经验"分享给广大同仁，共同促进我国护理教育体制的发展完善。

　　作为资深的教学医院，北京协和医院每年承担着包含全部学历层次在内的 20 余所院校 300 余名实习护士的临床教学工作。本着对学生负责、对患者负责、对院校负责、对社会负责的态度，北京协和医院护理教学核心组以及临床一线护理教学老师们合力编写了《北京协和医院实习护士手册》一书。由最初实习护士入院时人手一本的口袋书演变成《北京协和医院实习护士手册》，离不开每一位对本书的倾心灌注。我们期望本书可以作为初入临床的实习护士的启蒙读物，解答实习护士在临床实习过程中可能遇到的疑惑；也期待本书可以搭建一个沟通交流的平台，与全国护理同行共同探讨实习护士的培训管理经验。

吴欣娟

2023 年 2 月

————————————————————————————— 前　言

　　2020 年 9 月,国务院办公厅印发的《关于加快医学教育创新发展的指导意见》中特别提出加大护理专业人才供给,同时在教育中注重救死扶伤的道术、心中有爱的仁术、知识扎实的学术、本领过硬的技术、方法科学的艺术这五"术"方面的培养,北京协和医院护理教育践行的"勤、慎、警、护"教育箴言正与国家提出的要求相契合。百年来,北京协和医院培养了一批又一批高层次护理人才,在护理人才培养的过程中,我们不断积累教学经验,推动护理人才教育机制改革,而《北京协和医院实习护士手册》一书是协和护理团队深入探索研究新形势下护理实习生教学管理规范的成果。

　　为帮助实习护士更好地适应临床环境、规范临床护理行为以及提升职业素养,本书以实习护士的实际需求为出发点,围绕着实习护士在北京协和医院的临床实习进行全方位、全过程展开,内容囊括协和护理简史、环境介绍、基本的岗位职责介绍到实习护士的核心能力、心理调适以及职业防护,再到护理病历的规范书写以及毕业实习论文的规范书写等。伴随着学习过程的深入,遵循由"外"到"内"再到"精"的顺序,循序渐进地引领实习护士熟悉临床环境、胜任岗位工作、安全有效地完成实习任务并在此过程中树立良好的职业信念。

　　全书共分为九章,分别为:北京协和医院护理工作简介、医院环境概况、护理工作规章制度、护理人员职责及工作流程、新时代实习护士的素质与要求、适应临床实习的方法和技巧、职业防护、护理病历书写规范、毕业实习论文书写。全书图文并茂、详略得当,注重对实习护士核心能力的阐述,特别是临床护理操作技术的规范与理解,把复杂的内容简单化、抽象的过程具体化,具有很强的实用性,可以作为实习护士在临床实践工作中的"行动指南"。

　　本书适用于实习护士、护理教育者和临床护理教学老师阅读,可以作为实习护士的临床实践教材使用。非常感谢各位编写成员的辛勤劳动,由于水平有限,我们在编写过程中如有疏漏和不当之处,敬请各位读者提出宝贵意见。最后,真诚希望此书能够以点带面地为加快护理人才队伍建设、满足人民群众对健康服务的需求作出贡献。

霍晓鹏　郭　娜
2023 年 2 月

目　录

第一章

北京协和医院护理工作简介

>>>

第一节　百年历史与发展

北京协和医院(简称协和)建成于 1921 年,由洛克菲勒基金会创办,是集医疗、教学、科研于一体的现代化综合三级甲等医院,是国家卫生健康委指定的全国疑难重症诊治指导中心,以学科齐全、技术力量雄厚、特色专科突出、多学科综合优势强大享誉海内外,在复旦大学医院管理研究所公布的“中国医院排行榜”中连续十三年名列榜首(2009—2021 年)。目前,医院共有 4 个院区(东单院区、西单院区、帅府院区、大兴院区)、总建筑面积 56 万余平方米,在职职工 4 000 余名、两院院士 3 人、临床和医技科室 60 个。

一百年来,从这里走出了张孝骞、林巧稚、曾宪九等近百位影响中国现代医学发展的医学大家,他们攻克了无数疑难重症,完成了大量原创性研究,引领了众多医学学科和医疗实践的发展。从黑热病等早期传染性疾病的研究到第一次由中国人命名疾病肾性骨营养不良,从国际率先使用手术丝线到成功实施中国第一例胰十二指肠切除术,从突破性建立绒癌根治疗法到系统性研究激素分泌性垂体瘤,从成立中国第一个社会服务部到建立中国第一个公共卫生事务所,以及在国内率先建立多个临床学科……无数个“中国第一”在协和诞生。

1920 年,在洛克菲勒基金会的支持下,北京协和医学院护士学校(以下简称协和护校)成立,这是我国第一所培养本科学历护士的高级护士学校。协和的护理教育有着严苛的选拔,较高的淘汰率,严谨的课程教学和严格的管理,培养出一批最早的高级护士。北京协和医学院护士学校在美国纽约州立大学及中华护士学会注册,协和护校学生毕业后不仅可以获得护士专业文凭,还能同时拿到纽约州立大学的学位和文凭。协和护校前三任校长兼协和医院护理部主任都是由美国人担任,分别是沃安娜(Anna D. Wolf)、盈路德(Ruth Ingram)、胡志敏(Gertrude E. Hodgman)。1940 年,聂毓禅成为协和护校的第四任校长,也是首位中国籍协和护校校长,兼协和医院护理部主任。

作为中国现代护理人才培养的摇篮,协和在近百年的光辉历程中,也培育出大批享誉国内外的优秀护理人才,如聂毓禅、王琇瑛、林雨、陈淑坚、林菊英、吕式媛等,她们先后参与和促进了我国不同时期的护理发展进程,如近代公共卫生护理专业的创立、农村卫生护理工作的实施、护理书籍的翻译与出版、护士教育委员会的组建、在职护士进修班的开办、早期各地护理分会的建立、中华护士会领导岗位的出任……协和护理人在护理专科发展、临床护理质量提升、护士人才培养及团队建设等方面取得了优异成绩,始终引领着中国护理事业的发展。百年来,从这里走出了王琇瑛、陈路得、林菊英、黎秀芳、刘淑媛、吴欣娟和李红7位南丁格尔奖章获得者,以及聂毓婵、陈坤惕、黄人健和吴欣娟4位中华护理学会理事长。

一代又一代协和护理人秉承着"勤、慎、警、护"的训诫和"严谨、求精、勤奋、奉献"的协和精神,努力拼搏、精益求精,将满腔热忱投入护理事业中。

第二节　临床护理及管理

北京协和医院护理工作有着悠久的历史和优良的传统,现有护理人员2 000余人,承担医院2 000余张床位的临床护理。一代代协和护理人深谙管理制度对于护理管理的重要性,一直致力于探索符合中国国情和北京协和医院院情的现代医院护理管理制度。医院形成了护理部主任—(执行)总护士长—护士长的三级管理体系,并设立了护理委员会及护理质量、教学、科研、信息管理组。科学高效的组织管理体系为保证护理质量、培养护理人才、促进专科发展、提升科研水平奠定了坚实的基础,使协和护理始终走在行业前列。

协和护理人不断创新、追求卓越。1995年,北京协和医院作为护理模式改革的试点单位在全国范围内率先实施"以患者为中心"的整体护理。2010年初,我院在全国率先开展优质护理服务工作,落实从患者入院到出院的责任制整体护理。2013年至今,我院又以深化岗位管理、加强护理内涵建设为重点,建立了以分层级管理为核心的护士岗位管理体系,形成了优质护理服务长效机制。

基本理论、基本知识、基本技能,严格要求、严密组织、严谨态度("三基三严")是协和的宝贵财富,护理部在强化基础护理的同时注重专科护理发展。20世纪70—90年代,北京协和医院先后成立了呼吸监护室、血透中心、中心配液室、加强医疗科、骨髓移植室等,这些科室及专科疾病治疗中心的成立,为今后专科护理的发展打下了坚实基础。

2010年,北京协和医院以第一名的成绩成为国家卫生和计划生育委员会首批"国家临床重点专科——专科护理专业项目建设医院"。自2000年以来,协和已在30余个专科领域培养了500余名专科护士,开设了腹膜透析、糖尿病、静脉治疗、艾滋病、伤口造口、血友病、母乳喂养、盆底康复、静脉血栓共9个专科护理门诊,由专科护士为患者提供咨询、指导、治疗及协调等医疗护理服务。同时,组建了17个专科护理小组,建立由医疗顾问、专科护士、骨干护士共同组成的医护一体化团队。他们以娴熟的护理技能承担起疑难危重症患者的专科护理以及院内外护理会诊工作,为患者提供安全、优质、多层次的延续性服务。医院多个科室已成为北京市乃至全国专科护士的培训基地,每年承担600余名专科护士的培养工作,为全国专科护士发展贡献了协和护理的力量。

第三节　护理教学及科研

随着人民群众对卫生服务需求的不断增加和医疗卫生体制改革的不断深化,面对人口老龄化等不同方面的特点,对护理队伍的素质和水平提出更高要求。护理部深入探索研究新形势下的护理工作内涵,根据护士 N1~N4 不同层级的不同工作要求及成长需求,制订相应培训计划,开展护士分级培训,满足不同层级护士的培训需求,提高各层级护士的岗位胜任能力,培养出一支能力强、素质好、结构合理的护理队伍,为人民群众的生命健康保驾护航。

北京协和医院积极探索以临床需求为导向的护理教学模式,设立了临床护理教学老师岗位,专职负责实习护士、进修护士和在职护士的教育工作。护理部每年接收各层次实习护士千余人次,接收全国各地进修护士 800 余人。护理部同时与美国、加拿大、日本、芬兰、澳大利亚等国家建立了友好往来与合作关系,每年邀请国际知名护理专家来院讲学授课,并选派护理骨干赴国外培训学习。2019 年 5 月,在北京协和医院的牵头下,中国精英教学医院护理联盟在京成立,旨在建立中国特色标准化护理人才培养模式,培养更多同质化优秀临床护理人才。

医院高度重视护理科研创新工作,近五年来获得院内外科研立项百余项,科研经费支持近 2 000 万元,论文数量和质量逐年提升,获批专利 1 000 余项,并成功实现多项专利转化,运用于临床护理实践中。多项成果荣获中华护理学会和北京护理学会科技奖一、二等奖。护理部还组织编写出版《北京协和医院护理工作手册》《北京协和医院护理技术操作指南》《北京协和医院护理管理手册》《护患沟通情景模拟案例与标准化病人应用》《护理管理工具与方法实用手册》以及《名院名科专科护理工作指南丛书》等数十部专业书籍和《协和护士说》系列科普丛书,受到业界同仁的广泛好评。

第四节　协和护理人的社会责任

无论是在医疗条件落后的地区,还是在地震、火灾、瘟疫与海啸肆虐的灾区,都能看到北京协和医疗队白衣天使们的身影。在援藏、援疆、援蒙等工作中,协和护理人勇挑重任,把协和护理的优良传统、成熟经验与先进理念传播到祖国各地。

2015 年,恰逢西藏自治区成立 50 周年,北京协和医院牵头执行中组部、人社部和国家卫计委组织的医疗人才"组团式"援藏任务,至今已有 8 批共 16 名护理精英参加每批为期 1 年的"组团式"援藏,在提高西藏护理的管理、技术、服务水平等方面作出了突出贡献。

2003 年春天,"非典"疫情期间,北京协和医院共有约 350 名护士参与到抗击"非典"的一线工作中。协和护理人从不曾因劳累退却,也不曾因生死恐惧,他们以高尚的情操、精湛的护理技术和坚强的意志展现了白衣天使的美好形象,以爱心和关怀诠释了护理的真谛。

新冠疫情突如其来,吹响了战斗的号角。护理部先后派出三批次共 135 名护理人员加入国家援鄂医疗队,整建制接管武汉同济医院中法新城院区 ICU 病房。北京协和医院援鄂护理团队迅速建立了一系列岗位职责、工作流程、病区环境、物资管理、专业培训和个人防护等标准化管理制度,为全国乃至全世界抗击新冠疫情的护理工作提供了"协和"方案。

秉承协和精神,传承优良传统,近年来,协和护理赢得了同行赞誉和社会好评,荣获了多个奖项:全国巾帼文明岗、首都劳动奖状、全国卫生系统护士岗位技能竞赛金奖、中华全国妇女联合会"全国三八红旗集体"、国家卫计委"优质护理服务表现突出先进集体"、中华全国总工会"全国工人先锋号"等荣誉称号。

回顾过去,放眼未来,协和护理人将继续传承协和精神,不断追求卓越,在协和新百年的征程中再铸新的辉煌!

2 第二章

医院环境概况

>>> ────────────────────────────

第一节　医院环境简介

北京协和医院主要包括东单院区、西单院区、大兴院区、帅府院区,学生生产实习主要涉及的院区为东单院区和西单院区。

一、东单院区

东单院区包括门诊楼、急诊楼、外科楼、内科楼、教学楼和老楼和转化医学综合楼等。

（一）门诊楼

门诊楼主要是门诊患者就诊、检查的地点。一层为门诊大厅,设有综合服务台,自助服务区,建卡、建档、收费窗口等。二至七层主要为各专业学科诊室、检查室和治疗室等。八层为病理科及特需专家门诊。九至十一层为健康医学科。

（二）急诊楼

急诊区位于医院北侧,主要包括急诊分诊台、抢救室、治疗室、留观病房、急诊综合病房、EICU、发热门诊。急诊主要功能包括救治急诊患者、筛查和救治发热患者等。可经由北京协和医院北门进入急诊区域。

（三）外科楼

外科楼主要以手术科室为主。外科楼一层与急诊楼和门诊楼相连,主要设有住院处、病房药房及综合服务台。手术室位于外科楼负一层至三层,其中负一层为消毒供应室、一层为门诊手术间、二层和三层为其他手术间。

（四）内科楼

内科楼的每层楼都有多个科室,为方便描述内科楼各科室位置,常采用"段＋楼层"的表达方式。内科楼手术室位于内科楼负一层至二层,主要承担妇产科手术。内科楼二层通过连廊与外科楼、老楼相连通。内科楼多功能厅位于四层,可举办各种会议活动等。

（五）教学楼

教学楼内主要为各种教学相关设施,包括教室、教研室、图书馆、计算机室、客观结构化临床技能考试(OSCE)中心、远程医学中心等。

（六）老楼

老楼区域主要为各种实验室、病案科和职能处室办公区、阅览室、自习室。

（七）转化医学综合楼区域

转化医学综合楼使用开放型运营管理模式,建设临床研究型病房,从分子、细胞、组织、个体和群体水平系统开展转化医学研究,是转化医学国家重大科技基础设施(北京协和)项目的重要载体。

二、西单院区

西单院区门诊楼主要包括:综合门诊一区、特需专家门诊、多科会诊(MDT)、麻醉科手术室、日间病房、日间化疗、配液中心、中心静脉导管治疗室等。

住院部主要由内科、外科病房组成,包括:血液肿瘤二病房、肿瘤内科一病房、内科综合病房、乳腺外科病房、内科重症医学科(MICU)二病房等。

医疗综合楼主要由乳腺门诊、妇分泌门诊及病房、放疗科、临床药理中心组成。

国际医疗部主要承担国际医疗患者服务,包括门诊、病房、药房、手术室、内镜中心等。

第二节　医院科室介绍

一、临床科室

临床科室主要分为内科、外科、妇产科、儿科、五官科、急诊、门诊。

内科包括:免疫内科、感染内科、肾内科、普通内科、消化内科、内分泌科、呼吸与危重症医学科、内科重症医学科(MICU)、神经内科等。

外科包括:基本外科、骨科、心外科、肝脏外科、血管外科、乳腺外科、整形美容外科、胸外科、泌尿外科、神经外科、外科重症医学科(ICU)、麻醉科手术室。

妇产科包括:普通妇科中心、肿瘤妇科中心、产科中心以及妇科内分泌与生殖中心。

儿科包括:儿科病房和新生儿监护室(NICU)。

五官科包括:眼科、耳鼻喉科、口腔科。

以门诊为主的科室包括:变态反应科、心理医学科、中医科等。

二、辅助诊疗科室

辅助诊疗科室包括放射科、超声医学科、药剂科、输血科、检验科、放疗科、病理科、康复医学科、临床营养科等。

三、行政处室

行政处室主要包括院办公室、党委办公室、组织处、人事处、医务处、医院感染管理处、护理部、门诊部、教育处、科研处、器材处、后勤保障处、保卫处、老干部处等。

第三节　科室环境及功能介绍

一、病室

病室为患者主要活动区域。应保持床单位干净整齐,规范铺床。主要包括备用床(准备迎接新患者)、暂空床(供暂时离床活动的患者卧床休息用)、麻醉床(便于接受和护理麻醉手术后的患者)等。

床头柜物品摆放原则上放 3 件。过床桌放置床尾,桌面无杂物。安全使用插线板,禁止患者及家属在病室内使用电器。家属禁止坐、卧病床。患者病室中的备用床、暂空床、麻醉床见图 2-1~ 图 2-3。

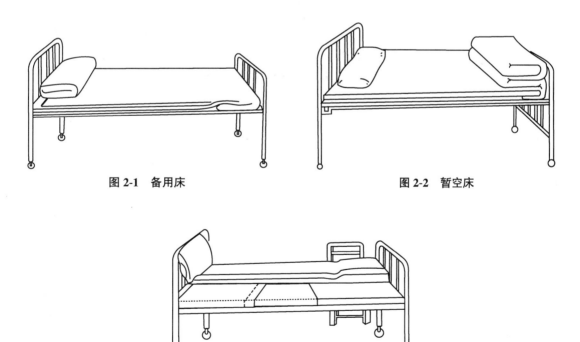

图 2-1　备用床　　　　　　　　　　　　　　图 2-2　暂空床

图 2-3　麻醉床

二、功能室

（一）护士站

护士站又称护士工作台。不放私人物品、食物及标本试管架等。电脑、打印机摆放整齐，无安全隐患。护士站内水池干净，洗手设施齐全。

（二）医生办公室

医生办公室是医生书写病历、处理医嘱，与患者及家属谈话等医疗活动的场所。医生及时将患者资料按顺序放在病历里，病历夹放于病历车中。使用过的 X 光片及时归还患者或放置在专用柜中。

（三）会议室

会议室用于医护交接班、大查房、召开会议等。会议室使用完毕桌椅归位，公共区域不存放个人物品，个人不私自占用会议室。

（四）治疗室

治疗室对清洁消毒要求比较高，是进行无菌操作、存放药物和清洁无菌物品的重要场所。治疗室布局合理、分区明确、标识清楚、每日清洁、定时通风，每月彻底清扫 1 次。治疗室实行封闭式管理，仅限工作人员进入。进入治疗室必须穿工作服，严格无菌原则，操作前戴好帽子和口罩。

治疗车上物品摆放有序，上层为清洁区，下层为污染区，并配有速干手消毒剂。

抢救车定点放置，有地标识，上锁管理，药品标识清楚，开锁后班班清点，交接班时标明日期、时间和清点护士姓名，确保车内药品、物品完好备用。

治疗室冰箱为药品冰箱，每日监测温度并按要求记录，冰箱内药品及物品按要求分区域放置。冰箱内严禁存放食物、标本等物品。

（五）换药室

存放无菌物品，在病房内为患者换药。严格执行无菌操作原则，非换药人员不得入内。换药物品均需保持无菌，并注明灭菌有效日期，无菌溶液（如酒精、碘伏）定期检查，无过期、变质等。

（六）处置室

处置室主要功能为对非一次性物品做清洁、消毒，如止血带、持针器等，存放轮椅、平车等物品。

（七）杂用室

杂用室是处理生活垃圾、医用垃圾及锐器的场所。暂时存放脏被服及无菌物品的包布等。垃圾桶及时加盖，医疗垃圾袋标明科室、日期，回收登记应及时。锐器桶应注明使用时间，超过 48 小时或达到 3/4 满及时更换。避免污衣桶过满，脏衣物、被服不可放置地面。

（八）被服库

被服库是放置患者使用的各类被服，如枕头、被罩、腹带等的场所。被服分类摆放整齐，标识清晰。禁放与被服无关的物品。柜内被服保持干净、整洁，规范放置。

（九）库房

库房放置各类物品、仪器设备等。物品分类放置,摆放整齐。大输液应高于地面放置。不存放私人物品。

（十）配膳室

配膳室主要供患者打开水及清洁餐具使用。水池内应保持干净,无杂物。

（十一）保洁室

保洁室用于存放垃圾,包括其他垃圾、厨余垃圾和可回收物。水池应保持清洁无污渍。各类保洁用物有序放置。

三、生活区

（一）休息室

休息室供医生、护士休息用。无个人物品及白大衣。

（二）更衣室

更衣室供医护人员更衣用。更衣柜内放置个人物品。墙上悬挂护士服或白大衣。

第四节　科室人员及其基本职责介绍

一、医生和护士的行政及职称分级

1. 医生职称分级　主任医师、副主任医师、主治医师、住院医师。
2. 护士职称分级　主任护师、副主任护师、主管护师、护师、护士。

二、科室核心组成员基本职责

科室核心组成员包括主任、副主任、支部书记、护士长、主任助理。

1. 科主任(副主任)职责　在医院领导下,全面负责科室的医疗、教学、科研及行政管理工作。制订科室年度和阶段工作计划并组织实施,经常监督检查,促进科室业务的发展。

2. 支部书记职责　在医院各级党委领导下,负责主持支部的日常党建工作,同时与科主任配合开展专业医疗、教学、科研日常管理工作。

3. 护士长职责　详见后文。

4. 主任助理职责　协助科主任做好科室的医疗、教学、科研及行政管理工作。

三、医生及护士组织管理结构

1. 医生组　一般由专业组负责人、小组长及组员构成。

(1)专业组负责人/带组医生:多为临床经验丰富、科研能力卓越的主任医师或副主任医师。主要职责为在科主任的领导下,全面负责所管床位患者临床诊疗;开展本专业医疗、教学、科研日常管理工作。

（2）小组长：多为主治医师,负责临床诊疗,消除或减缓患者病痛,在科主任和上级医师的领导下开展临床研究工作。

（3）住院医师：关注患者病情,消除患者病痛,同时负责带教"五生"(包括见习医生、实习医生、研究生、规培医生、进修医生)并参与临床科研,以促进医疗、教学、科研任务顺利完成。

（4）总值班：总值班的职称一般为住院医师,在科主任的直接领导下,协助科主任做好科内日常医疗行政管理工作,做好科内各专业组间和与其他科间的联系工作,以促进医疗教学任务的顺利完成。

2. 护士组　护士长、教学老师、病房主管、责任护士。病房护理工作组织管理结构见图 2-4。

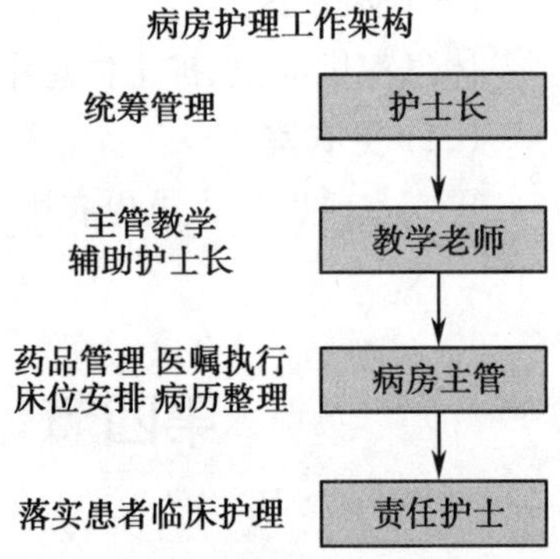

（1）护士长职责：护士长作为病房护理工作第一负责人,工作范畴涉及临床护理、护理管理、护理教学、护理科研等各个方面。在护理部,执行总护士长和科主任的领导下负责病房行政管理和护理业务工作,根据护理部和科室目标管理计划,制订本病房工作计划,并认真组织落实。

（2）教学老师职责：在护士长领导下,负责病房临床护理教学及科研工作的管理和实施,主要包括临床护理;制订和实施护士"五生"(护士的"五生"通常指:实习护士、见习护士、进修护士、规培护士、专科护士学员)学习计划;

图 2-4　病房护理工作组织管理结构

组织并参加具体的教学活动,如:病房小讲课、操作示范、病例讨论、教学查房、临床带教、阶段考核、出科考试及总结评价等。

（3）病房主管护士职责：主要负责处理医嘱、办理出入院,清点各类物品药品,协助护士长负责病房整体工作协调,护士长、教学老师不在时,负责病房日常工作。

（4）病房责任护士职责：为患者提供基础护理、病情观察、用药治疗和健康指导等系统全面的护理。根据护龄、职称、理论考试、操作考试、同行评议等综合因素,责任护士的层级从高到低分为 N4、N3、N2、N1。

四、医疗辅助人员

医疗辅助服务人员包括护理员、保洁员、配膳员、外勤人员等。

1. 护理员　在护士的指导下,帮助患者完成各项生活护理、辅助性护理等服务和工作区域的清洁、消毒工作。

2. 保洁员　负责各病室环境卫生。

3. 配膳员　为患者提供订餐、送餐服务。

4. 外勤人员　负责患者外出检查、配送药品、标本等工作。

3 第三章

护理工作规章制度

>>>

第一节　分级护理制度

为落实对住院患者的病情观察、治疗及护理措施等临床护理工作标准,确保服务质量和患者安全,根据《护理分级标准》(WS/T 431—2023)、《综合医院分级护理指导原则(试行)》(卫医政发〔2009〕49 号)等文件要求,制订本制度。根据住院患者的病情及自理能力,分为特级、一级、二级、三级等四个护理级别,并在患者床头牌有醒目标记。

一、特级护理

【分级依据】

1. 维持生命,实施抢救性治疗的重症监护患者。

2. 病情危重,随时可能发生病情变化需要进行监护、抢救的患者。

3. 各种复杂或大手术后、严重创伤或大面积烧伤的患者。

【护理要求】

1. 严密观察患者病情变化,监测生命体征,准确测量并记录出入量。

2. 根据医嘱正确执行各项治疗及用药,配合医生实施各项急救措施。

3. 根据患者病情实施基础护理,做到六洁(口腔、头发、手足、皮肤、会阴、床单位),协助患者床上活动,保持患者舒适及功能体位,协助非禁食患者进食/水或注入鼻饲饮食。

4. 正确实施专科护理,协助卧床患者翻身、叩背等促进有效咳痰,做好气道、管路和皮肤护理,保持患者舒适及功能体位,预防各种并发症。

5. 关注患者安全,根据患者具体情况采取相应措施,避免不良事件发生。

6. 严格执行护理交接班制度,危重患者床旁交接班。

7. 履行告知义务,尊重患者知情权。

8. 了解患者和家属的心理需求,有针对性开展心理护理。

9. 针对患者情况提供健康指导。

二、一级护理

【分级依据】

1. 病情趋向稳定的重症患者。

2. 病情不稳定或随时可能发生变化的患者。

3. 手术后或者治疗期间需要严格卧床的患者。

4. 自理能力重度依赖的患者。

【护理要求】

1. 每小时巡视病房,观察患者病情变化。

2. 根据患者病情需要,定时测量生命体征。

3. 根据医嘱正确执行各项治疗及用药。

4. 根据患者病情及生活自理能力,实施基础护理。

5. 正确实施专科护理,做好气道、管路和皮肤护理,预防各种并发症。

6. 关注患者安全,根据患者具体情况采取相应措施,避免不良事件发生。

7. 提供与疾病相关的健康教育,指导功能锻炼。

三、二级护理

【分级依据】

1. 病情趋于稳定或未明确诊断前,仍需观察,且自理能力轻度依赖的患者。

2. 病情稳定,仍需卧床,且自理能力轻度依赖的患者。

3. 病情稳定或处于康复期,且自理能力中度依赖的患者。

【护理要求】

1. 每 2 小时巡视病房,观察患者病情变化。

2. 根据患者病情需要,测量生命体征。

3. 根据医嘱正确执行各项治疗及用药。

4. 根据患者病情需要,提供专科护理。

5. 鼓励患者参与患者安全。

6. 协助生活部分自理患者做好基础护理。

7. 提供与疾病相关的健康教育,指导患者进行功能锻炼。

四、三级护理

【分级依据】

病情稳定或处于康复期,且自理能力轻度依赖或无需依赖的患者。

【护理要求】

1. 每 3 小时巡视,观察患者病情变化。

2. 根据患者病情需要,测量生命体征。

3. 根据医嘱正确执行各项治疗及用药。

4. 鼓励患者参与患者安全。

5. 提供与疾病相关的健康教育,指导功能锻炼。

第二节　医嘱执行制度

为规范护士执行医嘱流程,确保临床护理安全,依据《护士条例》《综合医院分级护理指导原则(试行)》(卫医政发〔2009〕49号)、《病历书写基本规范》(卫医政发〔2010〕11号)等文件要求,制订本制度。

1. 医嘱是医生在诊疗活动中下达的医学指令,分为长期医嘱和临时医嘱。

2. 应遵循按时、准确、完整的原则执行医嘱。

3. 执行医嘱前须认真阅读医嘱内容、核对患者信息。当发现医嘱有疑问时,需与医生核实后方可执行。

4. 执行医嘱过程中应严格查对,包括患者身份识别、给药三查八对等。

5. 除外抢救或手术中不得执行口头医嘱。在抢救或手术中医生下达口头医嘱时,护士给药前应向医生复述医嘱内容,确认后方可执行。执行后要保留空安瓿并记录,待医嘱补齐后再次核对。

6. 执行毒麻药医嘱时,需双人核对后执行。做好毒麻药使用登记,包括患者姓名、药名、使用时间、剂量等,执行人签字,如有余量应做好记录并双人签字。如遇护士单独值班,请医生核对签字。

7. 执行皮试医嘱时,应双人核对后执行。皮试结果需双人判读,皮试结果录入医嘱系统。

8. 每班查对医嘱的完成情况,避免医嘱遗漏执行。凡需下一班执行的临时医嘱,应进行详细交班并记录。

9. 执行医嘱后,应由执行人在相应的医嘱执行单上记录执行时间并签名。

10. 加强对医嘱执行情况的三级护理质控督查。对医嘱执行的系统性问题,护理部协调相关临床科室及医务处、信息处等职能部门共同持续改进。

第三节　护理查对制度

为防止临床护理差错,保障患者安全,根据《关于医疗质量安全核心制度要点的通知》(国卫医发〔2018〕8号)、《三级医院评审标准(2020版)》等文件要求,制订本制度。

1. 应遵循每项护理行为都必须查对患者身份的原则。如给药、输血、治疗、手术、检查、特殊饮食、标本采集及患者转运等,至少使用两种患者身份识别方法,严禁将床号作为身份识别的标识。

2. 在核对患者姓名时,请患者自己说出姓名进行核对。当遇到产妇、儿童、意识障碍、语言交流障碍、镇静期间的患者,请家属陈述患者姓名,或核对腕带上的病案号,确保核对正确。

3. 住院患者必须佩戴身份识别腕带,如有损坏或遗失需及时补戴。以扫描腕带条码方式识别患者身份后,仍需口语化核对。

4. 对无名氏患者,暂时用"无名氏"替代姓名,如同时有多名无名氏患者就诊,在无名氏后按1、2、3等编号,如无名氏1、无名氏2……。患者入院信息、腕带、病历记录、抢救记录及处方等姓名处的信息应保持一致。患者转科或手术等交接、治疗、护理、检查等操作时需严格进行身份核对,应以"无名氏"、性别和病案号作为身份核对的信息。

5. 使用PDA的科室,处理长期医嘱或临时医嘱时要查对医嘱,正确打印条码。若对医嘱有疑问,须与医生核实后方可执行。

6. 每班护士应查对医嘱,及时发现未执行医嘱和新停医嘱。停止口服药、输液、注射、雾化、治疗、检验等医嘱需及时撤除药品及条码。

7. 给药前必须严格遵守三查八对,包括用药前查、用药中查、用药后查,核对姓名、床号、药名、剂量、浓度、用药时间、用法及药品有效期。

8. 药品使用前要检查药品质量,有无变质、混浊、沉淀、絮状物等。配药及给药前均需双人核对。配置药物后,配置人与核对人在输液标签上签字。

9. 输血及血制品时,需在输血的各环节中严格查对,见《北京协和医院输血安全制度》。

10. 手术室护理人员应遵照《手术安全核查制度》(卫办医政发〔2010〕41号)、《手术室护理实践指南(2020年版)》等有关规定和行业规范执行各项查对要求。

第四节　输血安全制度

为规范临床输血技术,确保输血安全,依据《临床输血技术规范》(卫医发〔2000〕184号)、《医疗机构临床用血管理办法》(卫生部令第85号)、《静脉治疗护理技术操作规范》(WS/T 433—2013)等文件要求,制订本制度。

1. 应严格遵循无菌原则、输血查对和输血操作流程,使用标准输血器进行输血。

2. 采集配血标本时,持输血申请单和贴好标签的试管,使用PDA扫码患者腕带和标本条码,严格核对患者姓名、性别、病案号等信息正确无误后,正确采集血样并及时送输血科交叉配血。

3. 血液送至病房后,值班护士与送血人员进行正确核对。

(1)持输血记录单与病历核对患者姓名、病案号,确认输血患者。

(2)输血记录单与血袋标签逐项核对,包括科室、患者姓名、病案号、血型[包括Rh(D)

因子〕、血液成分、有无凝集反应；献血者编码、血型（包括 Rh 因子）、储血号及血液有效期，确认输血记录单和血袋标签上的血型（包括 Rh 因子）、储血号一致。

（3）检查血袋有无破损及渗漏、血袋内血液有无溶血及凝块。

（4）检查、核对无误后，双方在输血记录单的取血者与接收者上签字。

4. 输血前核对

（1）须由操作护士和核对者双人持 PDA 中的医嘱和血型化验结果、输血记录单、血袋共同核对患者姓名、病案号、血型〔包括 Rh（D）因子〕、献血者血型〔包括 Rh（D）因子〕、储血号、血液成分、产品编码、血量、有无凝集反应及血液有效期。

（2）PDA 扫患者腕带条码，让患者自述姓名及血型〔包括 Rh（D）因子〕，核对护士和操作护士分别在核对者和操作者处签字。

5. 输血前将血袋内的血液轻轻混匀，避免剧烈震荡。血液内不得加入药物，如需稀释只能用静脉注射生理盐水。血液加温时，使用配备预警系统的血液专用加温设备，防止溶血。

6. 输血前后应用静脉注射生理盐水冲洗输血管道；连续输入不同供血者的血液时，应在前一袋血输尽后，用静脉注射生理盐水冲洗输血器，再接下一袋血继续输注。

7. 输血时应先慢后快，前 15 分钟内，以 2ml/min 的速度输入。根据病情和年龄调整输注速度，检查穿刺部位有无血肿或渗血，严密观察有无输血反应并记录输血过程。如发生输血反应，应执行应急处置预案并按照输血反应报告流程进行上报。

8. 血液从血库取出后应在 30 分钟内开始输注，在 4 小时内完成单个单位的血液或成分血的输注，血小板应超过 30 分钟到 4 小时输注。当患者耐受后，每单位血浆应尽快输注给患者或在 15~60 分钟输注完毕。完成每个单位输血或每 4 小时后更换输血器。不得自行贮血。

9. 输血结束后，空血袋标注患者姓名、输血日期及时间。空血袋在常温下保留 24 小时。输血记录单粘贴在病历中。

10. 各级管理人员应加强对输血过程的质量监控，并对发现的问题进行整改和效果评价，保障输血的安全。

第五节　危重症患者抢救制度

为落实危重症患者抢救的临床护理工作标准，及时、迅速采取相关诊治措施，有效地抢救急危重症患者生命，提高抢救成功率，确保服务质量和患者安全，制订本制度。

1. 值班护士按照分级护理要求对危重症患者或病情不稳定患者进行病情观察及巡视。

2. 遇有抢救患者，充分利用现有人力，当班护士应沉着、冷静、分秒必争，首先进行初步紧急处理，同时通知值班医生。

3. 准确记录患者病情、抢救过程、抢救时间及所用的各种抢救药物。

4. 原则上不执行口头医嘱,紧急情况下若执行口头医嘱,需双人核对,经医生核实无误,方可执行,并保留空安瓿留做记录。

5. 为保证抢救工作顺利进行,一切以患者为中心,发扬团结协作精神。

6. 做好抢救后的清理、补充、检查和患者家属的安抚工作。

7. 依照医院"关于重大抢救及特殊病例报告制度的规定",逐级上报护士长、(执行)总护士长和护理部。

第六节　护理查房制度

为了解决临床护理工作中的问题,持续提高护理质量、落实各项规章制度,不断提高护理人员业务水平,制订本制度。

1. 护理查房是检查护理质量、落实规章制度、提高护理质量及护理人员业务水平的重要举措。包括护理业务查房(临床护理查房、个案护理查房、护理教学查房)和护理行政查房(临床护理管理质量查房)。

2. 护理查房要有组织、有计划、有重点、有专业性,通过护理查房提出护理问题,制订护理措施并针对问题及措施进行讨论,以提高护理质量。

3. 护理查房要围绕新技术、新业务展开,注重经验教训的总结,突出与护理密切相关的问题。通过护理查房能够促进临床护理技能、护理理论水平和临床护理行政管理质量的提高,同时能够解决临床实际的护理问题。

4. 护理查房可以采用多种形式。

5. 护理部每季度组织一次护理查房,科室每月组织一次护理查房。

6. 护士长及教学老师对整个查房过程要给予质量监控,对查房中出现的问题能及时予以纠正。

7. 护理业务查房顺序为病例介绍、讲解相关疾病的治疗、护理要点、护理措施及措施依据、讨论,最后由护士长或教学老师进行总结性发言。

第七节　值班和交接班制度

为保障患者护理及治疗等过程的连续性,根据《关于医疗质量安全核心制度要点的通知》(国卫医发〔2018〕8号)要求,制订本制度。

1. 值班人员应遵照护士长排班,坚守岗位,履行职责,按时交接班,确保各项护理工作及时有序地进行。

2. 交班护士应做好交班前准备,巡视患者、掌握病情,了解各项治疗进展情况;整理各室物品,保持规范、整洁;检查抢救物品及仪器设施处于完好备用状态。

3. 接班护士提前到岗,了解患者病情、治疗及其他相关事宜,按时参加交接班。

4. 每日进行医护集体交班,由科主任(主治医师)或护士长主持,全体医护值班人员参加,原则上时间不超过20分钟。

5. 交班内容应全面、细致,对患者的主要问题、观察重点及治疗方法、护理效果进行交班,做到重点突出,并有文字记录和签名。主要内容如下:

(1)住院患者总数、出院(转科、转院)、入院(转入)、死亡、手术(分娩)、病危、病重人数。

(2)新入院患者姓名、年龄、入院时间、诊断、入院原因、症状、体征及心理状态、护理问题及安全风险隐患。

(3)手术患者返回病房时间、麻醉方式、手术名称、生命体征、管路、伤口、治疗及护理重点等;分娩患者的分娩方式。

(4)死亡患者的抢救经过、死亡时间。

(5)危重症患者生命体征、病情变化,与护理相关的异常指标、特殊用药情况、管路及皮肤状况等。

(6)精神疾病或有心理问题的患者,存在的安全隐患、观察及护理重点。

(7)当日拟行手术、特殊检查或治疗患者的手术/检查/治疗名称、麻醉方式、术前准备情况等。

6. 应每班进行床旁护理交接班,查看新入院、危重、抢救、昏迷、手术等患者的意识、生命体征、皮肤、管路、治疗及专科护理的执行情况。

7. 交接班护士共同巡视、检查病房清洁、整齐、安静、安全情况,当面清点毒麻药、贵重药、急救药和仪器设备等。发现问题及时处理。交接完毕后,交班护士方可离开岗位。

8. 护士长应对交接班内容、工作情况进行综合评价。根据前一班次护理措施的效果,提出当班次护理工作重点及注意事项;针对交接班中发现的问题,提出改进措施。

第八节 手术安全核查制度

为加强医疗机构管理,指导并规范医疗机构手术安全核查工作,保障医疗质量和医疗安全,根据《中华人民共和国执业医师法》《医疗事故处理条例》《医疗机构管理条例(2016修订)》和《护士条例》等有关法律法规,制订本制度。

一、手术患者查对制度

(一)查对时间

1. 手术前一日,巡回护士访视患者时核对病历、患者。

2. 手术当日,护理员接患者时与手术通知单、病历、病房护士及患者核对。

3. 患者进入手术间之前,在等候区,巡回护士将病历与患者进行核对。

4. 患者进入手术间后,执行医务处《手术安全核对规定》(如为局麻等无麻醉医生参加的手术应由手术医师主持手术安全核对)。

5. 麻醉开始前,主管医生、麻醉医生、巡回护士与病历及患者核对。

6. 手术开始前,主管医生、麻醉医生、巡回护士与病历核对。

7. 患者离开手术室前,主管医生、麻醉医生、巡回护士再次核对相关内容。

(二) 查对内容

依据手术通知单和患者病历进行查对。

1. 患者姓名、性别、床号、诊断、手术名称、手术部位、药物过敏史、实验室检查结果、备皮、导尿等情况,眼科患者应核对晶体及处方。

2. 了解患者是否进食、是否排净大小便、是否卸妆,是否有义齿、义体、义眼、隐形眼镜、发卡以及贵重物品等,如果有须留在病房。

3. 是否携带病历、影像学检查结果、术中用物、用血、药物等。

4. 评估患者全身情况,特别是皮肤情况,了解既往史。

二、手术物品查对制度

(一) 清点责任人

主刀医生、洗手护士、巡回护士。

(二) 清点时机

手术开始前、关闭体腔前、体腔完全关闭后、缝合皮肤后。如术中须交接班、手术切口涉及两个及以上部位或腔隙、关闭每个部位或腔隙时均应清点,如关闭膈肌、子宫、心包、后腹膜等。

(三) 清点原则

双人逐项清点原则;同步唱点原则;逐项即刻记录原则;原位清点原则。

(四) 清点方法

每次清点时,巡回与洗手护士应对台上每一件物品唱点两遍,并由巡回护士在护理记录单上准确、即刻记录。

(五) 清点内容

1. 手术中无菌台上的各类手术用物,包括:各种手术器械、纱布、纱垫、缝针及特殊用物等。

2. 清点时,除清点数量外,还要关注物品的质量,尤其要检查器械上的螺丝钉等附属结构是否齐全,以确保物品的完整性和功能的完好。

3. 不同类型手术需清点的物品　体腔或深部组织手术应包括手术台上所有物品。如手术器械、缝针、手术敷料及杂项物品等;浅表组织手术应包括但不仅限于手术敷料、缝针、刀片、针头等杂项物品;经尿道、阴道、鼻腔等内镜手术应包括但不仅限于敷料、缝针,并检查器械的完整性。

(六) 清点要求

1. 手术前

(1)巡回护士需检查手术间环境,不得遗留上一台手术患者的任何物品。

(2)洗手护士应提前15~30分钟洗手,并按要求摆放台上用物。保证有充足的时间进行物品的检查和清点。在手术的全过程中,应始终知晓各项物品的数量、位置及使用情况。

(3)无特殊情况,手术物品未准确清点记录之前,手术医生不得开始手术;手术医生应等待护士清点物品并做准确记录后,方可进行下一步手术操作。

2. 手术中

(1)手术切口内应使用带显影标记的敷料,该类敷料不能用于手术切口的覆盖。

(2)手术中所使用的敷料应保留其原始规格,不得切割或做其他任何改型。特殊情况必须剪开时,应及时准确记录。

(3)清点纱布、纱条、纱垫时应展开,并检查完整性及显影标记。

(4)体腔或深部组织手术中使用有带子的敷料时,带子应暴露在切口外面。

(5)当切口内需要填充治疗性敷料并带离手术室时,主刀医生、洗手护士、巡回护士应共同确认置入敷料的名称和数目,并记录在病历中。

(6)应减少交接环节,手术进行期间若患者病情不稳定、抢救或手术处于紧急时刻物品交接不清时,不得交接班。

(7)严禁将器械或敷料等物品挪作他用,术中送冰冻切片、病理标本时,严禁用纱布等包裹标本。

(8)未经巡回护士允许,任何人不得把手术物品拿进或拿出手术间。若手术患者有两个或两个以上切口入路时,关闭每一切口时必须清点所有物品,清点后的物品应保存在手术间;下一切口开始前必须按规定重新清点所有物品,方可开始手术。

(9)医生不应自行拿取台上用物,暂不用的物品应及时交还洗手护士,不得乱丢或堆在手术区。

(10)洗手护士应及时收回暂时不用的器械;监督术者及时将钢丝、克氏针等残端、剪出的引流管碎片等物品归还,丢弃时应与巡回护士妥善处理。

(11)台上人员发现物品从手术区域掉落或被污染,应立刻告知巡回护士妥善处理。

(12)关闭体腔前,手术医生应配合洗手护士进行清点,确认清点无误后方可关闭体腔。阴道纱布等术后需取出的填充物,手术结束时,由手术医生取出,经巡回及洗手护士核对后丢弃,并在护理记录单的特殊情况一栏注明如"×× 物品已取出"。

(13)清点物品时,必须有至少一人为本院护士,实习护士不能承担清点工作,须由带教老师完成。

(14)术前怀疑或术中发现患者体内有手术遗留异物,取出的物品应由主刀医生、洗手护士和巡回护士共同清点,详细记录,按医院规定上报。

(15)清点物品有误或与主刀医生发生意见分歧时,应即刻汇报护士长,必要时上报上级主管部门协调解决。

(16)手术中发生与物品清点相关等问题时,巡回护士将事件经过及采取措施的情况详细记录于护理记录单"特殊情况"栏内,由主刀医生签字确认。

(17)每台手术结束后应将清点物品清理出手术间,更换垃圾袋。

三、术中输血查对制度

（一）取血流程

1. 医务人员凭取血单，携带取血专用箱到输血科取血。

2. 取血时，取血者须认真核对发血单与血袋信息，包括患者姓名、病案号、血型（包括 RH 因子）、血制品类别、取血量、血袋号、凝集反应等，查对无误，双方共同签字后方可将血取回。

（二）输血流程

1. 取回的血液制剂应由麻醉医生和巡回护士核对。首先，双方确认取回的血液制剂是否为此手术间患者的血液制剂。然后，将取血单与原始血型单核对，核对内容包括患者姓名、病案号、血型（包括 Rh 因子）等；将取血单与血袋信息核对，核对内容包括患者姓名、病案号、血型（包括 Rh 因子）、取血量、血袋号、凝集反应等信息。

2. 输血前再次由麻醉医生和巡回护士核对相关信息，准确无误后方可输血。

3. 输血时应使用符合标准的输血器进行输血。

4. 输血前后用静脉注射生理盐水冲洗输血管道。

5. 术中输血应遵循先慢后快的原则，但同时根据病情和年龄等遵医嘱调节输血速度。婴幼儿患者输血宜采用输液泵输注。

6. 输血完毕后，将空血袋低温保存 24 小时。

（三）注意事项

1. 严禁一名医护人员同时为两名患者取血。输血时必须实施双人核查流程。

2. 血液制品禁止随意加入其他药物。血小板输注前应避免震荡，取出即用。

3. 各种血液及制剂从血库取出后 30 分钟内输注，4 小时内输完。

4. 注意对静脉通道、输血不良反应的观察，如出现异常及时处理。

（四）手术室安全用药查对制度

1. 遵医嘱给药，严格执行药物现用现配原则。

2. 给药前必须严格三查八对。

（1）三查：用药前查、用药中查、用药后查。

（2）八对：核对姓名、病案号、药名、剂量、浓度、用药时间、用法及药品有效期。

（3）使用药品前要检查药品质量，有无变质、浑浊、沉淀、絮状物等，检查标签、有效期和批号，如不符合要求不得使用。

3. 给药前需询问患者有无过敏史；皮试的药物要与皮试结果核对；同时使用多种药物时，要注意配伍禁忌。

4. 执行口头医嘱用药时，要复述一遍，双方核对无误之后方可给药。

5. 用注射器抽取药品或药物入液后，应在注射器或输液袋上注明药物名称和剂量。

6. 病房带药入手术室使用前，医生需在临时医嘱单上签字；护士执行时需签字并注明执行时间。

7. 遇紧急抢救时，所有安瓿均要保留至手术结束后方可丢弃，以备查对。

8. 用药后应观察药效及不良反应。如有过敏、中毒等反应，应立即停用，报告医生，必要时做好记录、封存及检验等工作,并按规定上报。

第九节　危急值报告制度

为了临床医生能及时、准确得到危急值的检验、检查信息,争取最佳抢救时机,挽救患者生命,制订本制度。

"危急值"是指检验结果与正常参考范围偏离较大,表明患者可能正处于生命危险的边缘状态,此时如果临床医生能及时得到检验信息,迅速给予患者有效的干预措施或治疗,可能挽救患者的生命,否则就可能出现严重后果,失去最佳抢救时机,甚至危及生命。

1. 各医技科室在确认检查结果出现"危急值"后,应立即报告患者所在临床科室,不得瞒报、漏报或延迟报告。

2. 临床科室接到"危急值"报告后,如电话通知护士站,护士应做好记录,立即通知医生;如 HIS 系统自动弹出危急值,医护人员应在 30 分钟内接收,应立即采取相应措施,抢救患者生命,保障医疗安全。

第十节　护理会诊制度

为解决综合性医院分科较细,患者危重程度高,合并症多,护理难度较高的问题,对于某一专科的护士难以对患者出现的非本专科的护理问题提供最新、最有效的护理措施,帮助患者减轻痛苦,促进康复,遵循"以患者为中心"的准则,制订本制度。

我院规定凡住院以及急诊收治的患者,遇到本专科以外的其他专科护理问题,可申请护理会诊。

一、会诊人员资质

1. 专科会诊人员资质　满足以下三个条件中的任意一条即可:
(1)主管护师及以上,在本专科工作满 8 年及以上者。
(2)主管护师及以上,有专科护士认证资格,在本专科工作满 5 年及以上者。
(3)护理专科小组组长。
2. 操作会诊人员资质　护师及以上职称,在本专科工作满 3 年及以上,专科操作熟练,责任心强,有较强的沟通能力,经护理部审核确认者。

二、会诊要求

1. 护理会诊应在 24 小时内完成。

2. 会诊护士需依据护理程序对患者进行全面评估,并对已实施的护理措施加以评价。

3. 对需要解决的护理问题,会诊护士需用专科护理知识指导申请科室护士和患者,同时确保护理安全。

4. 会诊护士应本着对患者负责的严肃态度,全力配合申请科室,提供有助于患者治疗的护理意见和建议。必要时可请示上级护理专家确认。

5. 手术室会诊为联合会诊,需提前做好相关用物及急救准备。

三、会诊流程

1. 申请会诊科室在医院管理信息系统(HIS)系统开具院内会诊医嘱,同时填写并打印会诊单。

2. 电话通知会诊护士,说明所在科室患者情况及需要解决的问题。

3. 会诊护士接到会诊电话后,及时到所在科室进行会诊,指导解决护理问题。

4. 会诊后,会诊护士将会诊意见或护理操作过程填写在会诊单上并签字。

5. 护理会诊不需补录会诊计费医嘱,但须执行临时医嘱。

护理会诊流程图,见图3-1。

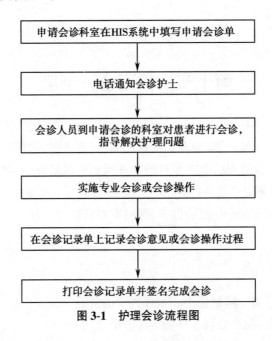

图3-1　护理会诊流程图

第十一节　病房管理制度

为保证病房医疗护理工作的有序运行,依据《关于印发医疗质量安全核心制度要点的通知》(国卫医发〔2018〕8号)、《三级医院评审标准(2020版)》等文件要求,制订本制度。

1. 遵循科主任和护士长负责制,并与主治医生密切协作的管理模式。

2. 保持病房整洁、舒适、安全,避免噪声,工作人员做到走路轻、关门轻、说话轻、操作轻。

3. 病房设施统一,室内物品摆放整齐,位置固定。

4. 患者需穿着医院病号服,备齐必要的生活用品。多余物品尽量不放在病房内,保持病房整齐。

5. 患者被服、用具按需发放使用,出院时清点回收。

6. 定期召开患者沟通会,征求患者和家属意见,调查患者满意度,定期随访患者并记录,持续改进病房工作。

7. 严格执行探视陪伴制度,禁止闲散人员进入病房,保障病房安全。

8. 病房作息时间相对固定,午间和夜间应暗化病室。

9. 做好病房财产、物品和仪器设备的管理,专人负责,定期清点,账目清晰。如有遗失及时查明原因,按规定处理。相关管理人员调动时,做好交接记录。

第十二节　药品管理制度

为规范病房药品管理,确保患者用药的及时性与安全性,依据《中华人民共和国药品管理法》《关于加强医疗机构麻醉药品和第一类精神药品管理的通知》(国卫办医发〔2020〕13号)、《北京协和医院基数药品管理制度》等文件要求,制订本制度。

一、总体要求

1. 病房根据实际医疗需要设口服、静脉、外用等基数药,由专人管理,负责备案、清点、保管、效期等具体事宜。

2. 定期对基数药进行清点并记录,每日检查、清点药品数量和质量,记录并签名,防止过期、变质,如发现有过期、破损、混浊、变色、药品名称字迹模糊不清等情况,立即停止使用并重新请领补齐基数。

3. 病房内所有基数药品,只能供住院患者按医嘱使用,其他人员不得私自取用。

4. 基数药使用后要及时补充,保证使用,补充后数量与备案数量要相符。

二、基数药存放要求

1. 基数药存放在药柜中应分类保存,药柜保持清洁、整齐、干燥。内用药与外用药分开放置,静脉药与胃肠营养液分开放置。

2. 基数药的有效期标记清晰,按有效期时限的先后有计划地使用,定期检查,防止过期和浪费。

3. 药品标签上注明药名、剂量、规格和数量,要求字迹清晰、标识明显。

(1)内服药(包括口服片剂、胶囊、丸剂、散剂、溶液、酊剂和合剂等)和针剂为蓝框黑字标签。

(2)外用药(包括药膏、搽剂、洗剂、栓剂、滴剂等)和各种消毒剂为红框黑字标签;并粘贴"外用药品标识"。

(3)外观相似、读音相似、同种药品不同规格、同种药品不同剂型的药品分开放置,并粘贴"易混淆药品标识"。

(4)属于多种类别的药物,按照毒、麻、精、易制毒、危、外顺序,张贴靠前的一个标识。例如:某药既是麻醉药又属于高危药品,仅贴"麻药标识"即可。

(5)高浓度电解质制剂(包括15%氯化钾、磷酸钠、10%氯化钠等)、肌肉松弛剂与细胞毒化类药品等为篮框红字标签,并粘贴"高危药品标识"。

(6)毒麻药为黑框黑字标签,并粘贴"麻药标识"。

4. 特殊药品的存放要求

(1)易氧化和需要避光保存的药品应放在阴凉处避光保存。如维生素C、氨茶碱、硝普钠、肾上腺素等。

(2)易燃、易爆的药品或制剂,如过氧化氢、过氧乙酸、乙醇、甲醛、汽油等,按照危险化学品集中统一规范管理。放置在阴凉处的铁皮柜内,远离明火,加锁保存。

(3)需要冷藏的药品(如疫苗、皮试液、肝素等)要放在冰箱冷藏室内,以保证药效。

(4)胰岛素未开启时放冰箱冷藏室保存,开启后,根据不同种类胰岛素的使用说明书进行储存。开启的胰岛素应注明使用的起止日期和时间。

(5)贵重药应单独存放并加锁保存,每班清点交接,停止医嘱时要及时退药。

三、药品请领与发放使用

1. 病房主管护士每日登录HIS系统,进入"医嘱处理"→"领药审核"→"查询"→"提交药品",申请当日病房所用药品。节假日点击"生成长期领药医嘱",生成多日医嘱后,点击领药审核领取多日药品。

2. 由专人送药到病房。主管护士与送药人员认真交接药品,并将药品按规定分类放置。

3. 停医嘱后发生的退药按HIS系统要求及时抵消,或退回药房。夜间领药需使用临时借药单,项目填写齐全,请领护士签全名。

4. 责任护士严格执行查对制度和医嘱执行制度,为患者正确用药。口服药做到发药到口。静脉药遵循现用现配原则。

5. 用注射器抽取注射及静脉药品后,应在注射器上注明患者姓名、床号、药物名称和剂量。

6. 严密观察患者用药后反应,并做好用药宣教。如有过敏、中毒等表现,立即停用,报告医生,必要时做好记录、封存及检验等工作。

四、毒麻药特殊管理要求

1. 毒麻药按需设定基数,存放于保险柜中,专人管理,钥匙随身携带。保险柜外左上角粘贴"高危药品"标识。

2. 毒麻药应使用原包装盒,药品标签注明药名、规格、数量,并有"麻"标识。

3. 设有专用毒麻药登记本,交接时必须双方当面清点并签全名,每次交接时间要连续,交接班后出现问题由接班者负责。

4. 医生开具医嘱和毒麻药专用处方,护士见医嘱后给患者使用,使用后保留空安瓿。

5. 毒麻药使用后在处方上登记毒麻药批号,在毒麻药登记本上记录患者姓名、床号、药名、剂量、日期、时间,使用护士签字。若整支剂量未全部使用,应清晰记录余量数值和余药处理方式,使用者和核对者双人签字。

6. 主管护士持医生处方及空安瓿到药房请领,补充基数后在毒麻药登记本背面"今日主管护士"处签字。

五、抢救药品特殊管理要求

1. 抢救药品应在抢救车内定量、定位放置,标签清晰,无过期。

2. 设有专人负责抢救药品管理,使用专用清点登记本,定时清点抢救药品数量及有效期。抢救药品使用后应及时补充,便于紧急时使用。

3. 抢救车可实行封闭管理,每日检查封闭状态并记录;至少每月打开抢救车清点检查抢救药品并记录。

4. 护士长每月督察抢救药品管理情况并记录。

毒麻药登记本,抢救车,药物警示标识见图3-2~图3-4。

病房毒麻药登记

日期:　年　月　日

班次	签字	哌替啶			吗啡										
		总数	满	空	处方	总数	满	空	处方	总数	满	空	处方	总数	满	空	处方

(正面)

床号	患者姓名	时间	用药名称及剂量	余量/处理	护士签字
3	杨柳	月-日 3AM	哌替啶 25mg	25mg/废弃	李静/王宏
8	李响	月-日 4PM	哌替啶 50mg		孙静

(反面)

图3-2　毒麻药登记本

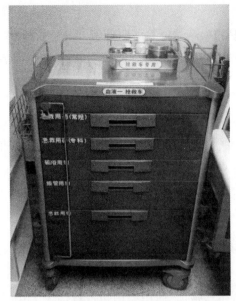

图 3-3　抢救车

外用药品标识　　易混淆药品标识　　高危药品标识　　麻药标识　　存毒麻药的保险柜外左上角张贴高危药品标识

图 3-4　药物警示标识

第十三节　入出院护理制度

为落实责任制整体护理工作模式,规范入院护理和出院护理工作,确保患者获得连续性照护,依据《关于进一步深化优质护理、改善护理服务的通知》(国卫办医发〔2015〕15 号)的要求,制订本制度。

1. 入出院护理遵循责任制整体护理程序,体现人文关怀,满足患者个性化护理需求。

2. 接到新入院患者的通知后,根据患者病情需要准备床单位,必要时备好抢救仪器设备。

3. 热情迎接新患者并主动自我介绍,核对患者身份、为患者佩戴好腕带,做好入院介绍,包括病室环境、设施,主管医生、作息时间、饮食订餐、探视陪伴、安全事项等,耐心解答患者及家属提出的问题。

4. 当班完成新患者的入院护理评估,包括测量生命体征,评估意识状态、日常生活自理能力、皮肤、饮食、睡眠、大小便、活动等身体状况和心理、社会状况,根据患者病情评估跌倒、压力性损伤、营养等安全隐患和护理风险,及时做好评估记录。

5. 协助患者更换病号服,整理生活用物,做好必要的清洁和心理支持等。通知主管医生接收新患者。如暂时不能安排床位时,应耐心向患者讲明原因并给予妥善安置。

6. 指导患者和家属阅读《患者入院须知》《住院患者跌倒/坠床温馨提示》,填好空项并签字保存。

7. 遵医嘱及时给予患者各种治疗、留取标本、预约检查等。加强巡视、做好床旁交接班。

8. 接到患者的出院医嘱,及时告知患者和家属提前做好出院准备,出院手续办理流程及注意事项。

9. 为患者做好出院指导,包括用药、饮食、休息、运动、康复锻炼、居家自我护理、复诊流程等。鼓励通过电话、通讯软件、公众号等多种方式为患者提供延续性护理服务。

10. 待患者出院手续办理完毕,责任护士将出院带药核对准确后交付给患者,同时收回病号服,协助患者整理物品,剪掉腕带后送患者安全离开病房。

11. 及时完成出院患者床单位终末消毒处理。

患者入院护理流程,出院护理流程见图3-5,图3-6。

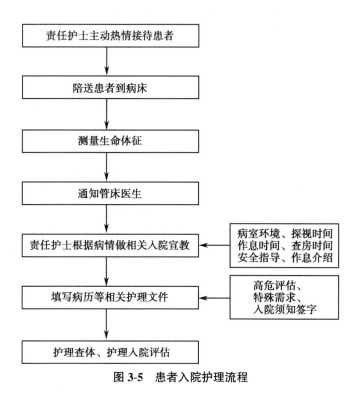

图 3-5　患者入院护理流程

27

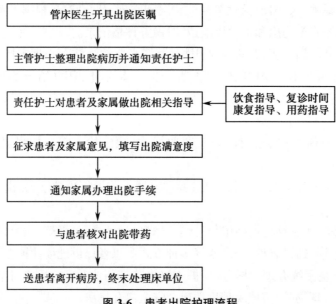

图3-6　患者出院护理流程

第十四节　探视陪伴管理制度

为加强病房规范化管理,促进医疗护理工作有序进行,减少院内交叉感染事件,保障患者安全,依据《关于落实常态化疫情防控要求进一步加强医疗机构感染防控工作的通知》要求,制订本制度。

1. 探视陪伴应遵循保障医疗安全、尊重患者和照护者权益的基本原则。

2. 全院设置普通病房和重症监护病房两种探视时间。如遇突发公共卫生事件等情况,应遵守非必要不探视的规定。临时情况的探视应经主管医生和护士长批准。

3. 每位患者每次探视人数不超过两人,持有效探视证进入病房。不允许学龄前儿童到病房探视。宣传、鼓励并协助家属与患者采用线上方式探视。

4. 主管医生及护士长应每日动态评估住院患者是否需要陪住。根据各科室情况,制订陪伴标准,原则上尽可能减少病房总陪伴人数。

5. 每位患者仅限1人陪伴,并持有效陪伴证。如遇突发公共卫生事件,应按照医院要求固定陪伴人员并服从疫情防控管理。

6. 加强陪伴和探视人员的管理,做好沟通和告知,包括医院相关要求、个人行为规范、不得擅自带患者外出等。

7. 病房门卫岗应认真履职,检查探视陪住人员出入病房的有效证件、做好人员登记,维持探视陪伴秩序等。

8. 加强对探视陪住制度落实情况的三级督查。对存在的系统问题,护理部组织召开相关临床科室和职能部门的协调会,共同持续改进。

第十五节 消毒隔离制度

为加强医院感染管理,依据国家《医疗机构消毒技术规范》(WS/T 367—2012)及《病区医院感染管理规范》(WS/T 510—2016)的相关规定,制订本制度。

1. 工作人员进入工作区后要按规定着装。

2. 工作人员进行无菌操作时,必须严格执行无菌技术操作规程。

3. 严格执行手卫生规范,进行无菌操作前和接触患者前、后等均要洗手。

4. 接触患者污染物或疑似污染物时应戴手套,操作后应立即摘除手套、洗手,严禁戴手套接触非污染区域和物品。

5. 感染高风险部门如手术部(室)、产房、导管室、洁净病房、骨髓移植病房、器官移植病房、重症监护病房、新生儿室、血液透析病房、感染性疾病科、口腔科、检验科、急诊等病房与部门的地面与物体表面,应保持清洁、干燥,每天消毒。工作台面或地面等场所被明显感染时,参照《医疗机构环境表面清洁与消毒管理规范》(WS/T 512—2016)处理。

6. 病室基本消毒隔离制度

(1)病室环境应保持清洁,空气新鲜无异味;每日定时开窗通风,净化空气。

(2)治疗室每日定时通风,保持清洁。

(3)无菌物品应存放在无菌物品柜内,无菌物品柜每日清洁;无菌物品在有效期内使用,过期不得使用。

(4)诊疗器械、器具和物品,使用时应达到以下要求:

1)进入人体无菌组织、器官、腔隙,或接触人体破损皮肤、破损黏膜、组织的诊疗器械、器具和物品应进行灭菌。

2)接触完整皮肤、完整黏膜的诊疗器械、器具和物品应进行消毒。

3)各种用于注射、穿刺、采血等有创操作的医疗器具应一用一灭菌。

4)一次性使用的医疗器械、器具应一次性使用。

5)可重复使用的各种医疗器械经初步处理后,由消毒供应中心统一回收处理。

6)直接接触患者的床上用品如床单、被套、枕套等,应一人一更换,患者住院时间长时应每周更换 1~2 次,严禁在病室内清点被服。

7)吸引瓶及麻醉机的螺旋管等用后在清洁的基础上使用 500mg/L 含氯消毒液浸泡消毒 30 分钟后清洗干净,晾干备用(对经血传播病原体、结核分枝杆菌和细菌芽孢污染物品的消毒,用含有效氯 2 000~5 000mg/L 消毒液,浸泡>30 分钟)。长期使用时应每周更换 1 次。氧气湿化瓶为一次性使用,使用后按医疗废物处置。

8)呼吸气囊用后先清洁,再用乙醇或 500mg/L 含氯消毒液擦拭消毒,球囊内有可疑污染时应拆开,清洁后用 500mg/L 含氯消毒液浸泡消毒 30 分钟后清洗干净,晾干备用。

9)使用中的呼吸机湿化罐内应加入无菌蒸馏水,24 小时更换一次;湿化罐及滤纸应每周更换。

10) 医疗废物与生活垃圾应分类放置,不能混放。

11) 患者出院、转出、死亡后床单位进行终末消毒。

7. 隔离措施

(1) 应根据疾病传播途径的不同,采取接触隔离、飞沫隔离、或空气隔离措施,标识正确、醒目。

(2) 隔离的确诊或疑似传染病患者或隔离的非传染病患者有条件时住单间或相对独立区域;受条件限制时,同种病原体感染的患者可安置于一室。

(3) 医务人员应根据传播途径,做好职业防护。

(4) 隔离的(疑似)传染病患者或隔离的非传染病患者产生的医疗废物应放入双层黄色垃圾袋内并封闭标注。

第十六节 护理病历管理制度

为了加强医疗机构病历管理,保证病历资料客观、真实、完整,根据《医疗机构管理条例(2016 修订)》和《医疗事故处理条例》等法规,制订本制度。

1. 各种护理文件按规定放置,记录和使用后必须放回原处。

2. 保持护理病历的清洁、整齐、完整,防止污染、破损、拆散、丢失。

3. 护理病历的书写必须真实可靠、及时、准确、完整、简要、清晰、科学规范。

4. 护理病历应妥善保存。

5. 患者及家属不得随意翻阅护理病历,不得擅自将护理病历带出病房;因医疗活动或复印、复制等需要将护理病历带离病区时,应当由外勤服务人员负责送至指定部门统一管理。

6. 如患者转科、出院、死亡,由值班护理人员要按规定排列顺序整理病历,送往转入科室或病案室。

第十七节 患者隐私保护制度

为尊重、保护患者的隐私,真正实现对患者的人文关怀,维护医患双方的合法权益,推进依法行医,制订本制度。

1. 护理人员在工作中要体现对患者的尊重和关爱,注意保护患者隐私。

2. 未经患者许可、授权,不得将患者疾病诊断、治疗方法及相关隐私信息提供给他人。

3. 对患者的病历、护理记录等资料应当妥善保管,不得向患者及其近亲属以外的人提供资料阅读或复制。

4. 男性、女性患者原则上不应收治在同一间病房内,如遇特殊情况可临时加床帘或屏风遮挡。

5. 在做暴露患者身体部位的护理操作、治疗、检查时应请无关人员离开,必要时用床帘或屏风遮挡患者。

6. 男性医护人员在为对女性患者隐私部位进行操作、治疗时,必须有女性医护人员在场。

7. 在进行患者隐私部位的护理操作教学时,应事先征得患者同意。

8. 在抢救患者时,应尽量体现对患者的隐私保护。

第十八节　护理不良事件报告制度

为鼓励护理人员主动上报护理不良事件,促进信息共享和系统改进,持续提升临床护理质量与安全管理水平,依据《医疗质量管理办法》(卫办医政发〔2016〕10号)、《三级医院评审标准(2020版)》《进一步加强医疗机构护理工作》(国卫办医发〔2020〕11号)等文件要求,制订本制度。

1. 护理不良事件,包括但不限于院内压力性损伤、跌倒、坠床、非计划拔管、药物外渗、误吸、患者窒息、走失、自杀、烫伤等事件。

2. 护理部统一管理全院护理不良事件的上报、统计、分析、预警、整改及追踪评价等。

3. 护理不良事件应在24小时内逐级向科室负责人和护理部报告,48小时内在护理不良事件网络报告平台提交书面报告。严重护理不良事件应立即电话逐级上报。

4. 各级护理管理者应从全面质量管理角度讨论分析原因,从流程、环节角度进行整改,并及时进行安全预警。

5. 护理部定期组织相关科室和职能部门协调会,着重系统性持续改进。

6. 定期组织护理不良事件的相关培训,包括不良事件处置流程、管理工具的应用、护理记录规范、安全隐患评估与防范、应急预案及演练、患者参与安全活动等。

7. 实行护理不良事件无惩罚上报制度,通过建设护理安全文化等有效措施鼓励护士自愿、主动上报。对积极上报不良事件的科室和个人给予鼓励。

8. 对于瞒报、漏报或迟报等情况、因违规或未履行职责等导致的护理不良事件的个人和科室,将根据情节轻重给予相应的处罚。

护理不良事件及安全隐患报告流程见图3-7。

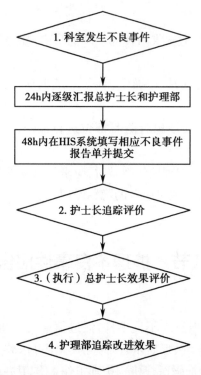

图 3-7　护理不良事件及安全隐患报告流程

第十九节　健康教育制度

为给患者和家属提供更优质的健康教育服务,帮助患者更好地参与治疗和护理活动,提高自理能力,制订本制度。

【健康教育形式】

1. 个别指导　包括一般卫生知识如个人卫生、公共卫生、饮食卫生、常见病、多发病、季节性传染病的防治知识,简单的急救知识、妇幼卫生保健、婴儿保健、计划生育等。可结合患者病情、家庭情况和生活条件随时进行个体化指导。

2. 集体讲解　确定主题后,门诊利用患者候诊时间,病房则根据工作情况及患者作息制度选择时间进行集体讲解。讲解同时可配合幻灯片、模型、图片等,以加深印象。

3. 文字宣传　利用宣传栏编写短文、图画或诗词等,标题要醒目,内容要通俗易懂。个性化内容可发放患者以便于加深记忆。

4. 座谈会　在患者病情允许的情况下,护理人员组织患者对主题进行讨论并回答患者提出的问题。

5. 展览　如图片或实物展览,内容应定期更换。

6. 视听教材　利用幻灯片、投影、录像、广播等视听设备在候诊大厅及住院患者活动区域进行宣教。

【健康教育内容】

1. 住院患者健康教育内容　①医院规章制度：如查房时间、探视制度、陪护制度、膳食制度等；②病室环境：作息时间、卫生间使用、贵重物品的保管及安全注意事项、预防跌倒知识、呼叫器的使用等；③相关疾病知识宣教：相关检查、治疗、用药知识介绍指导，围手术期宣教，疼痛管理、康复技术指导、安全有效使用医疗设备指导；④心理疏导；⑤出院指导。

2. 门诊患者健康教育内容　①一般卫生知识；②生活方式方面的指导；③常见病、多发病的预防知识；④常用药物的用药知识等。

【健康教育流程】

1. 评估健康教育对象的学习需求及接受能力。

2. 制订相适应的教育目标。患者／家属与护士的教育目标是一致的。

3. 拟定适宜的健康教育内容。

4. 根据教育对象选择健康教育的形式。

5. 实施健康教育计划。

6. 对健康教育结果进行评价。

7. 记录对患者的健康教育。

第二十节　"互联网＋"护理管理制度

为了落实《国务院办公厅关于促进"互联网＋医疗健康"发展的意见》(国办发〔2018〕26 号)，推动互联网医院持续健康发展，规范互联网医院管理，提高医疗服务效率，保证医疗质量和医疗安全，根据《医疗机构管理条例(2016 修订)》等法律法规，制订本制度。

1. 护士长负责科室护理信息系统管理。

2. 护士须培训合格后方可使用系统进行操作。

3. 为确保护理信息系统信息安全，必须实行密码登录，个人密码需严格保密，防止他人盗用，因个人原因失密而导致的一切不良后果，均由失密者承担。

4. 禁止在护理信息系统使用自带的存储设备，如光盘、移动硬盘、U 盘等，禁止在科室设备进行与工作无关的各种操作，一经发现按医院相关规定处理。

5. 操作完毕，操作者应及时退出护理信息系统，避免本人登录的护理信息系统被他人恶意使用。

6. 工作人员调离本科室时，护士长应及时将其移出本科室工作站，工作人员离职或退休时，护士长应及时报告护理部和信息中心进行账户注销，以保证系统的安全。

7. 护理信息系统软件、设备的安装、调试、故障排除等由计算机工程技术人员负责，个人不得自行拆卸、安装、调试和卸载任何软硬件设施。

8. 如护理信息系统发生故障,应及时报告信息中心,并手工详细记录患者所有医嘱,护理记录和费用等执行信息,故障排除后将书面信息补录入信息系统,保证系统正常运行。

9. 建立严格的交接班制度,明确责任,防止硬件软件的损坏和数据丢失,确保护理信息系统安全及正常运行。

10. 做好硬件设备的四防(防火、防盗、防尘、防潮)工作,每次工作完毕,应及时关机断电。

11. 保护患者隐私,任何涉及患者隐私的病历资料不得拍照外传、网上传播等。

12. 禁止将与医院有关的人或事以负能量的形式传播。

4 第四章

护理人员职责及工作流程

>>>

第一节 病房护士职责及工作流程

一、护士职责

病房护士负责为住院的患者提供护理和康复指导,职责包括全面了解和观察患者的病情,为患者提供从入院到出院的基础护理、专科护理、安全护理、用药护理、病情观察、保健康复、健康教育为一体的全程化优质护理服务。临床实习同学在实践中,应在高年资带教护士指导下开展临床工作,保障患者安全。

(一)患者管理

自觉遵守医院和科室的各项规章制度,严格执行各项护理制度和技术操作规程,准确及时地完成各项治疗、护理措施,为患者实施基础护理、专科护理、安全护理、健康指导,严防护理差错和事故的发生。

1. 基础护理 为患者提供基础的生活护理。包括患者的清洁卫生如口腔护理、会阴护理、皮肤、头发清洁等,及时协助生活部分自理患者进食。维护病室环境整洁、规范,包括病区及治疗室环境,患者床单位环境,更换床单、被套,保持床铺整洁、干燥。

2. 专科护理 根据患者病情和需求,为患者提供个性化、专业化的技术护理,康复教育指导等。包括专科饮食指导、药物指导、并发症护理、继发性功能障碍的预防、术后康复锻炼的方法、运动疗法注意事项、专业康复器材的使用指导、日常生活能力恢复锻炼指导等。

3. 安全护理 护理安全是临床护理工作的重要方面,护士应具备预见性,并能正确处理危急值,对跌倒、走失、自杀、压力性损伤、脱管、误吸等高危患者进行动态安全风险评估,告知及跟进防范措施并记录。

4. 用药护理 近年来药物研发速度不断加快,包装或名称相似药物种类增多,对于一些新药品缺少了解,易出现取药混淆,配伍禁忌等,造成给药差错。实习护士用药时,需在护士指导下使用,保证用药安全。严格三查八对,遵守安全用药流程,避免给药差错;在用药安全管理中,护士有责任进行用药监督和错误拦截;给药结束后,通过观察患者的生命体征和不良反应,判断用药效果和用药安全性,并及时通知责任护士及主管医生,在发生用药相关事件时要主动、及时上报。

5. 病情观察　严密观察病情变化,监测生命体征;监测患者的液体摄入和输出,以发现新出现的问题,如液体和电解质失衡,并及时通知医生。熟练掌握 CPR、电除颤等抢救技术,能够配合医生完成各项抢救。能够正确采集各种检验标本,如静脉采血、伤口引流、痰液、大小便标本等。

6. 健康宣教　健康教育是健康促进的重要方法,健康教育能力是护士的核心能力之一。日常工作中,应做好患者出入院指导、用药指导、饮食指导、自我监测和运动指导、心理健康指导、自我救护指导等,改变患者生活行为习惯,促进患者健康。

7. 参与患者早期康复　对于中枢神经系统疾病、运动系统疾病、慢性病、精神疾病、产后恢复期等患者,应给予患者相关心理、饮食、疼痛、并发症、呼吸功能、语言交流、日常卫生、生活管理、被动运动等相关早期康复护理,并观察患者各种活动中的动作及表情变化,调动患者主观能动性,促进患者各项功能和心理康复。临床实习生应在高年资护士带领下,为患者进行早期康复指导,并时识别患者心血管、呼吸和神经系统状态不稳定或者患者无法耐受的情况,及时通知医生。

(二) 病房管理

1. 病室应安静、安全、整洁、空气清新、温湿度适宜。严格控制陪伴人员数量,暗化病室,保证患者夜间的休息和睡眠,保持正常的生物节律。

2. 做好病房管理,严格执行消毒隔离制度,预防院内感染,做好手卫生,对于因各种原因需要隔离的患者,应严格遵守相应隔离制度并做好监督。监督各类人员在所管病室内操作规范及对各项规章制度的严格执行。预防院内感染,保证患者安全。

3. 负责病房内医疗仪器、药品及设备的管理。负责物品、药品的请领、保管工作。熟练使用各种仪器设备。观察监护仪、注射泵、胃肠泵、呼吸机等各仪器设备的工作运转情况,各种导线连接与使用正常。设定报警范围,对于仪器设备的报警能够正确识别并有效处理。

二、护士工作流程

1. 交接班

(1)交班人员

1)完成本班的各项工作:整理各室物品,保持规范、整洁。抢救药品、物品及仪器设施处于完好备用状态。交班前应巡视患者,掌握病情,了解各项治疗进展情况,书写交班记录,做好交班准备。

2)采用 SBAR 交接班模式

S(现状):患者姓名、年龄、床号。

B(背景):患者基本资料,说明患者目前病情及治疗状况、住院日期和诊断情况,以及最新的监测和检查数据。

A(评估):包括患者的异常反应、给氧情况、管道情况、皮肤情况,对问题的评估。

R(建议):包括已采取的护理措施以及沟通后续治疗和护理方向。

(2)接班人员

1)提前15分钟到岗:了解所分管患者病情、治疗及其他事宜。接班时,认真听夜班交班,了解患者基本情况、症状体征、心理状态、手术情况、病情变化、特殊化验、检查、伤口、管路、皮肤、用药、治疗、护理及特殊事宜等。

2)床旁交接班:查看新患者、危重、抢救、昏迷、手术等患者的意识、生命体征、皮肤、管路、治疗及专科护理的执行情况。

3)物品清点:交接班护士当面清点毒麻药、贵重药、急救药和仪器设备等,交班护士在离开病房前询问接班护士有无特殊事宜。交班护士离开医院后保持电话通畅,以便接班者发现疑问时随时联系交班者。

2. 基础护理 口腔护理,更换气管插管胶布、胃管胶布、电极片,消毒尿道口(男患者)、会阴冲洗(女患者),床上擦浴,床上更换床单,做到六洁四无,翻身拍背,按需吸痰。

3. 病情观察 严密观察病情变化,监测生命体征、引流情况、检查化验结果等,出现异常及时通知医生。

4. 患者治疗 落实各项长期、临时医嘱并签字:①静脉、注射药物;②肠内/外营养支持;③口服药;④外用药物;⑤应留取的化验;⑥术前准备;⑦术后功能锻炼;⑧其他常规治疗(冲洗胃管、回抽胃液、雾化吸入、换药等);⑨记录出入量,包括尿量、引流量、汗液量、经营养泵进食、进水量、饮食、饮水量并录入特级护理记录或出入量单;⑩测量生命体征,根据患者情况进行监测并录入三测单。

5. 护理记录及各种表格书写 按要求填写一般护理记录单、特级护理记录单、各种护理评估单、体温单、病室报告单,进行血糖监测的患者需要填写血糖监测单,出现皮肤压力性损伤、深静脉血栓的患者需要填写护理上报单并每日追踪。

6. 健康教育及出院指导 可以采用"知-信-行"模式、健康信念模式或临床路径模式,采用个体指导、小组讨论、集中授课、视频图片、电话随访、短信指导、网络平台等方式,为患者进行有关疾病治疗、用药、保健、特殊检查、介入治疗、心理健康、保健康复等相关宣教。

病房护士具体工作流程图见图4-1。

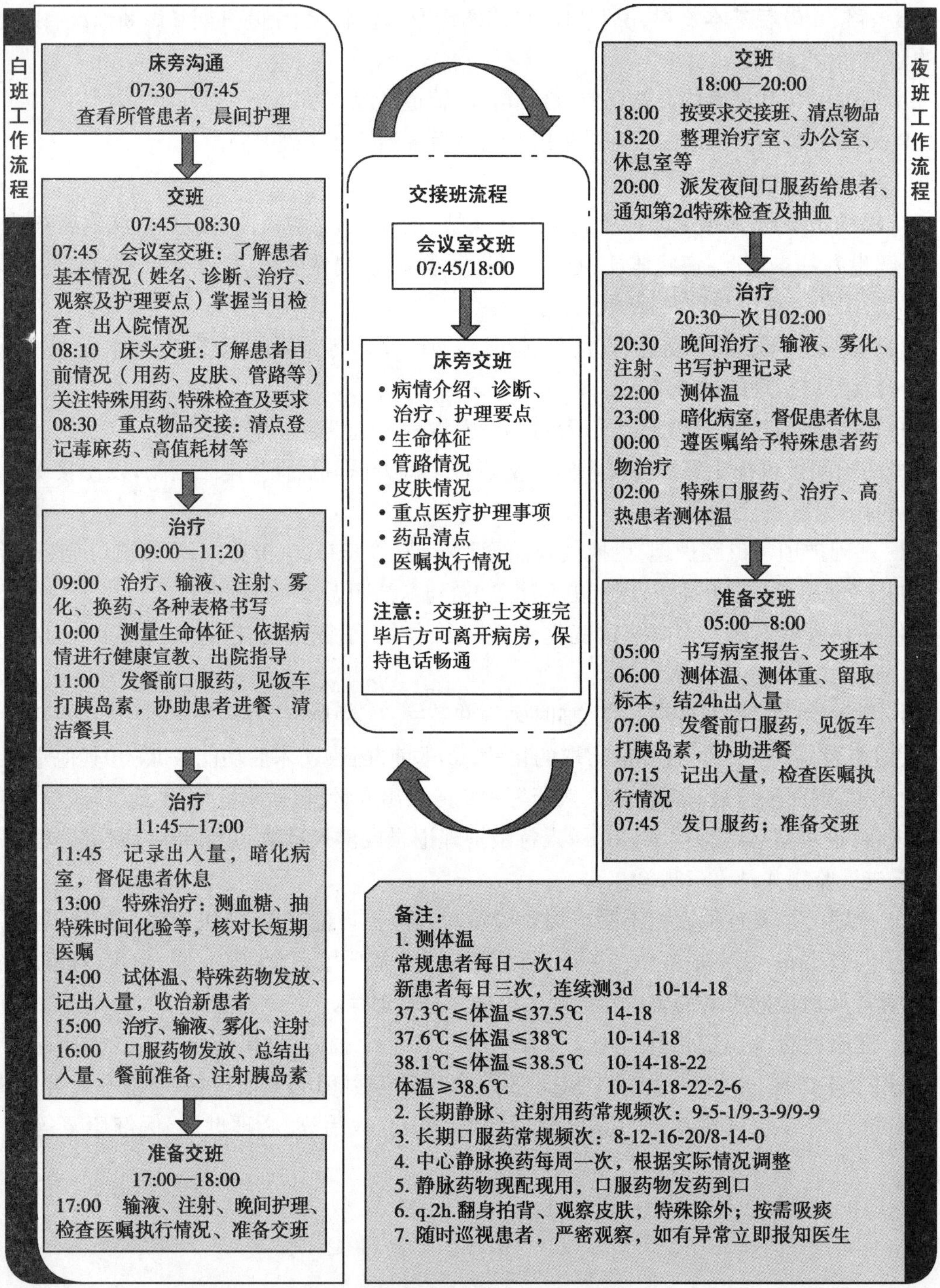

白班工作流程

床旁沟通
07:30—07:45
查看所管患者，晨间护理

↓

交班
07:45—08:30
07:45　会议室交班：了解患者基本情况（姓名、诊断、治疗、观察及护理要点）掌握当日检查、出入院情况
08:10　床头交班：了解患者目前情况（用药、皮肤、管路等）关注特殊用药、特殊检查及要求
08:30　重点物品交接：清点登记毒麻药、高值耗材等

↓

治疗
09:00—11:20
09:00　治疗、输液、注射、雾化、换药、各种表格书写
10:00　测量生命体征、依据病情进行健康宣教、出院指导
11:00　发餐前口服药，见饭车打胰岛素，协助患者进餐、清洁餐具

↓

治疗
11:45—17:00
11:45　记录出入量，暗化病室，督促患者休息
13:00　特殊治疗：测血糖、抽特殊时间化验等，核对长短期医嘱
14:00　试体温、特殊药物发放、记出入量，收治新患者
15:00　治疗、输液、雾化、注射
16:00　口服药物发放、总结出入量、餐前准备、注射胰岛素

↓

准备交班
17:00—18:00
17:00　输液、注射、晚间护理、检查医嘱执行情况、准备交班

交接班流程

会议室交班
07:45/18:00

↓

床旁交班
• 病情介绍、诊断、治疗、护理要点
• 生命体征
• 管路情况
• 皮肤情况
• 重点医疗护理事项
• 药品清点
• 医嘱执行情况

注意：交班护士交班完毕后方可离开病房，保持电话畅通

夜班工作流程

交班
18:00—20:00
18:00　按要求交接班、清点物品
18:20　整理治疗室、办公室、休息室等
20:00　派发夜间口服药给患者，通知第2d特殊检查及抽血

↓

治疗
20:30—次日02:00
20:30　晚间治疗、输液、雾化、注射、书写护理记录
22:00　测体温
23:00　暗化病室，督促患者休息
00:00　遵医嘱给予特殊患者药物治疗
02:00　特殊口服药、治疗、高热患者测体温

↓

准备交班
05:00—8:00
05:00　书写病室报告、交班本
06:00　测体温、测体重、留取标本，结24h出入量
07:00　发餐前口服药，见饭车打胰岛素，协助进餐
07:15　记出入量，检查医嘱执行情况
07:45　发口服药；准备交班

备注：
1. 测体温
常规患者每日一次14
新患者每日三次，连续测3d　10-14-18
37.3℃≤体温≤37.5℃　14-18
37.6℃≤体温≤38℃　10-14-18
38.1℃≤体温≤38.5℃　10-14-18-22
体温≥38.6℃　10-14-18-22-2-6
2. 长期静脉、注射用药常规频次：9-5-1/9-3-9/9-9
3. 长期口服药常规频次：8-12-16-20/8-14-0
4. 中心静脉换药每周一次，根据实际情况调整
5. 静脉药物现配现用，口服药物发药到口
6. q.2h.翻身拍背、观察皮肤，特殊除外；按需吸痰
7. 随时巡视患者，严密观察，如有异常立即报知医生

图 4-1　病房护士工作流程图

注：

1. 测体温

(1)常规患者每日 14：00 测体温一次。

(2)新患者每日三次,连续测 3d,测量时间为 10-14-18

（3）体温为 37.3~37.5℃时,测量时间为 14-18。

（4）体温为 37.6~38℃时,测量时间为 10-14-18。

（5）体温为 38.1~38.5℃时,测量时间为 10-14-18-22。

（6）体温 ≥ 38.6℃时,测量时间为 10-14-18-22-2-6。

2. 长期静脉、注射用药常规给药频次为 9-17-1；9-15-21；9-21。

3. 长期口服药常规给药时间为 8-12-16-20/8-14-0。

4. 中心静脉换药每周一次,根据实际情况调整。

5. 静脉药物现配现用,口服药物发药到口。

6. 每2h给患者翻身拍背、观察皮肤,特殊除外；按需吸痰。

7. 多巡视患者,严密观察,有异常及时通知医生,并随时处理临时医嘱。

第二节　重症监护病房护士职责及工作流程

一、护士职责

重症监护室护士负责为住院的重症患者提供护理和支持,职责包括监测生命体征,提供紧急反应护理和管理患者的生命支持系统维护。重症监护室患者病情重并且可能变化较快,除了及时向医生提供患者的病情变化情况之外,护士应该自觉遵守医院和科室的各项规章制度,严格执行各项护理制度和技术操作规程,准确及时地完成各项治疗、护理措施,实施基础护理、专科护理、安全护理,严防护理差错和事故的发生,并能够迅速应对重症患者可能出现的医疗紧急情况并配合抢救。临床实习同学在实践中,应在高年资 ICU 护士指导下开展临床工作,保障患者安全。

（一）岗位职责

1. 做好床旁交接班,掌握分管患者病情、治疗及护理完成情况；参与医生查房,进一步了解病情和治疗护理要点。

2. 建立外周静脉通道,建立和监测有创性动脉血压监测系统；根据医嘱进行静脉输液和药物治疗等各项治疗工作。

3. 严密观察病情变化,监测生命体征；监测患者的液体摄入和输出,以发现新出现的问题,如液体和电解质失衡,并及时通知医生。熟练掌握 CPR、电除颤等抢救技术,能够配合医生完成各项抢救。协助医师、护士进行各种诊疗工作,能够正确采集各种检验标本,如动脉血气、静脉采血、伤口引流、痰液、大小便标本等。

4. ICU 药物种类与规格繁多、急救药品及用品多、联合用药多,尤其是静脉内使用高警讯药品治疗的频率高,患者易存在同时输入多种高警讯物治疗的情况；ICU 患者病情危重、变化快、合并症多、对用药错误的适应能力较差,多数患者存在意识障碍。因此,ICU 护士需要提高用药安全意识;掌握抗生素、血管活性药物、镇静镇痛药物等相关药理知识,熟知药物的作用、不良反应、配伍禁忌、观察要点等。实习同学用药时,需在责任护士指导下使用,保证用药安全。严格三查八对,遵守安全用药流程,使用标准化的彩色注射器药品标签,避免给药差错;在用药安全管理中有责任进行用药监督和错误拦截;给药结束后能够通过观察患者的生命体征和不良反应,判断用药效果和用药安全性,并及时通知责任护士及主管医生;在发生用药相关事件时要主动、及时上报。

5. 熟练使用营养筛查工具,评估 ICU 患者的营养风险,对于患者肠内营养的耐受性和误吸风险进行评估。对于存在意识障碍、机械通气、神经功能异常、胃食管反流病等高危因素的患者采取床头抬高 30°~45°。实习护士可以每日在责任护士指导下开展口腔护理,从而减少降低患者误吸和吸入性肺炎的风险。

6. 护士可采用患者自我报告的数字评分量表(NRS)、行为评估量表(无法自我报告疼痛且可观察到行为的危重患者)对患者进行疼痛评估;医生、护士或家庭成员代替患者进行疼痛评估;护士也可通过患者的生命体征作为进一步评估的线索,识别疼痛危险因素:翻身活动、侵入性操作、心脏手术术后等。识别疼痛后遵医嘱使用药物镇痛或非药物镇痛(音乐疗法、呼吸放松疗法、冷疗等)。

7. ICU 护士应准确使用量表评估患者的精神状态;了解患者的镇静深度目标;掌握常见镇静药物的适应证和不良反应;在使用镇静药物或改变药物剂量之后,观察镇静药物对患者生命体征、机械通气情况等的影响。

8. 参与实施 ABCDEF 集束化策略进行 ICU 患者谵妄管理,优化患者的康复和预后。ICU 护士使用有效的工具(CAM-ICU 或 ICDSC)定期评估谵妄,早期识别谵妄发生。使用多模式、非药物干预降低谵妄的发生率,如改善认知(重新定位,认知刺激,使用时钟等);优化患者睡眠质量(减少光线和噪声等)、防止睡眠中断;减轻患者的听力和/或视觉障碍(使用助听器或眼镜等设备)。

9. ICU 护士需要为患者提供基础的生活护理,包括患者的清洁卫生如口腔护理、会阴护理、皮肤护理等,可进食患者及时通知家属买饭并及时协助患者进食。维护病室环境整洁、规范,包括病区及治疗室环境,患者床单位环境,更换床单、被套,保持床铺整洁、干燥。

10. ICU 护士应配合医生做好 ICU 患者早期活动,以减轻 ICU 获得性衰弱和机体功能受损。在活动期间应密切观察,及时识别患者心血管、呼吸和神经系统状态不稳定或者患者无法耐受的情况,并及时通知医生。

(二)病房管理

1. 病室安静、安全、整洁、空气清新、温湿度适宜。控制噪声,夜间暗化病室,模仿正常的睡眠觉醒周期,保证患者夜间的休息和睡眠,保持正常的生物节律。

2. 严格执行消毒隔离制度,做好手卫生,对于因各种原因需要隔离的患者,应严格遵守相应隔离制度并做好监督。监督各类人员在所管病室内操作规范及对各项规章制度的严格执行。预防院内感染,保证患者安全。

3. 负责病房内医疗仪器、药品及设备的管理。负责物品、药品的请领、保管工作。熟练使用各种仪器设备。观察监护仪,注射泵、胃肠泵、血滤机、呼吸机、ECMO 装置等各仪器设备的工作运转情况,各种导线连接与使用正常。设定报警范围,对于仪器设备的报警能够正确识别并有效处理。

二、护士工作流程

(一)交接班

1. 集中交接班　接班护士查看护士交接班本了解所管患者,查看患者一览表了解患者基本信息;集中在护士站内听夜班交班,了解最近一周内的注意事项。交班与接班的责任护士交接患者重点情况和特殊事宜,之后进行床旁交接班。

2. 床旁交接班

(1)采用"I PASS ABCDE"结构化病情交班模式提高交班质量和效率。共包括以下几项内容:

1)身份确认(Identity)。

2)患者病史相关资料(Patient):诊断、入科原因、现病史和既往史。

3)评估(Assessment):异常实验室结果、异常影像学检查结果、是否有多重耐药菌感染。

4)表单(Sheet):压力性损伤风险评估、导管风险评估、跌倒/坠床风险评估、疼痛评估、专科评估;

5)情境(Situation),情境包括以下5项:①气道管理(Airway):气道方式和气道情况;②呼吸治疗(Breath status):氧疗方式、通气方式、治疗参数;③现状(Current status):生命体征、神志瞳孔、报警设置;④4D(药物Drugs、输液Drip、敷料Dressing、引流Drainage);⑤事件(Event):饮食、排泄、皮肤、体位、情绪、其他。

(2)物品清点:按照患者物品清单交接患者各贵重物品及特殊物品;交接班时要一起检查床旁常用物品是否齐全(包括血糖仪、简易呼吸器、麻醉面罩、氧气管、手电筒等)。

交班护士离开医院后保持电话通畅,以便接班者发现疑问时随时联系交班者。

(二)工作内容及流程

1. 基础护理　口腔护理,更换气管插管胶布、胃管胶布、电极片,消毒尿道口(男患者),会阴冲洗(女患者),床上擦浴(解开胸/腹带,脱下弹力袜),床上更换床单,做到六洁四无,翻身拍背,按需吸痰。

2. 病情观察　严密观察病情变化,监测生命体征、引流情况、检查化验结果等,出现异常及时通知医生。

3. 执行治疗　落实各项长期、临时医嘱并签字,包括输液及注射药物;肠内/外营养支持;口服药;需留取化验;其他常规治疗(包括:冲洗胃管、回抽胃液,雾化吸入,膨肺吸痰,灌肠,动静脉换药等)。记录出入量,包括尿量、引流量、经口/肠内营养通路进食、进水并录入重症监护记录。

4. 书写护理病历　按要求填写重症监护记录单、护理评估单、体温单,进行血糖监测的患者需要填写血糖监测单,出现皮肤压力性损伤、深静脉血栓的患者需要填写护理上报单并每日追踪。

重症监护病房护士工作流程详见图4-2。

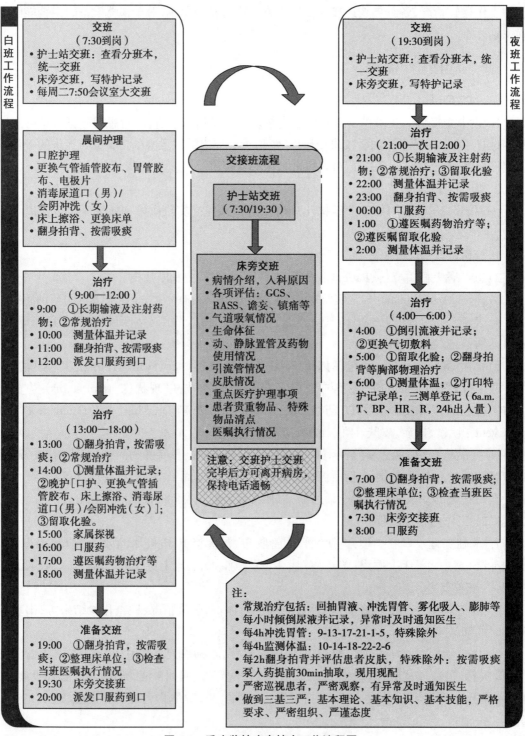

图 4-2　重症监护病房护士工作流程图

【特殊注意事项】

1. q.h. 记录生命体征（检查自动抓取数值有无异常）；q.h. 倾倒尿液并记录，异常及时通知医生。

2. 长期静脉、注射用药常规频次 9a.m.-5p.m.-1a.m. 或 9a.m.-3p.m.-9p.m.-3a.m. 等。

3. 长期口服药常规频次 8a.m.-2p.m.-8p.m.-2a.m. 或 8a.m.-12p.m.-4p.m. 等。

4. 体温测量 q.4h. 10a.m.-2p.m.-6p.m.-10p.m.-2a.m.-6a.m.，录入 HIS 系统三测单及护理记录。

5. 冲洗胃管 q.4h. 9a.m.-1p.m.-5p.m.-9p.m.-1a.m.-5a.m.，特殊除外。冲胃管时遵循脉冲式冲管。

6. 留取化验常规频次 2p.m.-9p.m.-1a.m.-5a.m.，特殊除外。

7. 翻身拍背观察皮肤 q.2h.，特殊除外。按需吸痰，根据患者情况不同与医生沟通制订相应的护理措施。

8. 微量泵入药提前 30min 抽取，现用现配。

9. 多巡视患者，严密观察，有异常及时通知医生，并随时处理临时医嘱。

第三节 急诊护士职责及工作流程

一、分诊台护士职责及工作流程

(一) 护士职责

急诊分诊台护士职责是评估急诊患者病情、分级安排就诊、保证患者安全及维持良好的就医环境，具体分为分诊护士、分诊辅助护士、巡查护士三类。分诊护士主要负责急诊患者初步评估及分诊，分诊辅助护士主要负责患者采血及辅助分诊护士工作，巡查护士主要负责候诊区巡视及患者再次评估。

1. 分诊护士职责

(1)分诊护士应仪表端庄，坚守岗位，对患者热情接待、耐心解释。

(2)及时接诊患者，为就诊患者测量生命体征，结合电子分诊系统评估患者病情危重程度和分级分科情况，必要时通知急诊总值班评估患者、病情急危重者送入抢救室。

(3)优先接诊急救车来诊患者，与急救车医务人员做好患者交接工作并登记签字。

(4)根据患者病情联系各科室值班医生，合理安排就诊。

(5)每日两次(白班、夜班)呼叫、核对各专科值班医生，确认其去向和联系方式。有医疗需求呼叫专科一线值班医生时，要求 5 分钟内回电话，10 分钟内到达急诊。如值班医生未按时到达，应及时呼叫其上级医生，必要时可向医务处、院总值班寻求帮助。

(6)配合各科医生工作，维护就诊秩序，保证诊室设备功能良好，及时补充各诊室物品。

(7)每班清点检查本区域物品、仪器设备，确保在有效期内并处于完好备用状态，做好记录签字和交接，如有坏损及时报修。检查消防包和急救包内的物品，如有缺损，及时补齐。

(8)遇到突发事件、患者集中到达时,根据事件级别立即通知急诊总值班、主任、护士长,及时报告医务处。突发公共事件分级见表4-1。

表 4-1　突发公共事件分级

分级	事件	参与人员	备注
Ⅳ级	一般突发公共事件 伤病员 1~3 人	一、二、三线人员	报告院总值班和四线人员、护士长
Ⅲ级	较大突发公共事件 伤病员 4~6 人	一、二、三、四线人员和护士长	报告院总值班,请求院内部分支援
Ⅱ级	重大突发公共事件 伤病员 7~10 人	一、二、三、四线人员和护士长	报告院总值班,请求院内部分支援
Ⅰ级	特别重大突发公共事件 伤病员在 11 人以上	一、二、三、四线人员和护士长	报告院总值班,调动全院甚至卫生局等支援

2. 分诊辅助护士职责

(1)辅助分诊护士工作,负责各诊室患者的术前准备、心电图及操作配合等,书写手术交接单与手术室做好交接工作。

(2)清点高值耗材数量及效期,根据医嘱为患者发放诊疗耗材。

(3)负责急诊患者标本采集工作,指导患者留取尿、便、痰液等标本。协调、查询患者化验结果等。

(4)观察巡视候诊患者,发现病情变化,及时通知医生并采取急救措施。

(5)负责夜间抽血台及各诊室的清洁消毒、环境整理工作。

(6)检查督促导医和护理员等人员工作,协助维护诊区的环境卫生。

3. 巡查护士职责

(1)巡视候诊区患者,再次评估患者病情,如有变化及时采取护理、抢救措施,同时通知医生。必要时送患者至抢救室进一步治疗。

(2)巡视保持候诊区及诊间安静、整洁,为患者提供安全舒适的就诊环境。

(3)定时整理诊室,根据各科室使用需求放置仪器物品,摆放整齐。及时按要求整理、消毒或补充添加诊疗仪器物品。

(4)配合各科医生工作,维护就诊秩序。定时巡视诊室,检查督促护理员、保洁员等工作,保持诊室干净整洁。

(5)怀疑诊室有污染时,及时消毒,必要时协助医生更换诊室。

(二)分诊台护士工作流程

1. 白班 7:50 接班,参加医护早交班,交接本班次患者及特殊情况,清点仪器物品、整理环境。

2. 每日 8:00、18:00 分别呼叫白班、夜班各专科值班医生,确认并记录医生姓名和联系电话。有医疗需求呼叫专科医生时,要求 5 分钟内回电话、10 分钟内到达急诊。如值班医生未按时到达,护士要及时呼叫其上级医生和急诊总值班,必要时向医务处、院总值班室寻求帮助。

3. 接诊患者正确问诊、测量生命体征,录入电子分诊系统,充分评估,评估时间应控制在 2~5 分钟,并要平衡评估的快速性与准确性。

4. 根据患者病情按照预检分诊分级标准分为四级。

(1) Ⅰ级急危患者,立即送入复苏区进行救治。

(2) Ⅱ级急重患者,评估与救治同时进行。10 分钟内送入抢救区进行支持和救治。

(3) Ⅲ级急症患者安排 30 分钟内优先进行诊治。

(4) Ⅳ级非急症患者在普通诊疗区顺序就诊。

5. 对候诊患者如在候诊过程中出现病情变化,或候诊时间超过标准的就诊级别等候时间,或出现影响患者紧急程度的新信息,根据预检分诊分级标准启动再次评估,重新分诊并及时调整就诊级别。

6. 与患者有效沟通,协助、引导患者就诊,为患者提供健康宣教。

7. 定时巡视,维持诊区候诊秩序,观察患者病情,遇突发病情变化立即通知医生共同救治患者,保障患者安全。

8. 根据医嘱为患者采集标本、做心电图、氧气吸入、血糖监测等治疗。严格执行三查八对制度。

9. 每班下班前整理各诊室及护士站环境,补充诊区物品等,做好交接班准备。急诊分诊台护士具体工作流程图见图 4-3。

二、治疗室护士职责及工作流程

(一) 治疗室护士工作职责

1. 治疗室护士负责急诊流水患者的治疗及护理工作。应严格执行无菌操作及三查八对制度,遵医嘱完成患者的治疗、护理。

2. 维持治疗室秩序,合理安排患者有序治疗。为输液患者安排座位,协助医生安排留观患者床位。

3. 做好患者解释沟通工作,注意工作态度,有爱伤观念,尽量为患者提供帮助。

4. 严格核对医嘱、药物及患者身份,有问题及时与医生、药房沟通,保证患者安全。

5. 掌握患者治疗及用药情况,随时巡视观察患者病情变化及输液过程有无异常,如患者发生药物不良反应、输血、输液反应等立即采取相应措施,并通知医生。

6. 患者发生病情变化时,及时通知医生并采取急救措施,必要时送患者至抢救室抢救。

7. 协助患者留取尿、便、痰等标本,督促外勤人员及时送检,有问题及时与检验科沟通。

8. 维护治疗室设备完好备用,如有坏损及时报修,保证工作使用,保障患者安全。

9. 督促护理员、保洁员工作,及时清洁治疗车、巡视本区域环境保证本区域内环境清洁,整齐。

(二) 治疗室护士工作流程

1. 提前 10 分钟到岗,参加医护交班,交接患者病情、治疗及本班特殊情况。共同巡视、检查输液室的清洁、整齐、安静、安全。

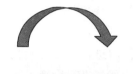

白班工作流程

交班
（7:50到岗）
- 7:50　医护早交班，交接急诊各科室患者情况及夜间特殊事宜
- 护士交接物品、诊室情况及特殊患者情况

分诊及相关工作
（8:00—20:00）
- 清点检查仪器设备（诊室仪器、急救包等）、物品（无菌物品、耗材等）
- 8:00、18:00　分别呼叫白班、夜班各个专科值班医生，确认并记录医生姓名和联系电话畅通
- 接诊患者问诊、测量生命体征，评估病情，录入电子分诊系统分级
- 根据评估需要做心电图、测指测血糖等
- 与患者有效沟通，协助、引导患者就诊
- 维持诊区候诊秩序，观察患者病情，根据分诊级别再次评估

巡视
- 随时巡视诊室环境，保持诊室整洁，督促保洁员随时清理
- 巡视候诊患者，病情变化随时通知医生，必要时协助送入抢救室抢救
- 协助医生安置需要平车患者，整理协调平车摆放位置，保证就诊通道通畅

辅助工作
- 遵医嘱采集诊区患者血标本
- 协助患者留取尿、便、痰液等标本，做好宣教
- 标本采集后督促相关人员及时准确送检
- 协助急诊手术患者术前准备工作（导尿、备皮、心电图等），写手术交接单，与手术室做好交接

准备交班
- 19:00　①检查诊室设备及整理环境；②检查补充物品、耗材
- 19:50　护士交接班

交接班流程

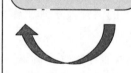

护士站交班
（7:50/19:50）

护士交班
- 清点检查无菌物品
- 清点检查诊室仪器设备
- 清点检查应急设备
- 巡视诊室、诊区洁净安全
- 特殊注意事项

注意：交接班护士交班完毕后方可离开

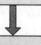

夜班工作流程

交班
（19:50到岗）
- 19:50　护士站交班：查看交班本，交接患者情况及特殊事宜
- 护士交接物品、诊室情况及特殊患者情况

分诊及相关工作
（20:00—8:00）
- 同白班分诊、巡视、辅助工作
- 保持与各个诊室医生联系，及时呼叫医生，以免延误患者救治
- 0:00　统计、记录24h就诊量
- 整理、补充诊室物品为白班工作做好准备
- 统计第2d需补充请领物品、整理供应室送消毒无菌物品，书写请领单，为白班做好准备

整理环境
- 督促保洁员整理清洁候诊大厅包括候诊椅
- 整理诊区环境、设备，督促保洁清洁、消毒工作
- 整理、清洁、擦拭护士站、诊室桌面

准备交班
- 7:00　整理交班内容书写交班本
- 7:50　医护交接班
- 8:00　巡视诊区护理交班

注：
- 预检分诊分级如下：
　　I级急危患者，立即送入复苏区进行救治。II级急重患者，评估与救治同时进行。10min内送入抢救区进行支持和救治，III级急症患者安排30min内优先进行诊治，IV级患者在普通诊疗区顺序就诊
- 诊室疑有/已有污染时尽快终末消毒，必要时更换诊室继续接诊
- 遇突发事件及时逐级上报（急诊总值班、护士长、科主任、医务处等），做好接诊安排
- 遇危重患者及时送入抢救室或通知急诊总值班，评估患者病情尽快诊治。一线值班医生联系不畅或不能及时到达诊室接诊时，及时通知上级医生，必要时上报医务处协助安排接诊

图4-3　急诊分诊台护士工作流程图

2. 认真清点、检查各项物品及患者药品，做好交接，如有疑问及时询问。

3. 接收患者药品，认真核对，发现问题及时与医生、药房及患者沟通、解决。

4. 根据医嘱用药时间及药品保存方式正确指导患者用药,按要求储存患者须冷藏药品,核实、打印患者腕带并正确佩戴。

5. 对治疗室患者用药情况做到心中有数,使用 PDA 核对患者进行输液、输血、采血等各项治疗和护理工作。

6. 夜班对一天的工作量进行整理汇报,接收留观患者药品,根据用药情况书写患者特殊用药时间,为白班做好提示。

7. 下班前整理输液室环境,及时填补用物,为下一班工作做好准备。

8. 夜班结算留观患者一天所有费用,并记录。

急诊治疗室护士具体工作流程图见图 4-4。

三、留观室护士职责及工作流程

(一) 留观室护士职责

1. 留观室护士负责急诊留观患者的各项治疗、护理工作。了解留观患者的基本情况(包括病情、用药、皮肤、管路等情况)。严格执行医院各项护理技术操作规范和消毒隔离技术规范。

2. 与各科室医生保持良好沟通,根据病情合理安排患者床位。

3. 按时完成患者的各种治疗,及时处理医生开出的临时医嘱,有问题及时与主管医生沟通。

4. 定时巡视和观察患者的病情,完成护理记录。患者发生病情变化时,要及时通知医生采取急救措施,必要时协助医生将患者送到抢救室。

5. 做好基础护理工作,对卧床及危重患者采取相应措施预防跌倒 / 坠床、压力性损伤等护理不良事件发生,同时对家属进行宣教。

6. 保持病室安静、安全、整洁、空气清新、温湿度适宜。控制噪声,夜间暗化病室,保证患者夜间的休息和睡眠,保持正常的生物节律。

7. 督促护理员、保洁员工作,保持留观区域环境清洁整齐,及时清洁床单位、平车、输液架等。患者出院床单位做好终末消毒。

8. 做好物品仪器设备管理,随时补充治疗车物品,保持整洁。每班检查无菌物品有无过期,按有效期顺序摆放。氧气瓶处于完好备用状态,氧气不足及时更换。每班检查抢救车确定在有效期内封闭完好;抢救使用后及每月开启检查所有药品、物品数量及有效期,使之处于完好备用状态。除颤仪每日检测并登记。

(二) 急诊留观室护士工作流程

1. 交接班

(1) 7：50 接班,参加医护交班、护士交班及床旁交班。查看患者一览表,了解患者基本信息;交接患者重点情况及特殊事宜。检查患者的腕带、引流管路及标识是否正确,静脉留置针日期及留置情况。

(2) 物品清点:每班清点患者药品、无菌物品及抢救物品。

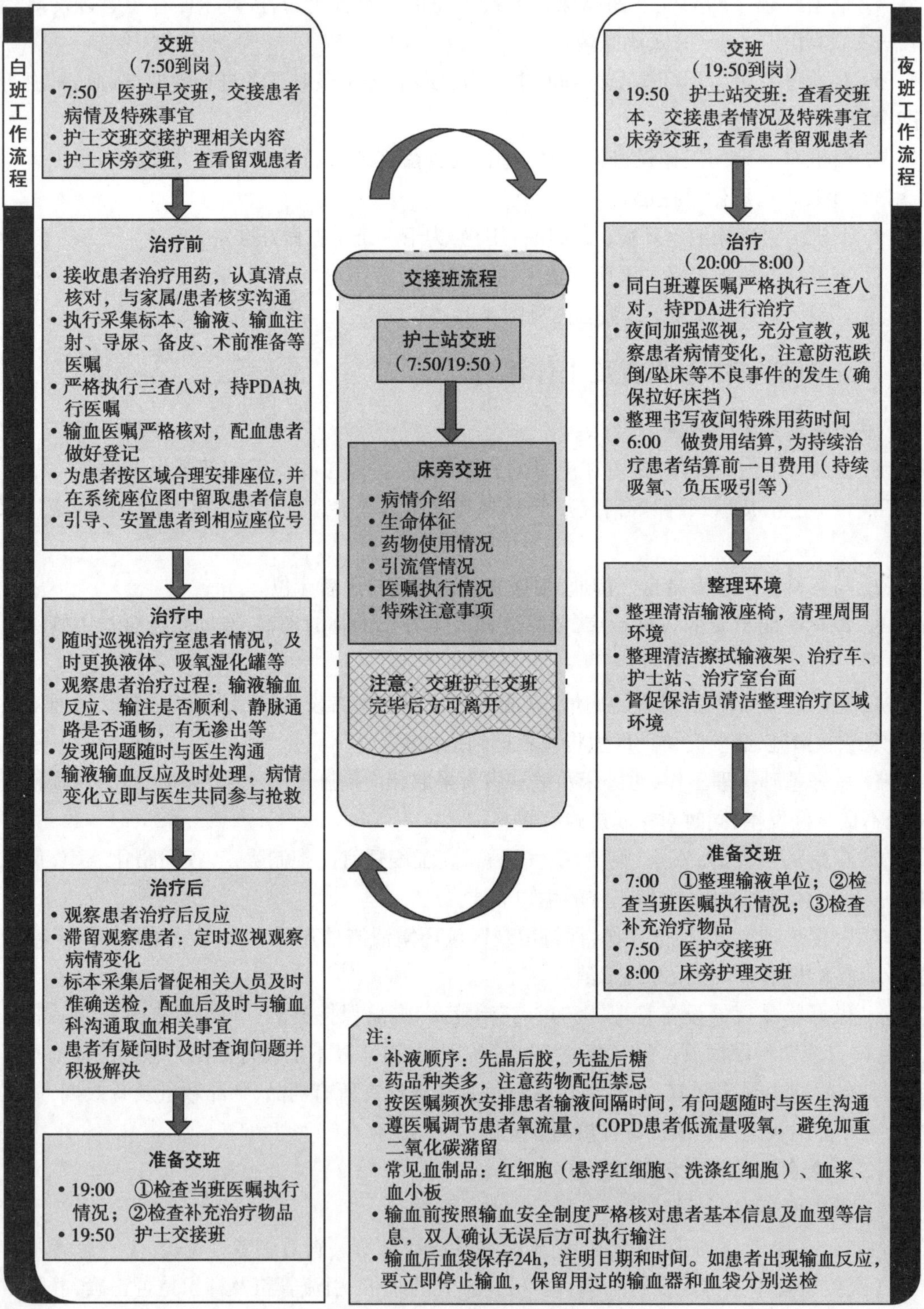

白班工作流程

交班
（7:50到岗）
- 7:50　医护早交班，交接患者病情及特殊事宜
- 护士交班交接护理相关内容
- 护士床旁交班，查看留观患者

治疗前
- 接收患者治疗用药，认真清点核对，与家属/患者核实沟通
- 执行采集标本、输液、输血注射、导尿、备皮、术前准备等医嘱
- 严格执行三查八对，持PDA执行医嘱
- 输血医嘱严格核对，配血患者做好登记
- 为患者按区域合理安排座位，并在系统座位图中留取患者信息
- 引导、安置患者到相应座位号

治疗中
- 随时巡视治疗室患者情况，及时更换液体、吸氧湿化罐等
- 观察患者治疗过程：输液输血反应、输注是否顺利、静脉通路是否通畅，有无渗出等
- 发现问题随时与医生沟通
- 输液输血反应及时处理，病情变化立即与医生共同参与抢救

治疗后
- 观察患者治疗后反应
- 滞留观察患者：定时巡视观察病情变化
- 标本采集后督促相关人员及时准确送检，配血后及时与输血科沟通取血相关事宜
- 患者有疑问时及时查询问题并积极解决

准备交班
- 19:00　①检查当班医嘱执行情况；②检查补充治疗物品
- 19:50　护士交接班

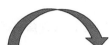

交接班流程

护士站交班
（7:50/19:50）

床旁交班
- 病情介绍
- 生命体征
- 药物使用情况
- 引流管情况
- 医嘱执行情况
- 特殊注意事项

注意： 交班护士交班完毕后方可离开

夜班工作流程

交班
（19:50到岗）
- 19:50　护士站交班：查看交班本，交接患者情况及特殊事宜
- 床旁交班，查看患者留观患者

治疗
（20:00—8:00）
- 同白班遵医嘱严格执行三查八对，持PDA进行治疗
- 夜间加强巡视，充分宣教，观察患者病情变化，注意防范跌倒/坠床等不良事件的发生（确保拉好床挡）
- 整理书写夜间特殊用药时间
- 6:00　做费用结算，为持续治疗患者结算前一日费用（持续吸氧、负压吸引等）

整理环境
- 整理清洁输液座椅，清理周围环境
- 整理清洁擦拭输液架、治疗车、护士站、治疗室台面
- 督促保洁员清洁整理治疗区域环境

准备交班
- 7:00　①整理输液单位；②检查当班医嘱执行情况；③检查补充治疗物品
- 7:50　医护交接班
- 8:00　床旁护理交班

注：
- 补液顺序：先晶后胶，先盐后糖
- 药品种类多，注意药物配伍禁忌
- 按医嘱频次安排患者输液间隔时间，有问题随时与医生沟通
- 遵医嘱调节患者氧流量，COPD患者低流量吸氧，避免加重二氧化碳潴留
- 常见血制品：红细胞（悬浮红细胞、洗涤红细胞）、血浆、血小板
- 输血前按照输血安全制度严格核对患者基本信息及血型等信息，双人确认无误后方可执行输注
- 输血后血袋保存24h，注明日期和时间。如患者出现输血反应，要立即停止输血，保留用过的输血器和血袋分别送检

图 4-4　急诊治疗室护士工作流程图

2. 基础工作　负责患者的各项治疗护理工作,包括出入科手续办理、各种治疗及护理(每日的尿道口护理、压力性损伤换药及记录,填写防坠床评估表、一般护理记录,每周二PICC、深静脉导管维护,更换各种引流袋),对患者的病情及治疗心中有数。

3. 病情观察　每2小时巡视患者1次,严密观察病情变化,监测生命体征、引流情况、检查化验结果等。每4小时为监护患者测量体温,非监护患者每日测量一次体温。每天14:00记录大便次数,并及时完善电子记录。18:00进行日间出入量小结,早上6:00进行24小时出入量总结,有异常及时通知主管医生。

4. 护理记录　按要求填写护理记录单(监护床患者每2小时书写特护记录单,治疗护理及特殊情况随时记录;非监护床患者无特殊情况每周书写一般护理记录,有病情变化及特殊情况随时记录)、护理评估单(压力性损伤、跌倒/坠床)、体温单,进行血糖监测的患者需要填写血糖监测单,出现皮肤压伤、深静脉血栓患者填写护理上报单并每日追踪。

急诊留观室护士具体工作流程图见图4-5。

四、抢救室护士职责及工作流程

(一)抢救室护士职责

1. 抢救室护士负责抢救室患者的抢救及护理工作。应熟练掌握抢救仪器的使用及各种急救技术,积极主动配合抢救。坚守岗位、不得擅离职守。

2. 保持抢救药品、物品、器械、敷料等放置于指定位置,并有明显标记,不得随意挪用或外借。

3. 每班清点无菌物品,核查除颤仪、抢救车、抢救仪器等,使用后及时整理、核查、清洁、补充,保证抢救设备及物品完好备用状态。

4. 严密观察患者病情、各种引流管情况,测量生命体征。遵医嘱为患者进行输液、治疗。每日2次总结患者出入量,发现问题及时通知医生,记录护理记录。

5. 做好基础护理工作。采取相应护理措施预防跌倒/坠床、皮肤压力性损伤,管路脱出等护理不良事件发生。协助患者进食、饮水、服药、排便等,做好生活护理。

6. 做好物品、仪器、设备管理,随时补充治疗车、抢救车的物品和药品,消毒处理用过的仪器。每班检查抢救仪器设备、抢救车所有药品、物品数量及有效期,使之处于完好备用状态。除颤仪每日检测并登记。每班检查无菌物品有无过期,按有效期顺序摆放。

7. 保持病室安静、安全、整洁、空气清新、温湿度适宜。控制噪声,夜间暗化病室,保证患者夜间的休息和睡眠,保持正常的生物节律。

8. 督促护理员、保洁员工作,保持抢救室环境清洁整齐,随时清洁整理抢救单元,患者转出床单位做好终末消毒。

(二)急诊抢救室护士工作流程

1. 交接班

(1)办公室医护共同交接班:了解患者基本信息,交接患者病情、重点关注及特殊情况,床旁交接班。

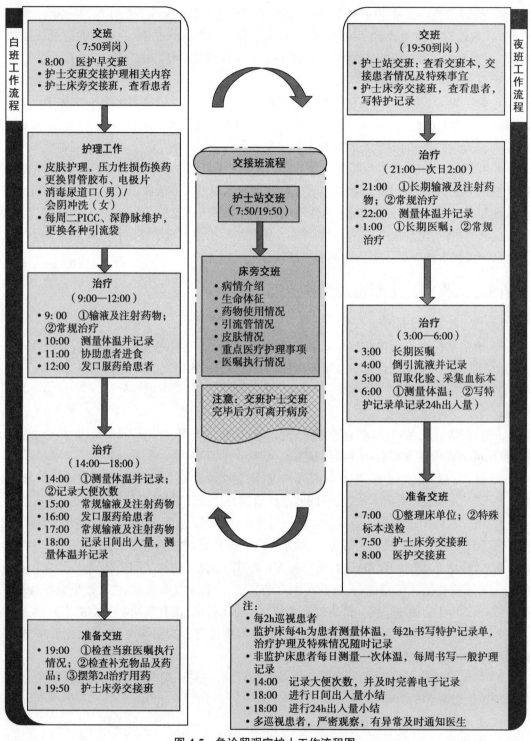

图 4-5 急诊留观室护士工作流程图

（2）床旁交接班：医护床旁交接当天治疗护理重点；护士床旁交接班：口服药、特殊治疗、皮肤情况、注意事项，护理治疗要点。

2. 物品清点 清点物品、药品并签字,核查冰箱温度、监护仪、注射泵、输液泵、胃肠泵等仪器,保证物品完好备用状态。

3. 基础护理 包括尿道口护理、口腔护理、深静脉封管、换药、气管插管、翻身拍背、按需吸痰。定时翻身检查皮肤情况,做好记录。翻身前后均应保持各种管路通畅。

4. 病情观察 严密观察病情变化,监测生命体征、引流情况、检查化验结果等,出现异常及时通知医生。

5. 患者治疗 根据医嘱完成治疗护理工作,护士携 PDA 执行医嘱,包括静脉给药、肌内注射、皮下注射等;肠内/外营养支持;口服药;留取化验;其他常规治疗(例如冲洗胃管、回抽胃液,雾化吸入,动静脉换药等)。记录出入量,包括尿量、引流量、经口/肠内营养通路进食和进水量,并将出入量录入特护记录。每日 2 次总结患者出入量并告知医生。

6. 危重患者抢救 随时接收抢救入科患者,配合医生实施抢救措施,遵医嘱给药。抢救完毕后及时补充抢救药品、物品,仪器设备保持完好备用状态。

7. 护理记录 按要求填写特护记录单、护理评估单、体温单,进行血糖监测的患者需要填写血糖监测单,出现皮肤压力性损伤、深静脉血栓的患者需要填写护理上报单并每日追踪。

8. 患者入科流程 各岗位护士负责自己床位新患者入科的工作,包括监护、吸氧、建立外周静脉通路、检查皮肤情况、予患者宣教、督促医生做好病程记录。依据入科手续一览表完成各项内容。注意贵重物品由责任护士交予家属。

9. 患者出室流程 各岗位护士协助主班护士办理患者出室,写交接单,记录出入量,依据出科手续一览表完成各项内容,责任护士安排好患者转运事宜。

注:

1. 每 4 小时为患者测量体温。

2. 每小时书写特护记录单、记录生命体征,治疗护理及特殊情况随时记录。

3. 每 2 小时为患者翻身一次。

4. 每天 2p.m. 记录大便次数,并及时完善电子记录。

5. 每天 6p.m. 进行日间出入量小结。

6. 每天 6a.m. 进行 24 小时出入量小结;每周二更换尿袋及特殊引流袋,并做好标记。每周二、周五更换密闭吸痰管,更换输液贴膜。

7. 患者病情变化随时采取急救措施积极抢救;多巡视患者,严密观察,有异常及时通知医生。

(三)抢救室患者转运流程

1. 评估分级 接到转运患者医嘱后,护士与主管医生确定患者转运级别,并依据转运级别安排相应医生和护士组成转运团队。

2. 沟通解释 首先由转运医生与患者家属沟通,告知转运风险,获取家属知情同意及配合;其次护士与接收科室沟通,详细告知患者病情及预计转运时间,做好相应准备工作;最后转运医生与转运护士沟通协调,明确职责、分工清楚、密切配合。

3. 充分准备 转运护士担任转运团队组长,负责转运前准备及检查工作,确保转运级别所对应的人员、仪器设备和药品均安排妥当,并进行设备的调试与试运行;出发前由转运护士和医生共同再评估患者转运级别,并确保各管路及引流固定妥当通畅;出病室前,护士负责告知接收方患者的病情及生命体征、所用仪器设备、用药情况及到达时间等,使其做好充分接收患者准备。

4. 正常转运 转运全程,医生负责持续监测患者生命体征、意识、各种管路及引流情况等,以保证患者病情稳定;护士负责转运途中的协调与配合工作,负责转运途中仪器设备的安全放置与使用、避免家属与行人的意外事件,力求在最短时间将患者安全送至目的地。

5. 应对管理标准化 是为了应对突发事件而制订的标准化处理流程。Ⅰ级转运患者就地抢救;Ⅱ级转运患者初步处理后如病情平稳可继续转运,否则须尽快返回病室抢救;Ⅲ级转运患者须尽快返回病室抢救。对于需等待患者,原则上应在最短时间内完成转运以保证患者转运安全,因此设定转运等待最小时限:Ⅰ级、Ⅱ级、Ⅲ级患者允许等待时间分别不超过5、10、20分钟。急诊抢救室护士具体工作流程图见图4-6。

五、综合病房护士职责及工作流程

(一)综合病房护士职责

1. 急诊综合病房护士负责综合病房患者的护理工作。掌握患者病情及治疗进展心理状况、健康指导、观察及护理要点。

2. 做好患者入院宣教及身体评估,了解患者病情并掌握护理重点,关注患者心理、做好健康宣教及出院指导工作。

3. 及时处理、核对医嘱。严格执行医嘱,按时发放口服药、完成治疗及专科护理工作。

4. 完成基础护理,做到患者"六洁",定期更换被服,床单位整洁规范。协助患者进食,了解饮食情况。防范压力性损伤、跌倒/坠床、下肢血栓等不良事件发生。

5. 定时巡视患者,做好病情观察和记录。按时收集各种标本。

6. 负责患者会诊、检查、转科安排及督促各种检查通知单的外送工作。

7. 保持病室安静、安全、整洁、空气清新、温湿度适宜。控制噪声,夜间暗化病室,保证患者夜间的休息和睡眠。

8. 维持本区域的环境整洁,清理患者床单位的物品。

9. 督促护理员、保洁员完成出院、转科、死亡患者单位处理和终末消毒。

(二)综合病房护士工作流程

1. 交接班

(1)护士站交接:提前10分钟到岗交接班。巡视责任患者的相关情况及查阅病历,掌握患者的"六知道"。

(2)物品交接:清点物品、药品,与白班护士共同清点贵重药品,做好交接工作。检查病室安全情况及防火通道。

(3)床头交接:重点患者和新患者、特殊事情、特殊检查、汇报责任患者的情况。危重患者翻身,查看皮肤。针对皮肤有问题,需要追踪的患者,及时进行追踪。

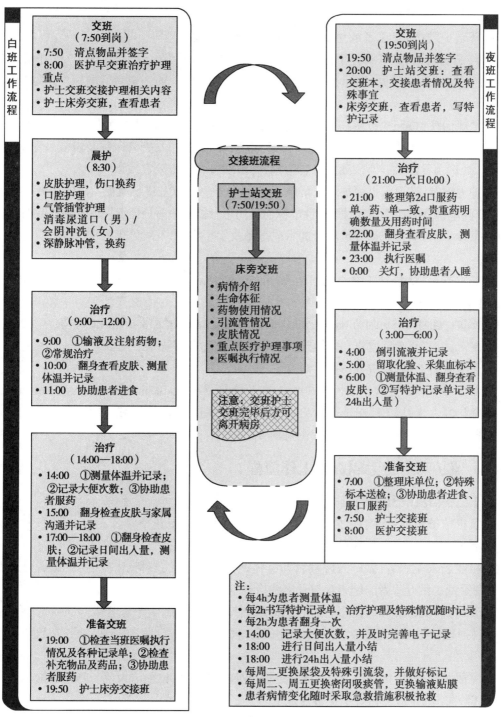

图 4-6 急诊抢救室护士工作流程图

2. 主班护士 打印长期医嘱、临时医嘱,清点药品,并进行出入院登记。处理新开、新停长期医嘱。根据医嘱领药并摆放药品,补齐各种基数药品,包括抢救车。

3. 责任护士工作

(1) 基础护理:负责患者的生活护理、病情观察、心理护理等。根据患者护理级别巡视病房,并与患者沟通,做好解释工作。根据患者情况按照不同频次测量生命体征,并录入电子系统。打印并粘贴采血、尿标本、便标本等化验单条形码。通知患者留取标本,做好健康宣教。

(2) 常规治疗:按照执行单(输液单、药物治疗单、注射单)正确执行医嘱。做好新患者入院宣教,按要求填写相关表格、新入院、转入科室患者入院须知,完善床头及患者一览表、患者卡片。处理当日出院、转科、死亡患者医嘱,为出院患者做出院宣教。

(3) 护理记录:按要求书写护理记录单、护理评估单、体温单,进行血糖监测的患者需要填写血糖监测单,出现皮肤压力性损伤、深静脉血栓的患者需要填写护理上报单并每日追踪。

(4) 急诊手术:做好急诊手术患者的术前准备及术后护理,及时处理手术医嘱。

注:

1. 长期静脉、注射用药常规时间为 9a.m.-5p.m.-1a.m.;9a.m.-3p.m.;9a.m.-9p.m.;9a.m.-3p.m.-9p.m.-3a.m. 等。

2. 长期口服药给药时间为 8a.m.-2p.m.-8p.m.-2a.m.;8a.m.-12p.m.-4p.m.;睡前等。

3. 测血糖:根据医嘱空腹、三餐后 2 小时、葡萄糖液前、液后等。

4. 注射胰岛素:三餐前 30 分钟,睡前。

5. 测体温根据患者病情频次 1~6 次/d,测量时间为 6a.m.-10a.m.-2p.m.-6p.m.-10p.m.-2a.m.。

6. 每周二更换引流袋、测量血压及体重并登记,PICC 及深静脉导管换药。

急诊综合病房护士具体工作流程图见图 4-7。

六、监护病房护士职责及工作流程

(一) 监护病房护士职责

1. 负责监护病房患者治疗护理工作。掌握患者基本情况包括姓名、诊断、治疗、异常检查化验、治疗进展、观察及护理要点。

2. 接收新入院患者,做好入院宣教和身体评估。为入院、转科、出院、死亡患者处理医嘱并办理手续。做好患者的健康宣教及出院指导工作。

3. 查对处理长期、临时医嘱,如有变化及时修改。遵医嘱给予患者服药、各种注射、治疗及专科护理。协助患者进食,了解饮食情况。根据医嘱领药、摆放药品、补齐基数药品及抢救车。

4. 完成基础护理,做到患者"六洁",定期更换被服,床单位整洁规范。防范皮肤压力性损伤、跌倒/坠床、下肢血栓等不良事件发生。

5. 定时巡视患者,按时收集各种标本,做好病情观察和记录。与患者交流,做好患者的心理护理,帮助患者树立战胜疾病的信心。

6. 患者外出检查或治疗等护士陪同,如有安全隐患及时提醒医生。准备相应药品及用物,保证患者转运安全。

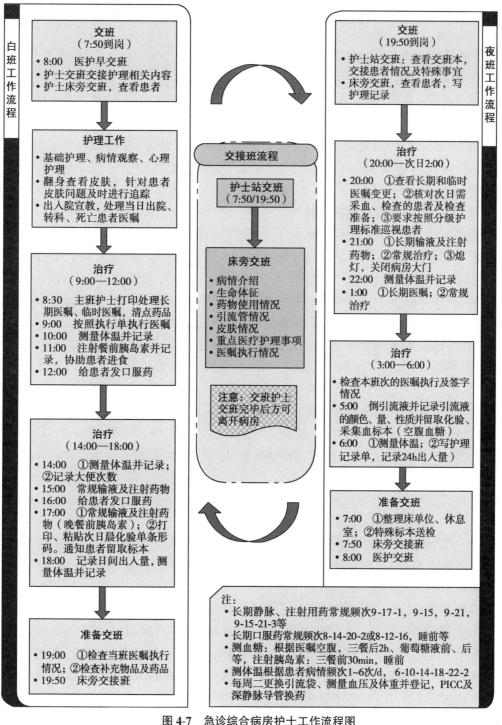

白班工作流程

交班
（7:50到岗）
- 8:00 医护早交班
- 护士交班交接护理相关内容
- 护士床旁交班，查看患者

↓

护理工作
- 基础护理、病情观察、心理护理
- 翻身查看皮肤，针对患者皮肤问题及时进行追踪
- 出入院宣教，处理当日出院、转科、死亡患者医嘱

↓

治疗
（9:00—12:00）
- 8:30 主班护士打印处理长期医嘱、临时医嘱，清点药品
- 9:00 按照执行单执行医嘱
- 10:00 测量体温并记录
- 11:00 注射餐前胰岛素并记录，协助患者进食
- 12:00 给患者发口服药

↓

治疗
（14:00—18:00）
- 14:00 ①测量体温并记录；②记录大便次数
- 15:00 常规输液及注射药物
- 16:00 给患者发口服药
- 17:00 ①常规输液及注射药物（晚餐前胰岛素）；②打印、粘贴次日晨化验单条形码。通知患者留取标本
- 18:00 记录日间出入量，测量体温并记录

↓

准备交班
- 19:00 ①检查当班医嘱执行情况；②检查补充物品及药品
- 19:50 床旁交接班

交接班流程

护士站交班
（7:50/19:50）

↓

床旁交班
- 病情介绍
- 生命体征
- 药物使用情况
- 引流管情况
- 皮肤情况
- 重点医疗护理事项
- 医嘱执行情况

注意：交班护士交班完毕后方可离开病房

夜班工作流程

交班
（19:50到岗）
- 护士站交班：查看交班本，交接患者情况及特殊事宜
- 床旁交班，查看患者，写护理记录

↓

治疗
（20:00—次日2:00）
- 20:00 ①查看长期和临时医嘱变更；②核对次日需采血、检查的患者及检查准备；③要求按照分级护理标准巡视患者
- 21:00 ①长期输液及注射药物；②常规治疗；③熄灯，关闭病房大门
- 22:00 测量体温并记录
- 1:00 ①长期医嘱；②常规治疗

↓

治疗
（3:00—6:00）
- 检查本班次的医嘱执行及签字情况
- 5:00 倒引流液并记录引流液的颜色、量、性质并留取化验、采集血标本（空腹血糖）
- 6:00 ①测量体温；②写护理记录单，记录24h出入量

↓

准备交班
- 7:00 ①整理床单位、休息室；②特殊标本送检
- 7:50 床旁交接班
- 8:00 医护交班

注：
- 长期静脉、注射用药常规频次9-17-1，9-15，9-21，9-15-21-3等
- 长期口服药常规频次8-14-20-2或8-12-16，睡前等
- 测血糖：根据医嘱空腹，三餐后2h、葡萄糖液前、后等，注射胰岛素：三餐前30min，睡前
- 测体温根据患者病情频次1~6次/d，6-10-14-18-22-2
- 每周二更换引流袋、测量血压及体重并登记，PICC及深静脉导管换药

图4-7 急诊综合病房护士工作流程图

7. 严格管理毒麻药、抢救车、抢救药品、仪器设备。

8. 保持病室安静、安全、整洁、空气清新、温湿度适宜。每日早、晚各通风30分钟。控制噪声，夜间暗化病室，保证患者夜间的休息和睡眠。

9. 维持本区域的环境整洁,清理患者床单位的物品。负责出院、转科、死亡患者的单位处理和终末消毒。

(二) 监护病房护士工作流程

1. 交接班

(1)清点药品及物品:接班护士清点药品及物品,与"借药本""交班本""高值耗材登记本"核对,如有不符及时与交班护士核对。每班核对毒麻药数量及剩余量,清点抢救车并登记签字。检测除颤仪,定时充电。检查呼吸机情况,及时消毒更换管路备用。

(2)医护交班,床旁交班共同巡视患者,交接患者特殊情况。

(3)护士床旁交接班,交清患者一般情况、特殊或专科护理、输液、管路、引流、皮肤等情况,交待家属预留下的贵重或特殊物品。

2. 基础护理 进行晨晚护及常规治疗。随时巡视患者,观察生命体征、输液、管路通畅无脱出等,如机器报警应立即处理。每小时倒尿,每2小时翻身吸痰,每4小时测体温、抽吸胃液及更换无菌盘,及时倾倒呼吸机管路中的冷凝水。随时记录患者的大便次数、颜色性状。每周二深静脉换药,评估导管,注意观察穿刺处有无红肿、有无血液渗出,缝线固定是否牢固。每12小时深静脉冲封管。协助清醒患者就餐并记录进食量,喂口服药。

3. 病情观察 严密观察病情变化,监测生命体征、引流情况、检查化验结果等,出现异常及时通知医生。随时巡视患者,观察生命体征、输液、管道通畅无脱出等,及时处理机器报警。

4. 危重症患者治疗 执行长期、临时医嘱并签字。包括输液及注射药物;肠内/外营养支持;给口服药;需留取化验;其他常规治疗(包括:冲洗胃管、回抽胃液,雾化吸入,灌肠,动静脉换药等)。记录出入量,包括尿量、引流量、经口/肠内营养通路进食和进水量并录入特护记录。

5. 家属探视管理 探视期间医护人员须陪在患者床旁,与家属交流时注意沟通技巧。如患者生活必需品(如手纸、湿纸巾等)不足及时告知家属。

6. 记录护理记录 按要求填写特护记录单、护理评估单、体温单,进行血糖监测的患者填写血糖监测单,出现皮肤压力性损伤、深静脉血栓等患者填写护理上报单并每日追踪。

7. 晨晚护内容

(1)晨间护理内容:清洁颜面部、口腔护理(注意口腔内有无破溃出血等,如有松动牙齿要系小线贴于面部防脱落,气管插管患者要注意插管深度)、气管切开换药、会阴冲洗、整理床单位注意各种管路及病号服勿压在患者身下,有呼吸机或鼻饲患者床头抬高30°,翻身时注意遮挡患者,拉好床挡,病情复杂或危重患者须由高年资护士指导参与,必要时请医生协助。

(2)晚间护理内容:清洁颜面部、口腔护理,会阴冲洗。必要时更换胃管胶布,注意每次更换不同位置,避免皮肤压力性损伤。床上擦浴、整理床单位。更换吸痰用易开盖盐水,气道湿化用灭菌注射用水使用不得超过24小时,更换时避免湿化罐过满回流入管路,造成患者误吸。更换各种引流管的引流袋。急诊监护病房护士具体工作流程图见图4-8。

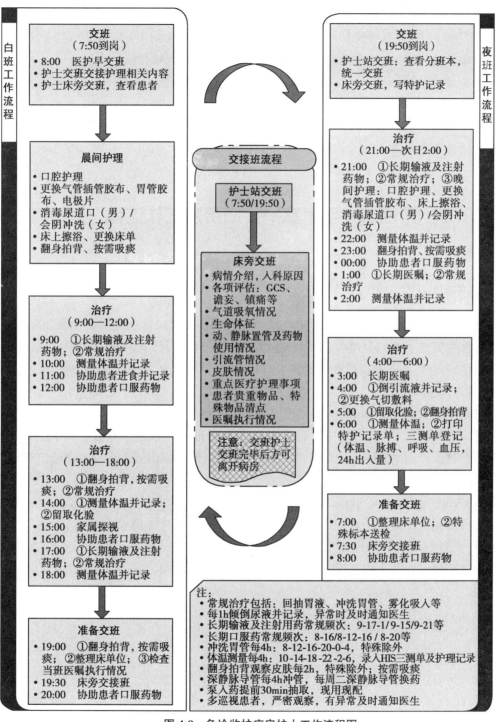

图 4-8　急诊监护病房护士工作流程图

注：

1. 每日 6:00 更换维持 CVP、PICCO、ABP 用 500ml 生理盐水并标记,更换胃管引流袋、负压鼓并标记。

2. 每周二 6：00 更换子母式集尿袋。

3. 每周四 6：00 更换呼吸机湿化用可调节输液器，每 48 小时更换密闭式吸痰管 1 次。

4. 按需吸痰，根据患者情况不同与医生沟通制订相应的护理措施。

5. 长期静脉、注射用药常规频次 9-17-1 或 9-15 或 9-21 等。

6. 长期口服药常规频次 8-16 或 8-12-16 或 8-20 等。

7. 每 4h 冲洗胃管 1 次，冲洗频次为 8-12-16-20-24-4，特殊除外。

8. 微量泵入药提前 30min 抽取，现用现配，注意铺无菌盘。

第四节　手术室护士职责及工作流程

一、护士职责

手术中护士的配合可分为直接配合与间接配合两类。直接配合的护士直接参与手术，配合手术医生完成手术的全过程，被称为器械护士或洗手护士。间接配合的护士不直接参与手术操作的配合，而是被指派在固定的手术间内，与器械护士、手术医生、麻醉医生配合完成手术，被称为巡回护士。

（一）器械护士（scrub nurse）

主要职责是负责手术全过程中所需器械、物品和敷料的供给，主动配合手术医生完成手术。手术中其工作范围只限于无菌区内，站在手术者对侧器械车旁。其他工作还包括术前访视和术前准备等。

（二）巡回护士（circulating nurse）

主要任务是台下负责手术全过程中物品、器械、布类和敷料的准备和供给，主动配合手术和麻醉，根据手术需要，协助完成输液、输血及手术台上特殊物品、药品的供给。按照整体护理要求护理患者。其工作范围是在无菌区以外，在患者、手术人员、麻醉医生及其他人员之间巡回。

二、器械护士工作流程

（一）术前访视

术前一天看手术通知单，了解预施手术，必要时参加病历讨论，以便主动配合，如巡回护士休息，要代其完成术前访视工作，并于术前一日与巡回护士交接。根据手术种类和范围准备手术器械和敷料。

（二）术前准备

开台前备齐手术所需用物，检查手术所需无菌物品及器械的灭菌标识和有效期，铺置无菌台车，协助手术医生进行手术区皮肤消毒和铺设无菌手术单。

（三）清点、核对用物

提前20~30分钟进行外科手消毒。严格执行手术物品查对制度，分别于手术前、关闭体腔前、关闭体腔后和缝合皮肤后与巡回护士共同唱点台上的器械、纱布、纱垫和缝针等手术用物的数目和完整性。对正在使用的纱布、纱垫、缝针等做到心中有数，用后及时回收。

（四）正确传递用物

手术过程中按照常规及术中情况向手术医生传递器械、纱布和缝针等手术用物，做到主动迅速、准确无误。

（五）监督无菌技术

术中随时监督台上人员无菌技术操作，如有违反，及时指出并监督其立即更正。

（六）留取手术标本

手术标本产生后，与手术医生核对来源，如无特殊情况，及时与巡回护士核对并交予其妥善处理，最后一台手术结束后将处理好的手术标本转运至标本储存间核对，并在标本登记本上记录所有信息并签字确认。

（七）整理用物

术毕将器械送至消毒供应中心或呼叫消毒供应中心工作人员至外走廊，双人按器械清单进行核对，交接后由消毒供应中心工作人员将器械送至消毒供应中心去污区；如为特殊班，术毕将器械送至消毒供应中心按器械清单核对并进行预处理；各类垃圾送至污染区指定地点。手术结束后将各类垃圾带出手术间，按要求送至污染区指定地点。如为感染手术，按感染类别执行相关处理规定。

三、巡回护士工作流程

（一）术前访视

手术前一日查看手术通知单，了解手术及预施手术步骤，必要时参加病历讨论；访视患者时做好术前宣教；检查手术所需物品、器械、仪器和设备是否齐全，性能是否完好。

（二）核对患者

手术日认真执行《手术患者交接制度》《手术患者查对制度》，在规定的时间点进行相应内容的核对并记录。核实患者有无义齿、发卡、隐形眼镜及贵重物品等。如有异常及时报告、处理，同时做好麻醉前患者的心理护理，给予患者安全感，保证患者舒适度。

（三）安置患者

患者转移至手术床时，注意先确认手术床和转运平车固定，再转移患者，告知患者不得随意移动，防止发生坠床。

（四）护理文件书写

严格执行护理文件书写规定，完成各类记录单，特殊情况应在护理记录单上详细描述，必要时请主刀医生签字确认，如术前患者皮肤完整性受损时，应在皮肤情况一栏中注明。

（五）建立静脉通路

按静脉输液操作规程建立静脉通道，协助麻醉，遵医嘱给药。

（六）体位摆放

执行安置《体位查对制度》,协助手术医生摆好手术体位,保证肢体功能位,保护相应位置神经、血管,保护患者受压部位,系好安全带,防止患者坠床。减少患者不必要的暴露,保护其隐私权。确保患者安全、舒适,注意保暖。全麻患者使用透明敷贴或胶带保护双眼使之自然闭合。

（七）认真执行核查制度并执行临时医嘱

严格执行医院手术安全核对规定和《手术患者查对制度》,确保正确的患者、正确的手术部位和手术方式。将手术带药与病历核对,执行时应在临时医嘱单上签字确认。术中给药要与术者或麻醉医生核对,并征求麻醉医生同意后方可给药,抢救时协助医生给药,在执行医生口头医嘱时,务必复述一遍,避免差错的发生,并保留空安瓿,以便事后核对。

（八）协助洗手护士开台

严格执行手术物品查对制度,分别于手术前、关闭体腔前、关闭体腔后和缝合后与器械护士共同唱点台上的器械、纱布、纱垫和缝针等手术用物的数目和完整性并记录。术中添加物品双人清点后及时记录,台上掉落的物品应集中放于固定位置,便于清点。

（九）手术中配合

术中做好患者的护理观察,包括患者病情变化,出血情况,手术体位情况,用药、输液、输血情况和反应,确保患者安全,必要时配合抢救工作。随时供给术中所需一切物品。按手术间管理制度对手术间内各类人员进行管理,安排各类人员就位,控制参观人员人数,并监督各类人员正确执行无菌技术操作。巡视手术间各种仪器和设备的运转情况,怀疑或发现单极电刀、氩气刀、手术灯、床等仪器有故障,应立即传呼仪器设备维修员维修和报修。负责监督手术间物理环境,包括温度、湿度、照明、层流是否达标,门窗、墙体是否封闭完好等,发现异常及时报修,并依照"手术间安全检查单""手术间物品检查单"等完成各项检查,签字确认。

（十）手术标本管理

电子病理申请单由手术医生负责预提交各项内容,标本产生后,如无特殊情况,由巡回护士、洗手护士与手术医生核对后处理,依照病理单核对各项内容,与手术医生核对、确认标本来源的名称和份数。及时传呼内勤送冰冻标本,与手术医生、洗手护士核对后将冰冻标本和病理单交内勤,内勤人员在护理记录单相应位置签字。如无手术标本,须由手术医生在护理记录单相应位置签字确认。

（十一）术毕安置患者

协助手术医生包扎伤口,并与主管医生共同检查受压部位皮肤情况,认真记录。术后搬运患者应在麻醉医生同意下,至少由4名医务人员共同完成,妥善固定患者的动、静脉通路及各类引流管,有颈腰椎疾病、骨质疏松等疾病的患者应格外注意保护相应部位,注意保暖。

（十二）手术间管理

每日补充手术间内物品,术毕清洁整理手术间,按手术间物品清点记录单检查手术间内固定物品并记录,各类家具定位归原;周五彻底擦拭并清理治疗车、药车和壁柜。各类消毒溶液应在规定时间内更换,且在开启后立即注明开启及失效日期和时间。如为感染手术,按感染类别执行相关处理规定。

第五节 门诊护士职责及工作流程

一、护士职责

门诊是医院的最前沿阵地,是医院与社会联络的结合点,门诊服务质量往往代表一个医院的整体形象。门诊护士是医院为患者提供健康服务咨询的群体,门诊是医院的窗口。

门诊护士要具有良好的职业道德与较强的服务意识,同时要富有爱心、同情心,能够理解患者的痛苦,尊重患者的知情同意权和隐私权,能耐心解释和疏导患者的疑虑,减轻其精神上的负担,一视同仁,从患者需要出发,为其解决实际困难,使其得到及时正确诊治。

门诊护士负责为门诊患者就医提供护理和支持,职责包括维持门诊就医秩序、解答患者咨询、分诊、特殊情况报到、专科检查及治疗、健康宣教等保障患者安全有序就医。门诊患者多,每天会面对很多不可预见的事情。因此,除了保障门诊患者有序就医及检查、治疗外,门诊护士不仅要具备医疗护理专业知识和技能,还需要具备较强的交流沟通能力及处理紧急突发事件的能力。

(一)患者管理

自觉遵守医院和科室的各项规章制度和工作流程,严格执行各项护理制度和技术操作规程,协助患者顺利完成就医过程,准确及时地完成各项护理检查、治疗。严防护理差错和事故的发生。

门诊患者实行预约制就诊,无特殊情况,非预约当日不安排就诊。门诊护士需提前了解当日出诊医生数量及就诊患者大致数量。指导患者按照预约时间段报到候诊,对于有困难或特殊患者应提供帮助,护士应协助患者正确使用自助机、手机APP进行报到及候诊信息查询。患者报到后,指导患者在相应区域候诊、观看叫号屏呼叫信息并按照指示到相应诊室门口等候。就诊结束,指导患者使用自助机、手机APP或者至收费处缴费。

完成缴费后,指导患者根据导诊单上各项目的指示时间、地点进行取药及预约检查、治疗。根据导诊单指示,患者到相应楼层及对应窗口取药。部分检查治疗在缴费同时已自动预约,患者按导诊单指示时间及地点报到、检查治疗。部分检查治疗缴费后需患者自主预约,应按导诊单指示地点完成预约。完成检查治疗预约后,门诊护士指导患者按预约时间段到相应的地点准时报到、等候检查治疗。

工作中做好患者解释沟通工作,工作态度和蔼可亲,为患者提供帮助,解决患者的合理需求,确保患者安全。患者出现突发病情变化时,及时组织抢救并呼叫相应工作人员帮助。

(二)诊区及检查区域管理

1. 门诊各诊区及检查区域布局合理科学,便于开展医疗工作。

2. 门诊人员在各工作区域工作时要按照防护规定根据防护级别正确使用防护用品,包括佩戴口罩、手套、帽子,使用消毒用品等。

3. 巡查各诊区及检查治疗区域的设备完好备用,如有损坏及时报修,保障医疗护理工作顺利安全实施。

4. 保持诊区及检查治疗区域的环境干净整洁,有物品遗撒等情况要及时清理,保障患者安全。

5. 按医院和科室的规定对相应的物品进行清点登记。出现应急事件时,积极协调处理。

（三）候诊区管理

1. 保持候诊区环境安全、安静、整洁。

2. 候诊区分为一级候诊区、二级候诊区。一级候诊区可设置较多的候诊椅,主要供已到候诊时间、已报到而医生暂未呼叫到的患者候诊。二级候诊区主要满足医生已呼叫到的患者候诊。目前我院采用"叫一候一"方式,即医生呼叫一位患者就诊,同时会呼叫下一位患者在相应诊室门口候诊。

3. 一级候诊区管理　定期巡视,提醒患者保持安静,避免人员聚集,对于行动不便等有特殊情况的患者提供帮助。随时观察患者情况,发现患者有病情变化,及时予以处理。设有老幼病残及军人专座,方便该类患者就诊并且可适当地优先就诊。

4. 二级候诊区管理　随时巡视及观察患者情况,避免二级候诊区及诊室门口人员聚集。

（四）诊室管理

1. 保持诊室安全、安静、整洁,无多余物品。

2. 就诊期间,诊室内要求除医生外只有一名患者,特殊患者可有一位陪护人员。

3. 患者就诊过程中,注意保护患者隐私。

4. 根据各科室的使用需求放置仪器物品,诊室内不放置私人物品。

5. 诊室物品摆放整齐,各种物品在有效期内,每日出诊结束后,对诊室进行整理,使用过的仪器物品及时按要求整理、消毒或添加。

6. 定期巡视诊室,必要时为医生提供帮助。

7. 诊室按需求配备生活垃圾及医用垃圾桶,按要求加盖,并及时清理。

8. 怀疑诊室有污染时,及时消毒,必要时为医生更换诊室。

二、护士要求

1. 仪表端庄、衣着整洁、佩戴胸卡、准时上岗、不脱岗、不闲谈、不在工作时间内玩手机等电子产品。

2. 态度和蔼耐心,解释清晰,对患者具有同情心、同理心,主动为患者服务。

3. 具备处理突发事件的能力。对于非病情变化类事件,要具有较高的沟通交流能力,善于统筹协调各项工作,保证安全及就诊秩序;对于患者突发病情变化,具有抢救技能及组织协调急救现场能力。

4. 熟悉医院各区域分布及功能,熟悉就诊流程,指导患者就医。

5. 熟悉本专科检查及操作,为患者提供健康宣教。

三、护士工作流程

（一）开诊前准备工作

门诊护士站每日早上7：30开放(特殊科室按科室要求时间开放)。护士站工作人员提前15分钟到岗,做好开诊前的准备工作。

1. 打开诊区内所有显示屏,并检查是否能正常使用,如有问题,及时报修。

2. 打开需要使用的诊室门,并检查诊室内仪器物品是否齐全并及时整理补充。

3. 检查候诊区物品是否准备齐全,是否干净整洁。

4. 按科室需求打开护士站和诊室电脑及仪器设备,并检查当日使用物品是否齐全。如有问题,及时补充及报修,确保开诊使用。

5. 按科室要求时间准时开放科室大门,维持进入科室人员秩序,指导患者报到并到相应区域等候,避免人员拥挤。

6. 按科室需求对于候诊或等候检查人员进行必要的健康宣教。

（二）开诊中的工作

门诊上午8：00,下午1：30准时开诊。

1. 维持各级候诊区秩序,确保患者安全有序就诊。

2. 指导患者就诊流程,特殊患者给予帮助。

3. 巡视各个诊区、各检查区域,观察环境及患者病情,发现问题及时解决。

4. 为候诊患者提供咨询及帮助。对于儿童、老年及特殊患者主动关心并适当优先就诊。对于病情危重的患者安排优先就诊,并协助患者,确保患者安全。

5. 诊区仪器设备及物品定期维护,保证正常使用。

6. 指导患者缴费、取药、检查及预约工作。

7. 专科检查及治疗及时完成操作或协助患者预约。

8. 科室诊疗过程中,出现问题及时妥善处理,不推诿患者。

（三）诊疗结束后的工作

门诊根据接诊情况结束工作,有患者未完成诊疗前,护士坚守岗位,不得脱岗。

1. 医生接诊结束后,护士及时整理诊室,对诊室物品进行整理、消毒、添加等处理。

2. 根据需要对诊室及检查区域进行清洁及消毒。

3. 对第二日要使用的物品进行准备,确保第二日工作物品充足。

4. 对各个诊区及检查区域进行全面清洁、整理,确保第二日的正常使用。

5. 关闭诊室及检查区域的电脑、仪器设备等,确保安全。

6. 关闭所有门窗、水电。按各季节要求适当开启或关闭空调设施。

7. 督促科室保洁及导医完成各项工作。

8. 护士离开科室前,再次检查门窗、水电的关闭情况,确保安全,方可离开。

门诊护士工作流程见图4-9。

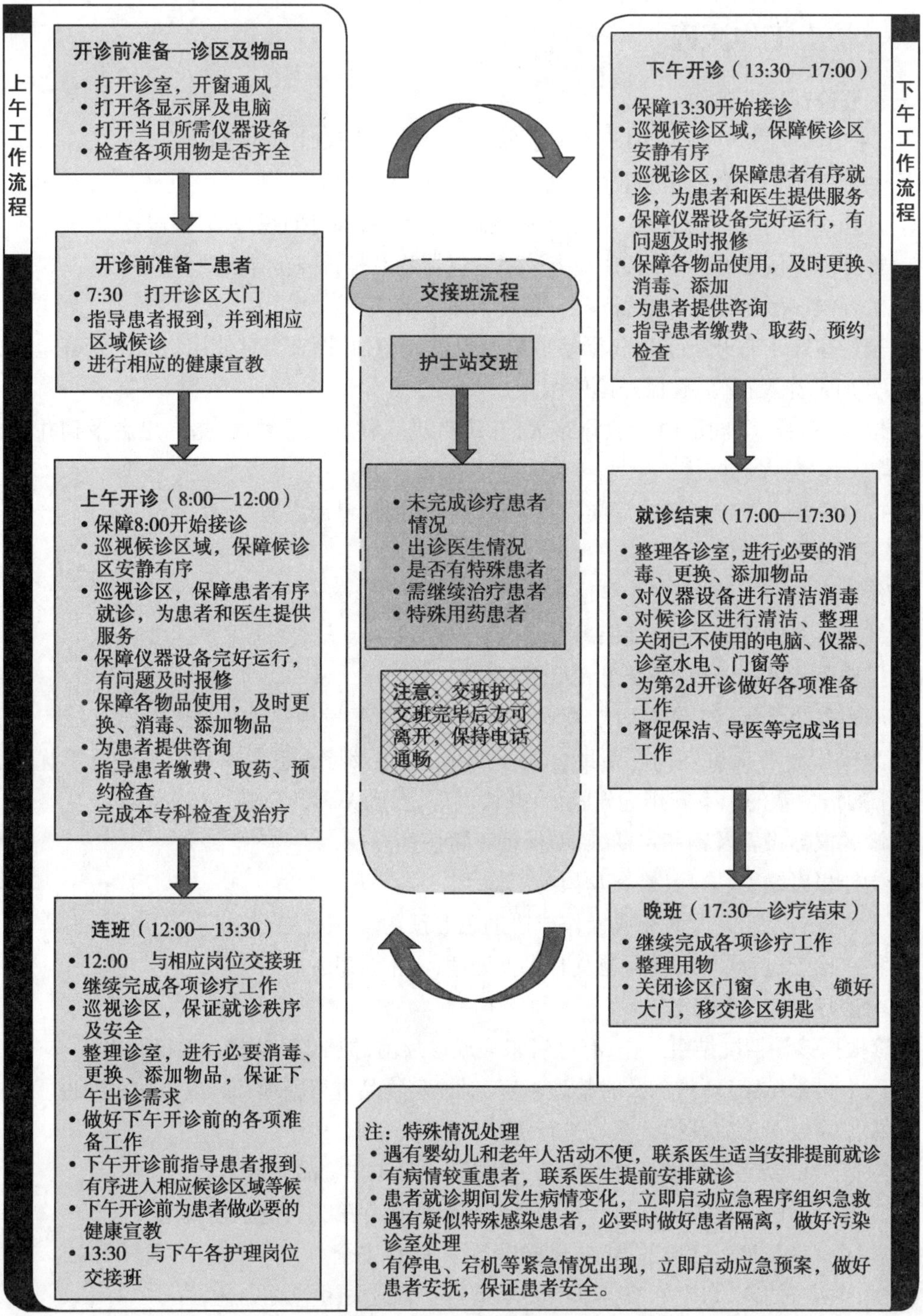

开诊前准备—诊区及物品
- 打开诊室, 开窗通风
- 打开各显示屏及电脑
- 打开当日所需仪器设备
- 检查各项用物是否齐全

开诊前准备—患者
- 7:30 打开诊区大门
- 指导患者报到, 并到相应区域候诊
- 进行相应的健康宣教

上午开诊 (8:00—12:00)
- 保障8:00开始接诊
- 巡视候诊区域, 保障候诊区安静有序
- 巡视诊区, 保障患者有序就诊, 为患者和医生提供服务
- 保障仪器设备完好运行, 有问题及时报修
- 保障各物品使用, 及时更换、消毒、添加物品
- 为患者提供咨询
- 指导患者缴费、取药、预约检查
- 完成本专科检查及治疗

连班 (12:00—13:30)
- 12:00 与相应岗位交接班
- 继续完成各项诊疗工作
- 巡视诊区, 保证就诊秩序及安全
- 整理诊室, 进行必要消毒、更换、添加物品, 保证下午出诊需求
- 做好下午开诊前的各项准备工作
- 下午开诊前指导患者报到、有序进入相应候诊区域等候
- 下午开诊前为患者做必要的健康宣教
- 13:30 与下午各护理岗位交接班

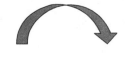

交接班流程

护士站交班

- 未完成诊疗患者情况
- 出诊医生情况
- 是否有特殊患者
- 需继续治疗患者
- 特殊用药患者

注意: 交班护士交班完毕后方可离开, 保持电话通畅

下午开诊 (13:30—17:00)
- 保障13:30开始接诊
- 巡视候诊区域, 保障候诊区安静有序
- 巡视诊区, 保障患者有序就诊, 为患者和医生提供服务
- 保障仪器设备完好运行, 有问题及时报修
- 保障各物品使用, 及时更换、消毒、添加
- 为患者提供咨询
- 指导患者缴费、取药、预约检查

就诊结束 (17:00—17:30)
- 整理各诊室, 进行必要的消毒、更换、添加物品
- 对仪器设备进行清洁消毒
- 对候诊区进行清洁、整理
- 关闭已不使用的电脑、仪器、诊室水电、门窗等
- 为第2d开诊做好各项准备工作
- 督促保洁、导医等完成当日工作

晚班 (17:30—诊疗结束)
- 继续完成各项诊疗工作
- 整理用物
- 关闭诊区门窗、水电、锁好大门, 移交诊区钥匙

注: 特殊情况处理
- 遇有婴幼儿和老年人活动不便, 联系医生适当安排提前就诊
- 有病情较重患者, 联系医生提前安排就诊
- 患者就诊期间发生病情变化, 立即启动应急程序组织急救
- 遇有疑似特殊感染患者, 必要时做好患者隔离, 做好污染诊室处理
- 有停电、宕机等紧急情况出现, 立即启动应急预案, 做好患者安抚, 保证患者安全。

图 4-9 门诊护士工作流程图

5 第五章

新时代实习护士的素质与要求

>>>

第一节　"五育融合"理念下实习护士应具备的素质与要求

实习护士经历着从在校护理学生向合格护士过渡的角色转变。在我国人口老龄化逐渐加速、健康中国建设全面推进以及全方位全周期保障人民健康的大背景下,如何培育合格的护理人才以及如何提高护理人才培养质量成为实习护士阶段护理人才培育面临的重要挑战。"五育融合"是对我国新时期"如何培养人"的整体回答,旨在通过"融合"的方式实现德、智、体、美、劳全面发展,具有均衡性、平等性、关联性、整体性等特点。护理学作为一门关注人的生理、心理、精神等全方位的综合健康状况的科学与艺术,对护理人才的素养有着更高更全面的要求。在"五育融合"的视域下,护士必须要具备相应的伦理道德素质,才能更好地为患者提供高质量护理服务,并促进护理专业不断发展进步。此外,护士还应具备良好的身心素质,以保障其能够胜任各项护理工作。

一、伦理道德

护士肩负着救死扶伤的光荣使命。护士的伦理道德素质不仅与医疗护理质量有密切的关系,而且是护理学科发展的重要因素之一。因此,不断提高自身素质,是合格护士的重要任务。

（一）思想素质

热爱祖国,热爱人民,拥护中国共产党的领导,拥护社会主义制度,遵纪守法,具有诚实的品格、良好的道德情操和正确的世界观、人生观、价值观,自爱、自尊、自强、自律。能够正视现实、面向未来,追求崇高的理想。

（二）职业精神

护理职业精神是护理社会价值和护士理想价值的具体体现,与护士的职业劳动紧密结合。形成高尚的护理职业精神,对调节护患关系,促进医疗卫生战线的精神文明建设,造福于人民的健康事业具有深远的意义。

护理学生应具备的职业精神包括：正确认识护理工作的价值和意义,热爱护理事业,有为人类健康服务的奉献精神。忠于职守,救死扶伤,廉洁奉公,实行人道主义。尊重患者权利,平等待人,做患者利益的忠实维护者。审慎守密,不泄露医疗秘密和患者的隐私。以奉献为本,自尊自爱,自信自强。努力学习掌握护理专业基础知识和基本技能,具备合理的知识结构及比较系统完整的专业理论知识和较强的实践技能。树立整体护理观念,能用护理程序解决患者的健康问题。

(三) 护理伦理

护理伦理是在护理活动中调节护理人员和患者、护理人员和其他医务人员、护理人员与社会相互关系的基本出发点和指导原则,护理学生应掌握的护理伦理原则包括:

1. 尊重与自主原则　指尊重患者自己做决定的权利,在为患者提供各项护理活动或操作之前,向患者说明活动或操作的目的、益处以及可能的结果,并征求患者的同意,以表示对患者自主权的尊重。同时,注意保守患者的隐私。

2. 有利与不伤害原则　树立全面的利益观,真诚关心患者的生命和健康,提供最优质的护理服务,努力使患者受益。同时,加强以患者为中心的动机和意识,坚决杜绝有意伤害和责任伤害,恪尽职守,千方百计防止无意但可知的伤害以及意外伤害的出现,不给患者造成本可避免的身体上、精神上的伤害和经济上的损失;保护患者的健康和生命,展现人文关怀和人道主义精神。

3. 公正与互助原则　患者享有平等的生命健康权和医疗保健权,患者应得到护士所给予的公平、正义的关怀。在与患者交往过程中,应对患者一视同仁,平等对待患者。同时,尊重同事、团结协作。

二、身心素质

护理工作是一个特殊的职业,是体力和脑力劳动相结合的工作,且服务对象是人,关系到人的生命健康,因此要求护士要有健康的身体,充沛的精力和良好的心理素质,才能保证顺利地完成临床工作。

(一) 身体素质要求

身体素质是保证护理质量的基础,临床护理工作紧张、繁忙,实习护士应统筹安排好工作与休息,养成良好的个人生活习惯,增强自身防护知识,加强体育锻炼,以充沛的精力和体力投入到每日的护理工作中。

(二) 心理素质要求

要提供最佳的临床护理服务,就必须加强自身修养,有一个良好的精神面貌和健康的心理素质。实习护士应以积极、有效的心理活动,平稳、正常的心理状态去适应、满足事业对自己的要求。应具有较强的进取心,不断索取知识,丰富和完善自己,发展智力和培养能力。保持心理健康,乐观、开朗、情绪稳定,胸怀宽阔豁达。具有高度的责任心和同情心,较强的适应能力,良好的忍耐力及自我控制力,思维、行动灵活敏捷。具有良好的人际关系,同事间相互尊重,团结协作。加强各种训练,掌握沟通技巧,适度调整自己的心理状态,提高心理应变能力。

三、仪容仪表

(一) 护士仪容礼仪

护理行业是技术行业,也是特殊的服务行业,规范护理人员的仪容仪表是职业规范化的需要,也是职业专业性的体现。护士整洁简约、形象端庄、修饰规范的仪容会赢得良好的首因效应,从而在以后的工作中得到患者更多的尊重、支持与配合。因此,护理人员学会如何塑造自身良好的仪容,显得至关重要。

1. 发型礼仪

(1)护士工作期间发型总体要求:头发前不过眉、侧不过耳、后不过领。切忌披头散发,短发不能超过耳下 3cm,否则也应扎起或用发卡别起两侧头发后用发网固定。头发颜色最好是自然色,不染彩色头发,不留奇异发型。男护士避免夸张发型:如长发、光头、梳小辫等,鬓角修剪平整,长度不可超过耳朵一半的位置。

(2)护士应佩戴护士燕帽(特殊岗位除外):帽子经过浆洗,熨烫平整,洁白无污渍,在 1/2 宽处折叠,扣好扣子。燕帽佩戴要端正,用白色或银色发夹固定于帽后,发夹不得显露于帽子正面。

(3)佩戴燕帽时发型的要求:如果是长发要用头花或发网盘起;短发不得超过耳下 3cm。刘海不过眉,前额头发不得高于燕帽,不佩戴夸张头饰。

(4)佩戴圆帽时发型的要求:手术室、监护病房和其他需要为患者进行特殊处置的科室护士,按要求佩戴圆帽,目的是无菌技术操作和隔离、避免污染的作用。所以头发要全部罩在帽子里,前不遮眉,后不露发梢,不戴头饰。帽子的接缝线要放在后面,边缘要平整,帽顶要饱满。

(5)保持帽子整洁,定时更换。

2. 面容礼仪

(1)面部卫生:护士需注意个人卫生,个人面容必须保持清洁,养成良好的卫生习惯。保持口腔无异味,上班前不吃有刺激性味道的食物,男护士上班期间不抽烟饮酒。男护士每天剃须修面,注意不要留胡须和过长的鬓角。

(2)面部妆容:女护士在保持面容清洁的基础上可以化淡妆。淡妆是通过恰到好处的方法,强调突出面容本身具有的自然美。淡妆要求妆色清新淡雅、自然协调,是对面容的轻微修饰和润色。淡妆中眉色选择与发色相近的颜色,如暗灰色或者咖啡色;眼影建议选择大地色系,如棕色系;眼线笔、眼线液、睫毛膏等选择黑色防水、防晕染的;腮红选择粉色或橙色;唇彩或唇膏应避免深色。

3. 身体礼仪

(1)躯体:注意保持身体清洁无异味。如果体毛过长,应该剃去。工作中不要涂抹过浓的香水,以免引起患者的反感和不适。

(2)四肢:护士因为职业习惯洗手频率高,平时要注意手部的护理,及时涂润肤霜。不能留长指甲,不能涂抹指甲油。工作时禁止佩戴戒指、手镯、脚链、耳饰,颈部不可佩戴粗大的项链。

（二）护士表情礼仪

表情礼仪是内心情感在脸上的表现，是人际交往中相互交流的重要形式之一。良好的表情可以缩短人与人之间的距离，化解陌生的尴尬，是沟通彼此心灵的渠道。亲切的表情能使患者感到温暖，蔑视的表情易使患者产生受辱的感觉，冷漠的表情会使患者滋生顾虑和紧张，厌倦的表情使患者产生憎恨的感情。护士在工作中无论采用何种表情神态，均要与现场氛围和实际需要相符合。

1. 眼语　眼睛是心灵的窗户，目光是面部表情的核心，在人际交往中，目光是最清楚、最准确的信号。患者的喜怒哀乐，护士的关心理解，可以在目光中真实流露，自然交流。护士在工作中，要善于用"眼"语表达理解和爱心。

（1）注视部位：护士与患者交流时，可以注视对方的眼睛，表示自己在全神贯注地倾听对方的谈话。询问病情、听取诉说、征求意见或道别时，也应注视对方双眼，但时间不宜过长。在接待或与患者长时间交谈时，可将对方的整个面部作为注视区域，但不要凝聚一处。双方相距较远或站立时，要以对方的全身为注视点。

（2）注视角度：护理人员与患者交谈时，一般用平视；给患者做体格检查、床边护理、各项操作或患者卧床时，一般需用俯视角度。

2. 笑容　护士友善诚信的目光和亲切自然的微笑，是职业特有的精神风貌的外部体现。微笑是临床护士运用最多的笑容，微笑可以消除护患之间的陌生感，缓解抵触拒绝的心理，从而更好地为患者服务。当遇到情绪激动的患者时，诚恳的态度和友好的微笑都会把对方的怒火平息。一个关心的微笑会大大缓解患者身心的痛苦和压力，促进患者的身心健康，但当患者病情危重或极度痛苦时护士则要收敛笑容。

3. 微笑练习　护士可以通过训练找到自己最自然最美好的微笑。久而久之，这种表情定格在脸上，就会变成习惯性的微笑了。练习微笑首先要求微笑发自内心，只有内心的温暖才能使微笑更自然更令人愉悦。

（三）护士着装礼仪

1. 护士服

（1）工作场合需按规范着护士服。护士服合体、清洁、平整，衣扣扣齐。衣扣如有缺损，应及时缝好，禁止用胶布和别针代替缺损的衣扣。

（2）特殊科室应穿着合身的刷手服，佩戴一次性蓝帽，穿白色或浅色袜子，自备拖鞋。

（3）普通科室护士服每周更换 1~2 次。手术室、急诊、监护室等特殊科室因工作需要每天更换。

（4）夏季穿裙装时，宜穿浅色内衣及衬裙，衬裙裙摆不超过护士服。

（5）护士服上不佩戴与工作无关的饰品，不悬挂任何物品，不在衣兜内放过多用物。

（6）不能穿工作服到院区外或到医院餐厅就餐。

2. 口罩

（1）护理操作中应佩戴口罩：口罩应完全遮盖口鼻，戴至鼻翼上。戴一次性口罩时，深色向外佩戴，将双手指尖放在金属鼻夹上，根据鼻梁形状塑造鼻夹，减少鼻夹附近漏气，保证口罩的防护作用。戴系带口罩时,下面的两条带子要系在后颈部,上面的两条带子要拉至耳后在头上系紧,不能系在耳朵上。

(2)口罩不使用时,不能挂在耳边或颈部。一次性口罩用后应丢入医用垃圾中;非一次性口罩叠好放入清洁的口袋内,每日清洗,保持清洁干燥。

3. 护士徽标与胸卡

(1)工作时必须佩戴护士徽标与胸卡。

(2)护士徽标与胸卡应保持清洁,字迹清晰。

(3)护士徽标共有 N1、N2、N3、N4 四种,需按照相应护士层级佩戴。冬季为紫色徽标,夏季为白色徽标,层级调整后需及时更换。

(4)护士徽标要求在护士服第一排与第二排扣子中间的位置侧向佩戴,胸卡垂至胸前,徽标图案正面垂直。胸卡上不能拴挂其他饰品,不能把胸卡放于衣兜内。

4. 工作毛衣、棉服

(1)工作毛衣应定时清洗,保持整洁,如有破损或纽扣脱落,应及时修补完善。

(2)冬季外出时穿工作棉服,在病房内进行护理操作,原则上不得穿着工作棉服。

5. 鞋、袜

(1)按规定穿着医院提供的白色软底护士鞋。

(2)保持护士鞋清洁无污渍。护士鞋应穿好、鞋带要系好。

(3)不能赤脚穿鞋。穿着裙式护士服时,应选择肉色过膝长袜;着分体护士服者,应选择白色或肉色短袜。

(4)袜子保持清洁、无异味、无脱丝、无破损。

四、礼仪规范

(一) 护士言谈礼仪

在护理工作中,护士大多通过语言沟通与患者和家属交流收集第一手资料,因此,言谈礼仪是护士必须掌握的最基本的工作技能,这将直接影响护理工作的质量。其次,在沟通的过程中也将反映出护士自身的水平、能力和综合素质。因此护士要自觉做好言谈礼仪,才能为患者提供更优质的服务。

1. 语言规范

(1)与患者交流时,态度和蔼,语言清晰,音调柔和。

(2)遇到不确定的问题时,应了解清楚后再回答,杜绝推诿或斥责患者。

(3)对各级领导、参观人员、检查人员、来访者,要礼貌热情,主动接待。

2. 常用礼貌用语

(1)问候语:是一种表示问候的礼貌用语。常用问候语有:"您好""您早""早上好""上午好""早安""晚上好""晚安"等,除此之外,也可以微笑和点头示意。

(2)求助语:在工作和生活中,请求别人帮助时,应礼貌使用表示请求的词语。常用语有:"对不起,请问一下""劳驾,请帮一下忙""对不起,打扰您一下"。

(3)致谢语:无论是在工作、学习,还是生活与社会交往,只要得到了别人的支持、理解、帮助、配合等,都应向对方说致谢的话语。常用语有:"谢谢""让您受累了""您辛苦了""麻烦您了""谢谢您的合作""感谢您的配合"等。

(4)致歉语:由于种种缘故做了妨害他人的事情,给对方造成不愉快、损失、甚至伤害,需向对方致歉。常用语有:"对不起""实在抱歉""请原谅""真过意不去"等。

(5)送别语:与人分别时,应用送别语。如:"再见""您慢走""祝您一路平安""祝您早日康复"等。

3. 常用场景对话

(1)接听电话

1)电话铃响后,及时接听。

2)道"您好",并介绍自己的科室。

3)询问对方找谁、有何事。

4)向某人传呼电话时,应走到身边轻声转达,不要大声喊叫。

5)如所找的人不在,应礼貌告知对方其去向或询问对方是否需要转达留言,并记下来电者的姓名、事由。

6)谈话结束时道"再见",等对方挂机后再放下电话。

7)态度耐心、和蔼、亲切。

8)声调柔和、悦耳、热情。

9)电话轻拿轻放。

(2)与院内人员交往

1)院内同事见面点头示意或主动打招呼问好。

2)领导、检查人员、参观者、维修人员等到科室来,应起身询问并热情接待。

3)使用"请""麻烦您""谢谢""对不起""打扰了"等礼貌用语。

4)使用礼貌、尊敬、贴切的称呼。

5)尊重对方,微笑待人,表情和善。

(3)接待新入院患者

1)起立、微笑、热情地迎接患者。

2)道"您好",做自我介绍。

3)使用礼貌用语"请",如:"请您称一下体重。"

4)称呼应使用尊称,如"先生""女士""同志""大爷""大妈""同学""小朋友"等。

5)对体弱、老人、病情较重患者、幼童应予必要的搀扶。

6)热情引导患者,耐心介绍环境,送患者到床旁。

7)需要向患者说明的规章制度,不要用说教及命令的语气,应客气地使患者接受。

(4)送患者出院

1)祝贺患者康复出院,语调热情、真诚。如"您要出院了,我们真为您高兴。出院后您要注意饮食和功能锻炼,希望您恢复得更好。"

2)热情地请患者对护理工作提出批评、建议。

3)如患者提出某些看法,应诚恳接受,并表示改进。如:"谢谢您的宝贵意见,我们会不断改进工作。"

4）送患者到病房门口,微笑道别。并使用道别语,如:"再见""请慢走""保重"等。

（5）接待急诊患者

1）患者来急诊就诊时,护士应及时接诊,热情询问患者,如:"请问您哪里不舒服?"

2）站立接待患者。

3）耐心、准确地为患者指明就诊地点及方位,必要时护送患者。

4）安慰患者及家属。如:"请您别紧张,安静一下,我们马上送您到诊室。"

5）急救车送来的重症患者,应立即推平车迎接患者,送至抢救室或诊室。

（6）接待门诊患者

1）开诊时先问好,如"大家好""大家早上好""大家下午好""病员及家属同志们早上好"等,并做必要的就诊说明。

2）热情迎接患者,微笑服务,态度和蔼。如"请问您有什么问题?""请问需要我帮助您做什么?"

3）回答患者问题简明、易懂;态度认真、耐心。如"很抱歉,今天患者比较多,请您到座位上等候,我会叫您。"

4）为患者指路应明确、具体。

5）如果不能回答或解决患者的问题,不要说"不知道"。应向患者指明到相关科室或部门询问或解决。

（7）路遇患者或家属

1）院内遇到患者或家属问事情,不要流露出急躁、不耐烦或充耳不闻的样子。

2）停下脚步,耐心指引患者,方位准确。

3）如无法解决患者的问题,使用客气词语,语气应较委婉。

（8）交班时礼节

1）参加交班要准时,着装整齐,仪表端庄,不能一边穿戴衣帽一边交班。

2）听取交班内容要全神贯注,不要东张西望,交头接耳。

3）交班内容应简明扼要,重点突出,使用专业术语,交班时间不要过长,一般在 7:45 开始,在 8:30 之前完成,以免影响白班的工作。

（二）护士举止礼仪

举止是指人们的活动及其在活动中各种身体姿势的总称。日常生活中人的举手投足,一颦一笑,都可概括为举止。优雅的举止可以展现出人类所独有的形体之美,能给人留下深刻的印象。评价个体行为优雅还是粗俗,实际上就是评价其行为举止是否符合礼仪的标准。这就要求每个人要有意识地调整、训练自己的举止,要从最基本的站、坐、行、蹲等做起。

1. 站姿

（1）基本站姿

1）站立时面朝对方,精神饱满,挺胸,收腹,下颌微收,嘴角微闭,面带微笑,双眼平视。

2）身体各主要部位要尽量舒展,头正、颈直、肩平、外展放松,身体正直、重心上提,两腿挺直,双膝并拢,两臂在体侧自然下垂,手指并拢自然微曲。

(2)女护士站姿:在规范站姿基础上,两手轻握于腹部或下腹部。双脚跟相靠,脚尖分开约 45°,呈 V 形;或两脚前后分开,前脚的脚跟靠于后脚的足弓处,成小"丁"字步。

(3)男护士站姿:在基本站姿基础上,右手握住左手腕,左手自然贴于腹前;或双手叠放于体后。双脚跟相靠,脚尖分开约 45°,呈 V 形;或双脚平行分开不超过肩宽。

(4)禁忌站姿:站立时切忌给人以懒散懈怠、漫不经心或傲慢无礼的感觉。站立时,应避免以下情况。

1)低头、歪脖、驼背耸肩、含胸塌腰。

2)扶肩搭背、身体摇晃。

3)两腿交叉站立。

4)手叉腰、手插衣兜内,或双手交叉抱于胸前。

5)随意倚靠桌椅、患者床边、墙壁、电梯等。

2. 坐姿

(1)基本坐姿

1)精神饱满,表情自然,头部保持端正,目视前方或注视交谈对象。

2)双肩放松,腰背自然挺直,双臂自然弯曲,双手掌心向下,自然放在双腿上。双膝并拢,双脚并齐,大腿和小腿成 90°,小腿与地面垂直或稍后收,坐下后不应坐满座位,占据座位的 1/2~2/3 即可。

(2)女护士坐姿:在基本坐姿基础上,上身微微前倾,双膝并拢,小腿略后收或小交叉。双手叠放于大腿上或放于前方桌面上。

(3)男护士坐姿:在基本坐姿基础上,可将双腿略分开,但不超过肩宽。双手自然平放在双膝上,掌心向下。

(4)入座

1)入座顺序:和他人一起就座时礼让尊长,同事间可同时就座。

2)入座时从座位左侧进入,动作要轻、缓,协调柔和,神态从容,不拖拽椅子。

3)女护士如着裙装,需用单手或双手抚平裙摆后再落座。

(5)离座

1)离座时从座位左侧离开,按照就座时的顺序,请尊者先离,同事间可同时离座。

2)如需提前离座,应用语言或手势向他人示意后方可离开。

3)起身离座要缓慢、端庄稳重,不可弄得座椅乱响;站立稳定后再行走。

(6)禁忌坐姿:护理工作中切忌懒散、粗俗不雅的坐姿。落座后,应避免以下 5 种情况:

1)身体东摇西晃、歪歪斜斜、半躺半坐或双腿不自主抖动。

2)双手托腮双肘放于桌面上,或双手夹在两腿之间。

3)女护士左右摆动抚弄衣裙,翘二郎腿或双腿叉开。

4)男护士双腿分开过大。

5)两人同坐一把座椅。

3. 行姿　行姿也称走姿,即人在行走的过程中所呈现出来的姿态。与其他姿态不同的是,行姿始终处于动态变化之中,这也为行姿增加了一些动态之美。

(1)规范行姿

1)行走时背部应挺直、双臂放松、自然摆臂、脚步轻盈。行走时要面向前方,头部端正,目光平视。

2)重心在前起步行走时,身体应稍向前倾,提臀屈膝,大腿带动小腿向前迈步,脚跟先接触地面,依靠后腿将身体重心移动到前脚脚掌,使身体前移,双脚内侧落地时,双脚的轨迹应基本保持一条直线,同时控制身体不要左右摇摆。

3)肩平摆臂向前行进时,双肩放松,保持平稳,略后展。以肩关节为轴,双臂一前一后自然摆动,摆动幅度大约30°。不要横向摆动也不要同向摆动。掌心向内,手掌向下,手指自然弯曲。

4)步幅适度向前行进时,保持脚尖向前,不要偏向内侧或外侧,即不要形成"八"字脚。步幅应保持适度。一般双脚之间的距离(即前脚脚跟与后脚脚尖之间的距离)应为一脚之长。步幅还应根据性别及着装进行调整。男性步幅可稍大一些。

(2)护士在工作中的行走礼仪

1)日常工作中的行姿:在日常工作中,女护士的行姿应优雅、轻盈,凸显女性的端庄与柔美;男护士的行姿应稳健、有力,凸显男性的沉稳与阳刚。

2)抢救工作时的行姿:在抢救患者时,护士的步速要适当加快,但不可慌张乱跑,应继续保持身体平稳、弹足有力、步履轻捷,以"快走"代"跑",给人快而不慌、忙而不乱,稳中有序的感觉。

3)运送患者时的行姿:搀扶患者行走时,护士的步速要配合患者的步速,患者走路缓慢时,护士不可着急。护士应侧身面向患者,搀扶患者近侧上肢,确保患者安全。使用轮椅运送患者时,护士应站在轮椅背侧,头部端正、两眼平视、腰背挺直、两臂弯曲、手握轮椅把手,平稳运送患者。运送过程中,护士可稍停,身体移到轮椅一侧,弯腰低头,询问患者感受,观察患者病情。平车运送患者时,护士应站在患者头侧,头部端正,两眼平视,两肩放松、两臂自然弯曲,手握平车把手处,背部挺直,腰部弯曲,向前推送平车。运送过程中,护士要经常询问患者感受,观察患者病情。

4)上下楼梯时的礼仪:上下楼梯时,应走楼梯右侧,单向单行,不可多人并排行走,给他人留下行走空间。引导他人时,护士应走在引导者前方。行走时要注意速度,不应因自己有急事而推挤他人。不要在楼梯上与人长时间交谈,妨碍他人通过。

(3)禁忌行姿

1)身体乱摇乱晃,晃肩扭臀,弯腰驼背,双手插兜,左顾右盼。

2)忽左忽右,影响他人。

3)多人行走时,勾肩搭背,大呼小叫。

4)护士在病区内行走时,特别在夜间值班时,一定要轻稳,声响不要过大,为患者提供安静的休养环境。

4. 蹲姿　蹲姿是身体下蹲时的一种姿势,是静态姿势的一种特殊情况。护士在捡拾物品或整理橱柜下层物品时常用此种姿势。

(1)规范蹲姿

1)下蹲时,一脚在前,一脚在后。在前面的脚全部着地,小腿与地面垂直;在后面的脚,脚掌着地,脚跟提起,膝盖位置低于前脚的膝盖。女护士要求两大腿紧贴,男护士两腿可以稍分开。下蹲后,头要保持正直,两眼平视前方,下颌微收,两肩持平,略后收。挺胸收腹,臀部向下,双手叠放在前腿的外 1/3 处。

2)下蹲捡拾物品时,应走到物品的一侧,然后蹲下,用近侧手捡起物。

3)下蹲时,要保持姿势优美、端庄。女护士捡拾物品时,应先抚平护士服裙摆,然后下蹲。蹲下后,两大腿应紧贴,不要暴露隐私。

(2)禁忌蹲姿:弯腰捡拾物品时,不可两腿叉开或臀部向后撅起,不可两腿展开平行下蹲。

(三)护士行为礼仪

护士行为礼仪是指护士在护理工作时应当遵守的行为规范,包括推治疗车、持病历夹和搬放椅子等姿态,这些姿态的规范、优雅可以体现护士的基本职业素质。

1. 推治疗车

(1)方法:护士位于车后,用双手扶住车缘两侧,双臂均匀用力,把稳方向,躯干略向前倾,重心集中于前臂。推车时要注意抬头、挺胸、收腹,不要弯腰翘臀。车辆行进中,要注意观察车内物品,以防用物跌落。

(2)注意事项

1)礼让患者:当与患者相遇时,应先将车推在一侧,让患者先行。

2)勿用车撞门:进门前先将车停稳,用手轻推开门,推车入室,入室后,关上门,再推车至病房。

3)避免发出声响:经常检查治疗车的完好性,避免推车速度快发出声响,也避免用手拽着车走。

2. 端治疗盘

(1)方法:在站姿或行姿的基础上,上臂贴近躯干,肘关节弯曲 90°,双手握在盘的两侧,掌指托物,双肘贴两侧腋中线,治疗盘置于平腰的位置,不要过高或过低。

(2)注意事项

1)端治疗盘时不可倾斜,双手拇指不能触及盘内面,盘缘不可触及护士服。

2)端治疗盘时应用肩部或肘部将门轻轻推开。

3. 持病历夹

(1)方法:拿病历时应抬头、挺胸、收腹,一手持病历夹一侧前 1/3 处,病历斜夹在同侧腋中线胸腰段或同侧胸前,稍外展,另一手自然下垂。站立记录各种记录时,左前臂托病历夹在胸前,右手打开病历并记录。

(2)注意事项

1)不可持病历夹的一个角或一端,甩臂行走。

2)在患者面前不要随意乱放病历夹。

4. 搬放椅子

(1)方法:人侧立于椅子后面,双脚前后分开,双腿屈曲,一手将椅背夹于手臂与身体之间,握稳背撑,起身前行。另一手自然扶持椅背上端,拿起或放下时保持轻巧,控制好力度。

(2)注意事项

1)搬起后要避免与床等物品相碰。

2)搬起椅子前应告知患者,如椅子上有物品,应征得患者同意后,将物品置于他处。

5. 推轮椅、平车

(1)方法:推轮椅走下坡时应保持平衡,使用刹车。在使用平车运送患者时应将患者头部置于大车轮端以减少路面颠簸对患者头部的震荡,也便于观察患者的病情变化,将小车轮端位于行进中的前方,以方便掌握方向。

(2)注意事项

1)搬运患者前应锁住车轮,转运患者时,必须有车栏保护。

2)若轮椅无闸,应在搬运前由一人在轮椅后面固定轮椅。

3)使用轮椅过门槛或上台阶时,应翘起前轮,同时使患者头、背后倾,并嘱患者抓住扶手,保持平衡,必要时系上保护带。

4)推轮椅上坡时,应减慢速度,并掉转轮椅,使后轮在前。

5)进出门时,先将门打开,避免碰撞,减少震动。

五、纪律法规

医疗护理活动具有很强的风险性,它受医疗技术、医务人员业务素质、职业道德、医疗设备质量、患者特异性等众多因素的制约,随着社会经济的发展,患者的法律意识和维权意识不断增强,要求护理人员要知法、懂法,不断增强法律意识。护理法规可以保护护士的利益不受侵犯,同时也保护服务对象的合法权利,使护理活动在法律允许的范围内进行。

(一)卫生法律法规概念

1. 卫生法律法规含义 卫生法律法规简称卫生法,是指由国家制定或认可,并以国家强制力保障实施的,旨在调整和保护在维护人体生命健康活动中形成的各种社会关系的法律规范的总称。卫生法律法规是国家意志和利益在卫生领域的具体体现,它通过对人们在医学发展和保护人体健康的实践中各种权利和义务的规定,调整、确认、保护和发展各种卫生法律关系和医疗卫生秩序,是国家进行卫生管理的重要工具。

2. 卫生法律法规特征

(1)卫生法以保护公民生命健康权为根本宗旨:生命健康权是公民人身权中一项最基本的权利,作为一个独立的法律部门,卫生法的首要任务即在于维护公民的生命健康权。

(2)卫生法调整内容的广泛性和调整对象的综合性:我国卫生法调整的内容几乎涉及了社会生活的各个领域和方面。如医疗卫生机构及组织管理、医疗卫生技术人员管理、生命健康权保护、健康相关产品管理、疾病预防与控制、公共卫生管理、环境污染防治、现代医学科学与立法等。卫生法调整对象包括卫生行政管理关系、卫生民事法律关系、调整刑事法律关系、调整国际卫生关系。

(3)卫生法调节手段的多样性:卫生法的调节手段具有多样性,它既采用纵向的行政手段调整医疗卫生行政管理活动中产生的社会关系,又采用横向的民事关系调整卫生服务活动中的权利义务关系。

（4）卫生法的科学性和技术规范性：卫生法的许多具体内容是依据医学药物学、卫生学、生物学等自然科学的基本原理和研究成果制订的。同时，医学科学在探索人类健康和生命的过程中，充满着难以预料的风险，需要一定的社会条件作保证，其中包括法律的保护和导向作用。因而，卫生法要具备与现代医学科学技术紧密结合的科学性。同时，卫生法是将大量的技术性规范法律化的体现，即将直接关系到公民生命健康安全的卫生标准、卫生技术规范和操作规程、科学工作方法、程序等确定下来，成为技术性规范。

（5）卫生法的社会共同性：防病治病、卫生健康是全人类所面临的共同问题，也是全人类的共同利益所在。疾病、健康、卫生本身没有地域、国界等的限制；防病治病的方法、维护健康的手段、讲究卫生的措施，也不会因国家、社会制度的不同而拒绝彼此相互学习和借鉴。

（二）学习卫生法律法规的意义和方法

学习法律法规，是培养实习护士职业精神、提升临床护理服务能力、建立和谐护患关系的必要途径。

1. 学习卫生法律法规的意义

（1）有利于培养实习护士职业精神：职业技能和职业精神是职业人才素质必不可少的两个方面，一个合格的护理人员必然兼具职业技能与职业精神两方面素质。职业精神表达出职业根本利益以及职业责任、职业行为上的精神要求，护理职业精神反映了护理职业的特殊利益和要求，尤其是其所包含的职业理想、职业责任、职业态度、职业作风、职业使命等，需要内化为护理人员的职业道德素质和职业法律素质，这是培养护理职业精神的核心。因此，学习护理相关法律法规是培养实习护士职业道德素质和法律素质的必要条件。

（2）有利于提高临床医疗和护理质量：护理是整个医疗活动中必不可缺的重要组成部分，护理质量的优劣，直接关系到整个医疗质量的高低。护理相关法律法规帮助实习护士增强对职业理念、职业责任和职业使命的认识与理解，在护理活动中依据法律规范为患者提供护理服务，不断提升应对和解决临床护理问题的能力，使得护理工作始终从患者的利益出发，以高度的职业责任感和优质的专业服务对待各项护理工作。护理工作者严格遵守各项规章制度和操作规程，避免不良事件的发生，保障患者权益和安全，可以有效促进整体医疗护理服务的质量和水平持续提升。

（3）有助于护患关系的和谐：现代医学模式的转变和护理模式的深刻变革，要求从伦理和法律的双重视角来审视和规范新的医疗护理技术的使用和医疗护理行为。调查证明，医患纠纷事件中纯属技术原因引起的不足占 20%，80% 以上是因为职业道德因素、沟通意识与能力以及法律知识欠缺等人文服务方面的原因引起的。学习护理法规，具备了一定的法律意识，护理人员能够在工作中充分了解、尊重和维护患者的权益，树立正确的护理服务理念，以精湛的护理技术和温暖的人文关怀赢得患者的理解与信任，不仅改善患者的就医感受，同时也增加自身工作的成就感和价值感，有助于逐步形成稳定、和谐的护患关系。

（4）有助于维护公民健康权利：实习护士通过学习和了解卫生法律法规基本知识，树立卫生法制观念，可以在自己和患者的健康权利受到侵害时，正确运用法律武器来维护自己的合法权益。

2. 学习卫生法律法规的方法　正确有效的学习方法是取得良好学习效果的必要条件。学习卫生法律法规,要根据课程和学科的性质和特点,采取恰当适合的方法以求得理想的学习效果。

(1)理论联系实际的方法:卫生法规必须与护理活动实践紧密联系起来,才能互为补充,相得益彰。学习卫生法律法规不仅要系统学习法律法规的基本理论和基本内容,同时要进行社会调查,搜集整理和分析社会中存在的各种与法律法规密切相关的各种现象和问题,有效研究问题运用所学的理论知识进行分析和思考,把理论与实践相联系、相结合,最后找到解决问题的方法。

(2)历史唯物主义的方法:卫生法律关系是由社会经济关系决定的,受社会的政治、经济、法律、文化等的影响和制约,随社会经济关系和伦理、法律实践的发展而发展。因此认识和理解法律方面的现象和问题,要把它同社会的历史条件联系起来,辩证地分析,以历史的观点看待问题。

(3)案例学习的方法:结合案例有针对性地分析和讨论,对于卫生法律法规的学习至关重要,也是取得良好学习效果的重要学习方法。法来源于现实的社会关系,从这个角度说,法是针对案例而存在的,当然,没有法,任何案例也无从判断和解决。学习法律法规,就必须结合案例,以案例作为切入点,进行深入分析与讨论,作出综合评判,从中理出是非曲直。

(三)护士执业活动中的权利与义务

通过全国护士执业资格考试并经过注册后,从事护理工作的人员就正式成为一名执业护士,可以依法从事护理活动。护理活动关系到广大患者的健康和生命,为了加强对护士的执业管理,提高护士的职业道德素质和业务素质,保护人民健康,保证护理质量和安全,同时也为了维护护士的合法权益,保障其正常执业,护士在执业过程中需熟知并严格遵守相应的执业规则。这些执业规则数量众多,涉及医疗过程的方方面面,其中护士最应熟知的是护士在执业活动中享有的法律权利和承担的法律义务,以及与此相应的法律责任。

1. 护士执业权利　指护士在执业活动中依法享有的权利。按照《护士条例》规定,护士的执业权利主要包括以下内容:

(1)护士执业,有按照国家有关规定获取工资报酬、享受福利待遇、参加社会保险的权利。任何单位或者个人不得克扣护士工资,降低或者取消护士福利等待遇。(这是护士作为劳动者享有的劳动者权利和获得物质报酬的权利。)

(2)护士执业,有获得与其所从事的护理工作相适应的卫生防护、医疗保健服务的权利。从事直接接触有毒有害物质、有感染传染病危险工作的护士,有依照有关法律、行政法规的规定接受职业健康监护的权利;患职业病的,有依照有关法律、行政法规的规定获得赔偿的权利。(这是护士享有的安全执业的权利。)

(3)护士有按照国家有关规定获得与本人业务能力和学术水平相应的专业技术职务、职称的权利;有参加专业培训、从事学术研究和交流、参加行业协会和专业学术团体的权利。(这是护士职称晋升和参加学术活动的权利。)

(4)护士有获得疾病诊疗、护理相关信息的权利和其他与履行护理职责相关的权利,可以对医疗卫生机构和卫生主管部门的工作提出意见和建议。(这是护士的护理执业知情权、建议权。)

上述权利是护士作为劳动者享有的权利,护士应熟悉这些权利。如果遇到合法权益受到侵犯的情况,护士应拿起法律武器维护自己的权益,保障自己合法开展执业活动。

2. 护士执业义务　指护士在执业活动中应当履行的各种义务。正确履行各项执业义务,是护士执业合法性的基本要求。按照《护士条例》规定,护士在执业中应当履行以下义务:

(1)护士执业,应当遵守法律、法规、规章和诊疗技术规范的规定。(这是护士的依法执业义务。护理工作有严格的规范性,护理实践中有很多护理差错或事故均是由违反规范引发的,遵守各项护理制度和操作规程等,既是护士的义务,又是护士职业素养的体现。)

(2)护士在执业活动中,发现患者病情危急,应当立即通知医师;在紧急情况下为抢救垂危患者生命,应当先行实施必要的紧急救护。(这是护士的紧急处置义务。)

护士发现医嘱违反法律、法规、规章或者诊疗技术规范规定的,应当及时向开具医嘱的医师提出;必要时,应当向该医师所在科室的负责人或者医疗卫生机构负责医疗服务管理的人员报告。执行医嘱是护士的职责之一,但医嘱的执行绝不是机械被动的,护士发现医嘱存在疑点,有义务向相关人员反映。(这是护士的问题医嘱报告义务。)

(3)护士应当尊重、关心、爱护患者,保护患者的隐私。(特别是近年来患者隐私权日益受到重视,护士在执业活动中获知的患者隐私,除法律法规有规定的外,应严格为患者保密。)

(4)护士有义务参与公共卫生和疾病预防控制工作。发生自然灾害、公共卫生事件等严重威胁公众生命健康的突发事件,护士应当服从县级以上人民政府卫生主管部门或者所在医疗卫生机构的安排,参加医疗救护。(这是护士的服从调遣义务。)

3. 护理活动中的法律责任　包括护士所在医疗卫生机构所承担的法律责任和护士本身承担的法律责任两方面,是医疗卫生机构或护士违反法律规定、未正确履行义务所要承担的法律后果。

(1)医疗卫生机构的法律责任

1)人员配备不规范的责任:医疗卫生机构违反规定,护士的配备数量低于国务院卫生主管部门规定的护士配备标准的,或允许未取得护士执业证书的人员,或者允许未依照护条例规定办理执业地点变更手续、延续执业注册有效期的护士在本机构从事诊疗技术规范规定的护理活动的,由县级以上地方人民政府卫生主管部门依据职责分工责令限期改正,给予警告;逾期不改正的,根据国务院卫生主管部门规定的护士配备标准和在医疗卫生机构合法执业的护士数量核减其诊疗科目,或者暂停其6个月以上1年以下执业活动,情节严重者,还应对负有责任的主管人员和其他责任人员依法给予处分。

2)违反劳动管理规范的责任:医疗卫生机构未执行国家有关工资、福利待遇等规定,对在本机构从事护理工作的护士,未按照国家有关规定足额缴纳社会保险费用、未为护士提供卫生防护用品,或者未采取有效的卫生防护措施、医疗保健措施,或者对在艰苦边远地区工作,或者从事直接接触有毒有害物质、有感染传染病危险工作的护士,未按照国家有关规定给予津贴的,依照有关法律、行政法规的规定给予处罚;国家举办的医疗卫生机构有上述情形之一、情节严重的,还应当对负有责任的主管人员和其他直接责任人员依法给予处分。

3)培训管理制度不规范的责任:医疗卫生机构未制订、实施本机构护士在职培训计划或者未保证护士接受培训或者未依照护士条例规定履行护士管理职责的,由县级以上地方人民政府卫生主管部门依据职责分工责令限期改正,给予警告。

(2)护士的法律责任

1)护士在执业活动中有下列情形之一的,由县级以上地方人民政府卫生主管部门依据职责分工责令改正,给予警告;情节严重的,暂停其6个月以上1年以下执业活动,直至由原发证部门吊销其护士执业证书:①发现患者病情危急未立即通知医师的;②发现医嘱违反法律、法规规章或者诊疗技术规范的规定,未依照规定提出或者报告的;③泄露患者隐私的;④发生自然灾害/公共卫生事件等严重威胁公众生命健康的突发事件,不服从安排参加医疗救护的。

2)护士在执业活动中造成医疗事故的,依照医疗事故处理的有关规定承担法律责任。护士被吊销执业证书的,自执业证书被吊销之日起2年内不得申请执业注册。

(四)医疗事故的预防与处置

医疗事故给患者和家属、社会造成极大的损失和痛苦,因此医疗机构和医护人员应当自觉提高认识,积极预防医疗事故的发生;而一旦发生医疗事故,医疗机构和医护人员必须根据相关法律规定采取必要的措施进行医疗事故处置,以减轻医疗事故的损害后果。医疗事故的处理应当遵循公开、公平、公正、及时和便民的原则,坚持实事求是的科学态度,做到事实清楚、定性准确、责任明确、处理恰当。

1. 医疗事故的预防

(1)加强医护人员的卫生法制培训和职业道德教育:医疗机构应当定期对其医护人员进行卫生法制培训和职业道德教育,要求其必须严格遵守医疗卫生管理法律、行政法规、部门规章和诊疗护理规范、常规,恪守医疗服务职业道德,这对于保证医疗质量与安全,防范医疗事故的发生具有重要的意义。

(2)设置医疗服务质量监控部门或者配备专(兼)职人员:医疗机构应当设置医疗服务质量监控部门或者配备专(兼)职人员,具体负责监督本医疗机构的医护人员的医疗服务工作,检查医护人员执业情况,接受患者对医疗服务的投诉,为患者提供咨询服务以及对已经发生的医疗事故进行调查、核实,将有关情况如实向本医疗机构的负责人报告。

(3)按法定要求书写、保管和复印病历资料等:病历的内容必须真实完整,字迹清晰,若有错别字,应双线画掉错别字,写上修改时间。严禁涂改、伪造、藏匿、销毁或者抢夺病历资料。门诊病历要求即时书写,住院病历应在患者入院后24小时内完成,急诊抢救病历应当在抢救结束后6小时内据实补记,并加以注明。此外,当患者提出复印或复制客观性病历资料时,如门诊病历、住院病历、体温单、医嘱单、化验单(检验报告)、医学影像检查资料、特殊检查同意书、手术同意书、手术及麻醉记录单、病理资料、护理记录以及国务院卫生行政部门规定的其他病历资料,无论是否发生医疗事故,医疗机构都应该提供复印或复制服务,并在复印或复制的病历资料上加盖证明印记。为了确保复印或复制病历的真实性、有效性,复印或复制病历时,医患双方应该共同在场。

（4）对患者履行告知义务：患者在医疗活动中享有知情权，医疗机构及医护人员应该履行必要的告知义务。在医疗实践中，有一些医疗事故的争议就是因为医护人员没有向患者履行告知的义务而引起的。因此，医疗机构及其医护人员应当将患者的病情、医疗措施、风险等如实告知患者，及时解答其咨询，但是应当避免对患者产生不利后果。

（5）制订防范、处理医疗事故的预案：医疗机构应坚持预防为主的原则，切实采取有效措施防范医疗事故的发生，并制订切实可行的应急预案。

2. 医疗事故的处置

（1）执行医疗事故报告制度：《医疗事故处理条例》规定了医疗事故发生后医疗机构的内部报告制度和向卫生行政部门的报告制度。一方面，医护人员在医疗活动中发生或发现医疗事故，以及可能引起医疗事故的医疗过失行为或者发生医疗事故争议的，医疗机构内部应当逐级上报，并对情况进行调查、核实；另一方面，医疗机构应当按照规定向所在地的县级卫生行政部门报告。

（2）立即采取有效措施防止损害扩大：医疗过失行为给患者造成不同程度的损害后果，无论这一损害后果的严重程度如何都已损害了患者的身心健康，而这一损害是由医疗机构附加给患者的，因此医疗机构有责任采取有效的措施，避免和防止损害进一步扩大，力争把损害程度降低到最低点。

（3）按法定要求封存病历和现场实物等证据：发生医疗事故后，为防止病历资料等被修改（特别是防止主观性病历资料被修改）和现场实物等证据被破坏，《医疗事故处理条例》明确了封存病历和现场实物等证据的相关要求。发生医疗事故争议时，死亡病例讨论记录、疑难病例讨论记录、上级医师查房记录、会诊意见、病程记录等主观性病历资料应当在医患双方在场的情况下封存和启封。此外，疑似由输液、输血、注射、药物等引起不良后果的，医患双方应当共同对现场实物进行封存和启封，封存的现场实物由医疗机构保管；需要检验的，应当由双方共同指定的、依法具有检验资格的检验机构进行检验；双方无法共同指定时，由卫生行政部门指定。疑似输血引起的不良后果，需要对血液进行封存保留的，医疗机构应当通知提供该血液的采供血机构派人员到场。当不良后果的发生原因还不能确定时，本着公平、公正、公开的原则对上述实物进行封存、保管和检验。

六、沟通合作

（一）构建良好的护患沟通

沟通是护理的核心，是应用不断增长的知识和个人才智，实施关怀和照顾的能力。现代医学模式下，护士的沟通能力在医疗工作中显得尤为重要。研究显示，护士良好的沟通能力可与医生、同事、领导保持良好的互动关系；提高护理质量，促进患者健康；拉近护患关系，减少医院医疗纠纷的发生。

1. 护患沟通的概念及重要性

（1）护患沟通是指在临床护理工作中护患双方遵循一系列共同规则，互通信息的过程，是护患之间构筑的一座双向交流的桥梁。而护患关系则是在护理过程中护士与患者之间产生和发展的一种工作性、专业性、帮助性的人际关系。

(2)护患沟通的重要性

1)良好的护患沟通可以提高护理质量,实现整体化护理,促进患者康复。护士作为第一个接待患者的医务工作者,在向患者做自我介绍、病区环境、注意事项等,消除了患者初到陌生环境的不良心理反应,使患者对护士产生信任感。同时护患沟通是收集患者资料的重要手段。

2)良好的护患沟通可以融洽与患者的感情,建立和密切护患关系。专业性护患沟通,使患者对护士增强了信任感,患者可以安心治疗、积极配合、主动参与。

3)良好的护患沟通可以减少或避免护理事故或纠纷,提升患者对医院的满意度。患者对于自己所患疾病及预后不了解,对手术存有疑惑,医学术语听不懂,造成护患之间不能有效沟通,增加了医疗纠纷发生的概率。患者从入院到出院会有许多压力,心理负担很重。护士参与患者整个诊疗护理过程,与患者接触时间最多,患者遇到问题,易迁怒于护士,成为引起护理纠纷的导火索,此时良好的护患沟通起着举足轻重的作用。

4)良好的护患沟通可以向患者提供正确的信息,有关的咨询及心理支持。

2. 常用的护患沟通方式及技巧

(1)常用的护患沟通方式

1)一般性沟通:患者入院初期,责任护士应热情周到地向患者作自我介绍,帮助他们熟悉环境、制度以及护患双方责任与义务。通过沟通了解患者的基本情况、心理和生理需求并制订护理计划,使患者对责任护士产生初步信任感。

2)治疗性沟通:根据医疗初步诊断,通过沟通了解患者的病情、体征、情绪、营养、睡眠等制订健康教育内容,为患者提供较全面的健康指导。在进行各种护理操作前后向患者讲解并介绍相关知识,讲解操作的目的和意义、配合方法和操作后的注意事项。通过治疗性沟通使患者了解自己的病情、治疗方案等,消除患者的陌生感,轻松接受检查治疗,配合各项护理操作。

3)语言沟通:语言沟通是人际交流的重要方式。护士要学会在沟通中,根据不同的对象,不同的环境运用合适的语言,和患者进行沟通,充分发挥语言沟通的积极作用,注意说话的态度语气、方式,语言应亲切、温暖、善意、礼貌。沟通内容应以患者为中心,运用自己的专业知识为患者解答各种问题。同时可以运用赞赏或鼓励式语言创造和谐融洽的气氛。

4)非语言沟通:护士可以通过目光、表情、动作、空间等与患者进行沟通。护士要注意端庄的仪表、适时地点头和微笑、温柔关切的目光、熟练的技术及沟通时的有效距离,在合适的时间倾听患者的诉说,同时换位思考对患者的痛苦表示理解和同情,通过这些无言的沟通与患者建立亲切、温暖、融洽的护患关系。

(2)护患沟通技巧

1)良好的护理道德修养是护患沟通的前提。护士首先应在仪容仪表上给患者留下美好的"第一印象",仪表整洁端庄、语言动作举止得体。

2)丰富的医学知识是护患沟通的纽带。临床护士要有丰富的医学护理、健康管理或健康促进等方面的知识,在工作中不断总结经验,努力学习,提高自己各方面的素质。一方面可以根据患者所患疾病的不同时期向患者讲述所需了解的知识,进行必要的心理疏导;另一方面可以用精湛娴熟的护理技术使患者对护士产生依赖性和安全感。

3)书面沟通是增进护患沟通的重要手段。健康教育和健康管理是护理服务中的重要组成部分,它贯穿于整体护理的全过程。可以通过手机短信、通讯软件、电子邮件等简便的通信方式,给患者发送疾病治疗、健康促进和健康教育的参考知识或小建议,供患者参考。这样可以帮助建立良好的护患关系。

4)美的语言和沟通环境的选择是护患沟通成功的保证。在沟通中注意:恰当的称呼、耐心的倾听、语言的通俗易懂、及时回答患者的疑问、与患者交流时间不宜过长。

(3)常见护患沟通失败的原因

1)观念差异造成护患沟通障碍:传统的生物医学模式观念认为医生是上级,护士只是被动执行医嘱并进行操作,护士缺乏与患者沟通的主动性和自觉性,不愿沟通或勉强进行沟通,甚至怕引起冲突而采取不与患者沟通的消极态度。

2)沟通信息的偏差:在分析病情、评价治疗效果时,过多使用"没事""肯定会""不会"等不负责任或模棱两可的词语,容易造成患者误解或断章取义,从而影响沟通效果或根本无法沟通。

3)对沟通时机掌握不适宜:护士与患者进行沟通时,不重视对方的想法和反应以及对内容的理解程度,只考虑自己能够完成工作。沟通内容与日常护理操作相分离,缺乏灵活机动性,甚至在患者病重或病痛不安、难以接受外来信息的情况下,不合时宜地、自顾自地进行讲解,从而达不到沟通的效果。

4)护士自身知识不足或缺乏沟通技巧:当患者咨询问题或对病情、治疗等感到恐惧和焦虑时,护士不能更好地运用所学知识为患者解惑释疑,做好心理疏导和健康指导工作,也不能进行有效沟通。

(4)与特殊情况患者的沟通

1)应对愤怒的患者:倾听,保持镇静并让患者心平气和保持语调低平,控制语速,慢慢地讲话;对所说的话澄清、重复以求验证;愤怒爆发后停顿片刻,使愤怒情绪逐渐消退;同患者一起解决问题。

2)帮助焦虑患者:对患者焦虑的心理及症状有所警觉;真诚地帮助患者,努力改善他们的感受;评估患者的各种支持系统,例如家庭背景、经济状况;帮助患者描述他的感觉并试着确定焦虑的根源;当患者抱怨或发怒时避免紧张和反抗讲话;讲话时语速放慢,简明扼要,如"振作起来"或"你明天就会感到好一些了"。调整护理干预的方法,尽可能地减少焦虑的来源,帮助患者渡过难关。

3)与抑郁患者的沟通及主动交流:"您看起来不高兴"表示理解、关心;接受患者的行为(包括哭泣和愤怒);关注患者的能力,增强他们的真实感和抱有希望的态度;鼓励简单的活动,重视任何自杀的想法或行为,立即给予干预。

(二)建立团队合作关系

在日益复杂的医疗环境下,团队合作对提高护理质量和维护患者安全显得尤为必要。有研究证实,护士间有效的团队合作能减少护理差错,降低患者病死率,降低不良事件发生率,提高患者满意度;同时能提高护士工作满意度,促进患者、家属、护士之间的有效沟通。

1. 团队合作的概念及理论模型

(1)团队合作的概念:团队的定义有多种,所有的定义都包括以下三个要素:即两个或者两个以上的个体、有共同目标、个体间相互独立。Salas 等将团队合作定义为团队成员为了完成团队工作必须掌握的一系列知识、技能、态度。护理学家 Kalisch 等认为团队合作是两个或多个具有明确角色分配的相互依赖的个体为了实现共同的目标或结果执行特殊任务、作出决定和互相协调。

(2)团队合作的理论模型

1)Salas 的团队合作模型：描述了团队合作中的 5 个主要组成部分和 3 个协调机制。5个主要组成部分分别是团队领导(如结构、方向、领导和同事的支持)、团队取向(如团队内聚性、个体把团队利益放在首位)、互相监督、相互支持(如帮助团队成员完成任务)、适应(如随着环境变化调整自己的策略和资源配置)。五者之间的关系是通过三个协调机制建立起来的,三个协调机制分别是共享心智模型、闭环沟通和互相信任。Salas 的团队合作模型切实可行,对团队合作进行了准确的解释,并且员工、管理人员、研究者都能很好理解,该模型已被证实适用于护士间团队合作。

Salas 团队合作模型图见图 5-1。

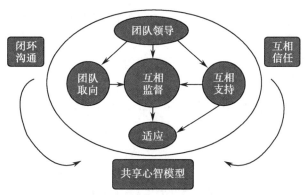

图 5-1　Salas 团队合作模型

2)Team STEPPS 模型：由美国医疗保健和质量控制机构提出,该模型认为,为了增强团队合作,员工必须掌握领导力、沟通交流、监督、互相支持四方面的技能。团队领导能力包括建立人际互动、团队内协调、分配以及评估团队成员表现。沟通是团队成员间的信息交流,有效的沟通是信息传递者所表达的意思和信息接受者的理解是一致的。了解团队内部其他成员的工作情况是对其进行监督的必要条件,团队成员间的互相支持能改善团队现状。有效的团队合作能促进团队绩效、团队知识、团队态度的提升,同时,团队绩效、团队知识和团队态度能反作用于团队合作能力(图 5-2)。

2. 促进团队合作的措施　包括交叉训练、团队技能训练、角色扮演、仿真模拟、岗位

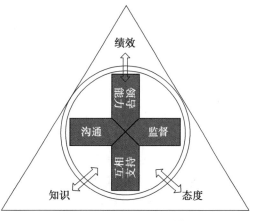

图 5-2　Team STEPPS 模型

培训反馈、团队建设活动等。

(1)医疗机构越来越多地通过运用高仿真模拟技术训练医护人员,能提高医生、护士的团队合作能力和临床实践水平。虚拟环境中的仿真训练是用于提高护士团队合作的新的方法,研究者运用多用户虚拟环境软件"第二人生"(second life,SL)作为研究工具,SL 是一个基于因特网的虚拟世界,用户在游戏里叫作"居民",居民可以通过虚拟化身相互交互,参与社交、个人或集体活动。在进行团队训练之前,研究者在 SL 上构建一个虚拟医院,在虚拟医院里有病房、护士站和会议室,每个病房里面有病床、医疗器械以及互动对象。护士在 SL 软件构建的虚拟环境上进行 1 小时的团队训练,所设计的虚拟情景都是在大多数科室常见的护理合作案例且包括了 Salas 团队合作模型的 8 个合作行为,在每个虚拟情景里面每名护士扮演不同的角色,共同完成虚拟情景的任务,角色扮演结束后,护士分析 Salas 团队合作模型的 8 个合作行为是否在角色扮演中运用到,最后进行团队述职,讨论采取何种措施能让虚拟情景的角色扮演更有效果。

(2)团体沙盘游戏可提高护士团队合作能力。在团体沙盘游戏中,因每个人性格特点与价值观的不同难免会引起一些冲突。经过一次次的沙盘互动游戏,大家学会了相互理解、相互支持、相互尊重,人与人之间的误会得以消除,增进了有效的沟通和人际互动,促进团队成员合作。为达成一个整体目标,多数成员能牺牲个人的喜好,摆放一些符合整体目标的沙具,真正达到各个成员间的默契,提高团队合作能力。

(3)有研究发现,提高护士工作满意度、降低护士工作倦怠感可提高护士团队合作度,从而保证护士工作积极性,稳定护理人才队伍。同事之间的关系、护士职业发展机会、护士情绪状态、护士工作成就感和工作中表现的人格化特征可有效预测护士团队合作情况。

第二节　临床实习护士培养大纲

一、实习目的

经过 8~10 个月的临床实习,学生能够达到以下要求:

1. 巩固专业思想,热爱护理专业,具有爱伤观念,能够发扬革命人道主义。

2. 树立全心全意为人民服务的思想,尊重和理解服务对象的价值观、权利、风俗习惯等。

3. 具有严谨求实的工作态度,遵守职业道德和伦理要求,遵守医院各项规章制度。

4. 具有逻辑思维能力、独立分析问题和解决问题的能力、与他人交往合作的能力,以及动手操作的能力。

5. 独立完成各项基础护理操作,运用所学知识,以护理程序作为临床护理工作方法,安全有效地为患者提供整体护理。

6. 在带教老师的指导下,独立组织护理查房、患者的健康教育以及低年级学生的小组教学活动。

7. 获取与本专业有关的新知识,促进自身和专业的发展。

8. 具有一个合格护士的基本工作能力和表现。

二、培养目标

(一)护理本科生培养目标

1. 总目标

学生生产实习结束时应达到:

(1)运用护理程序为内科、外科、妇产科、儿科、监护室、急诊科等患者提供安全、有效的整体护理,满足患者的需要。

(2)在临床教学老师的指导下,运用沟通交流技巧,为患者实施健康教育。

(3)能够承担护理专题讲座。

(4)在护士长、教学老师指导下,了解病房的护理管理、护理教学工作。

(5)掌握护理科研方法,运用医学统计、护理研究等学科的知识,完成毕业论文的写作。

2. 具体目标

(1)临床工作能力

1)独立完成实习大纲中各项基础护理操作及专科护理操作。

2)运用护理程序为患者提供整体护理,包括在临床教学老师的指导下,为患者进行身体评估、独立收集病史资料、完成1~2份护理病历、为患者实施护理计划等。

(2)护理教学与组织管理能力

1)在临床教学老师的指导下,参与患者健康教育或患者座谈会。

2)独立对自己分管的1~2名患者实施专科健康教育。

3)在所实习科室准备并组织1次护理专题讲座。

4)应用所学护理管理学理论与原则,在护士长或临床教学老师的指导下,参与所实习科室的日常管理。

(3)护理科研能力

1)培养科研意识,提高观察问题、分析问题的能力,树立严谨、求实的科研态度,掌握护理科研的方法。

2)在学校老师及临床教学老师的指导下进行护理科研训练,完成毕业论文的写作。

(二)护理专科生培养目标

1. 总目标

学生生产实习结束时应达到:

(1)运用护理程序为内科、外科、妇产科、儿科、监护室、急诊科等患者提供安全、有效的整体护理,满足患者的需要。

(2)在临床教学老师指导下,运用沟通交流技巧,为患者实施健康教育。

2. 具体目标

(1)临床工作能力

1)独立完成实习大纲中各项基础护理操作及专科护理操作。

2)运用护理程序为患者提供整体护理,包括在临床教学老师的指导下,为患者进行身体评估、独立收集病史资料、完成 1~2 份护理病历、为患者实施护理计划等。

(2)护理教学与组织管理能力

1)独立对自己分管的 1~2 名患者实施专科健康教育。

2)在临床教学老师指导下,参与护理病历讨论。

三、组织管理

1. 实习期间学生接受护理学院和实习医院护理部的共同管理,以医院管理为主。根据学生实习表现,护理学院有延长和终止学生继续实习的权利,医院护理部有接受和拒绝学生继续实习的权利。

2. 各科室指定专门的带教老师,按学校临床实习要求结合本科室的实际情况制订具体的带教计划。

3. 实习期间由带教老师负责组织学生参加科室的有关业务学习和各科专业组查房,检查、修改学生完成的护理病历。每两周同学生交换一次意见,检查实习计划执行情况,及时了解和解决存在的问题。出科前,在学生自我鉴定的基础上写出综合评语和评分,并与学生本人及学院老师交换意见。

4. 每四周由医院护理部组织学生和带教老师召开临床教学反馈会,总结教学、实习情况。

5. 护理学院的老师负责了解学生思想、作风、业务方面的表现及学习生活情况,定期同临床带教老师及学生交换一次意见,加强同医院护理部和护理学院的沟通。

四、培训方式和方法

(一)培训方式
采取理论知识和临床实践能力培训相结合的方式。

(二)培训方法
采用操作示范、知识讲授、临床实践、查房、小组讨论、情景模拟、个案护理等培训方法。

五、实习守则

1. 临床实习护士要遵守学校和医院的各项规章制度,尊重医院和各科室领导及医护人员,谦虚谨慎,勤学好问,文明礼貌。

2. 发扬革命人道主义及全心全意为人民服务的精神,关心爱护患者,严禁只顾自己学习,不考虑患者痛苦的行为。

3. 建立正常的护患关系,对患者及家属的馈赠应婉言谢绝,严禁任何侵占患者利益的行为。

4. 坚持严谨求实的科学态度和作风,坚持理论联系实际,防止蛮干和弄虚作假,加强查对制度,杜绝差错事故,发生问题及时向带教老师汇报。

5. 爱护公物、厉行节约,未经老师允许,不得私自动用贵重仪器,损坏公物要及时报告,并视情节按照有关规定赔偿,不得以任何理由将病房药品、器具作为私用。

6. 举止稳重,端庄大方。衣帽整洁,佩戴名牌;男生不留长发,女生头发要整洁,长发要用发网;不化浓妆,不戴首饰,不留长指甲。

7. 严格遵守劳动纪律和请假、销假制度,不迟到、不早退、上班不办私事。

8. 实习期间学生不放寒暑假,节假日由医院按照国家标准安排学生休息或值班。

9. 病假

(1)实习期间,因病不能参加实习,应出示医院开具的诊断证明书和病历。

(2)病假1天以内由所在实习科室护士长批准;1天以上3天以内须由护理部批准;3天以上须由学校向护理部请假,病假需补班。

10. 事假

(1)学生不得随意请事假,必须请事假时应由学校出具证明,并加盖公章,得到护理部许可后方能离开工作岗位。

(2)安排学生统一返校事宜,需由校方出具证明,不需补假。

11. 择业假

(1)京内择业者,无择业假,须利用假期补足实习天数。

(2)外地择业假必须由学校出具证明,并加盖公章,得到护理部许可后方能离开工作岗位。

(3)赴外地择业者,择业假仅有一次,不得超过3个工作日,择业假可以不补,超出部分须补足。

(4)学生赴外地进行研究生复试,按择业假执行。

12. 补假规定

(1)实习期间病假、事假及需要补的择业假应在实习科室补足;不能在实习科室补足者,须由本科室护士长与护理部沟通,在下一个实习科室补足。实习期间病假不能补全者须待实习结束后补足请假天数方可离院。

1)未完成补假者,不给予出科成绩。

2)实习期间不能补足病、事假或不愿意补足者,实习科室成绩扣分标准为:①病假:每天扣5分;②事假:每天扣10分;③迟到:每次扣2分,累计迟到3次算旷工一次;④旷工:每次扣20分。

(2)实习护士终止实习规定:实习护士在我院实习期间接受护理部统一管理,严格遵守医院和学校的各项规章制度,坚持严谨求实的科学态度和作风,遵守劳动纪律,杜绝差错事故。发生以下情况,将给予终止实习处理:

1)严重违反规章制度和劳动纪律。

2)发生严重护理差错事故和护理纠纷。

3)因为身体疾病或者心理、精神疾患,无法完成实习,由医院开具证明,经与学校协商,视具体情况考虑是否终止实习。

4)因为特殊情况需要提前终止实习者,必须由学校出具书面证明,说明情况,我院同意后给予办理离院手续。

13. 发生职业暴露的处理　加强实习期间的安全防范意识,如发生职业暴露等意外伤害事件,按照医院院感流程上报和处理,其责任及费用需由实习护士本人或其学院(校)承担。

第三节　护理核心能力要求

一、基础护理操作技术

(一)生命体征测量

【操作目的】

监测患者体温、脉搏、血压、呼吸情况,为临床诊断及治疗提供依据。

【禁忌证】

1. 腋下有创伤、手术、炎症或肩关节受伤或消瘦导致不能夹紧体温计患者禁测腋温。

2. 外科手术侧肢体禁测无创血压。

【操作前准备】

1. 评估患者

(1)病情、年龄、性别、意识、合作程度、自理能力、生命体征基础值及治疗情况。

(2)询问患者30分钟内有无吸烟、热敷、进食冷热饮、沐浴、情绪波动、剧烈活动等。

(3)测量部位肢体及皮肤情况。

2. 告知患者操作目的及方法,取得患者合作。

3. 物品及环境准备

(1)用物准备:治疗车、治疗盘、电子血压计、水银或电子体温计、手表、PDA、速干手消毒剂、必要时准备听诊器,确保所有用物完好备用。

(2)环境准备:病室环境安静整洁。

4. 操作者准备　衣帽整洁、佩戴胸卡、头发整齐、指甲整洁,洗手、戴口罩。

【操作步骤】

1. 携带用物至床旁。

2. 正确核对患者信息(须使用两种方法核对患者身份),协助患者取舒适卧位。

3. 测量

(1)测体温

1)使用水银体温计:擦干腋下汗液,将体温计水银端置于患者腋窝深处贴紧皮肤避免脱落,10分钟后取出。

使用电子体温计:打开开关将测温探头垂直对准患者手腕内侧或额头皮肤平整处(探头与皮肤距离3~5cm),等待显示体温数值。

2)正确读数。

(2)测脉搏：协助患者舒适卧位,手臂放松状态,护士以示指、中指及无名指指端按压桡动脉,按压力度适中,以能清楚感知脉搏波动为宜,计数 30 秒再乘以 2(脉搏异常、危重患者需测量 1 分钟)。

(3)测呼吸：观察患者的胸腹起伏,一起一伏为一次呼吸,测量 30 秒再乘以 2。

(4)测无创血压：①协助患者取舒适体位,保持患者肱动脉与心脏同一水平(坐位平第四肋,仰卧位平腋中线);②打开开关,驱除袖带内空气,平整缠绕患者上臂中部,松紧以能放 1 横指为宜,袖带下缘距肘窝 2~3cm;③嘱患者手臂放松,按下"测量"键,等待读数;④测量完毕后解除袖带,排尽袖带余气,关闭血压计。

4. 整理用物,体温计及血压计表面清洁消毒,洗手并记录各项数值。

【相关知识 / 注意事项】

1. 婴幼儿、危重患者、躁动患者测体温时应专人守护,防止体温计破损造成意外;除了腋温,临床可根据情况选择口温、肛温等其他体温测量方法。

2. 不要使用拇指测量脉搏,因为拇指小动脉搏动强,易与患者脉搏混淆;正常情况下脉搏和心率数值一致,对于脉搏短绌等患者,脉率和心率需要分开测量。

3. 对持续观察血压患者,需要"四定"：定时间、定部位、定体位、定血压计,以确保测量的准确性。

4. 无创血压数值受袖带松紧、宽窄及患者体位等因素影响,对于危重症患者宜进行有创动脉血压测量更加准确。

5. 呼吸受意识影响明显,测量呼吸前不必刻意解释,可在测量脉搏同时对患者的呼吸频率进行观察,以免患者紧张影响测量准确性。

(二)口腔护理

【操作目的】

1. 保持口腔清洁、湿润,预防口腔感染等并发症。

2. 去除口腔异味,促进食欲,保持口腔正常功能。

3. 评估口腔黏膜、牙龈、舌苔变化,提供病情动态变化的信息。

【适应证】

高热昏迷、危重、禁食、鼻饲、口腔疾患、术后及生活不能自理的患者。

【操作前准备】

1. 评估患者

(1)病情、年龄、意识、口唇有无干裂或出血,牙龈、口腔黏膜及舌有无水疱、溃疡、肿胀或出血,有无活动义齿。

(2)患者心理状态及合作程度。

2. 向患者及家属解释口腔护理目的、方法、注意事项及配合要点。

3. 物品及环境准备

(1)用物准备：治疗车、PDA、速干手消毒剂、压舌板、口腔护理液(按医嘱准备)、水杯、吸管、口腔护理包(内含：直钳 1、弯钳 1、棉球若干、弯盘、治疗碗)、无菌治疗巾、棉签、纱布、手电筒、石蜡油或润唇膏、医用垃圾桶、生活垃圾桶,必要时备开口器。

(2)病室环境安静整洁。

4. 操作者准备　衣帽整洁、佩戴胸卡、头发整齐、指甲整洁,洗手、戴口罩。

【操作步骤】

1. 双人核对医嘱,携用物至患者床旁,第一次核对患者信息须使用两种方法。

2. 协助患者摆好体位　抬高床头,取平卧位或侧卧位,头偏向一侧(便于分泌物流出,避免反流造成误吸);颌下铺治疗巾,将空弯盘置于患者口角旁。

3. 倾倒漱口液,湿润并清点纱球、湿润口唇。

4. 协助患者漱口,用纱布或患者毛巾擦净嘴角(昏迷患者禁漱口)。

5. 第二次核对患者信息,观察口腔情况,牙关紧闭或昏迷患者可使用开口器协助张口。

6. 用直钳和弯钳拧干含口腔护理液的纱球按顺序擦拭(纱球应包裹住止血钳尖端防止钳端直接触及患者口腔黏膜和牙龈,擦拭动作应轻柔)。

(1)嘱患者轻轻闭合牙齿,用压舌板撑开对侧颊部,纵向擦拭对侧牙齿的外侧面,由牙内侧沿牙间隙纵向擦至中切牙。同法擦拭近侧牙齿外侧面。

(2)嘱患者张开牙齿,擦拭对侧牙齿上内侧面、上咬合面、下内侧面、下咬合面,弧形擦洗对侧颊部。同法擦拭近侧面。

(3)擦洗舌面和上腭,注意不要过深以免引起患者恶心。

(4)擦洗完毕,再次清点纱球数量,防止遗留在口腔。

7. 协助患者再次漱口,使用纱布擦净后再次评估口腔情况。

8. 根据口唇干燥情况酌情涂抹石蜡油或润唇膏,第三次核对患者信息。

9. 操作后处理　协助患者取舒适卧位,整理床单位,垃圾分类处理,洗手并记录口腔情况及护理效果。

【相关知识/注意事项】

1. 对患者进行口腔护理时,应对症使用口腔护理液,常用口腔护理液的浓度及作用见表 5-1。

表 5-1　常用口腔护理液的浓度及作用

名称	浓度 /%	作用及使用范围
氯己定溶液	0.02	清洁口腔,广谱抗菌
甲硝唑溶液	0.08	适用厌氧菌感染
过氧化氢溶液	1.00~3.00	适用于口腔溃烂坏死者
硼酸溶液	2.00~3.00	抑制细菌
碳酸氢钠溶液	1.00~4.00	用于真菌感染
醋酸溶液	0.10	适用于铜绿假单胞菌感染

2. 长期使用抗生素或激素的患者,做口腔护理时需注意观察有无白斑等真菌感染的症状。

（三）口服给药

【操作目的】

协助患者安全、正确地服用药物。

【适应证】

意识清楚、吞咽功能良好的患者。

【禁忌证】

1. 吞咽困难患者。

2. 意识不清或昏迷患者。

【操作前准备】

1. 评估患者

(1)病情、年龄、自理能力、吞咽能力,有无恶心、呕吐等情况。

(2)患者意识状态、心理状态、对用药的认知及合作程度。

(3)向患者及家属介绍药物的作用与副作用。

2. 物品及环境准备

(1)用物准备:药车或发药盘、药物、PDA、速干手消毒剂、水壶(内盛温开水),必要时准备药匙、量杯、滴管、研钵及吸水管等。

(2)病室环境安静整洁。

3. 操作者准备　衣帽整洁、佩戴胸卡、头发整齐、指甲整洁,洗手、戴口罩。

【操作步骤】

1. 双人核对药物(核对患者姓名、床号、药物名称、剂量、浓度、用药时间、用法及有效期),备齐用物至床旁。

2. 使用两种方法正确核对患者信息(清醒患者应嘱患者自行说出名字),协助患者取舒适卧位。

3. 使用 PDA 扫描患者腕带及口服药袋上条码,再次核对患者及药品信息后发药(若患者提出疑问,应重新核对,确认无误后给予解释再给患者服用)。

4. 为患者解释药物作用,提供温开水,协助患者口服药物,确认患者服下药物。患者不在房间或因故暂不能服药者,暂不发药并做好交接班。

5. 拿回药袋并第三次核对。

6. 操作后处理　协助患者取舒适卧位,整理用物并分类处理垃圾,洗手并记录时间、药物名称、剂量、服用时间及药物疗效。

【相关知识/注意事项】

1. 对牙齿有腐蚀作用的药物,如酸类和铁剂,应用吸管吸服后漱口,以保护牙齿。

2. 服用强心苷类药物时需加强对心率、节律的监测,脉率低于 60 次/min 或节律出现异常时,应暂停服药并报告医生。

3. 需吞服的药物通常使用 40~60 ℃温开水送服,禁用茶水服药。

4. 婴幼儿、鼻饲或上消化道出血患者所用固体药片在发药前需研碎。

5. 嘱患者吞服缓释片、肠溶片、胶囊时不可嚼碎,舌下含片应放在舌下或两颊黏膜与牙齿之间待其融化。

（四）静脉输液

【操作目的】

1. 补充水分及电解质,预防和纠正水、电解质及酸碱平衡紊乱。

2. 增加循环血量,改善微循环,维持血压及微循环灌注量。

3. 供给营养物质,促进组织修复。

4. 输入药物,治疗疾病。

【操作前准备】

1. 评估患者

（1）年龄、病情、意识状态及营养状况等;心理状态及配合程度。

（2）有无药物过敏史、药物性质、评估出入液体量、心肺功能。

（3）评估穿刺部位的皮肤、血管状况（首选前臂血管）及肢体活动度。

2. 向患者及家属解释输液目的、方法、注意事项及配合要点。指导患者配合、协助患者排尿或排便并协助取舒适卧位。

3. 物品及环境准备

（1）用物准备

①治疗车上层:治疗盘（皮肤消毒液、无菌棉签、砂轮）、PDA、输液贴、输液卡、液体及药物（按医嘱准备）、输液器、正压接头、无菌透明敷料、止血带、胶布、静脉留置针、生理盐水10ml、一次性注射器、手表、治疗巾（可用输液器外包装替代）、速干手消毒剂,确保所有无菌物品在有效期内备用;②锐器盒、医用垃圾桶、生活垃圾桶。

（2）病室环境安静、整洁、舒适、安全。

4. 操作者准备　衣帽整洁、佩戴胸卡、头发整齐、指甲整洁,洗手戴口罩。

【操作步骤】

1. 双人核对并检查药品,正确粘贴输液标签。

2. 遵守无菌原则配药,正确连接输液器,关闭水止。

3. 携用物至床旁,协助患者取舒适体位,使用两种方式第一次核对患者身份及药物信息,PDA扫码核对并执行。

4. 第一次排气　将输液液体挂于输液架上,正确排气后将输液器妥善固定,注意无药液流出（注意:输液前排尽输液管及针头内的气体,防止发生空气栓塞）。

5. 选择穿刺血管　在穿刺部位下方垫治疗巾,扎止血带,嘱患者握拳后选择血管,松止血带,消手（注意:使止血带的尾端向上,止血带的松紧度以能阻断静脉血流而不阻断动脉血流为宜）。

6. 消毒　第一次消毒直径≥8cm,待干时准备贴膜、胶带（保证穿刺点及周围皮肤的无菌状态,防止感染）;在穿刺部位上6cm处扎止血带,进行第二次消毒并待干。

7. 无菌操作连接输液接头连接留置针,平行转动针芯,除去针帽检查针尖有无倒钩、毛刺。

8. 第二次排气后进行第二次核对患者身份和药物信息。

9. 穿刺　绷紧皮肤,以 15°~30° 进针,见回血后压低角度再将穿刺针送入少许,按住针翼,将针芯略拔出 2mm 后将套管全部送入静脉后松止血带、松开水止、嘱患者松拳。确认液体滴入通畅,患者无不舒适后拔出全部针芯。

10. 固定　以穿刺点为中心,透明贴膜无张力固定留置针(注意:高举平台 U 形固定,Y 形接口朝外)。

11. 调节滴速,第三次核对患者身份和药物信息。

12. 贴膜上标注穿刺日期、时间、穿刺者姓名简写。

13. 操作后处理　垃圾分类处理,洗手并记录时间、药物名称、浓度、剂量及药物疗效。

【并发症及处理】

1. 静脉炎

(1)临床表现:沿静脉走向出现条索状红线,局部组织红、肿、热、痛,有时伴畏寒、发热等反应。

(2)处理措施:停止该部位静脉输液,患肢抬高制动,局部使用 50% 硫酸镁或多磺酸粘多糖乳膏湿敷,若合并感染,遵医嘱给予抗生素治疗。

2. 发热反应

(1)临床表现:发热、寒战,多发生于输液后数分钟至 1 小时。严重者伴高热、头痛、呕吐等全身症状。

(2)处理措施:轻者减慢输液速度及时通知医生;严重者立即停止输液并保留剩余液体及输液器,必要时送检;高热患者给予物理降温,监测生命体征变化。

3. 急性肺水肿

(1)临床表现:患者呼吸困难、胸闷、咳嗽、咳粉红色泡沫样痰;听诊肺部湿啰音,心率快且不齐。

(2)处理措施:立即停止静脉输液,协助患者取端坐位、双腿下垂以减少静脉回流和心脏负担;给予高流量吸氧,改善缺氧症状;遵医嘱给予镇静、强心、利尿药物治疗;稳定患者紧张情绪,指导患者配合治疗。

4. 空气栓塞

(1)临床表现:患者主诉胸骨后疼痛,呼吸困难和发绀、伴濒死感,听诊心前区可闻及响亮、持续的水泡声。

(2)立即将患者置于左侧卧位,并保持头低足高位,以帮助气体浮向右心室尖部,避免阻塞肺动脉入口;遵医嘱给予高流量氧疗支持以提高患者的血氧浓度,纠正缺氧状态;严密观察患者病情变化,如有异常,及时对症处理。

【相关知识/注意事项】

1. 常见输液故障及排除

(1)液体不滴:首先判断液体不滴的原因,如为针头滑出血管外需拔针并重新穿刺;如为针头斜面紧贴血管壁可通过调整针尖位置或变换体位;如为针头阻塞需更换针头重新穿刺;如为压力过低可适当抬高输液瓶或放低肢体位置。

(2)墨菲式滴壶液面过高:将输液瓶取下,倾斜液体面让插入输液瓶的针头露出液面,用手挤压输液管上端让空气进入,直至小壶露出液面再继续输液。

(3)墨菲式滴壶液面过低:关闭水止,轻轻挤压墨菲式滴壶待液体进入,直至液面适宜。

2. 静脉输液　常用液体包括晶体溶液、胶体溶液和静脉高营养液。晶体可有效纠正水电解质平衡失调;胶体溶液分子量大,可有效维持血浆胶体渗透压、增加血容量、提高血压;静脉高营养液主要用于提供热量、补充蛋白质和维生素等。

3. 老年人和儿童血管脆性较大,应避开易活动或凸起的静脉;穿刺部位应避开感染、渗出部位以免引起炎症反应。

4. 存在心肺、肾脏疾病患者,老年患者,婴幼儿以及输注高渗性药物的患者适当减慢输液速度。

(五) 真空采血

【操作目的】

留取各种血标本进行化验,协助临床诊断或治疗。

【操作前准备】

1. 评估患者

(1)病情、治疗情况、意识、肢体活动能力。

(2)对血液标本采集的认知程度及合作程度。

(3)有无生理因素影响,如吸烟、饮食、运动、情绪波动、妊娠、饮酒、饮茶或咖啡。

(4)评估患者静脉充盈度及管壁弹性,穿刺部位的皮肤状况(如有无冻疮、炎症、水肿、结节、瘢痕、破损等)。

2. 告知患者操作目的和方法,取得患者配合。

3. 物品及环境准备

(1)用物准备

①治疗车上层:治疗盘(皮肤消毒液、无菌棉签、砂轮)、PDA、检验申请单、标签或条形码、一次性使用真空采血针、持针器、真空采血管、止血带、一次性垫巾、胶布、速干手消毒剂,确保所有无菌物品在有效期内备用;②锐器盒、医用垃圾桶、生活垃圾桶。

(2)环境准备:病室环境安静整洁,光线充足。

4. 操作者准备　衣帽整洁、佩戴胸卡、头发整齐、指甲整洁,洗手戴口罩。

【操作步骤】

1. 贴标签或条形码　核对医嘱、检验申请单、标签及标本容器无误后贴标签于标本容器外壁上。

2. 携用物至床旁,使用两种方式第一次核对患者身份,PDA扫码,核对采血管与标签。

3. 选择合适的静脉穿刺点,将一次性垫巾置于穿刺部位下,穿刺点上6cm系止血带,嘱患者握拳。

4. 消毒　消毒皮肤直径大于5cm,待干。

5. 连接持针器与真空采血针,第二次核对。

6. 穿刺采血　见回血固定针柄,然后将采血针另一端刺入真空管采血至需要量(注:如需多管采血,可再接入所需的真空管,当采集到最后一管血时松开止血带)。

7. 采血毕,嘱患者松拳,松止血带,迅速拔出针头,按压局部 1~2 分钟(注:先拔真空管,后拔去针头,再按压止血)。

8. 操作后处理　取下一次性垫巾,整理床单位,协助患者取舒适卧位;再次核对检验申请单、患者标本;垃圾分类处理,标本送检;洗手记录采血及送检时间。

【相关知识 / 注意事项】

1. 多个检测项目同时采血应按顺序　血培养、无添加剂管、凝血管、枸橼酸钠管、肝素管、EDTA 管、草酸盐、氟化钠管。

2. 凡全血标本或需抗凝血的标本,采血后立即上下颠倒 5~10 次混匀,不可用力振荡。

3. 做血培养时,如培养瓶有多种,或同时加做霉菌血液培养时,血液注入顺序为:厌氧血液培养瓶、需氧血液培养瓶、霉菌血液培养瓶。

4. 输液患者应避免在输液同侧肢体采血,应在对侧肢体静脉采血。

5. 血标本采集后应尽快送检,以免影响检验结果。

(六)皮内注射

【操作目的】

1. 进行药物过敏试验,以观察有无过敏反应。

2. 预防接种,如卡介苗。

3. 局部麻醉的起始步骤。

【操作前准备】

1. 评估患者

(1)病情、年龄、治疗情况、有无药物过敏史、有无乙醇过敏史。

(2)意识状态、心理状态、对用药的认知及合作程度。

(3)选择注射部位并评估皮肤情况(有无皮疹、瘢痕、淤青、感染、破溃)、肢体活动度。

2. 向患者及家属解释操作目的、方法、注意事项、配合要点、药物作用及副作用。

3. 物品及环境准备

(1)用物准备

①治疗车上层:治疗盘(75% 乙醇或生理盐水 10ml、无菌棉签、砂轮)、无菌盘、1ml 一次性注射器、药液(遵医嘱准备)、注射签、PDA、速干手消毒剂,确保所有无菌物品在有效期内备用;②锐器盒、医用垃圾桶、生活垃圾桶。

(2)病室环境安静整洁。

4. 操作者准备　衣帽整洁、佩戴胸卡、头发整齐、指甲整洁,洗手戴口罩。

【操作步骤】

1. 双人核对医嘱。

2. 正确抽吸药液,剂量准确,将抽好药液的注射器贴好标签,放入无菌盘内。整个操作过程严格遵守无菌操作原则。

3. 携用物至床旁,使用两种方式第一次核对患者信息并再次询问患者有无药物过敏史,正确核对药品、注射签、PDA 医嘱并 PDA 扫码执行。

4. 协助患者取舒适、安全体位,充分暴露注射部位(前臂掌侧下段),用 75% 乙醇消毒皮肤(若乙醇过敏,可选择生理盐水进行皮肤清洁),直径≥5cm,待干。

5. 第二次核对患者信息并排气。

6. **进针推药**　左手绷紧局部皮肤,右手持注射器,针头斜面向上,与皮肤呈0°~5°进针,待针头斜面完全进入皮内后,放平注射器,左手拇指固定针栓,注入药液0.1ml,使局部隆起形成一半球状皮丘,皮肤变白并显露毛孔(注:进针角度不能过大,否则会刺入皮下影响结果的观察和判断;注入剂量要准确,操作过程遵守无菌原则)。

7. 注射完毕,迅速拔出针头,不按压针眼。嘱患者勿按揉注射部位,勿离开病室,如出现皮肤瘙痒、胸闷、呼吸困难、咽喉不适,及时呼叫护士。

8. 第三次核对患者床号、姓名、药名、浓度、剂量、给药方法及时间。

9. **操作后处理**　协助患者取舒适卧位,整理用物并分类处理垃圾,洗手并记录注射时间、药物名称、剂量、浓度及皮试结果(皮试结果需双人判定并将试验结果记录在病历上,阳性用红笔标记"+",阴性用蓝笔或黑笔标记"–")。

【并发症及处理】

皮内注射发生的较为严重且典型的并发症为过敏性休克。

1. **临床表现**　一般呈闪电式,表现为:

(1)呼吸道阻塞症状:呼吸困难、胸闷、气促、心悸、发绀、窒息及头晕。

(2)循环衰竭症状:面色苍白、冷汗、烦躁不安、脉搏细弱,血压急剧下降,甚至测不到。

(3)中枢神经系统症状:意识丧失、昏迷、抽搐、大小便失禁。

(4)还可伴有荨麻疹、恶心、呕吐、腹泻、发热等症状。

2. **处理措施**

(1)立即通知医生。遵医嘱立即皮下注射0.1%肾上腺素1ml,建立静脉通路,遵医嘱使用抗过敏药物。

(2)给予吸氧,改善缺氧症状,必要时建立人工气道给予呼吸支持。

(3)密切观察患者生命体征、神志和尿量变化,若出现心搏骤停,立即进行心肺复苏。

【相关知识/注意事项】

1. **注射部位选择**　如药物过敏试验常选用前臂掌侧下段,因该处皮肤较薄,易于注射,且易辨认局部反应;预防接种常选用上臂三角肌外侧;局部麻醉则选择麻醉处。

2. 皮内注射前必须仔细询问患者有无药物过敏史,尤其是青霉素、链霉素等易引起过敏的药物,如患者主诉有药物过敏史,禁止继续进行同一类药物皮内注射过敏试验。

3. 做药物过敏试验消毒皮肤时禁止使用含碘消毒剂,以免着色影响对局部反应的观察及与碘过敏反应相混淆。

4. **注射失败处理**　认真做好解释工作,尽量取得患者配合。对不合作者,肢体要充分约束和充分暴露注射部位(婴幼儿可用前额皮肤进行皮内注射)。对无皮丘或皮丘过小等注射失败者,可重新选择部位进行注射。

5. 如皮试结果不能确认或怀疑假阳性时,应采取对照试验。方法为:更换注射器及针头,在另一前臂相应部位注入0.1ml生理盐水,20分钟后对照观察反应。

（七）皮下注射

【操作目的】

1. 注射小剂量药物如胰岛素等。

2. 预防接种。

3. 局部麻醉。

【操作前准备】

1. 评估患者

(1)病情、年龄、治疗情况、有无药物过敏史、有无乙醇过敏史。

(2)患者意识、心理状态、对用药的认知及合作程度。

(3)选择注射部位并评估皮肤情况(有无皮疹、瘢痕、淤青、感染、破溃)、肢体活动度。

(4)向患者及家属解释操作目的、方法、注意事项、配合要点、药物作用及副作用。

2. 物品及环境准备

(1)用物准备

①治疗车上层:治疗盘(皮肤消毒液、无菌棉签、砂轮)、无菌盘、1ml 一次性注射器、药液(遵医嘱准备)、注射签、PDA、速干手消毒剂,确保所有无菌物品在有效期内备用(胰岛素笔注射须准备一次性注射针头)。②锐器盒、医用垃圾桶、生活垃圾桶。

(2)病室环境安静整洁。

3. 操作者准备　衣帽整洁、佩戴胸卡、头发整齐、指甲整洁,洗手、戴口罩。

【操作步骤】

1. 双人核对医嘱。

2. 正确抽吸药液,剂量准确,将抽好药液的注射器贴好标签,放入无菌盘内。整个过程严格无菌操作。

3. 携用物至床旁,使用两种方式正确第一次核对患者信息,正确核对药品、注射签、PDA 医嘱并 PDA 扫码执行,操作过程中再次询问患者有无药物过敏史。

4. 协助患者取舒适安全体位,充分暴露注射部位(常选择的注射部位有上臂三角肌下缘、两侧腹壁、后背、大腿前侧、外侧等部位),消毒待干。

5. 第二次核对患者信息并排气。

6. 进针推药　一手绷紧局部皮肤,另一手持注射器,以示指固定针栓,针头斜面向上,与皮肤呈 30°~40°,将针梗的 1/2~2/3 快速刺入皮下。松开绷紧皮肤的手,抽动活塞,如无回血,缓慢注射药液,速度均匀。进针角度不宜超过 45°,以免刺入肌层。确保针头未刺入血管内。

7. 注射完毕,迅速拔针用无菌干棉签按压。

8. 第三次核对患者床号、姓名、药名、浓度、剂量、给药方法及时间。

9. 操作后处理　协助患者取舒适卧位,整理用物并分类处理垃圾,洗手并记录注射时间、药物名称、剂量、浓度及患者的反应。

【并发症及处理】

1. 出血

(1)正确选择注射部位,避免刺伤血管。

(2)注射完毕后,按压部位要准确、按压时间要充分,尤其对凝血机制障碍者,适当延长按压时间。

(3)如针头刺破血管立即拔针,按压注射部位并更换注射部位重新注射。

(4)拔针后针眼少量出血者,嘱患者持续按压注射部位 3~5 分钟。形成皮下血肿者,可根据血肿的大小采取相应处理:小血肿早期采用冷敷促进血液凝固,48 小时后应用热敷促进瘀血的吸收和消散;较大血肿早期可采取消毒后无菌注射器穿刺抽出血液,再加压包扎;血液凝固后可行手术切开取出血凝块。

2. 硬结形成

(1)避免在同一部位多次反复注射,避免在瘢痕、炎症、皮肤破损处注射。

(2)注射药量不宜过多,少于2ml 为宜。推药时,速度要缓慢,用力要均匀,以减少对局部的刺激。

(3)已形成硬结者,可选用 50% 硫酸镁溶液或新鲜马铃薯切片外敷。

【相关知识/注意事项】

1. 刺激性强的药物不宜用皮下注射。

2. 若患者过于消瘦,进针时可捏起局部组织,适当减小进针角度。

3. 长期皮下注射患者,应有计划地轮流交替注射部位,防止局部硬结产生。

(八) 肌内注射

【操作目的】

用于不宜或不能静脉注射,且要求比皮下注射更快发生疗效时。

【禁忌证】

两岁以下婴幼儿禁止选择臀大肌注射。

【操作前准备】

1. 评估患者

(1)病情、年龄、治疗情况、用药史、过敏史。

(2)患者的意识状态、肢体活动能力、对用药的认知及合作程度。

(3)选择注射部位并评估局部皮肤及肌肉组织状况。注射常用部位为臀大肌,其次为臀中肌、臀小肌、股外侧肌及上臂三角肌。

(4)向患者及家属解释肌内注射的目的、方法、注意事项、配合要点、药物作用及其副作用。

2. 物品及环境准备

(1)用物准备

①治疗车上层:治疗盘(皮肤消毒液、无菌棉签、砂轮)、无菌盘、5ml 一次性注射器、药液(遵医嘱准备)、注射签、PDA、速干手消毒剂,确保所有无菌物品在有效期内备用。②锐器盒、医用垃圾桶、生活垃圾桶。

(2)病室环境安静整洁。

3. 操作者准备 衣帽整洁、佩戴胸卡、头发整齐、指甲整洁,洗手、戴口罩。

【操作步骤】

1. 双人核对医嘱。

2. 正确抽吸药液,剂量准确,将抽好药液的注射器贴好标签,放入无菌盘内,整个操作过程注意严格无菌操作。

3. 携用物至床旁,使用两种方式正确核对患者信息:姓名、床号、腕带,正确核对药品、注射签、PDA 医嘱并 PDA 扫码执行。

4. 根据病情及注射部位协助患者取舒适、安全体位:坐位、侧卧位、俯卧位,侧卧位时上腿伸直,下腿稍弯曲。

5. 定位消毒 选择正确的注射部位,消毒后待干,注意保护隐私,注意保暖。

6. 第二次核对患者姓名及药物并排气。

7. 进针推药 一手绷紧注射部位皮肤,一手以执笔式持注射器,中指固定针栓,将针头的 1/3~1/2 迅速垂直刺入皮肤,松开绷紧皮肤的手,回抽注射器确定无回血后缓慢推注药液,操作过程中避免将针头全部刺入以防止针头折断难以取出。

8. 注射完毕,用无菌干棉签压迫针刺处皮肤至不出血为止。

9. 第三次核对患者信息及药物信息。

10. 操作后处理 协助患者取舒适卧位,整理用物,垃圾分类处理,洗手并记录注射时间、药物名称、剂量及浓度、患者的反应。

【并发症及处理】

1. 硬结 多见于长期反复进行肌内注射的患者。因局部注射刺激性大、吸收困难的药液,或者注药深度不够造成。出现硬结时需更换注射部位,避免反复在同一部位注射给药。

2. 周围神经损伤 因肌注时定位不正确或局部神经走向异常造成。应更换注射部位,可对局部进行红外线或电磁波照射、按摩理疗等处理,再结合病情遵医嘱使用营养神经的药物。

【相关知识 / 注意事项】

1. 肌内注射定位方法

(1)臀大肌:髂前上棘至尾骨连线外 1/3 为注射部位。

(2)臀中肌、臀小肌:示指尖和中指尖分别置于髂前上棘和髂嵴下缘处,在髂嵴、示指、中指之间构成的三角形区域,其中示指与中指的内角为注射区。

(3)上臂三角肌:上臂外侧,肩缝下 2 至 3 横指处。

(4)股外侧肌:大腿中段外侧,尤其适用于 2 岁以下婴幼儿。

2. 两种或以上药物同时注射时应注意配伍禁忌。

3. 如注射中出现针头折断,应首先稳定患者情绪并嘱其保持原位不动,固定局部组织防止断针移位,同时尽快使用无菌止血钳夹住断端并取出;如果断端全部埋入肌肉应尽快联系外科医生处理。

(九)静脉注射

【操作目的】

1. 注射药物,用于药物不宜口服、皮下注射、肌内注射或需要迅速发挥药效时。

2. 注入药物做诊断性检查。

3. 静脉营养治疗。

【操作前准备】

1. 评估患者

(1)病情、年龄、治疗情况、用药史、过敏史。

(2)患者的意识、肢体活动能力、凝血功能、对用药的认知及合作程度。

(3)穿刺部位的皮肤状况及血管状况。

(4)向患者及家属解释静脉注射的目的、方法、注意事项、配合要点、药物作用及其副作用。

2. 物品及环境准备

(1)用物准备:治疗盘(皮肤消毒液、无菌棉签、砂轮)、无菌盘、一次性注射器、静脉留置针、药液(遵医嘱准备)、注射签、PDA、速干手消毒剂,确保所有无菌物品在有效期内备用。

(2)病室环境安静整洁。

3. 操作者准备　衣帽整洁、佩戴胸卡、头发整齐、指甲整洁,洗手、戴口罩。

【操作步骤】

1. 双人核对医嘱。

2. 正确抽吸药液,剂量准确,将抽好药液的注射器贴好标签,放入无菌盘内,操作过程中注意严格遵守无菌原则。

3. 携用物至床旁,使用两种方式正确核对患者信息,正确核对药品、注射签、PDA 医嘱并 PDA 扫码执行,操作过程中再次询问有无药物过敏史。

4. 协助患者取舒适、安全体位,选择合适浅静脉,在穿刺部位下铺治疗巾,穿刺点上部约 6cm 处系紧止血带,消毒皮肤待干。

5. 第二次核对,连接注射器和静脉留置针并排气。

6. 进针穿刺　左手拇指绷紧静脉下端皮肤,右手持静脉留置针针头斜面向上,与皮肤呈 15°~30° 于静脉上方或侧面刺入,见回血放平针尖再推进 2mm,撤出针芯后绷紧皮肤沿静脉将软针完全送入血管内。

7. 松开止血带,固定针翼,再次回抽回血后缓慢推注药液,特殊药物如化疗药物需边推注药液边回抽回血,以避免药液外渗。

8. 注射完毕以干棉签按压穿刺点并迅速拔针,嘱患者勿按揉。

9. 第三次核对患者床号、姓名、药名、浓度、剂量、给药方法及时间。

10. 操作后处理　协助患者取舒适卧位,整理用物并分类处理垃圾,洗手并记录注射时间、药物名称、剂量、浓度及患者的反应。

【并发症及处理】

1. 药液外渗　如发生药液外渗应立即停止静脉注射,迅速拔针后按压止血,抬高患肢。根据药物性质选择下一步处理方法。如药物刺激性小,可先局部冰敷减少疼痛,如为刺激性较大药物可先使用 1ml 注射器尽量回抽药液,然后遵医嘱使用对应药物进行局部封闭治疗。

2. 局部血肿　局部隆起疑有血肿应立即停止穿刺并拔针,进行局部加压止血,拔针后正确按压(按压血管穿刺处而不是针进皮肤处),拔针后勿立即在穿刺肢体的上方绑止血带,尽快使用 50% 硫酸镁溶液湿敷促进吸收。

【相关知识/注意事项】

1. 长期静脉注射者应有计划地由远心端向近心端选择静脉以保护血管。

2. 注射强烈刺激性药物一定要抽回血,确认针头在静脉内方可推注药液,以免药物外渗引起组织坏死。

3. 要长时间、微量、匀速、精确推注的药物应选择微量注射泵进行推注。

4. 特殊患者静脉穿刺要点

(1)肥胖患者:在摸清血管走向后由静脉上方进针,进针角度可稍大。

(2)水肿患者:可用手按揉局部以驱散皮下水分,使静脉充分显露。

(3)脱水患者:可局部热敷或嘱患者多次握拳,待血管充盈后穿刺。

(4)老年患者:老年人静脉易滑动且脆性大,可用手指分别固定穿刺段静脉上下两端再沿静脉走向穿刺。

(十) 氧气吸入

【操作目的】

1. 纠正各种原因造成的缺氧状态。

2. 提高动脉血氧分压(PaO_2)和动脉血氧饱和度(SaO_2)。

【操作前准备】

1. 评估患者

(1)评估患者年龄、病情、意识、治疗情况及合作程度。

(2)与患者及家属解释氧气吸入的目的、方法、注意事项及配合要点。

2. 物品及环境准备

(1)用物准备:氧气装置一套(流量表、一次性湿化瓶、鼻氧管)、棉签、纱布,确保所有用物完好备用。

(2)环境准备:安静整洁、光线充足、远离火源。

3. 操作者准备　衣帽整洁、洗手、戴口罩。

【操作步骤】

1. 携带用物至床旁,采用两种方法正确核对患者信息,协助患者取舒适卧位。

2. 将流量表及湿化瓶安装在墙壁氧气装置上,连接吸氧管道。

3. 用棉签清洁双侧鼻腔并检查鼻腔有无分泌物堵塞及异常。

4. 打开流量表开关,根据医嘱调节氧流量,检查鼻氧管是否通畅。将鼻氧管插入患者鼻孔,动作轻柔,以免引起黏膜损伤。

5. 将导管环绕患者耳部向下放置,并调节松紧度。松紧应适宜,防止因导管过紧引起皮肤压力性损伤。

6. 记录给氧时间、氧流量,观察患者反应。

7. 停止用氧时,应先取下鼻氧管,再关闭流量开关,取下流量表。

8. 协助患者取舒适体位,整理床单位。

9. 按照要求处理用物,洗手、记录。

【并发症及处理】

1. 无效吸氧

(1)发生原因:可能与吸氧管道连接不紧密、吸氧管不通、患者气道内分泌物过多,堵塞气道有关。

(2)预防及处理:用氧前检查装置完好,吸氧管连接紧密不漏气、无打折;遵医嘱根据患者病情调节氧流量;及时清除呼吸道分泌物,保持气道通畅。

2. 气道黏膜干燥

(1)发生原因:可能与病室内干燥、氧气湿化瓶内蒸馏水不足、过度通气或氧流量过大有关。

(2)预防及处理:保持室内适宜的温湿度,及时补充湿化瓶内的蒸馏水,保证吸入的氧气充分湿化;根据病情调节氧流量;过度通气的患者要多补充水分,张口呼吸患者可用湿纱布覆盖口腔,定时更换;对于气道黏膜干燥者,可遵医嘱给予雾化吸入。

3. 肺组织损伤

(1)发生原因:可能与瞬间大流量、高压吸入氧气,造成肺组织损伤有关。多见于未调节好给氧流量即连接鼻导管进行吸氧,或吸氧过程中不断开鼻导管调节氧流量。

(2)预防及处理:给患者吸氧时,要先调节好氧流量再为患者戴好吸氧管,吸氧过程中如需改变氧流量,也务必把吸氧管与患者断开后再调节。

【相关知识/注意事项】

1. 用氧前检查氧气装置,有无漏气是否通畅。

2. 严格遵守操作规程,注意用氧安全。

3. 使用氧气时应先调节流量再插入鼻氧管;停用氧气时应先取下鼻氧管,再关闭氧气开关;中途调整吸氧流量应先取下鼻氧管,调节好流量后再连接,以免一旦开关出错,大量氧气进入呼吸道,损伤肺部组织。

(十一) 氧气雾化吸入

【操作目的】

1. 湿化气道　常用于呼吸道湿化不足、痰液黏稠、气道不畅者,也可作为气管切开术后常规治疗手段。

2. 控制感染　消除炎症,控制呼吸道感染。常用于咽喉炎、支气管扩张、肺炎、肺脓肿等患者。

3. 改善通气　解除支气管痉挛,保持呼吸道通畅。常用于支气管哮喘等患者。

4. 祛痰镇咳　减轻呼吸道黏膜水肿,稀释痰液、辅助排痰。

【操作前准备】

1. 评估患者

(1)评估患者的一般情况、意识、合作程度;病情、治疗、用药及过敏史。

(2)患者呼吸道是否通畅,有无气管痉挛、呼吸道黏膜水肿、痰液等。

(3)患者面部及口腔黏膜有无感染、溃疡等。

2. 物品及环境准备

(1)用物准备:氧气雾化吸入装置(雾化面罩、连接管)、氧气流量表、空湿化瓶、治疗巾或患者毛巾、按医嘱准备药液,确保所有用物完好备用。

(2)环境准备:安静整洁、光线充足、温湿度适宜。

3. 操作者准备 衣帽整洁、洗手、戴口罩。

【操作步骤】

1. 按照医嘱正确配制雾化药液。

2. 携带用物至床旁,采用两种方法正确核对患者信息。

3. 将流量表及空湿化瓶安装在墙壁氧气装置上,湿化瓶中勿盛水,以防稀释药液,将湿化瓶与雾化面罩连接。

4. 遵医嘱将配制好的药液注入雾化器的储药杯内。

5. 患者颌下垫治疗巾或毛巾,调节氧流量6~8L/min,面罩罩住患者口鼻,手握雾化器,使用中需保持雾化器直立,防止储药杯中药液倾洒。指导患者张口深吸气,使药液充分到达细支气管和肺内,提高治疗效果。

6. 结束雾化,移开雾化装置,关闭氧气。

7. 按照要求处理用物,洗手、记录。

【并发症及处理】

1. 呼吸困难

(1)发生原因:可能与气道内黏稠的分泌物遇水膨胀堵塞气管或支气管、长时间雾化引起气道湿化过度或支气管痉挛、药物过敏或药物刺激引发支气管痉挛有关。

(2)预防及处理:及时清除呼吸道分泌物,保持气道通畅;根据病情调整雾化吸入时间;严重阻塞性肺气肿、哮喘持续状态患者雾化吸入应严格控制雾化时间。

2. 哮喘发作加重

(1)发生原因:可能与患者对雾化药物过敏、原有哮喘患者吸入低温气体后诱发支气管痉挛有关。

(2)预防及处理:哮喘患者根据病情调节雾化时间长短;雾化液的温度尽量接近体温,降低低温气体对气道的刺激;发生哮喘后应立即停止雾化,给予氧气吸入,采取合适体位,保持气道通畅,必要时行气管插管人工通气。

【相关知识/注意事项】

1. 正确使用氧气装置,注意用氧安全,室内应避免火源。

2. 湿化瓶内勿盛水,以免液体进入雾化器内,使药液稀释,影响疗效。

3. 注意观察患者痰液排出情况,如痰液仍未咳出,可予以拍背、吸痰等方法协助排痰。

鼻氧管给氧法见图5-3。

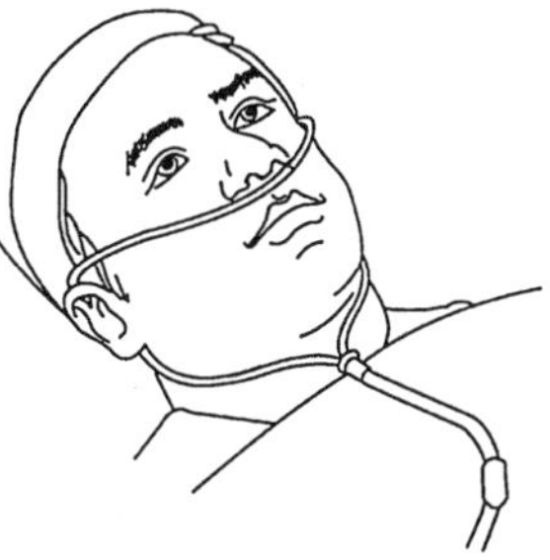

图5-3 鼻氧管给氧法

（十二）吸痰技术

【操作目的】

1. 清除呼吸道分泌物。

2. 促进呼吸功能,改善肺通气。

【操作前准备】

1. 评估患者

(1)病情、年龄、意识、治疗情况,咳痰能力、血氧饱和度及痰鸣音情况,患者心理状态及合作程度。

(2)告知患者操作目的及方法,取得患者合作。

2. 物品及环境准备

(1)用物准备:治疗车、瓶装生理盐水、一次性吸痰管数根、无菌手套、纱布、中心负压吸引装置(负压表头、吸引引流袋及配桶、连接管2根)、必要时备压舌板、开口器、口咽通气道、舌钳,确保所有用物完好备用。

(2)环境准备:环境安静、整洁、光线充足。

3. 操作者准备　衣帽整洁、修剪指甲、洗手、戴口罩。

【操作步骤】

1. 携带用物至床旁。

2. 使用两种方法正确核对患者信息,协助患者取舒适卧位。

3. 连接中心负压吸引装置,检查并调节负压,一般成人40~53.3kPa(300~400mmHg);儿童33~40kPa(250~300mmHg)。

4. 检查患者口、鼻腔,取下活动义齿。若经口腔吸痰有困难,可由鼻腔吸引;昏迷或躁动患者可用压舌板或舌钳、开口器帮助张口,放入口咽通气道后再进行吸引。

5. 协助患者头转向一侧,面向操作者。

6. 连接吸痰管,试吸少量生理盐水,检查是否通畅,同时可润滑导管前端。

7. 一手持吸痰管末端,开放侧孔,插管时不可有负压,以免引起呼吸道黏膜损伤,另一手戴手套持吸痰管前端,插入口咽部(10~15cm),然后按闭侧孔,旋转吸痰管进行吸痰,先吸口咽部分泌物,再吸气管内分泌物[若经人工气道吸痰,注意无菌操作佩戴一次性手套,先吸气道,再吸口(鼻)部]。吸痰采取左右旋转并向上提管的手法,以利于呼吸道分泌物的充分吸尽,每次吸痰时间<15秒。

8. 吸痰过程中需动态评估患者反应,如面色、呼吸、心率、血压等。同时观察吸出痰液的颜色、性质、数量。

9. 拭净患者口鼻周围分泌物,协助摆舒适体位,整理床单位。

10. 整理用物,分类处理垃圾。吸痰管按照一次性用物处理,其他吸痰用物根据吸痰操作性质每班更换或每日更换1~2次。

11. 洗手,记录痰液的量、颜色、性质、黏稠度、气味、患者的反应等。

【并发症及处理】

1. 低氧血症

(1)发生原因：与吸痰操作用时过长、吸痰时刺激患者引起剧烈咳嗽、吸痰时负压过高有关。

(2)预防及处理：每次吸痰时间<15秒，两次吸痰应间隔1~2分钟，吸痰前后调高吸氧流量（机械通气患者给予100%纯氧）1~2分钟；吸痰时如患者剧烈咳嗽应暂停吸痰，待好转后再继续吸痰；选择合适吸痰管，调整合适负压，吸痰过程中密切观察患者心率和血氧饱和度变化；发生低氧血症者，暂停吸痰，加大氧流量或给予面罩吸氧，迅速纠正缺氧状态，必要时进行机械通气治疗。

2. 呼吸道黏膜损伤

(1)发生原因：吸痰动作粗暴、反复插管、吸引时间过长、负压过大；患者烦躁不配合、呼吸道黏膜水肿或炎性渗出有关。

(2)预防及处理：吸痰时动作轻柔，每次吸痰时间<15秒；负压要适宜，放入吸痰时禁止带负压；对于烦躁不安、不合作患者，吸痰前遵医嘱予镇静剂。

【相关知识/注意事项】

1. 吸痰前检查中心吸引表头、集痰桶连接是否正确。

2. 严格执行无菌操作，每次吸痰应更换吸痰管。

3. 吸痰时间<15秒，以免造成缺氧。

4. 吸痰动作轻柔，防止呼吸道黏膜损伤。

5. 痰液黏稠时，可配合叩击、雾化吸入，提高吸痰效果。

6. 如果病患在吸痰时，临床上有明显的血氧饱和度下降的问题，建议吸痰前提高氧浓度；建议在吸痰前的1~2分钟提供100%的氧气。

7. 建议吸痰管直径小于患者使用的气管插管直径的50%，婴儿则要小于气管插管直径的70%。

（十三）温水擦浴

【操作目的】

为高热患者降温。

【操作前准备】

1. 评估患者　生命体征、神志状态、合作程度、皮肤颜色及完整性。

2. 物品及环境准备

(1)用物准备：脸盆内盛32~34℃温水（2/3满），小毛巾、浴巾、热水袋、冰袋、干净衣物、大单等。

(2)环境准备：光线充足、调节室温、关闭门窗，必要时隔帘或屏风遮挡。

3. 操作者准备　衣帽整洁、修剪指甲、洗手、戴口罩。

【操作步骤】

1. 携带用物至床旁，使用两种方法正确核对患者信息。

2. 擦浴前置冰袋于头部，置热水袋于足底。

3. 暴露擦拭部位,浴巾垫于擦拭部位下,将浸湿的毛巾包裹手掌并挤至半干,以离心方向拭浴,最后以浴巾擦干。

4. 擦拭顺序

(1)双上肢:患者取仰卧位,依次擦拭对侧颈外侧—肩—肩上臂外侧—前臂外侧—手背—侧胸—腋窝—上臂内侧—前臂内侧—手心,同法完成近侧肢体擦拭。

(2)腰背部:患者取侧卧位,从颈下肩部—臀部,擦拭完毕穿好上衣。

(3)双下肢:患者取仰卧位,依次擦拭对侧髂骨—下肢外侧—足背,腹股沟—下肢内侧—内踝,臀下—大腿后侧—腘窝—足跟,同法完成近侧肢体擦拭。

(4)擦拭腋窝、肘窝、手心、腹股沟、腘窝等处应适当用力并延长擦拭时间。

(5)每侧肢体擦拭 3 分钟,全程 20 分钟以内完成。

5. 擦浴后撤掉热水袋,协助患者更换衣裤,整理床单位。

6. 整理用物,洗手,记录温水擦浴的时间、效果和反应。

7. 30 分钟后测量体温,降至 39℃以下可取下头部冰袋。

【相关知识/注意事项】

1. 擦浴过程中应注意观察患者局部皮肤情况及患者反应。

2. 禁忌擦拭患者后颈部、心前区、腹部及足底,以免引起不良反应。

3. 擦浴时以拍拭(轻拍)方式进行,避免摩擦生热影响降温效果。

(十四)女患者导尿术

【操作目的】

1. 抢救休克或危重患者时正确记录每小时尿量,以监测肾功能,密切观察患者病情变化。

2. 为盆腔手术排空膀胱,避免术中误伤。

3. 解除尿潴留,减轻患者痛苦。

4. 为昏迷、尿失禁患者或会阴损伤患者,保持局部清洁干燥。

5. 采集尿标本,以辅助诊断。

【操作前准备】

1. 评估患者

(1)评估患者年龄、病情、诊断、生命体征、意识、合作程度、生活自理能力。

(2)评估导尿的目的、膀胱充盈度及会阴部皮肤黏膜情况。

(3)协助患者清洁外阴,做好导尿的准备。

2. 物品及环境准备

(1)用物准备:治疗车、一次性导尿包(包括:外层初步消毒用物、内层再次消毒和导尿用物。初步消毒用物:弯盘、消毒棉球袋、镊子、纱布、手套;再次消毒及导尿用物:手套、洞巾、弯盘、方盘、导尿管、消毒棉球袋、石蜡油纱布袋、镊子2把、预充10ml注射器、标本管、纱布、集尿袋)、治疗巾、弯盘、便盆、尿管管路标签,确保所有用物完好备用。

(2)环境准备:安静、整洁、光线充足、关闭门窗、调节室温、使用隔帘或屏风遮挡患者。

3. 操作者准备 衣帽整洁、修剪指甲、洗手、戴口罩。

【操作步骤】

1. 携带用物至床旁,使用两种方法正确核对患者信息。

2. 协助患者脱去对侧裤腿,盖在近侧腿上,对侧腿用盖被遮盖;取仰卧屈膝位,两腿略外展、暴露外阴,将治疗巾垫于患者臀下,弯盘置于近外阴处。

3. 打开导尿包,取出外层初步消毒用物,将消毒液棉球挤入方盘内。操作者一只手戴上手套,分开大小阴唇,另一只手持镊子夹取消毒液棉球,初步消毒阴阜、大阴唇、小阴唇、尿道口。污染的棉球置于弯盘内,消毒完毕,脱下手套及方盘置于车下,将污染的弯盘移至床尾处,每个棉球限用一次,镊子不可接触肛门区域,消毒顺序由外向内,自上而下。

4. 消毒双手后,将导尿包内层物品放在患者两腿之间,按无菌技术操作原则,打开治疗巾垫于患者臀下,嘱患者保持体位,避免无菌区污染。

5. 取出无菌手套,按无菌技术原则戴好无菌手套;取出洞巾铺在患者外阴处,并暴露会阴部。洞巾和治疗巾内层形成连续无菌区,扩大无菌区域,利于无菌操作,避免污染。

6. 取出导尿管,将预充液体注入尿管水囊,检查水囊完好后回抽液体备用,用润滑液棉球润滑导尿管前端5~7cm,根据需要将导尿管和集尿袋的引流管连接。

7. 取消毒液棉球,放于弯盘内,再次消毒:弯盘置于外阴处,一手分开小阴唇并固定,一手持镊子夹取消毒液棉球,分别消毒尿道口—两侧小阴唇—尿道口,污棉球、弯盘、镊子放床尾弯盘内(再次消毒顺序是内—外—内,自上而下;每个棉球限用一次;消毒尿道口时稍停留片刻)。

8. 将方盘置于洞巾旁,嘱患者张口呼吸,用另一个镊子夹持导尿管,对准尿道口轻轻插入尿道4~6cm,见尿液流出,再插入7~10cm左右(如导尿管误入阴道,应更换导尿管,重新插管);松开固定小阴唇的手固定导管,另一手将预充无菌液体的注射器灌充气囊。插管时动作轻柔,避免损伤尿道黏膜。

9. 轻拉导尿管有阻力感,即证实导尿管固定于膀胱内。导尿成功后,夹闭引流管,撤下洞巾,擦净外阴,脱去手套,速干手消毒剂消毒双手。

10. 固定导尿管于患者大腿内侧,并妥善固定集尿袋,使其低于膀胱的高度,贴好管路标签(注明置管日期)。

11. 协助患者穿好裤子,取舒适卧位,整理床单位,保护患者隐私。

12. 整理用物,洗手,记录留置尿管时间、置管原因、患者的反应、尿液性状等。

【并发症及处理】

1. 尿道黏膜损伤

(1)发生原因:可能与操作者插管或拔管时动作粗暴;患者精神紧张,尿道括约肌痉挛;下尿道病变、尿道扭曲变形;选用导尿管型号不合适;插管深度不够即向水囊内注水,造成水囊压迫后尿道导致黏膜水肿出血有关。

(2)预防及处理:操作者置管前,认真评估患者,了解患者有无尿道狭窄;向患者做耐心解释,消除患者的紧张情绪,取得患者的配合;选用粗细合适、质地柔软的导尿管,插管前润滑导尿管,减少插管时的摩擦力;操作时严格执行操作规范,手法轻柔,插管速度要缓慢,切忌强行插管;导尿所致尿道黏膜损伤,轻者无需处理或经止血、镇痛等对症处理即可痊愈。

2. 尿路感染

(1)发生原因:可能与操作者未能严格执行无菌操作技术、导尿管污染;尿道黏膜损伤,破坏了尿道黏膜的屏障作用;尿道口清洁、消毒不彻底,造成上行感染;引流装置的密封性欠佳、留置尿管时间长、尿袋内尿液反流、机体免疫功能低下有关。

(2)预防及处理:操作者应严格执行无菌技术操作,动作轻柔,防止黏膜损伤;选用质地柔软的导尿管;引流装置应低于膀胱的位置,防止尿液反流,减少尿路感染的机会;尽量避免长期留置导尿管;一旦发生尿路感染,应尽可能拔除导尿管,并根据病情采用合适的抗菌药物进行治疗。

3. 拔管困难

(1)发生原因:可能与导尿管变性、水囊腔堵塞致水囊内液体排出困难;患者精神紧张,尿道平滑肌痉挛;长期置管尿垢形成,使导尿管与尿道紧密粘贴有关。

(2)预防及处理:置管前,认真检查水囊的注排水性能;留置尿管患者在病情许可情况下,鼓励每日饮水 1 500~2 000ml,增加排尿量,减少尿垢形成;对于精神极度紧张的患者,可遵医嘱给予镇静剂,使患者尽量放松。

4. 引流不畅

(1)发生原因:可能与引流腔堵塞、导尿管在膀胱内反折、导尿管折断;气囊充盈过度,压迫刺激膀胱三角区引起膀胱痉挛,造成尿液外渗有关。

(2)预防及处理:留置尿管期间,在患者病情允许的情况下,鼓励患者多饮水、多活动;管路妥善固定,防止反折、折断;膀胱痉挛者遵医嘱给予解痉药物;导尿管堵塞者应更换导尿管。

【相关知识/注意事项】

1. 严格执行查对制度和无菌技术操作原则,在操作过程中注意保护患者的隐私,采取适当保暖措施。

2. 对膀胱高度膨胀且极度虚弱的患者,第一次放尿不得超过 1 000ml。大量放尿可使腹腔内压急剧下降,血液大量滞留在腹腔内,导致血压下降而虚脱。另外,膀胱内压突然降低,还可导致膀胱黏膜急剧充血,发生血尿。

3. 老年女性尿道口回缩,插管时,应仔细观察辨认,避免误入阴道。

4. 为女患者插尿管时,如导尿管误入阴道,应更换导尿管,重新插管。

(十五) 灌肠法

【操作目的】

1. 排出肠胀气、减轻腹胀。

2. 清洁肠道,为手术、检查或分娩做准备。

3. 稀释和清洁肠道内有害物质,减轻中毒。

4. 灌入低温溶液为高热患者降温。

【禁忌证】

急腹症、消化道出血、妊娠、严重心血管疾病等患者禁忌灌肠。

【操作前准备】

1. 评估患者 评估患者年龄、病情、合作程度、排便情况、肛周皮肤完整性。

2. 物品及环境准备

(1)用物准备:治疗车、一次性灌肠包(包内有灌肠袋、引流管、肛管、垫巾、纸巾、手套)、水温计、便盆,确保所有用物完好备用。根据医嘱准备灌肠液:39~42℃生理盐水或0.1%~0.2%肥皂水;成人每次用量为500~1 000ml,小儿200~500ml;溶液温度一般为39~41℃,降温时用28~32℃,中暑患者用4℃溶液。

(2)环境准备:安静、整洁、光线充足、温度适宜。

3. 操作者准备　衣帽整洁、洗手、戴口罩。

【操作步骤】

1. 携带用物至床旁,使用两种方法正确核对患者。

2. 核对灌肠溶液及溶液的温度、浓度和量。肝性脑病患者禁用肥皂液灌肠;充血性心力衰竭和水钠潴留患者禁用生理盐水灌肠。

3. 协助患者取左侧卧位,双膝屈曲(该姿势使降结肠、乙状结肠处于下方,利用重力作用使灌肠液顺利流入降结肠和乙状结肠),脱裤至膝部,臀部移至床沿。盖被,注意保暖;暴露臀部,保护患者隐私,使其放松。

4. 检查灌肠袋,取出垫巾铺于患者臀下,暴露肛门,纸巾放治疗巾上。

5. 取出灌肠袋,关闭水止,将灌肠液倒入灌肠袋内,测量温度;灌肠袋挂于输液架上,袋内液面高于肛门约40~60cm,保持一定灌注压力和速度。灌肠袋过高则压力过大,液体流入速度过快,不宜保留,而且易造成肠道损伤(伤寒患者灌肠时,灌肠袋内液面不得高于肛门30cm,液体量不得超过500ml)。

6. 戴手套,润滑肛管前端,排尽管内气体后关闭水止。

7. 一手垫卫生纸分开臀部,暴露肛门口,嘱患者深呼吸;一手将肛管轻轻插入直肠7~10cm固定肛管,嘱患者放松,便于插入肛管。插入过程中须顺应肠道解剖结构,勿用力,以防损伤肠黏膜;如插入受阻,可退出少许,旋转后缓缓插入,小儿插入深度约4~7cm。

8. 打开水止,使灌肠液体缓慢流入。过程中密切观察液面下降速度和患者情况,如液面下降过慢或停止,多由于肛管前端孔道被阻塞,可移动肛管或挤捏肛管,使堵塞管腔的粪便脱落;如患者感觉腹胀或有便意,可嘱患者张口深呼吸,放松腹部肌肉,并降低灌肠袋高度,以减慢流速或暂停片刻;如患者出现脉速、面色苍白、大汗、剧烈腹痛、心慌气促,此时可能发生肠道痉挛或出血,应立即停止灌肠,通知医生给予及时处理。

9. 待灌肠液即将流尽,用卫生纸包裹肛管轻轻拔出弃于医用垃圾桶内,擦净肛门,脱下手套,消毒双手,避免拔管时灌肠液和粪便流出。

10. 协助患者取舒适的卧位,嘱其尽量保留5~10分钟后再排便,使灌肠溶液在肠内有足够的作用时间。降温灌肠时,液体要保留30分钟,排便后30分钟测量体温并记录。

11. 协助排便。对不能下床的患者给予便盆,将卫生纸、呼叫器放于易取处,协助能下床的患者上厕所排便。

12. 操作后处理

(1)整理用物:排便后及时取出便盆,擦净肛门,协助患者穿裤、整理床单位、开窗通风,去除异味。

(2) 采集标本,观察大便性状,必要时留取标本送检。

(3) 按相关要求处理用物、洗手、记录。在体温单大便栏目处记录灌肠结果,如灌肠后排便一次为 1/E,灌肠后无大便即为 0/E。

【并发症及处理】

1. 黏膜损伤

(1) 发生原因:可能与选用的肛管型号不合适,或质地坚硬、反复插管;操作者插管时动作粗暴,肛管润滑不够、强行插管;插管时患者紧张,肛门括约肌痉挛,插入困难有关。

(2) 预防及处理:操作前耐心向患者做好解释,取得患者配合,选择型号合适的肛管,插管前充分润滑肛管前端;操作时动作轻柔,顺应肠道解剖结构,缓慢插入,尽量避免反复插管;插入深度适宜,成人插入深度 7~10cm,儿童插入深度 4~7cm;肛门疼痛和已发生肠出血者,遵医嘱给予止痛、止血等对症治疗。

2. 肠穿孔

(1) 发生原因:可能与灌肠时所选肛管质地粗硬、型号不合适、反复多次插管;插管时动作粗暴,用力过猛,穿破肠壁;一次灌入液量过多,肠道内压力过大有关。

(2) 预防及处理:选择型号合适的肛管,插管时动作轻缓,遇有阻力时应调整肛管位置或变换患者体位,避免强行插管;严格控制灌肠液流入速度,灌肠袋内液面距患者肛门高度 40~60cm,一旦发生肠穿孔,应立即转外科行手术治疗。

3. 大便失禁

(1) 发生原因:可能与灌肠时插入肛管动作粗暴,损伤肛门括约肌或其周围血管、神经;灌肠时患者紧张造成排便控制障碍有关。

(2) 预防及处理:插管时动作应轻缓,避免损伤肛门括约肌及其周围组织;操作前向患者做好解释工作,消除患者的紧张情绪;已发生大便失禁者,应保持肛周皮肤清洁干燥,避免破溃感染。

4. 肛周皮肤损伤

(1) 发生原因:可能与长期卧床或年老体弱患者灌肠后排便次数增多,肛周皮肤长期处于潮湿刺激导致抵抗力降低有关。

(2) 预防及处理:患者排便后及时清洗肛周皮肤,保持局部清洁干燥;正确应用大小便器,防止擦伤肛周皮肤;发生肛周皮肤破溃后应遵医嘱对症处理。

【相关知识/注意事项】

1. 肝性脑病患者禁用肥皂液灌肠;充血性心力衰竭和水钠潴留患者禁用生理盐水灌肠;急腹症、消化道出血、妊娠、严重心血管疾病等患者禁忌灌肠。

2. 伤寒患者灌肠时,灌肠筒内液面不得高于肛门 30cm,液体量不得超过 500ml。

3. 灌肠过程中密切观察液面下降速度和患者情况,如液面下降过慢或停止,多由于肛管前端孔道被阻塞,可移动肛管或挤捏肛管,使堵塞管腔的粪便脱落;如患者感觉腹胀或有便意,可嘱患者张口深呼吸,放松腹部肌肉,并降低灌肠袋高度,以减慢流速或暂停片刻;如患者出现脉速、面色苍白、大汗、剧烈腹痛、心慌气促,此时可能发生肠道痉挛或出血,应立即停止灌肠,通知医生给予及时处理。

大量不保留灌肠见图 5-4。

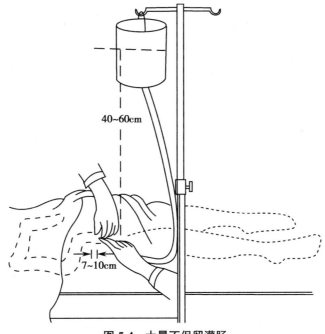

图 5-4　大量不保留灌肠

（十六）手卫生技术

【操作目的】

洗去污垢、皮屑及暂居细菌,降低院内感染发生率。

【操作前准备】

1. 物品准备　洗手液、流动水、纸巾或干净毛巾。

2. 操作者准备　衣帽整洁,评估手部皮肤及指甲情况、手部污染程度。

【操作步骤】

1. 打开水龙头,淋湿双手,打开水龙头时注意防止水龙头污染。取适量洗手液在掌心。

2. 双手揉搓,时间不少于 15 秒。

3. 第一步　掌心相对,手指并拢,相互揉搓。

4. 第二步　右手掌心对左手背手指交叉揉搓,左手掌心对右手背手指交叉揉搓。

5. 第三步　掌心对掌心十指交叉揉搓指缝。

6. 第四步　弯曲手指,使关节在另一手掌心旋转揉搓,左右手各一次,搓揉时包括第一指关节、第二指关节及掌指关节。

7. 第五步　右手握左手大拇指在掌中旋转揉搓;左手握右手大拇指在掌中旋转揉搓。

8. 第六步　右手指尖并拢放在左手掌心旋转揉搓,左手指尖并拢放在右手掌心旋转揉搓。

9. 右手旋转揉搓左手腕部;左手旋转揉搓右手腕部。

10. 流动水冲洗干净,指尖向下,避免倒流。

11. 关闭水龙头,擦干双手,然后用防止手部污染的方法关闭水龙头。

手卫生技术示意图见图 5-5。

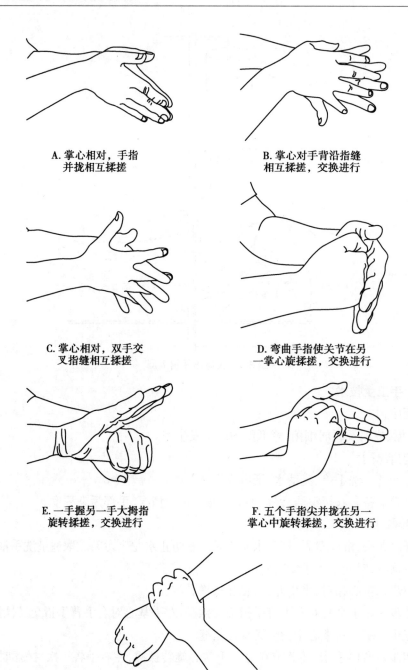

A. 掌心相对，手指
并拢相互揉搓

B. 掌心对手背沿指缝
相互揉搓，交换进行

C. 掌心相对，双手交
叉指缝相互揉搓

D. 弯曲手指使关节在另
一掌心旋揉搓，交换进行

E. 一手握另一手大拇指
旋转揉搓，交换进行

F. 五个手指尖并拢在另一
掌心中旋转揉搓，交换进行

G. 握住手腕回旋摩擦，交换进行

图 5-5　揉搓洗手的步骤

【相关知识/注意事项】

1. 手卫生五个时刻　接触患者前、无菌操作前、接触患者后、接触患者体液后、接触患者床单位后。

2. 严格实施手卫生，可减少 30% 的医院感染。

（十七）穿脱隔离衣

【操作目的】

1. 保护患者和工作人员。

2. 防止交叉感染。

【操作前准备】

1. 评估　评估患者病情及采取的隔离种类。

2. 物品及环境准备

（1）用物准备：隔离衣、挂衣架、污物袋、速干手消毒剂。

（2）环境准备：安静、整洁、光线充足。

3. 操作者准备　衣帽整洁；修剪指甲、取下手表、卷袖过肘、洗手；戴帽子及口罩。

【操作步骤】

1. 穿隔离衣

（1）取衣：选择合适的能遮住全部衣服和外露的皮肤的隔离衣型号，手持衣领取衣、衣领两端向外折齐，对齐肩缝。检查隔离衣是否完好、干燥，有无穿过，如隔离衣已被穿过，隔离衣的衣领和内面视为清洁面，外面视为污染面。取衣时手持衣领，使清洁面朝向自己，露出肩袖内口（图 5-6，图 5-7）。

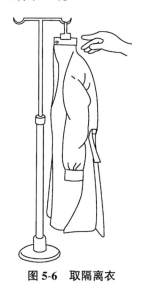

图 5-6　取隔离衣

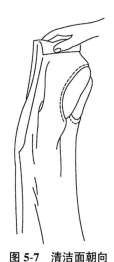

图 5-7　清洁面朝向自己，露出肩袖内口

（2）穿袖：一手持衣领，另一手伸入一侧袖内，持衣领的手向上拉衣领，将衣袖穿好；换手持衣领，同法穿好另一袖（图 5-8，图 5-9）。

（3）系衣领：两手持衣领，系好衣领，系衣领时袖口不可触及衣领，面部和帽子（图 5-10）。

（4）系袖口：扣好袖口或系上袖带，带松紧的袖口则不须系（图 5-11）。

（5）系腰带：两手在背后将隔离衣两侧边缘对齐向一侧折叠；一手按住折叠处，另一手将腰带拉至背后折叠处，腰带在背后交叉，回到前面打一活结，如隔离衣被穿过，手不可触及隔离衣的内面。穿好隔离衣后，双臂保持在腰部以上视线范围内（图 5-12~ 图 5-16）。

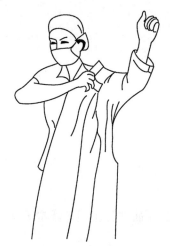

图 5-8　穿一只衣袖

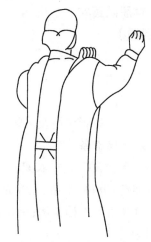

图 5-9　穿另一只衣袖

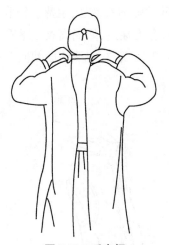

图 5-10　系衣领

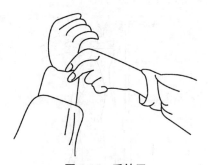

图 5-11　系袖口

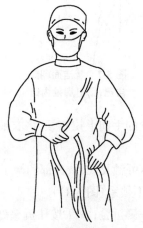

图 5-12　将一侧衣边
拉到前面

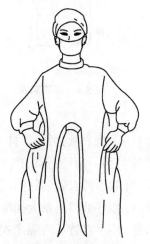

图 5-13　将另一侧
拉到前面

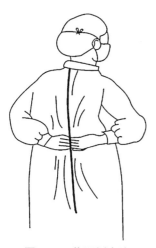

图 5-14 将两侧衣边
在背后对齐

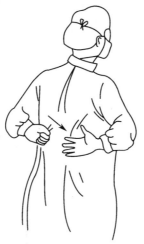

图 5-15 将对齐的衣边
向一边折叠

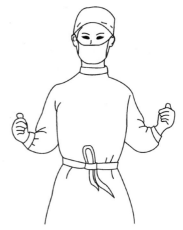

图 5-16 系腰带

2. 脱隔离衣

(1)解腰带：解开腰带,在前面打一活结(图 5-17)。

(2)解开袖口,将衣袖上拉。在肘部将部分衣袖塞入工作服衣袖内,充分暴露双手,但不可翻卷衣袖或使衣袖外侧塞入袖内(图 5-18)。

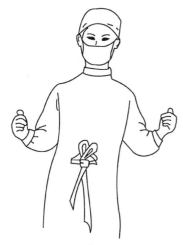

图 5-17 解开腰带在
前面打一个活结

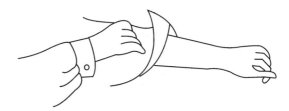

图 5-18 翻起袖口,将衣袖向上拉

(3)消毒双手,不可沾湿隔离衣。

(4)解衣领,保持衣领清洁(图 5-19)。

(5)脱衣袖：双手持衣领,将隔离衣从胸前向下拉;一手伸入另一侧袖口内,从内侧下拉衣袖;再用衣袖遮住的手在另一衣袖的外面捏住袖子往下拉;双手在袖内使袖子对齐,双臂逐渐退出。脱衣袖过程中,衣袖不可污染手及手臂,双手不可触及隔离衣外面(图 5-20~图 5-22)。

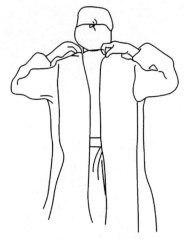

图 5-19　解衣领

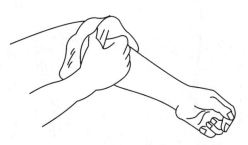

图 5-20　一手伸入另一袖口内拉下衣袖

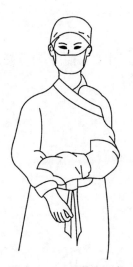

图 5-21　一手在袖口内
拉另一衣袖的污染面

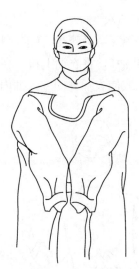

图 5-22　双袖对齐,双
臂逐渐退出隔离衣

　　(6)隔离衣处理:将隔离衣污染面向里将衣领及衣边卷至中央;一次性隔离衣投入医疗垃圾袋中,如为需换洗的布制隔离衣,放入污衣回收袋内清洗消毒后备用;如隔离衣还可使用,双手持领将隔离衣两边对齐挂在衣钩上,如挂在半污染区清洁面向外,挂在污染区则污染面向外(图 5-23,图 5-24)。

　　【相关知识 / 注意事项】

　　1. 隔离衣只能在规定区域内穿脱,穿前检查有无潮湿、破损、长短须能全部遮盖工作服。

　　2. 隔离衣每日更换,如有潮湿或污染应立即更换。接触不同病种患者时应更换隔离衣。

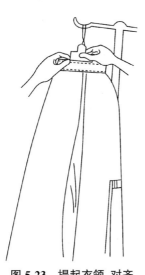

图 5-23 提起衣领,对齐
衣边挂在衣钩上

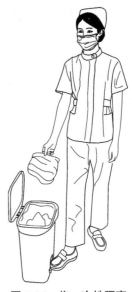

图 5-24 将一次性隔离
衣投入医疗垃圾袋中

3. 穿脱隔离衣过程中避免污染衣领,面部,帽子和清洁面,始终保持衣领清洁。

4. 穿好隔离衣后,双臂保持在腰部以上视线范围内,不得进入清洁区,避免接触清洁物品。

5. 脱下的隔离衣还要使用时,如挂在半污染区,清洁面向外;挂在污染区,则污染面向外。

(十八) 轴线翻身

【操作目的】

1. 协助不能起床的患者更换卧位,保持脊柱平直,增加患者舒适。

2. 满足检查、治疗和护理的需要,如背部皮肤护理、更换床单或整理床单位等。

3. 预防并发症,如压力性损伤、坠积性肺炎等。

【适应证】

1. 脊髓损伤。

2. 脊柱手术后患者改变卧位。

【操作前准备】

1. 评估患者

(1)评估患者年龄、体重、病情、伤口、管路、肢体活动等全身情况及合作程度,确定翻身方法和所需用物。

(2)向患者及家属解释操作目的、过程、方法及配合要点。

2. 物品及环境准备

(1)用物准备:2个枕头、1个毛巾垫。若为颈椎损伤或颈椎手术患者,需要额外准备1个毛巾垫和2个沙袋。

(2)环境准备:整洁、安静,温度适宜,光线充足,必要时进行遮挡。

3. 操作者准备　衣帽整洁、佩戴胸卡、头发整齐、指甲整洁,洗手、戴口罩。

【操作步骤】

1. 正确核对患者信息。

2. 安置各种管路并保持其留有足够的长度,夹闭引流管,固定床挡。此时引流管处于夹闭状态,防止引流液反流。

3. 安置患者　2名护士站在患者两侧,固定病床,松开被尾,协助患者仰卧屈膝,双臂放于胸前。

4. 移动患者　2名护士分别抓紧靠近患者肩部、腰部、臀部的毛巾垫,避免在移动患者的过程中,患者在毛巾垫上发生移动,损伤患者的脊柱。由其中一名护士喊口令,两人动作一致将患者拉至一侧,所有护士动作需一致,避免拖拉以免损伤皮肤。

5. 协助侧卧　在患者背部放一软枕,将枕头纵向放在患者背部以支撑患者,保持脊柱平直,患者翻身角度不超过60°。操作过程中观察患者反应,倾听患者主诉。

6. 摆放功能位　将患者双腿微屈,两膝之间放一软枕,防止两腿间相互受压或摩擦,检查患者肢体各关节保持功能位。翻身时注意为患者保暖并防止坠床。

7. 检查安置　打开引流管,检查导管是否有脱落、移位、扭曲、受压,以保持管路通畅。

8. 核对患者信息,告知患者注意事项。

9. 记录翻身时间,做好交接班。

【相关知识/注意事项】

1. 若为颈椎损伤或颈椎手术患者,需要在轴线翻身的基础上,保证患者颈部制动。因此,更换卧位需要3名护士,其中1名护士在翻身过程中始终负责固定患者的头部,改变体位后妥善放置沙袋固定颈部。

2. 需要轴线翻身的患者需使用毛巾垫,且将毛巾垫铺于患者身下。毛巾垫的长度应上至患者肩部、下至患者臀部。保证移动过程中,患者肩、腰、臀在一条直线上,维持脊柱的稳定性。

3. 护士应注意节力原则。翻身时,让患者尽量靠近护士,使重力线通过支撑面来保持平衡,缩短重力臂而省力。

二、专科护理操作技术

(一) 心肺复苏技术

【操作目的】

以徒手操作来恢复猝死患者的自主循环、自主呼吸和意识,抢救发生突然、意外死亡的患者。

【适应证】

因各种原因造成的呼吸、心搏骤停的患者。

【操作前准备】

1. 物品准备

(1)用物准备:简易呼吸器、心外按压板、手电筒、一次性吸氧管、护理记录单、速干手消毒剂。

(2)检查简易呼吸器各阀门连接紧密,气囊无漏气,面罩充气良好。

(3)一次性物品均在效期内。

2. 操作者准备　衣帽整洁、佩戴胸卡、头发整齐、指甲整洁。

【操作步骤】

1. 评估现场环境安全,判断患者意识

(1)拍打患者双肩,双侧呼叫患者,问:"先生(女士)!您怎么了?",报告患者无反应。

(2)高声呼救,取得协助(院内抢救时,推抢救车、除颤仪)。

(3)记录抢救时间。

2. 判断颈动脉搏动

(1)患者去枕平卧于坚实地面或硬板床上。

(2)用 5~10 秒判断颈动脉及呼吸,方法为中指和示指从气道正中喉结处划向同侧 2cm 至胸锁乳突肌内侧(时间的计数方法:1 001,1 002,1 003,1 004,1 005……),同时观察胸廓有无起伏,报告无搏动、无呼吸。

3. 开始心肺复苏

(1)松解衣领及裤带,身下放硬板。

(2)胸外心脏按压:两乳头连线中点,掌跟紧贴患者的胸部,双手重叠,手指上扬,双肘伸直,双臂垂直胸壁,用上身力量用力按压 30 次,按压频率 100~120 次 /min,按压深度至少 5cm。

(3)打开气道:仰头抬颌法,清除口腔无分泌物,取下活动义齿。

(4)简易呼吸器连接壁氧>10L/min,E 手法抬起下颌,C 手法固定面罩与面部,挤压简易呼吸器气囊 1/2,给予两次通气,每次通气胸廓起伏历时 1 秒以上。

(5)按压与通气比例为 30:2,持续 5 个循环。

(6)再次判断颈动脉搏动和呼吸,判断复苏是否有效(方法同前)。报告患者颈动脉搏动恢复,自主呼吸恢复。

(7)判断患者意识,报告意识恢复。

(8)记录抢救结束时间。

4. 整理用物

(1)为患者整理衣服,取下垫板,取舒适卧位。

(2)予患者吸氧,氧流量为 3L/min。

(3)整理用物,简易呼吸器消毒备用。

(4)洗手,记录抢救时间、过程等。

【相关知识 / 注意事项】

1. 开放气道的方法

(1)仰头提颏法。

(2)仰头抬颈法:头、颈部损伤患者禁用。

(3)双下颌上提法:适用于怀疑有颈部损伤的患者。

2. 心肺复苏有效指标

(1)扪及大动脉搏动(收缩压在 60mmHg 以上)。

(2)口唇、面色、甲床等颜色由发绀转为红润。

(3)散大的瞳孔缩小,有时可有对光反射。

(4)自主呼吸逐渐恢复。

(5)意识逐渐恢复,昏迷变浅,出现反射或挣扎。

(6)有尿。

(7)心电图波形有所改善,室颤波由细小变为粗大,甚至恢复窦性心律。

(二)电除颤技术

【操作目的】

电除颤是以一定量的电流冲击心脏,从而终止室颤发作。

【适应证】

适用于由各种原因导致的室颤及无脉室速。

【禁忌证】

1. 缓慢心律失常者,包括病态窦房结综合征。

2. 除心室颤动外,洋地黄过量引起的心律失常者。

3. 伴有高度或完全性房室传导阻滞的心房颤动、心房扑动、房性心动过速者。

4. 严重的低血钾暂不宜做电复律者。

5. 左房巨大,心房颤动持续一年以上,心室率长期不快者。

【操作前准备】

1. 物品准备

(1)用物准备:除颤仪、纱布两块、导电糊、护理记录单、速干手消毒剂。

(2)检查除颤仪处在完好备用状态。

(3)一次性物品均在效期内。

2. 操作者准备　衣帽整洁、佩戴胸卡、头发整齐、指甲整洁。

【操作步骤】

1. 评估患者心律失常为室颤或无脉室速。

2. 呼叫其他医护人员取得协助,开始计时。

3. 将患者去枕平卧于硬板床上,去除患者身上所有金属物品,解开衣扣与腰带,充分暴露除颤部位,左臂外展。

4. 检查患者胸前皮肤无潮湿、破损、无起搏器,电极片移至非除颤部位。

5. 打开除颤仪开关,取下手柄电极,均匀涂抹导电糊。

6. 根据医嘱调节能量。

7. 电极板置于除颤部位,两电极板距离>10cm。

8. 按下充电按钮。

9. 充电完毕,再次确认心电监护示波为可除颤波形,提醒并确认操作者及他人离开床旁,电极板贴紧患者皮肤,用力下压,按下放电按钮。

10. 关闭电源,立即行5个循环CPR。

11. 判断除颤效果,计时结束。

12. 用纱布清洁患者皮肤导电糊,评估除颤部位皮肤。为患者整理衣物,取舒适卧位。

13. 整理用物,擦拭电极板,充电核查备用,垃圾分类处理。

14. 洗手,记录操作的时间、过程等。

【并发症及处理】

1. 局部皮肤灼伤　严重灼伤多与电极板与皮肤接触不良有关。除颤后应注意观察患者局部皮肤有无灼伤的出现。轻者一般无特殊处理,较重者按一般烧伤处理。

2. 栓塞　心、肺、脑、下肢栓塞。持续给氧,血栓来自下肢时抬高下肢,制动,酌情抗休克、溶栓、抗凝治疗。

3. 心律失常　几秒内可自行恢复,一般无需特殊处理。

4. 低血压　可能与高能量电除颤造成的心肌损害有关,补液抗休克治疗,遵医嘱应用血管活性药物。

5. 急性肺水肿　多出现在电除颤后 1~3 小时内,亦可发生在电除颤 24 小时后。

（三）电动洗胃机洗胃法

【操作目的】

1. 除去胃内的有毒物质或刺激物,避免其被胃肠道吸收。

2. 减轻胃黏膜水肿症状。

3. 为胃肠道等手术或检查做准备。

【适应证】

经口摄入非腐蚀性有毒物质、幽门梗阻患者、胃部检查或手术者。

【禁忌证】

强腐蚀性毒物(如强酸、强碱)中毒、肝硬化食管胃底静脉曲张、胸主动脉瘤、近期内有上消化道出血、食管阻塞、胃穿孔、胃癌等。

【操作前准备】

1. 评估患者

(1)病情、年龄、性别、意识、中毒种类、合作程度、自理能力、生命体征基础值及治疗情况。

(2)有无洗胃禁忌证:强腐蚀性毒物(如强酸、强碱)中毒、肝硬化食管胃底静脉曲张、胸主动脉瘤、近期内有上消化道出血、食管阻塞、胃穿孔、胃癌等。

(3)中毒种类:可根据中毒毒物选择相应的灌洗液。

2. 告知患者操作目的及方法,取得患者合作。

3. 物品及环境准备

(1)用物准备:洗胃机,选择型号合适的洗胃管、50ml 注射器、手套、咬口器、洗胃包、速干手消毒剂、石蜡油、手电筒、胶布、执行单、医疗垃圾桶、生活垃圾桶。检查所有无菌物品均在有效期内。

(2)病室环境安静、整洁。

4. 操作者准备　衣帽整洁、佩戴胸卡、头发整齐、指甲整洁。

【操作步骤】

1. 洗手、戴口罩,携带用物至床旁。

2. 使用两种方法正确核对患者信息,协助患者取坐位或半坐位,中毒重者取左侧卧位,注意患者安全,保暖,清醒患者做好解释工作。

3. 洗胃机检测　连接电源,机器性能良好,正确安装洗胃管路。将3根胶管分别与洗胃机的进液口、胃管口和出液口连接;将进液管另一端放入灌洗桶内,管口必须在液面下,出液管的另一端放入空污水桶内,紧密连接备用。

4. 准备洗胃液　根据病情配置洗胃液,温度以37℃为宜,检查洗胃机性能,完成一个抽、灌、洗循环。

5. 检查口、鼻腔有无畸形、义齿及分泌物。

6. 患者体位　患者取左侧卧位,将床头略摇高;昏迷患者仰卧位,头偏向一侧,胸前铺治疗巾。

7. 打开洗胃包,铺治疗巾至患者下颌及胸前;在弯盘内倒石蜡油至其中一块纱布上,内放50ml注射器、咬口器,备2条胶布,打开洗胃管外包装,打开手套。

8. 测量胃管长度　前发际至剑突、或鼻尖至耳垂再至剑突下。

9. 润滑胃管　封闭胃管远端,用石蜡油纱布润滑胃管前端20cm。

10. 经鼻或口(放咬口器)插管。

11. 插胃管方法　清醒患者将胃管经口插入至咽喉壁后(约15cm),让患者大口吞咽;昏迷患者将胃管经口腔置入至咽喉壁后(约15cm)协助患者头向前胸靠近,边吞咽边插管至所需长度。

12. 检测胃管确定在胃内　①回抽胃液;②置听诊器于患者胃部,快速经胃管注入10ml空气,听气过水声;③将胃管末端放于水中,无气体逸出。选择两种方式即可。

13. 将胃管固定在鼻翼及鼻背侧。

14. 留取毒物标本　遵医嘱洗胃前用注射器抽取胃内容物,放入标本瓶内送检。

15. 连接洗胃机洗胃　先回抽胃液确认并观察,再注入洗胃液,每次入胃300~500ml,洗胃结束前注意避免气体入胃内。

16. 洗胃过程中观察　观察患者的神志,生命体征,询问有无寒战和其他不适,洗出液的颜色、性质、气味,出入是否平衡。若洗出液出现大量血性液体,立即停止洗胃,通知医生。

17. 遵医嘱胃管给药。

18. 关机及拔出胃管　遵医嘱关闭开关、分离胃管,向患者解释后反折胃管拔出,在胃管撤至咽喉部时快速拔出,放置弯盘内。

19. 清洁患者面部,整理患者衣服、床单位及环境,协助患者取舒适卧位。

20. 整理用物,垃圾分类处理。

21. 用含氯消毒液冲洗、清洁消毒洗胃机及桶30分钟,再用清水洗净。

22. 洗手,记录操作时间等。

【并发症及处理】

1. 急性胃扩张

(1)遇餐后中毒,洗胃前应先刺激咽喉部催吐,以防食物堵塞胃管。

(2)对昏迷患者,小剂量灌洗更为安全可靠。

（3）洗胃过程中，保持灌入液量与抽出液量平衡，并准确记录洗胃的出入量。

（4）洗胃前备好足量的药液，以防洗胃过程中因药液不足导致空气吸入胃内。

（5）洗胃过程中应严密观察病情变化，如神志、瞳孔、呼吸、血压、上腹部有无膨隆，患者有无液体自口鼻腔流出及呕吐等情况。

（6）对已发生急性胃扩张的患者，协助患者取半卧位，将头偏向一侧，并查找原因对症处理。如因洗胃管孔被食物残渣堵塞引起，立即更换胃管重新插入将胃内容物吸出；如为洗胃过程中空气吸入胃内引起，则应用负压吸引将空气吸出。

2. 上消化道出血

（1）选择粗细合适、多侧孔的胃管，成人一般选择 20~28 号胃管，如空腹者稍细，餐后者较粗。

（2）置入胃管时应充分润滑胃管，动作轻柔，切忌用力过猛。如遇有阻力时轻轻转动胃管，或改变患者体位，或重新插管或在喉镜直视下插管。深度要适宜，成人距门齿 50cm 左右。

（3）抽吸胃液时负压适度，洗胃机控制在正压 40kPa，负压 30kPa。对昏迷、年长者应选小胃管、小液量、低压力（10~20kPa）抽吸。

（4）严格掌握洗胃禁忌证：有强腐蚀性毒物（如强酸、强碱）中毒、胸主动脉瘤、严重胃溃疡、食管胃底静脉曲张、胃穿孔、胃癌等患者禁止洗胃。

（5）洗胃过程中严密观察洗出液的颜色、量、性状，观察生命体征，特别是血压、脉搏变化，及时发现上消化道出血症状。

（6）如发现吸出液混有血液应暂停洗胃，经胃管灌注胃黏膜保护剂、制酸剂和止血药。严重者立即拔出胃管，肌内注射镇静剂。用生理盐水加去甲肾上腺素 8mg 口服，静脉滴注止血药。

（7）大量出血导致失血性休克者，立即快速输液、及时输血，以补充血容量。按失血性休克进行抢救处理。

3. 窒息

（1）插管前在胃管上涂一层液体石蜡，以减少对咽喉部的摩擦和刺激。

（2）选择合适的体位，使头偏向一侧成 90°，并设专人固定，防移动，及时吸出口腔及鼻腔分泌物，保持呼吸道通畅。

（3）熟练掌握胃管置入技术，严格按照确认胃管在胃内的 3 种方法进行检查，确认胃管在胃内后，方可进行洗胃操作。

（4）胃管插入后验证是否在胃内，并标记长度，妥善固定。

（5）洗胃过程中，严密观察面色、呼吸频率、节律、血氧饱和度。

（6）胃管脱出或拔出时应先关闭洗胃机或反折胃管外端。

（7）备好氧气、吸引器、气管插管、呼吸机、心脏起搏器等装置。如发现患者出现窒息症状，立即停止洗胃，清理呼吸道，给予氧气吸入，及时报告医生，进行心肺复苏抢救及其他必要的措施。

4. 吸入性肺炎

（1）插胃管时，动作轻柔，以减少对患者的刺激。洗胃时采用左侧卧位，头稍低、偏向一侧。

（2）烦躁患者可适当给予镇静剂。

（3）昏迷患者洗胃前行气管插管，将气囊充气，可避免胃液吸入呼吸道。

（4）洗胃过程中，保持灌入液量与抽出液量平衡，严密观察并记录洗胃出入液量。

（5）一旦有误吸，立即停止洗胃，取头低脚高、右侧卧位，给予高浓度氧吸入，吸出气道内吸入物，应用纤维支气管镜或气管插管将异物吸出，气管切开者可经气管套管内吸引。

（6）洗胃毕，协助患者多翻身、拍背，以利于痰液排出，有肺部感染迹象者及时应用抗生素。

5. 水中毒、电解质紊乱

（1）严格保持出入量平衡，并准确记录洗胃出入液量。

（2）用温盐水代替温开水洗胃。

（3）洗胃后常规查血电解质，若有丢失应及时补充。

（4）洗胃过程中，应严密观察病情变化，注意有无循环负荷过重情况，如心率加快、呼吸急促等。

（5）一旦出现水中毒应及时处理，轻者禁水后可自行恢复，重者立即给予 3%~5% 的高渗氯化钠溶液静脉滴注，以缓解细胞外液的低渗状态。如出现脑水肿，及时应用 20% 甘露醇、地塞米松予以纠正。

【相关知识 / 注意事项】

1. 经口 / 鼻插管方法选择　根据患者情况选择插管方法，一般经口置管洗胃成功率较高；对于清醒不配合患者，适宜经鼻置管法，经鼻插管比较直接，不需要强行置牙垫或张口器。

2. 洗胃过程中观察　观察患者面色及呼吸、氧饱和度情况，如表现烦躁不安、呼吸困难、发绀、脉搏加快、血压下降等，提示患者可能出现窒息、误吸、急性水中毒、急性胃扩张、消化道出血、急性胃穿孔等并发症，需结合患者情况及时处理。

3. 洗胃机消毒方法　用含氯消毒剂消毒浸泡 30 分钟后，循环 30 分钟或循环 20 次，再用清水反复清洗至澄清无味，最后吸出管道内液体再停机至干燥。

（四）胰岛素注射

【操作目的】

通过胰岛素注射，降低患者血糖。

【适应证】

适用于血糖升高需要长期或临时注射胰岛素的患者。

【禁忌证】

视力障碍患者禁用，但可在他人协助下使用。

【操作前准备】

1. 评估患者

（1）意识、合作程度、血糖情况。

（2）注射部位皮肤有无淤青、硬结、瘢痕、脂肪萎缩等。

2. 告知操作目的及方法

3. 物品及环境准备

(1)环境准备:病室内环境整洁,光线充足,操作前 30 分钟无人打扫。

(2)用物准备:一次性胰岛素注射器,75% 乙醇,棉签,治疗车,治疗盘,治疗巾,垃圾袋(生活垃圾袋和医用垃圾袋),锐器桶,手部消毒液。

4. 操作者准备　衣帽整洁、佩戴胸卡、头发整齐、指甲整洁。

【操作步骤】

1. 洗手、戴口罩,携用物至患者床旁。

2. 核对患者身份,说明操作目的。协助患者坐位或立位,注意保暖。

3. 核对医嘱,准备好药物,检查药物剂型是否符合、是否在有效期内,有无沉淀物、裂纹等。检查用物有效期及开启日期。检查注射器外包装是否完好,拉动针栓,检查注射器是否可以正常使用。

4. 正确抽取胰岛素。

5. 将抽取好的胰岛素做好标记,放于铺好的无菌盘内备用。

6. 选择部位　三角肌外侧下缘;腹部脐周 5cm 以外;避开皮肤发炎、硬结或皮肤病变处。经常注射者应定时更换注射部位。

7. 消毒皮肤　75% 乙醇旋转消毒注射部位,直径大于 5cm,消毒 2 次。

8. 75% 乙醇自然待干,绷紧皮肤,以 15°~30° 快速进针。根据患者皮下脂肪厚度可进针 1/2~2/3。

9. 回抽注射器,检查有无回血。如无回血可缓慢推注药液。

10. 拔出针头后以棉签轻轻按压。

11. 操作完毕后,再次核对。手消毒,签字记录并整理用物,垃圾分类处理。

【并发症及处理】

1. 低血糖

(1)当患者出现心慌、手抖、出虚汗、饥饿感等症状时,立即快速血糖仪测量血糖。

(2)当患者意识清醒、血糖低于 3.9mmol/L 时,嘱患者进食糖块、含糖饮料、饼干等含糖食物,15 分钟后复测血糖。如果血糖无明显上升可继续进食。

(3)当患者发生低血糖昏迷或无法进食时,可遵医嘱静脉注射 50% 葡萄糖注射液 20~40ml,15 分钟后复测血糖。以上操作可循环进行,直至血糖上升、患者神志转清。

2. 皮下硬结

(1)注射胰岛素遵循部位轮换原则。大轮换为上臂—脐周—大腿外侧进行轮换,小轮换为脐周四个象限进行轮换。

(2)两次注射部位至少间隔 1cm。

【相关知识/注意事项】

1. 中效及预混胰岛素抽取前应轻轻摇匀;同时抽取短效和中效胰岛素时应先抽取短效,再抽取中效。

2. 胰岛素应在冰箱 4℃保存,抽取药液前应提前 30 分钟从冰箱中取出复温。胰岛素笔外形酷似钢笔,该装置将胰岛素和注射装置合二为一,胰岛素被储存在笔芯中,笔芯可放入笔芯架中,笔芯架与笔身相连。笔身可调节剂量并进行注射,注射针头可方便安装和拆卸。

（五）心电图

【操作目的】

1. 用于某些心血管疾病及心律失常的诊断。

2. 监测抗心律失常药物应用的疗效。

3. 评估术前风险、筛查从事高危职业或特殊职业人群等。

【禁忌证】

无绝对禁忌证,除特殊情况（Ⅲ度皮肤烧伤、严重皮肤疾病等）无法进行检查外,所有人群均可进行常规心电图检查。

【操作前准备】

1. 评估患者

（1）病情、年龄、性别、意识状态、合作程度、自理能力。

（2）放置电极部位皮肤清洁,无毛发。

2. 告知患者操作目的及方法,取得患者合作。嘱患者稍事休息,保持平静,避免紧张;检查前 2 小时不吸烟,不饮茶、咖啡和酒等刺激性饮品;衣着宽松。

3. 物品及环境准备

（1）用物准备:心电图机、心电图纸、纱布球、弯盘、速干手消毒剂、PDA,确保所有用物完好备用。心电图机性能可靠、心电图纸安装完好。

（2）病室环境安静、整洁,室温控制在 18~26℃。

（3）检查床宽度不窄于 80cm,避免因体位不适、肢体紧张度增加而引起肌电干扰。

4. 操作者准备　衣帽整洁、佩戴胸卡、头发整齐、指甲整洁。

【操作步骤】

1. 洗手、戴口罩,携心电图机至患者床旁。

2. 使用两种方法正确核对患者信息。协助患者取舒适卧位,拉好隔帘,注意保护患者隐私。

3. 接通电源,打开心电图机器,检查心电图机各条线缆的连接是否正确,导联线保持顺畅,勿缠绕;校正心电图机走纸速度为 25mm/s。

4. 协助患者平卧位,解开上衣,暴露胸部以及手腕、脚腕处皮肤,去除手表等导电介质。

5. 清洁局部皮肤。

6. 按照标准位置安放各肢体导联,并且连接紧密。

（1）红色导联:连接右手手腕。

（2）黄色导联:连接左手手腕。

（3）蓝色（或绿色）导联:连接左下脚踝。

（4）黑色导联:连接右下脚踝。

［注:某些进口心电图机的导联线插件上注有 RA（右上肢）、LA（左上肢）、LL（左下肢）、RL（右下肢）,按照其提示与相应电极片连接即可,不受导联线颜色限制。］

7. 按照标准准确安放胸前导联电极

(1) V_1 导联:胸骨右缘第 4 肋间隙。

(2) V_2 导联:胸骨左缘第 4 肋间隙。

(3) V_3 导联:V_2 与 V_4 连线中点。

(4) V_4 导联:左锁骨中线第 5 肋间隙。

(5) V_5 导联:左腋前线 V_4 同一水平(即第 5 肋间隙)。

(6) V_6 导联:左腋中线 V_4、V_5 同一水平(即第 5 肋间隙)。

[注:V_1~V_6 的电极颜色分别为红、黄、蓝(绿)、橙、黑、紫。]

8. 指导患者平静呼吸,制动,确认导联无干扰,按走纸键,完成 12 个导联心电图记录。

9. 操作完毕,取下胸前导联电极及肢体导联电极。

10. 擦净患者皮肤,协助患者整理衣物,取舒适卧位。

11. 整理床单位及用物,垃圾分类处理,心电图机清洁消毒备用,洗手记录。

【相关知识 / 注意事项】

心电图采集标准时间是 10 秒。当操作过程中发现房性期前收缩、心房颤动、室性期前收缩、室内差异传导等异常心电图现象时,可延长心电图采集时间,以利于诊断和鉴别诊断。

(六) 造口袋更换

【操作目的】

1. 保持造口周围皮肤清洁,避免粪水性皮炎的发生。

2. 评估造口情况,及时发现及处理造口早期并发症。

3. 评估患者对造口的心理接受程度,帮助患者及家属克服对造口的心理障碍。

4. 帮助患者掌握造口护理的方法。

【适应证】

1. 结 / 直肠癌术后伴回肠 / 结肠造口。

2. 膀胱造瘘。

【操作前准备】

1. 评估患者

(1)评估年龄、病情、意识、过敏史及造口周围皮肤情况。

(2)评估患者对造口的接受程度及造口护理知识了解程度。

(3)评估患者造口的功能状况及心理接受程度。

(4)评估患者自理的程度,配合程度,以决定给予护理的方式。

(5)观察造口类型及造口情况。

(6)评估患者家庭支持程度、经济状况。

2. 物品准备 治疗盘、治疗碗 2 个、镊子 2 把、弯盘、治疗巾、造口测量板、造口底盘、造口袋、防漏贴环、弹力胶贴、剪刀、小方纱、柔软的纸巾、棉球若干、外用生理盐水或清水、屏风、笔、医疗垃圾袋、一次性护理垫,必要时备黏胶去除剂、造口粉、皮肤保护膜及一次性引流袋、一次性使用 PVC 手套。

3. 环境准备 病室光线充足,温度适宜,相对独立,使用隔帘保护患者隐私。

4. 操作者准备　着装整齐、洗手、戴口罩。

【操作步骤】

1. 铺一次性护理垫于造口同侧,将医用垃圾袋固定于换药车的侧面边缘,充分暴露造口部位。洗手,佩戴一次性使用 PVC 手套。

2. 除袋　用一只手固定皮肤,另一只手将造口底盘连同造口袋一起从一侧向对侧撕除,动作轻柔。观察内容物性状并观察底盘内侧密封性。

3. 清洗造口及造口周围皮肤

(1)生理盐水棉球清洗造口及周围皮肤,由外向内(污染伤口由外向内清洁)。

(2)根据造口的颜色和外形来判断、观察造口活力(造口活力是根据造口的颜色和外形来判断),观察造口及其周围皮肤黏膜有无湿疹、破溃。

(3)用纱布或软纸擦干造口周围皮肤。

4. 剪裁　正确应用造口测量板测量造口的大小及形状,在新的造口袋底盘上绘线并做记号,沿绘线剪裁造口底盘,剪裁的开口一般比造口大 1~2mm,若剪裁过大,则皮肤与排泄物接触易引起粪溢性皮炎,过小则会压迫造口,不断刺激肠壁,易引起肉芽增生,剪裁后用手指将造口底盘的造口圈磨光滑。

5. 粘贴　除去造口底盘保护膜,将造口底盘对准造口"由下而上"粘贴,轻轻按压,使造口底盘紧贴在皮肤上,必要时可使用防漏贴环及弹力胶贴帮助固定底盘。

6. 将造口袋安装在造口底盘之上(此方式为两件式造口用品安装步骤,一件式请省略此步)。夹闭造口袋底部排放口,轻拉造口袋,检验是否牢固。

7. 协助患者取舒适体位,整理床单位,开窗通风,询问患者需求。操作过程中向患者或家属介绍技术要点。

8. 整理用物,垃圾分类处理,洗手,记录。

更换造口袋流程见图 5-25。

【并发症及处理】

1. 造口出血　多由于肠造口黏膜与皮肤连接处的毛细血管及小静脉出血或肠系膜小动脉未结扎或结扎线脱落所致。出血量少时可用棉球或纱布稍加压迫;出血较多可用 1% 肾上腺素溶液浸润的纱布压迫或用云南白药粉外敷;大量出血时需缝扎止血。

2. 造口水肿　术后早期肠黏膜轻度水肿属正常现象,可不必处理,一般一周左右自然消退。若水肿明显,可用稀释一倍后的 50% 的硫酸镁溶液浸湿纱布后进行湿敷,每次 20 分钟,每天 2 次。若造口表面有少许坏死组织,可使用 10% 氯化钠溶液进行湿敷,促进坏死组织的脱落。

3. 造口坏死　往往发生在术后 24~48 小时。发生原因可能为术中损伤结肠边缘动脉、提出肠管时牵拉张力过大、扭曲及压迫肠系膜血管导致供血不足或造口孔太小或缝合过紧。如坏死仅几毫米,可继续观察;如坏死达筋膜层,应立即急诊手术,切除坏死肠段,重建造口。

4. 粪水性皮炎　多由于造口位置难贴造口袋、自我护理时底盘开口裁剪过大等原因,使得大便长时间刺激皮肤所致。针对患者情况,指导患者使用合适的造口护理用品及正确护理造口。

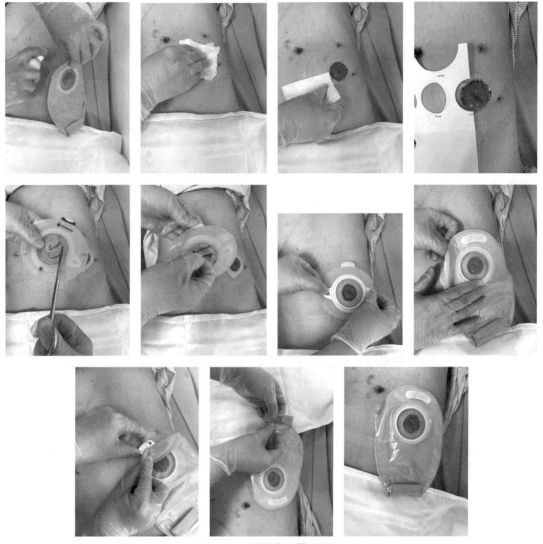

图 5-25　更换造口袋流程图

5. 造口回缩　正常造口应突出体表,如肠管内陷,可能是造口肠段系膜牵拉回缩、造口感染所致,或患者术后迅速增肥也是原因之一,需手术重建造口。

6. 造口脱垂　大多由于乙状结肠保留过长、肠段固定欠牢固、腹壁肌层开口过大、术后腹内压升高等因素引起。轻度脱垂无需特殊处理,中度可手法复位并腹带加压包扎,重症者需手术处理。

7. 皮肤黏膜分离　造成皮肤黏膜分离的常见原因为造口局部坏死、缝线脱落或缝线处感染。对于较浅分离,可先给予溃疡粉,再用防漏膏阻隔,之后贴上造口袋;对于较深的分离,因渗液较多,多选用吸收性敷料,如藻酸盐类敷料填塞后再贴上造口袋。

8. 造口旁疝　主要原因是造口位于腹直肌外或腹部肌肉力量薄弱及持续腹压增高等,护理上指导患者避免增加腹压,如避免提举重物、治疗慢性咳嗽、停止结肠灌洗,并佩戴特制的疝气带,旁疝严重者须行手术修补。

【相关知识/注意事项】

1. 操作过程中应有爱伤观念,动作轻柔、熟练。注意为患者保暖,保护隐私。

2. 发现造口及周围皮肤异常时应及时处理。移除造口袋时注意保护患者皮肤,保持造口袋底盘与造口之间的空隙在合适范围,避免做令腹压增大的运动,以免形成造口旁疝。定期扩张造口,防止狭窄。

3. 如更换尿路造口袋,应在早晨未饮水时;小肠造口者选择空腹时更换为宜。

4. 更换造口袋时,保证造口周围皮肤的干爽,将皮肤撑平粘贴造口底盘,粘贴完按压底盘周围 5~10 分钟,且 30 分钟内避免做剧烈运动,以加强黏附性,粘贴时应保持腹部皮肤的平整。

5. 每次更换造口底盘时,剪裁底盘口径比造口大 1~2mm 为宜。剪裁过大,则皮肤与排泄物接触易引起粪水性皮炎,过小则会压迫造口,使得排泄物不断刺激肠壁,易引起肉芽增生。

6. 引导患者参与造口自我管理,告知患者及家属更换造口袋的详细操作步骤,告知患者及家属造口及其周围皮肤并发症的预防和处理方法。指导患者合理膳食,训练排便。

7. 术后造口观察要点

(1)观察造口黏膜颜色:肠造口黏膜的正常颜色应为红色或粉红色,类似正常人的嘴唇颜色,表面光滑湿润。如果造口的颜色苍白或暗红色,须考虑造口坏死的可能性,应及时通知医生。

(2)观察造口水肿情况,术后几天内造口出现一些水肿情况无需特殊处理,如水肿明显、无消退迹象应查明原因,是否有低蛋白血症或心脏功能不全等,应积极纠正。

(3)观察造口排泄情况,造口手术后初期,应粘贴"透明"造口袋,以利于观察造口,并排尽造口袋内气体。在最初的 2 天内,观察造口有无气液排出,若长时间无气液排出,应通知医生。

(七) 胃肠营养泵的使用

【操作目的】

通过输注速度及剂量的精准掌控,减少患者腹胀、腹泻等症状,促进营养吸收,减少肠内营养胃肠道的不良反应,有效控制血糖维持在稳定的水平。

【适应证】

1. 缺乏进食欲望和不能很好地口服营养物质的患者。

2. 需要肠内营养的患者。

3. 肠内营养液黏度较高,需要严格控制输注速度。

【禁忌证】

3 个月以内婴幼儿,肠梗阻、上消化道出血、严重吸收不良综合征、腹腔内感染、短肠综合征或因其他原因肠道需完全休息的患者。

【操作前准备】

1. 评估患者

(1)评估患者病情、意识状态、营养状况、合作程度及过敏史。

（2）评估患者肠内营养管饲置入途径、管路标识、深度、通畅性、是否妥善固定、输注方式、肠内营养制剂的类型、上次喂养时间及速度、有无胃潴留、误吸风险。

（3）评估患者口腔、鼻部或造口周围皮肤情况。

2. 物品准备

（1）肠内营养液、肠内营养泵、肠内营养输注泵管（袋）、一次性纸杯、温开水、20ml 及 50ml 一次性使用无菌注射器、肠内营养警示标识牌、速干手消毒剂、治疗巾、纱布。

（2）核对医嘱，明确营养液名称、浓度、需要添加的药物以及输注时间、要求。

3. 环境准备　病室温度适宜、电源位置适当、线路整齐。

4. 操作者准备　服装整洁、洗手、戴口罩。

【操作步骤】

1. 使用两种身份识别方法核对患者身份。

2. 向患者解释目的、方法和注意事项，指导患者配合。

3. 协助患者取半卧位（抬高床头 30°~45°）以预防误吸，在操作同侧铺治疗巾。

4. 检查喂养管位置及深度、固定情况、通畅性、听诊，抽吸喂养管、测量胃内残留量。

5. 输注前先询问患者有无腹泻、腹胀等不适。

6. 温开水 30~50ml 脉冲式冲洗管腔。

7. 再次核对患者信息，将配置好的肠内营养液连接肠内营养输注泵管（袋），安装在肠内营养泵内，根据各营养泵的操作要求及患者情况，正确设置参数。

8. 按医嘱调节量和速度，与营养管相连，按"开始"键开始输注。

9. 密切观察肠内营养泵运行情况，正确识别报警，及时排除故障，观察患者有无异常反应。

10. 再次核对医嘱，整理用物。

11. 巡视、观察和记录患者不良反应。

12. 洗手、记录营养液的名称、剂量和浓度。

13. 待肠内营养液输注完毕，用温开水 30~50ml 脉冲式冲洗管腔，预防堵管，固定管路，管端用纱布包裹。

14. 协助患者取舒适卧位。

15. 收拾用物，垃圾分类处理。

【并发症及处理】

1. 腹胀、恶心呕吐、腹泻

（1）原因：营养液输注速度过快或患者对营养液种类不耐受均可导致腹胀、恶心呕吐、腹泻。

（2）处理：降低喂养速度，缓慢阶梯式增加喂养速度，或遵医嘱改变营养液种类。

2. 误吸

（1）原因：患者持续平卧位、营养管道移位、意识障碍均有误吸风险。

（2）处理：使用胃肠泵时，应抬高患者床头 30°~45°，定时巡视，检查患者管路固定情况。意识障碍者及时清理口腔内分泌物。

3. 营养管路堵塞　输注营养液时,用温开水 30~50ml 定时(间隔 4~6 小时)冲洗管路一次,如遇到管腔堵塞,用 5% 碳酸氢钠溶液疏通管路,如疏通无效应至介入科在仪器辅助下应用导丝疏通或重新置管。

【相关知识 / 注意事项】

1. 配置医嘱浓度的肠内营养液,检查营养液的有效期、正确打开;按医嘱在营养液中加入电解质等药物。保存在冰箱内的管养液必须在输注前 1 小时取出,待营养液恢复至常温;若需要向肠内营养液中加药,必须现加现输。

2. 嘱患者不可自行调节输注速度;翻身时防止管路滑脱及移位。

3. 患者管饲时应抬高床头,如患者意识清楚,且可下床活动,指导患者管饲时及管饲后定时下床活动,促进肠蠕动,促进营养液的吸收。

4. 告知患者如管饲过程中有恶心、呕吐、腹胀或腹痛等症状时及时通知护士。

(八) 注射泵使用

【操作目的】

注射泵可使药物速度均匀、用量准确并安全地进入患者体内,提高治疗水平。

【适应证】

应用血管活性药物、抗心律失常药药物、镇静镇痛药物。

【操作前准备】

1. 评估患者　评估患者年龄、体重、病情、心理状态等全身状况,评估患者治疗状况及合作程度。

2. 解释　向患者及家属解释操作目的、过程、方法及配合要点。

3. 物品准备　微量输液泵、注射器、药物、液体、无菌延长管、消毒盘、输液架、电源线。

4. 操作者准备　衣帽整洁、洗手、戴口罩。

【操作步骤】

1. 携用物推车至患者床旁,再次核对患者床号、姓名。

2. 将微量注射泵垂直固定在输液架上,接通电源,开机自检。

3. 评估注射部位的皮肤及血管情况,手消毒,将延长管连接在注射泵上。

4. 将液体安装在微量泵槽内,正确安装注射器;再次核对药品名称。

5. 根据医嘱设定泵入量、泵入速度及其他需要的参数,进行双人核对。

6. 消毒输液接头,按照无菌原则将微量注射泵延长管接头与患者输液接头连接。

7. 按 "开始" 键,观察泵入情况。

8. 再次核对医嘱信息,检查管道,填写微量泵泵入时间。

9. 更改泵入速度时,先按 "停止" 键,再按 "清除" 键,重新输入输液速度,按 "开始" 键调整输液速度。

10. 根据治疗的目的、药理作用确立观察重点,告知患者注意事项。

11. 整理用物,洗手,记录。

【故障 / 问题处理】

1. 注射泵报警　出现注射泵报警时,首先查看报警原因(低电压、阻塞、残量报警等),然后根据原因处理报警方案,按"开始"键运行,确认泵管输注是否通畅,并向患者或家属说明注意事项。

2. 血液回流　出现血液回流时,首先明确泵入药物名称及剂量,根据药物作用,可用生理盐水注射器接穿刺导管,将回血推回;如管路堵塞,切勿用力推注,避免血栓进入静脉。注意血管活性药物应避免抽回血或推注,以防止导管内的血管活性药物进到体内,造成循环波动。

【相关知识/注意事项】

医用输液泵和注射微量泵具有相同的目的和作用,不同之处在于,输液泵可以一次输送较大的容量,注射微量泵一次只能输送 50ml 以下的容量。微量泵输送药物时一般比输液泵流速波动性更小,比如输送麻醉药时最好采用微量泵,其他情况下使用输液泵会更方便。不过输液泵长时间输液的精度不容易保证,挑选输液泵时应当考证它们长时间不停机输液的精度。

(九)膀胱冲洗

【操作目的】

1. 对长期留置导尿管的患者,通过冲洗稀释尿液,排出膀胱内的血凝块、黏液、细菌等异物,以防止感染或保持尿液引流通畅。

2. 观察有无活动性出血的发生。

3. 泌尿外科手术后通过冲洗,将创面出血排出膀胱,防止血块形成,保持尿管通畅。

【适应证】

1. 长期留置尿管的患者,存在分泌物、血凝块等异物。

2. 膀胱及前列腺增生手术后,例如:经尿道膀胱肿瘤电切术(TURBT)术后、经尿道前列腺电切术(TURP)术后。

【操作前准备】

1. 评估患者病情,年龄、生命体征、意识状态及合作程度;尿液的性状、量、颜色;有无尿频、尿急、尿痛、膀胱憋尿感,尿道口有无渗血;是否排尽尿液及尿管通畅情况。通过评估,确定膀胱冲洗方法和所需用物。

2. 向患者解释操作目的、过程、方法,征得患者及家属的同意。

3. 物品及环境准备

(1)用物准备:治疗车、治疗盘、PDA、冲洗液(生理盐水)、冲洗 Y 形管、冲洗下管(带玻璃管的胶皮管)、冲洗标志牌、调节阀、广口瓶、一次性尿垫(2 个)、治疗巾、抗反流引流袋、胶布、一次性手套、别针。

(2)环境准备:病室整洁、安静,温度适宜,光线充足,屏风或隔帘遮挡。

4. 操作者准备　衣帽整洁、洗手、戴口罩。

【操作步骤】

1. 使用 PDA 正确核对患者信息、医嘱信息。将一个一次性尿垫置于患者臀下。

2. 将冲洗液(生理盐水)和冲洗标志牌悬挂在输液架上,液面距患者床面约 60cm。Y 形管上端的两个分管分别插入冲洗液接口处,Y 形管下端连接导尿管(注:连接导尿管管径较细的侧支)。

3. 将下水管玻璃接头端连接导尿管,并将胶皮管端用胶布固定到广口瓶中,并远离瓶底(连接导尿管管径较粗的主支)。

4. 打开调节阀,根据冲出液颜色调节冲洗液速度,一般滴速 80~100 滴 /min 开始。

5. 另一个一次性尿垫置于患者腹部膀胱区上,便于吸收溢尿及渗血。

6. 在持续冲洗过程中,严密观察患者反应、冲入和冲出速度、冲出液的颜色及性状。评估冲洗液入量和出量,询问患者有无膀胱憋尿感。

7. 告知患者注意事项,嘱患者可床上翻身活动,利于血块的排出。

8. 记录冲出液颜色、数量,做好交接班。

9. 冲洗完毕,取下冲洗下管,消毒导尿管接抗反流引流袋,用别针妥善固定。

【并发症 / 问题及处理】

1. 尿管堵塞　表现为出水管流出速度降低或不出;患者主诉憋尿感;患者膀胱区膨隆。处理方法如下:

(1)应用向膀胱内挤压冲洗下管三折法。此方法保证管路的密闭性,防止尿路感染。

(2)注射器脉冲式冲洗尿管,推荐使用 20ml 注射器,避免冲洗压力过大损伤膀胱壁(注:注射器越大,压强越小)。不同注射器单位面积压强值见表 5-2。

表 5-2　不同注射器单位面积压强值

注射器规格 /ml	注射器压强 /kPa
1	1 033.50~124.02
5	620.10
10	413.40
20	826.80

2. 膀胱痉挛　表现为入水管液面上升;出水管少而红;患者主诉痉挛痛;有溢尿现象。原因分析及处理如下:

(1)精神因素:做好健康宣教,缓解患者焦虑情绪。

(2)出血:术后观察尿色,有出血倾向者及时通知医生,避免血块形成。

(3)尿管刺激:为减少尿管在体内摆动引发膀胱痉挛,需要在体外二次固定。嘱患者在床活动时避免牵拉尿管。

(4)冲洗液速度和温度:遵循色深则快,色浅则慢的原则,冲洗液温度与体温相近。

(5)应用药物治疗:琥珀酸索利那新片或托特罗定口服解痉;吲哚美辛栓置肛止痛。

【相关知识 / 注意事项】

1. 指导患者采取适当体位,保持导尿管引流通畅,防止打折、扭曲、脱落。

2. 指导患者活动时幅度不宜过大,防止牵拉导尿管引起疼痛或痉挛。

3. 指导患者饮水,在病情允许的情况下,每日大于 2 000ml,不憋尿。

（十）阴道冲洗

【操作目的】

促进阴道血液循环,减少阴道分泌物,缓解局部充血,达到控制和治疗炎症的目的;使宫颈和阴道保持清洁。

【适应证】

1. 各种阴道炎、宫颈炎。

2. 妇科手术前的阴道准备。

3. 妇科恶性肿瘤根治性放射治疗的前后。

【禁忌证】

1. 未婚或无性生活者。

2. 月经期、妊娠期、产褥期、人工流产术或清宫术后 1 个月。

3. 有异常阴道出血者。

4. 绒毛膜癌有阴道转移、宫颈癌有活动性出血者。

【操作前准备】

1. 评估患者

(1)病情、意识、合作程度、自理能力。

(2)会阴部局部皮肤情况、有无破损、肿胀程度及会阴部的感知觉。

2. 告知患者操作目的及方法,取得患者合作,嘱患者排空膀胱。

3. 物品及环境准备

(1)用物准备:检查床、垫巾、一次性阴道扩张器、冲洗筒、长短止血钳各 1 把、冲洗头 1 个、消毒棉块 2 块、冲洗液(常用冲洗液为 1:40 络合碘溶液,调至水温 41~43℃)、一次性使用 PVC 手套。

(2)病室环境安静、整洁,温度适宜、遮挡患者。

4. 操作者准备　七步洗手法洗手、戴口罩。

【操作步骤】

1. 使用两种方法正确核对患者信息,协助患者平卧于检查床上,臀下垫一次性垫巾,脱下一侧裤腿,取膀胱截石位。

2. 将装有冲洗液的冲洗筒挂于输液挂杆上,液面高度距床高 60~70cm。

3. 排去管内空气,在患者大腿内侧测试水温后备用。

4. 消毒　佩戴一次性使用 PVC 手套,用短止血钳夹一块蘸有络合碘溶液的海绵块按由上到下、由内向外的顺序擦拭外阴,用长止血钳夹海绵块蘸络合碘溶液后擦拭阴道各个内壁。

5. 冲洗　用左手示指和大拇指分开两侧小阴唇,暴露阴道口,右手将阴道扩张器沿阴道后壁缓慢插入阴道,并缓慢推进,边推边进,并将扩张器两叶转平,并张开两叶,直至完全暴露宫颈。用冲洗头先冲洗外阴部,再将冲洗头送入阴道深部(6~8cm),由内向外冲洗,并缓慢转动扩张器,以保持能够充分冲洗到阴道穹隆及阴道侧壁,冲洗过程始终保持阴道扩张器处于下压的状态,便于阴道分泌物和冲洗液流出。

6. 待冲洗完毕,夹闭冲洗筒的橡皮管,关闭阴道扩张器的两叶,轻轻取下扩张器及冲洗头,协助患者坐起,待阴道内残存的液体流尽后,用干净的卫生纸擦干外阴,协助患者穿好裤子,返回病床,协助取舒适卧位。

7. 收拾用物,垃圾分类处理。洗手,做记录。

【相关知识/注意事项】

1. 冲洗筒与床沿的距离不超过70cm,避免压力过大,水流过速,使液体进入子宫腔,在阴道停留时间过短,穹隆部及阴道壁的皱褶未能洗净。

2. 滴虫性阴道炎患者,应遵医嘱使用酸性溶液冲洗;假丝酵母菌感染患者则使用碱性溶液冲洗;非特异性阴道炎患者,一般用生理盐水或过氧化氢溶液冲洗。

3. 未婚、无性生活患者因疾病原因必须做阴道冲洗时,可用导尿管冲洗,不用阴道扩张器。

(十一) 会阴擦洗

【操作目的】

保持患者会阴及肛门部清洁,促进患者的舒适和会阴伤口的愈合;防止生殖系统、泌尿系统的逆行感染。

【适应证】

1. 妇产科手术后、产后。

2. 阴道或会阴部手术术后。

3. 留置导尿管或阴道引流管者。

4. 长期卧床、生活不能自理者。

5. 急性外阴炎者。

【禁忌证】

外阴伤口有敷料包裹未拆开者。

【操作前准备】

1. 评估患者

(1)病情、意识、合作程度、自理能力。

(2)会阴部皮肤及伤口情况、有无肿胀、会阴部的感知觉。

2. 告知患者操作目的及方法,取得患者合作,嘱患者排空大小便。

3. 物品及环境准备

(1)用物准备:治疗车、便盆、一次性尿垫、冲洗壶、1∶40络合碘冲洗液(水温41~43℃)、无菌冲洗钳1把、消毒海绵块2块、无菌纱布1块、一次性使用PVC手套。

(2)病室环境安静、整洁,温度适宜、遮挡患者。

4. 操作者准备　衣帽整洁、洗手、戴口罩。

【操作步骤】

1. 携用物至患者床旁。

2. 使用两种方法正确核对患者信息,协助患者平卧于床上,臀下垫一次性尿垫,脱下对侧裤腿盖于近侧腿上,对侧腿上用棉被遮盖,双腿屈曲分开,臀下垫便盆。

3. 佩戴一次性使用PVC手套,一手持装有1∶40络合碘冲洗液的冲洗壶,一手持冲洗钳夹海绵块,在大腿内侧测试水温后,按由上至下、由外至内的顺序边冲洗边用海绵块擦拭。

4. 留置导尿管患者,先擦洗导尿管周围。

5. 会阴有伤口者先冲洗伤口处,再从阴阜擦至会阴联合体,包括大腿内上 1/3,最后冲洗肛门。

6. 用纱布擦干会阴,撤出便盆。

7. 协助患者穿好衣裤,取舒适卧位。

8. 收拾用物,垃圾分类处理。洗手,做好记录。

【相关知识 / 注意事项】

1. 会阴擦洗时需着重擦净会阴部的血迹、分泌物及导尿管或引流管周围的污垢。

2. 擦洗时应注意最后擦洗肛门,擦过肛门的棉球及止血钳不可再用。

3. 注意观察会阴部及伤口周围有无红肿、分泌物的颜色及气味、切口愈合情况,发现异常及时汇报并记录。

4. 有切口感染的患者安排到最后操作,避免交叉感染。

(十二) 四步触诊法

【操作目的】

1. 用以检查子宫大小、胎产式、胎先露、胎方位及胎先露是否衔接。

2. 评估子宫大小与孕周是否相符。

【适应证】

孕中期及孕晚期孕妇。

【禁忌证】

妊娠早期的孕妇。

【操作前准备】

1. 评估患者

(1)评估患者的孕产史、末次月经、目前病情、意识、合作程度、自理能力、腹部外形大小、有无妊娠纹、手术瘢痕及水肿。

(2)了解孕妇胎儿、胎动情况。

2. 向孕妇解释操作目的,嘱患者排空膀胱。

3. 用物准备及环境准备

(1)用物准备:产科检查床、治疗车、一次性护理垫、屏风、速干手消毒剂。

(2)环境准备:病室安静、整洁、温度适宜,注意遮挡孕妇。

4. 操作者准备　衣帽整洁、洗手、戴口罩。

【操作步骤】

1. 使用两种方法正确核对患者信息,孕妇排尿后仰卧于检查床上,暴露出腹部,双腿略屈曲分开以使腹肌放松。

2. 检查者站于孕妇右侧,进行前 3 步手法时,检查者面向孕妇,做第 4 步时,检查者面向孕妇足端。

3. 触诊方法

(1)第 1 步手法:检查者两手置于子宫底部,了解子宫外形、宫底高度(与剑突距离),然后以两手指腹相对轻推,判断宫底部的胎儿部分,是胎头(圆而硬,有浮球感)或是胎臀(宽且软,形状不规则),若子宫较宽,宫底未触及大的部分,应注意是否为横产。

(2)第2步手法:检查者将左右手分别置于腹部两侧,以一手固定,另一手轻轻按压,两手交替,分辨胎背及胎儿肢体的位置。胎背平坦且宽,胎儿肢体则高低不平且可活动或变形。

(3)第3步手法:检查者将右手拇指与其余4指分开,于耻骨联合上方握住胎先露部,左右推动,进一步检查是胎头还是胎臀,确定是否衔接。若先露部浮动表示尚未入盆,若已衔接,则先露部较为固定。

(4)第4步手法:检查者面向孕妇足端,左右手分别置于胎先露部的两侧,向骨盆入口方向深入下按,再次确定胎先露部。

4. 操作过程中要注意人文关怀,手不可过冷,结束后要帮助孕妇整理衣物及协助起身。

【相关知识/注意事项】

不同孕周与子宫底高度见表5-3。

表5-3　不同孕周与子宫底高度

孕周	子宫底高度
12	耻骨联合上 2~3 横指
16	脐耻之间
20	脐下 1 横指
24	脐上 1 横指
28	脐上 3 横指
32	脐与剑突之间
36	剑突下 2 横指

在操作过程中如果诱发宫缩,嘱孕妇尽量放松,等宫缩结束后再继续检查。

(十三) 多普勒听胎心技术

【操作目的】

1. 检测胎心的次数,判断是否为正常值。

2. 及时发现胎心过速或者胎心过缓、胎儿宫内窘迫,为临床治疗提供依据。

【适应证】

从妊娠12周子宫出盆腔进入腹腔,直至胎儿娩出前,均可使用多普勒超声仪在孕妇腹部测听胎儿心率。

【禁忌证】

妊娠早期的孕妇。

【操作前准备】

1. 评估患者

(1)评估孕妇的孕周,胎方位,胎动情况。

(2)评估孕妇有无合并症和其他产科疾病。

（3）评估是否有宫缩，是否临产。

2. 向孕妇解释检查目的、方法，以取得配合。

3. 物品及环境准备

（1）物品准备：多普勒胎心仪，耦合剂，纸巾，速干手消毒剂。

（2）环境：整洁、温度适宜，拉隔帘以保护患者隐私。

4. 操作者准备　衣帽整洁、洗手、戴口罩。

【操作步骤】

1. 携多普勒胎心仪至患者床旁，使用两种方法正确核对患者信息。

2. 协助孕妇采取平卧位或侧卧位。

3. 评估孕妇的胎方位，触摸胎儿的胎背位置，用多普勒胎心听筒找到胎心最佳的位置。

4. 当听到类似钟表的滴答声时，开始计数 1 分钟。

5. 告诉孕妇胎心正常值和所测的胎心值。

6. 监测胎心结束后，用柔软的纸巾擦净孕妇腹部和胎心听筒上的耦合剂。

7. 协助孕妇穿衣，指导其体位，避免长时间仰卧位。

8. 洗手，记录胎心次数。

【相关知识/注意事项】

1. 听胎心的位置随着妊娠的进展和胎儿位置的变化而变化，孕早期由于胎儿较小，一般在脐部和耻骨联合之间听诊，妊娠中晚期胎儿头位者在孕妇脐部两侧下方听诊最为清楚，胎儿臀位者在孕妇脐部两侧上方听诊最清楚（图 5-26）。

2. 注意胎心的频率、节律和强弱，注意与腹主动脉音、子宫杂音、脐带杂音等区分。若胎心小于 110 次/min 或大于 160 次/min，应及时通知医生，并进行胎心外电子监护。

3. 对于有宫缩或产程中的孕妇，应该在宫缩间歇期听胎心。

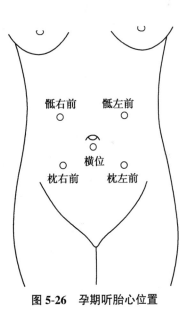

图 5-26　孕期听胎心位置

（十四）子宫按摩

【操作目的】

1. 加强宫缩，维持子宫处于良好的收缩状态。

2. 迅速止血，减少产后出血。

【适应证】

产后产妇，产时出血多的产妇。

【禁忌证】

孕妇。

【操作前准备】

1. 评估患者　评估产妇全身情况及心理状况；评估分娩方式、子宫硬度、宫底高度、阴道流血量,膀胱充盈情况。

2. 向孕妇解释子宫按摩的目的、方法,以取得配合。

3. 物品及环境准备

(1)用物准备:无菌手套、碘伏、大棉签、速干手消毒剂。

(2)病室安静、整洁,室温 24~26℃,注意遮挡产妇,保护产妇隐私。

4. 操作者准备　衣帽整洁、洗手、戴口罩。

【操作步骤】

1. 携用物至患者床旁,核对患者。

2. 使用正确的方法、方式按摩子宫。

(1)体外按摩方法:术者以一只手置于子宫底部,拇指在子宫前壁,其余四指在后壁,做均匀而有节律的体外按摩。

(2)腹部—阴道双手按摩子宫法:助产者刷手,戴无菌手套,产妇取膀胱截石位,行外阴消毒后,助产者一只手握拳置于阴道前穹隆,将子宫托起,另一只手自腹壁按压子宫后壁,使子宫置于两手之间按摩,子宫在两拳的压迫及按摩下,达到压迫止血目的。

3. 按摩子宫时,注意保暖、观察产妇的面色、表情及阴道出血等情况,听取产妇主诉。

4. 准确评估子宫收缩效果及出血量。

5. 擦净会阴处血迹,更换会阴垫,协助患者取舒适卧位。

【相关知识/注意事项】

1. 按摩子宫时注意观察产妇的面色、表情及阴道出血等情况,注意听取产妇主诉。

2. 按摩子宫的力量要适度,手法要正确,切忌使用暴力。

3. 不宜过度暴露产妇的身体,注意保暖。

4. 如按摩子宫,出血仍不见好转,应及时汇报医生处理。

(十五) 新生儿沐浴

【操作目的】

清洁皮肤、促进血液循环、促进皮肤触觉发育,提高新生儿体温的自我调控能力、增进身体的舒适感和情感的交流。

【适应证】

病情平稳、一般情况良好的新生儿。

【禁忌证】

病情危重、体温控制不佳、有开放性伤口的新生儿禁用。

【操作前准备】

1. 评估患儿　病情是否稳定、皮肤状况、进食时间以及置管情况等。

2. 物品及环境准备

(1)用物准备:小面巾、浴巾、婴儿衣服、包被、沐浴露、洗发液、护臀霜、尿裤、湿纸巾、浴盆、38~40℃热水、水温计、75%乙醇、棉签、弯盘、体重秤、温热水、操作台。

(2)环境准备:关闭门窗,室温调至 26~28℃。

3. 操作者准备　着装整齐,洗手、戴口罩。

【操作步骤】

1. 核对腕带,确认患儿信息。

2. 撤除心电导线。

3. 为患儿脱去衣服及尿裤、尿布,擦净臀部。称重并记录。

4. 双手分别托住患儿颈部和臀部,抱至浴盆边,然后用左手托住头颈部,拇指与中指分别将患儿双耳廓折向前方,堵住外耳道口,防止水流入造成内耳感染。左臂及腋下夹住患儿臀部及下肢。

5. 将小面巾沾湿,用不同位置分别擦拭患儿眼部(从内眦向外眦)、鼻部、口唇周围、面颊、前额及耳部。

6. 取适量沐浴露并在手中揉搓出泡沫,将泡沫轻柔涂至头部进行清洁,然后用清水冲洗干净,再用小浴巾擦干头部。

7. 左手握住患儿左肩及腋窝处,使其头颈部枕于操作者左前臂,用右手握住患儿左腿靠近腹股沟处,使其臀部位于手掌及右前臂上,轻放于水中。

8. 左手握持患儿,右手淋湿患儿全身,取适量沐浴露并在手中揉搓出泡沫,按顺序轻柔清洗颈部—腋下—上肢—前胸—腹部—腹股沟—会阴—下肢,注意避开脐部,然后用清水冲净。

9. 右手从患儿前方握住患儿左肩及腋窝处,使其头颈部俯于操作者右前臂,左手取适量沐浴露并在手中揉搓出泡沫,清洗患儿后颈、背部、臀部及下肢,然后用清水冲净。

10. 洗毕,迅速将患儿依照放入水中的方法抱出,用干净的大浴巾包裹全身并将水分拭干。

11. 脐带未脱落者,用无菌棉签蘸75%乙醇消毒脐窝和脐轮,从脐部根部按顺时针方向慢慢向外擦拭,消毒两遍。

12. 移除大浴巾,穿好衣服包被,包好尿布,再次核对腕带和床号后,将患儿抱回婴儿床。

13. 分类处理用物,洗手,记录。

【并发症及处理】

1. 窒息 患儿表现为吐奶、呛咳、呼吸困难或面色发绀。沐浴应喂奶前或后1~2小时进行,以防吐奶导致误吸。沐浴过程中护士动作轻柔,扶住患儿身体,避免水呛入患儿口鼻。沐浴时密切观察患儿面色、呼吸情况,若发生窒息,立即停止沐浴,使用吸引器吸出气道误吸物,保持呼吸道通畅,必要时吸氧。

2. 脐部感染 表现为脐部周围发红,有异常脓性分泌物和异味。沐浴时物品应做到一人一用一消毒,沐浴池或浴盆用500mg/L含氯消毒液擦拭消毒(下次使用前需用清水先冲洗)。沐浴后及时消毒脐部,保持局部清洁、干燥。发生脐炎时,轻症加强脐部护理,局部用75%乙醇或双氧水消毒,每天2~3次,保持脐部清洁干燥。

3. 受凉 患儿表现为发热、拒食、精神反应差等。沐浴时保持室温26~28℃,沐浴前关闭门窗,减少对流。保持水温适宜,沐浴时动作迅速,注意保暖,沐浴前后的操作最好在辐射台上进行。

【相关知识 / 注意事项】

1. 沐浴应在患儿喂奶前或喂奶后 1~2 小时进行,避免呕吐或溢奶。

2. 沐浴频率不可过勤,根据患儿情况,建议夏天每天 1 次,冬天可隔天 1 次。

3. 保持适宜室温,注意保暖,每次沐浴时间不宜过长,避免受凉。保持水温适宜,防止烫伤。

4. 动作轻柔,护士及时修剪指甲,避免伤及患儿皮肤和肢体;沐浴时抱稳患儿避免滑脱,防止呛水。操作途中不得离开患儿,防止溺水和跌伤。

5. 患儿洗浴物品一人一用一消毒。

6. 沐浴过程中注意观察患儿面色、呼吸,发生异常立即停止操作。观察患儿全身皮肤、脐部,肢体活动有无异常等。

(十六)脐部护理

【操作目的】

保持脐部清洁、干燥;预防脐部感染。

【适应证】

出生后脐带未脱落者、脐带脱落 1~2 天内。

【禁忌证】

1. 患儿脐部存在先天性畸形,如脐膨出等。

2. 患儿行腹部手术,脐部被敷料覆盖。

【操作前准备】

1. 评估患儿 脐部皮肤有无红肿、脐带有无渗血、渗液、脓性分泌物等。

2. 物品及环境准备

(1)用物准备:75% 乙醇、医用棉签、PDA、医用垃圾桶、护理车。

(2)环境准备:关闭门窗,室温为 24~26℃。

3. 操作者准备 衣帽整洁、洗手、戴口罩。

【操作步骤】

1. 推治疗车携带用物至患儿床旁。

2. 使用两种方法正确核对患儿信息。

3. 打开患儿包被,充分暴露患儿脐部。

4. 左手将脐带夹轻轻向上提,充分暴露脐窝,右手持棉签蘸取 75% 乙醇由里向外环形消毒脐窝。观察患儿脐部皮肤有无红肿,分泌物的性质、颜色及量,如有异常及时通知医生处理。

5. 更换棉签,重复上述操作。

6. 使用 75% 乙醇消毒脐带残端。

7. 整理用物,垃圾分类处理。洗手、记录。

【相关知识 / 注意事项】

1. 若患儿脐部分泌物过多,可多次重复消毒,直至干净。

2. 每日消毒脐部 1~2 次,直至脱落后继续消毒至脐轮干燥无分泌物。

3. 勤更换尿裤,注意尿裤不要覆盖脐部,防止尿液污染。

4. 脐带未脱落前,为患儿洗澡时尽量不要浸水,以防感染。

5. 出生后 72 小时用专用剪刀将脐带夹剪断并丢弃。

6. 脐带脱落前 2~3 天,可有少许黏稠、淡黄色或淡咖啡色分泌物甚至少量出血,为正常现象,加强消毒即可。若大量出血需及时就医。

(十七)臀部护理

【操作目的】

保持臀部清洁、促进舒适;保护臀部皮肤,预防尿布性皮炎的发生。

【适应证】

患儿排尿、排便后。

【操作前准备】

1. 评估患儿　臀部皮肤、排尿及排便情况。

2. 物品及环境准备

(1)用物准备:婴幼儿专用湿巾、一次性纸尿裤、PDA、生活垃圾桶、护理车。

(2)环境准备:关闭门窗,室温为 24~26℃。

3. 操作者准备　衣帽整洁、洗手,戴口罩。

【操作步骤】

1. 推护理车携带用物至患儿床旁。

2. 使用两种方法正确核对患儿信息。

3. 打开患儿包被,暴露患儿臀部,注意保暖。

4. 撕开纸尿裤魔术贴,并对折粘贴,防止硬质魔术贴划伤患儿皮肤,纸尿裤对折后垫于患儿臀下,避免粪便污染衣物。

5. 使用婴儿专用湿巾,采用非摩擦式的方法清洁皮肤,即轻轻拍干患儿臀部皮肤。

6. 待皮肤干燥后涂抹滋润油(如滋润隔离霜、凡士林、鞣酸软膏等)。

7. 为患儿穿好干净纸尿裤,魔术贴粘贴位置适合,松紧适宜。

8. 观察患儿大小便的量、性状并记录。

9. 整理用物,垃圾分类处理。洗手,记录。

【相关知识/注意事项】

1. 每次换尿布时清洁臀部皮肤,用不含酒精、芳香剂、荧光剂和染料的婴儿专用湿巾或柔软的布蘸清洁的温水清洁均可。

2. 保证患儿臀部皮肤清洁、干燥,每 2~3 小时更换 1 次或患儿排尿、排便后按需更换。

3. 敏感性皮肤患儿应增加尿裤更换频次。

4. 患儿排便后可用清水清洗,保证皮肤干爽,预防尿布性皮炎的发生。

(十八)滴眼药

【操作目的】

用于眼疾的检查、诊断和治疗。

【操作前准备】

1. 评估患者

(1)病情、年龄、意识状态、合作程度、自理能力及治疗情况。

(2)观察患者眼部皮肤及眼睑情况。

2. 告知患者操作目的及方法,取得患者配合。

3. 物品及环境准备

(1)用物准备:治疗盘、眼药水、棉签、PDA、速干手消毒剂。

(2)病室环境清洁。

4. 操作者准备　衣帽整洁、洗手、戴口罩。

【操作步骤】

1. 携带用物至床旁。

2. 使用两种方法正确核对患者信息。使用 PDA 核对药物名称、浓度、用药时间及眼别,特别注意核对眼别。注意眼药水是否在有效期内,性状有无改变。

3. 向患者解释用药目的,并告知药物名称,取得患者配合。

4. 患者取仰卧位或坐位,头略后仰,嘱其自然睁开双眼,观察并清除眼部分泌物。

5. 再次与患者核对 PDA 内信息。

6. 用棉签轻压下眼睑嘱患者向上看,将药液滴入结膜囊穹隆部 1~2 滴,注意避开角膜,再嘱患者闭眼 1~2 分钟,勿用力挤眼或揉眼。滴眼时药瓶口应距离眼表面 2~3cm,避免污染瓶口,误伤患者。

7. 滴药后用棉签及时清洁眼周。

8. 操作后再次核对 PDA 上的医嘱信息,执行医嘱。

9. 洗手,收拾用物,垃圾分类处理。

【相关知识/注意事项】

1. 滴用眼药应遵循先滴刺激性小的药物,后滴刺激性大的药物;先滴健侧,后滴患侧。

2. 沉淀性药物(泼尼松龙等)摇匀后再滴。

3. 药液不可直接滴在角膜上,应滴在结膜囊穹窿部。

4. 同时滴用多种眼药时,分次滴用。每种眼药之间最少间隔 5 分钟,部分降眼压类药物之间存在拮抗作用,需按说明书间隔更长时间。

5. 滴用含阿托品成分的眼药时,为避免药物经由泪道进入鼻腔、经黏膜吸收入血引起副作用,需用棉签压迫泪小点 2~3 分钟,如果滴入高浓度阿托品或用药间隔较近(如 1~2 小时一次),压迫时间可适当延长。患者滴用任何眼药后,如咽喉部有苦涩感,均可采用此方法避免眼药入咽喉。

6. 感染性眼病患者的眼药应隔离、专用。同病房多位患者需滴用眼药时,最后为感染患者滴用,且操作后需及时消毒双手。

7. 根据说明书妥善保存各类眼药。

(十九)冲洗结膜囊

【操作目的】

1. 冲洗结膜囊内异物及分泌物。

2. 眼部化学物质烧伤时,冲洗及中和化学物质。

3. 眼部手术前清洁消毒。

【适应证】

结膜囊内有异物或分泌物的患者；眼部手术患者。

【禁忌证】

眼球通透伤者、角膜溃疡者禁忌冲洗。

【操作前准备】

1. 评估患者

(1)病情、年龄、意识状态、合作程度及治疗情况。

(2)观察眼部皮肤及结膜情况。

2. 告知患者结膜囊冲洗目的及方法，取得患者合作。

3. 物品及环境准备

(1)用物准备：冲洗器、受水器、棉签、冲洗液(常为生理盐水)、抗生素眼药水、治疗巾、治疗盘、PDA、速干手消毒剂。

(2)病室环境清洁。

4. 操作者准备　衣帽整洁、洗手、戴口罩。

【操作步骤】

1. 携带用物至床旁。

2. 使用两种方法正确核对患者信息，核对患者眼别。

3. 再次向患者解释结膜囊冲洗的配合方法，消除患者紧张情绪。

4. 为使眼内异物/分泌物易于被冲出，嘱患者去枕仰卧于床上，头偏向需冲洗一侧。

5. 将治疗巾垫于前肩或头下，以免冲洗液污染被服。

6. 再次核对 PDA 内医嘱信息。

7. 将受水器紧贴患侧眼的颊部，以免冲洗液流入耳内。

8. 嘱患者闭眼，先轻轻冲洗眼睑皮肤，以便患者适应水流及水温。

9. 嘱患者睁眼向上注视，操作者用棉签轻压患者下睑穹窿部，暴露结膜囊，如患者合作较差，可协助患者将上眼睑上提。

10. 冲洗液应由内眦冲向外眦，同时嘱患者头偏向冲洗侧，向上、下、左、右各方向转动眼球。

11. 冲洗后，用棉签擦干眼部、面部水渍，并向冲洗眼滴入 1~2 滴抗生素眼药水。

12. 操作后再次与 PDA 上的医嘱信息核对，执行医嘱信息。

【相关知识/注意事项】

1. 与眼表面保持 3cm 左右的距离，避免触碰睫毛。

2. 避免冲洗液直接冲向角膜，嘱患者向各方向转动眼球，以充分冲洗。

3. 冲洗液剂量为 50~100ml，冲洗时勿使溶液飞溅。

4. 冲洗液不宜过凉，与室温接近即可。

5. 冲洗时如眼部有油膏覆盖，应先将油膏擦净。

6. 如患者眼部为化学烧伤、眼部有异物、分泌物多时，要充分暴露上、下睑穹隆部，充分冲洗。

7. 急性结膜炎等传染性疾病患者冲洗后,冲洗用物要严格消毒处理,以免交叉感染(用络合碘浸泡 30 分钟后清洗,再高压灭菌)。

(二十)远视力检查

【操作目的】

了解患者辨别物象的能力,为诊断和治疗提供重要的依据。

【操作前准备】

1. 评估患者　评估患者的病情、年龄、性别、意识状态、合作程度及治疗情况。

2. 告知患者操作目的及方法,取得患者合作。

3. 物品及环境准备

(1)用物准备:视力表(国际标准视力表或对数视力表)、视力表指示棒、挡眼板、镜子(必要时)。

(2)病室环境明亮、安静、整洁。

4. 操作者准备　衣帽整洁、洗手、戴口罩。

【操作步骤】

1. 使用两种方法正确核对患者信息。

2. 带患者至检查室,再次说明方法。

3. 患者面向视力表站好,头平视正前方。与视力表距离 5m,如房间距离不足要求标准时,可将视力表置于被检者坐位的后上方,于视力表对面 2.5m 处放一平面镜,嘱患者注视由镜内反映的视力表。

4. 打开视力表灯箱,确认房间光线足够充足。检查时必须为单眼检查,检查时用挡眼板凹面遮盖一眼,常规先查右眼、后查左眼。戴镜患者应先查裸眼视力,后查配镜视力。

5. 检查时,每个视标持续时间为 3 秒,能连续辨认出 3 个不同方向视标即可认定为能辨别该行视标。使用教鞭由上到下逐行进行,直至不能辨别视标为止。以国际标准视力表为例,从 1.5~0.1 分为 12 行,视力以小数记录,能看清第 1 行 0.1,第 12 行为 1.5。

6. 如果被检者不能看清表上最大视标,嘱其走近视力表,直至能看清最大视标时停止,记录下其距离,按下列公式计算。

$$视力 =0.1 \times [被检眼与视力表的距离(m)/5]$$

在 4m 处看清 0.1,则视力为 $0.1 \times (4/5)=0.08$,以此类推。即每减少 1m,则减少 0.02。

7. 如在 1m 处仍不能辨认最大的视标时,则嘱患者背光而坐,检查者伸手指在患者面前,使光线照在手指上,从 1m 远起始,逐渐靠近患者至其能辨认手指数目为止,记录其能辨认的最远距离,如能辨认的最远距离为 30cm,则视力为指数 /30cm(FC/30cm)。

8. 如果在最近距离仍不能辨认手指数,则可将手在患者眼前摆动,记录能辨认手动的最远距离,如能辨认手动的最远距离为 30cm,则视力记为手动 /30cm(HM/30cm)。

9. 如果在最近距离仍不能辨认手动,则检查光感(LP)。检查光感需在 5m 长的暗室内进行。检查时,将患者一只眼用挡眼板完全遮盖,检查者一手持点燃的蜡烛放在患者被检眼前,另一手做时盖时撤的动作,由近及远,记录下患者辨认光感的最远距离及各方向光定位是否准确。

【相关知识/注意事项】

1. 视力表需挂在墙上,1.0一行的视标基本与眼平齐。

2. 选用木质视力检查棒(避免因金属棒反光造成的视力疲劳)。

3. 注意房间的光线和距离充足,国际标准规定视力表亮度在80~320cd/m²。

4. 避免小孔成像(防止眯眼或另一眼偷看)需在视力表同等高度的一侧放置一面镜子,便于检查者观察患者情况。

5. 检查必须为单眼检查,遮盖时勿压迫眼球。

6. 测量和记录时,均为先右眼后左眼。

7. 在测定光感时需要使用点光源(例如蜡烛),并判断患者的光定位是否准确。

8. 当老年、体弱患者或有肢体运动障碍的患者测定视力时,注意患者移动时防跌倒。

(二十一) 剪鼻毛法

【操作目的】

1. 剪掉鼻前庭部位的鼻毛,使术野清晰,便于鼻腔内观察和手术操作。

2. 预防感染。

【适应证】

1. 需进行鼻部手术的患者。

2. 需观察患者鼻腔内伤口情况的患者。

【禁忌证】

1. 小儿或不能配合操作者。

2. 剪鼻毛过程可能伤及鼻内肿物者。

3. 脑脊液鼻漏者。

【操作前准备】

1. 评估患者

(1)评估患者的一般情况:患者的病情、年龄、意识状态、合作程度、自理能力、心理反应、生命体征基础值和治疗情况。

(2)评估患者的鼻腔情况:有无急性炎症、鼻出血、颅内手术、脑脊液鼻漏等。

2. 告知患者操作目的及方法,取得患者合作。

3. 物品及环境准备

(1)用物准备:PDA、鼻毛器、医用乙醇、消毒弯盘、棉签、纱布、额镜。确保所有用物完好备用。

(2)环境安静、清洁。

4. 操作者准备　衣帽整洁、洗手、戴口罩。

【操作步骤】

1. 备齐用物,使用两种方法正确核对患者信息。

2. 协助患者在治疗椅上坐好。

3. 嘱患者擤净鼻涕,头稍后仰,固定。

4. 嘱患者闭眼、稍微张口,用口轻轻呼吸。

5. 带额镜检查鼻前庭及鼻腔情况,用棉签进一步清洁鼻腔内干痂、分泌物,暴露鼻腔。

6. 操作者一手拇指将患者鼻尖轻轻上抬暴露鼻前庭,其余手指固定于患者额部,另一只手持鼻毛器。

7. 打开鼻毛器,确认运行正常,使鼻毛器前端紧贴患者皮肤,由外向内、先上后下有序剔除患者鼻腔内鼻毛。

8. 用棉签清洁鼻前庭,检查鼻毛是否剔除干净。

9. 整理用物,垃圾分类处理。分离鼻毛器,取下刀头后用清水冲洗,纱布擦拭干净后置于 75% 乙醇的消毒罐内浸泡消毒。

10. 洗手,记录。

【并发症及处理】

鼻腔黏膜损伤、出血。

(1) 预防:①操作前向患者详细讲解操作过程,使得患者能够配合。②操作前评估鼻腔情况,充分清洁鼻腔。③光线充足,充分暴露鼻前庭。④动作轻柔、熟练。

(2) 处理:①立即停止操作,用无菌干棉签压迫 3 分钟。②若出血未缓解给予蘸有呋麻滴鼻液的棉签压迫止血。③必要时汇报医生,协助医生止血。

【相关知识 / 注意事项】

1. 操作前应向患者解释可能引起不适感,如轻度瘙痒。

2. 剪鼻毛时,灯光应聚集在一侧鼻前庭,动作轻柔,勿伤及鼻黏膜引起出血。

3. 操作过程中,应告知患者头部避免晃动,避免打喷嚏、咳嗽等,如有不适及时告知护士,中断操作。

(二十二) 涂药法

【操作目的】

遵医嘱外用药物治疗,以减轻皮肤损害;减轻或缓解皮损引起的不适症状,如瘙痒、疼痛等。

【适应证】

适用于皮肤疾病伴有的皮肤损害,如创伤、烫伤、蚊虫叮咬、局部肿痛等。

【禁忌证】

既往有相关外用药过敏史者;婴幼儿颜面部慎用,应遵医嘱使用。

【操作前准备】

1. 评估患者 包括病情、年龄、意识状态、合作程度、皮损情况、是否需要如厕等。

2. 向患者解释药物的作用及涂药法的目的、给药途径、注意事项,指导患者配合治疗,取得患者理解配合。

3. 物品及环境准备

(1) 用物准备:治疗车、治疗盘、PDA、无菌棉签、一次性使用 PE 手套、速干手消毒剂,确保所有用物完好备用。

(2) 病室环境安静、整洁、安全,必要时给予遮挡。调节室温。

4. 操作者准备 衣帽整洁、洗手、戴口罩。

【操作步骤】

1. 携带用物至床旁。

2. 使用两种方法正确核对患者信息。

3. 关闭门窗,必要时使用床帘或屏风进行遮挡,保护患者隐私。

4. 协助患者舒适体位,除去衣物,暴露患者皮损部位。

5. 佩戴一次性使用 PE 手套,挤出适量外用药于手套上,将药物轻柔涂抹于患者皮损部位,并适度揉搓,如患者皮损范围较小,可使用无菌棉签局部涂抹。

6. 协助患者穿好衣物,舒适卧位。

7. 整理用物,垃圾分类处理。洗手,记录。

8. 加强巡视,注意观察患者局部用药后皮损变化,听取患者不适主诉。

【相关知识 / 注意事项】

1. 进行外用药涂抹前,应先按照皮损的处理原则,将局部皮损处的鳞屑、痂皮、渗出物、毛发等去除,以便促进药物的吸收。

2. 同时使用两种或两种以上药物时应注意先涂抹水剂后涂膏剂;如外用药物均为膏剂,则先涂抹激素类药膏。

3. 长期全身使用强刺激性或强毒性外用药时,应每日分部位用药,以防药物吸收后出现中毒反应。

4. 特殊部位如面部、腋下、外阴等皮肤菲薄部位存在破损时,应遵医嘱使用外用药物。

5. 局部外用药物后要加强观察局部皮肤有无丘疹、瘙痒、肿胀等反应。如有要立即停止外用药,并将药物清除干净,遵医嘱给予对症处理。

6. 加强手卫生,防止交叉感染。两名患者操作之间应洗手、更换手套。

(二十三) 局部封包法

【操作目的】

增强局部皮损对外用药物的吸收;延长外用药物的局部作用时间;缓解局部皮损疼痛、瘙痒等症状。

【适应证】

1. 慢性肥厚性皮炎　神经性皮炎、湿疹、扁平苔藓、斑块型银屑病等。

2. 角化增生性皮肤疾病　掌跖角化病、皲裂等。

3. 疣状增生性皮肤疾病　结节性痒疹等。

4. 自身免疫性大疱性疾病　大疱性类天疱疮等。

【禁忌证】

1. 有急性皮肤损害,如渗出性皮炎、糜烂、破溃等者。

2. 伴有感染性皮肤损害者。

3. 既往有封包外用药过敏史者。

【操作前准备】

1. 评估患者　评估患者的病情、年龄、意识状态、合作程度、皮损情况、是否需要如厕等。

2. 向患者解释药物的作用及局部封包法的目的、给药途径、注意事项,指导患者配合治疗,取得患者理解配合。

3. 物品及环境准备

(1)用物准备:治疗车、治疗盘、PDA、无菌棉签、一次性使用 PE 手套、塑料薄膜、胶布、速干手消毒剂,确保所有用物完好备用。

(2)环境准备:病室环境安静、清洁、安全,必要时给予遮挡,调节室温。

4. 操作者准备 衣帽整洁、洗手、戴口罩。

【操作步骤】

1. 携带用物至床旁。

2. 使用两种方法正确核对患者信息。

3. 关闭门窗,必要时使用床帘或屏风进行遮挡,保护患者隐私。

4. 协助患者舒适体位,除去衣物,暴露皮损部位。

5. 佩戴一次性使用 PE 手套,挤出适量外用药于手套上,将药物厚涂于局部皮损处,使用塑料薄膜紧密覆盖药膏处,并使用胶布固定,如患者手部封包,可直接佩戴一次性使用 PE 手套。

6. 协助患者穿好衣物,舒适卧位。

7. 整理用物,垃圾分类处置。洗手,记录。

8. 加强巡视,注意观察患者局部用药后皮损变化,听取患者有无不适主诉。

【相关知识/注意事项】

1. 进行局部封包前,应先按照皮损的处理原则,将局部皮损处的鳞屑、痂皮、渗出物、毛发等去除,以便促进药物的吸收。

2. 激素类外用药膏封包时间以 2 小时为宜。

3. 封包时局部外用药可涂抹厚一点、多一点,以达到软化痂皮的效果。

4. 局部封包后,要加强观察局部皮肤反应,及时听取患者主诉,如出现局部瘙痒、疼痛或皮损加重,应立即拆除封包,遵医嘱给予对症处理。

5. 夏季由于气温高、湿度大、出汗较多,进行封包治疗时要调节至适宜室温,严密观察,多询问患者有无不适主诉。

(二十四)冷湿敷法

【操作目的】

1. 清洁急性期伴有渗出的皮损。

2. 收敛肿胀的皮损,如血管性水肿、静脉注射液外渗所致的肿胀等。

3. 减轻皮肤瘙痒症状。

4. 局部皮损降温。

【适应证】

主要用于皮肤潮红、肿胀或皮损糜烂、伴有渗出,如急性湿疹、皮炎或伴有感染的皮损等。

【禁忌证】

1. 血液循环障碍者。

2. 慢性炎症或深部化脓性病灶者。

3. 心前区、腹部等部位不能冷湿敷者。

4. 对冷过敏、或不能耐受冷湿敷操作者。

【操作前准备】

1. 评估患者的病情、年龄、意识状态、合作程度、皮损情况、是否需要如厕等。

2. 向患者解释药物的作用及冷湿敷法的目的、用法、注意事项,指导患者配合治疗,取得患者理解配合。

3. 物品及环境准备

(1)用物准备:治疗车、PDA、一次性换药盘、一次性使用 PE 手套、无菌纱布、毛巾垫、冷湿敷药液、速干手消毒剂,确保所有用物完好备用。

(2)环境准备:病室环境清洁、安全,必要时给予遮挡,调节室温。

4. 操作者准备　衣帽整洁、洗手、戴口罩。

【操作步骤】

1. 携带用物至床旁。

2. 使用两种方法正确核对患者信息。

3. 关闭门窗,必要时使用床帘或屏风进行遮挡,保护患者隐私。

4. 协助患者舒适体位,除去衣物,暴露湿敷部位,下方垫毛巾垫。

5. 在一次性换药盘内倒入适量的冷湿敷药液,佩戴手套后,取无菌纱布浸湿于药液中,稍加拧干至不滴水为宜,将浸湿的无菌纱布紧密敷于皮损处(注:冷湿敷时注意避开腹部、后颈部;头面部湿敷时注意避开眼部,避免药液进入眼内)。

6. 冷湿敷过程中,每隔 10~15 分钟将湿敷的纱布浸湿于药液中,稍加拧干后再紧密贴敷于皮损处,重复 2~3 次,冷湿敷过程中注意观察患者病情,及时听取患者主诉;一次冷湿敷操作 30~45 分钟。

7. 冷湿敷操作完毕后撤除纱布及毛巾垫,协助患者穿好衣物,舒适卧位。

8. 整理用物,垃圾分类处置。洗手,记录。

【相关知识／注意事项】

1. 冷湿敷操作中使用的纱布应有 6~8 层;且冷湿敷面积不能超过患者全身总面积的三分之一。

2. 皮损部位如有破损,严格无菌操作。

三、专科护理常规及案例

(一)内科护理常规及案例

1. 内科疾病护理常规　内科护理学建立在基础医学、临床医学和人文社会科学基础上,是关于认识疾病及其预防和治疗、护理患者、促进康复、增进健康的科学。随着我国社会经济发展和人民生活水平的提高,病因和疾病谱发生了巨大变化。与此同时,内科护理学及相关学科发展迅速,护理工作模式正在从功能制向责任制转变,临床护理专科化水平日益提高,护理实践的范畴正在从患者向所有的人,从个体向群体,从医院向社区扩展,因而对护士的综合素质、专业水平和实践能力提出了新的更高的要求。

(1)入院护理:患者入病室后,根据病情由责任护士指定床位,并向患者进行病室环境介绍。危重患者应安置在抢救室或监护室,并及时通知医生。向患者及家属行院感知识相关宣教,如手卫生及消化道隔离方法等,避免院内感染事件发生;向患者及家属行医院相关制度宣教,如探视制度等;向患者及家属介绍责任护士及主管医生,并告知需要帮助时的呼叫方式。

(2)病室环境护理:保持病室清洁、整齐、安静、舒适,保持室内空气新鲜、光线充足、室内温湿度恒定。定时通风,保持室内空气清新,同时注意保暖,避免受凉。患者在病室内活动时,需要保证安全距离,鼓励有吸烟既往史的患者戒烟。

(3)患者入院评估:测量新入院患者生命体征,完善各项护理评估,如日常生活能力评估、压力性损伤及跌倒/坠床风险评估、血栓风险评估、营养筛查等,根据评估结果制订相应的护理计划。并给予针对性的护理措施,对风险因素加强宣教,避免相关不良事件的发生。

(4)患者卧位:危重患者、实施特殊检查和治疗的患者根据病情需要可分别采取平卧位、半坐卧位、坐位、头低脚高位、膝胸卧位等。病情允许的患者可适当活动。

(5)住院期间常规护理:患者住院期间,根据患者病情严密观察患者的生命体征,如血压、呼吸、瞳孔、神志、心率等变化以及其他的临床表现,同时还要注意观察分泌物、排泄物、治疗效果及药物的不良反应等,遵医嘱准确记录出入量并予患者相关知识宣教。

(6)饮食按医嘱执行

1)一般患者:向患者宣传饮食在治疗疾病恢复健康过程中的作用,鼓励患者按需要进食,保证充足营养。遵医嘱给予患者各类饮食治疗医嘱,告知患者饮食治疗的治疗性,在不能耐受时进行适当调整。

2)危重患者:喂饮或鼻饲,鼻饲应动作轻柔,过程缓慢,同时密切观察患者病情变化,防止呛咳。注意鼻饲食物的温度,温度过高或过低,可能烫伤或冻伤黏膜。

(7)及时准确地执行医嘱:遵医嘱准确给药,服药的时间、剂量及方法,依病情、药性而定,注意观察服药后的效果及反应,并向患者做好药物相关知识的宣教。

(8)按照医嘱留取患者各类标本,并做好标本的采集及送检工作。告知患者除血液标本以外标本的正确留取方法。

(9)认真执行交接班制度,做到书面交接班和床头交接班相结合,交班内容关注患者病情变化,对患者可能存在的风险进行交接班,对患者管路、皮肤情况进行重点交接班。关注患者高危因素,病房内危重患者的病情、异常化验检查等基本信息,对重点内容进行交接班。

(10)按病情要求做好生活护理。保证患者卫生清洁,定期更换患者床单位,潮湿床单位及时更换,避免压力性损伤等不良事件的发生。为有需要的患者进行会阴冲洗、口腔护理等操作,保证患者的舒适的同时,预防院内感染事件的发生。

(11)对于长期卧床、消瘦、脱水、营养不良以及昏迷者应当做好皮肤的护理,做好患者皮肤清洁工作,使患者皮肤保持干燥,同时定期翻身,减轻局部组织压力,防止压力性损伤的发生。

(12)准确记录出入量:出入量是了解疾病病情、诊断、决定治疗方案的重要依据,可有效控制因体液过多或过少对患者治疗造成的不良后果,减少了合并症的发生。给予患者宣教,保证患者出入量记录的准确性。

（13）根据内科各专科特点备好抢救物品，抢救车固定位置、专人管理、定期清点，保证抢救车内物品及药品在安全使用范围内。同时对护理人员加强培训。

（14）了解患者心理需求，给予心理支持，做好耐心细致的解释工作，帮助患者克服各种不良情绪的影响，引导患者以乐观主义精神对待病情，以便患者更好地配合治疗，能早日得以恢复健康。同时关注患者家属心理变化，以期患者家属给予患者更多的家庭功能支持，促进患者康复。

（15）根据病情，对患者和家属进行相关健康指导，使之对疾病病因、治疗方式、护理方式、疾病康复等知识有一定了解，积极配合治疗。

（16）护理操作过程中护理人员要严格执行各项操作和日常护理规范，切实保护患者隐私，尽量减少或者避免患者隐私部位的暴露，不在公共场所讨论涉及患者隐私的相关信息，为患者创造良好的环境。对特殊诊断的患者的病情，不在公共场合讨论，在工作环境内，如果进行摄影及摄像等工作，要征得患者的同意，注意保护患者的隐私。

（17）严格执行消毒隔离制度，做好医疗废物处置，避免交叉感染。对患者进行相关知识的宣教，做好生活垃圾的分类处理，对住院期间产生的生活垃圾做好分类及放置到指定的垃圾箱内。

（18）给予患者出院宣教，告知延续性护理的注意事项，鼓励患者做好自我的健康管理，如果病情需要，做好线上护理咨询服务。同时告知服药依从性的重要性，患者出院期间，仍需要严格按照医嘱进行治疗。

（19）根据患者病情及需要给予延续性护理服务，提高患者的健康水平。

2. 心内科病例——冠心病患者的护理

（1）病例介绍

1）现病史：患者男性，46岁。2021年1月19日患者无明显诱因间断出现心前区不适伴左侧肩胛区针刺样疼痛、心悸、左侧肢体麻木、无力及间断过电感，无胸闷、憋气、黑矇、口角歪斜、意识障碍，每次持续2~3小时，夜间平卧时明显，右侧卧位可缓解。2021年1月20号凌晨3:00来院急诊就诊，急诊考虑非ST段抬高型心肌梗死可能，对症处理后胸痛症状缓解，心肌酶呈下降趋势，心电图无动态变化，为行冠脉造影及进一步治疗收入病房。

2）既往史：患者9年前曾发作心肌梗死，行冠脉支架植入术。既往高血压9年，血压最高150/100mmHg，口服降压药血压控制在130/90mmHg；高脂血症9年，规律口服瑞舒伐他汀治疗，未监测血脂。磺胺过敏。

3）个人史：吸烟16年，平均20支/d，9年前戒烟。不规律饮酒，2次/周。

4）婚育史：适龄婚育，配偶及1子1女，均身体健康。

5）家族史：否认家族中有类似疾病史，否认家族性精神病、肿瘤病、遗传性疾病病史。

6）专科查体：心前区无隆起及凹陷，心界正常，心率78次/min，心律齐，各瓣膜听诊区未闻及病理性杂音。

7）实验室及其他检查：cTnI 0.067μg/L；CKMB-mass 0.6μg/L；Myo 31μg/L。心电图：Ⅲ导联QR型，T波倒置；AVF导联QRS型，T波低平。P-R间期0.262秒，Ⅰ度房室传导阻

滞,可疑下壁心梗。

8)本次住院诊疗情况:患者于2021-01-25在局麻下行冠脉造影,于第一对角支(D1)介入治疗成功。并启用抗血栓药物治疗。

(2)护理评估

1)身体评估:T 36.7℃,P 59次/min,R 20次/min,BP 113/82mmHg。身高175cm,体重90kg,BMI 29.39kg/m²。发育正常,营养良好,神志清楚,自主体位,安静面容。

2)心理评估:患者了解疾病的治疗,能够接受和配合完成介入手术。

(3)护理诊断/问题

1)疼痛　与心肌缺血缺氧及医疗活动有关。

2)潜在并发症:出血　与使用抗血栓药物有关。

3)部分生活自理能力缺陷　与医疗活动有关。

4)有跌倒/坠床的危险　与长期口服抗高血压药物有关。

5)知识缺乏:缺乏高脂血症相关知识。

(4)护理目标

1)患者疼痛评分小于4分。

2)患者住院期间未发生出血。

3)患者的基本生活需要得到满足。

4)患者住院期间未发生跌倒/坠床。

5)患者掌握高脂血症相关知识。

(5)护理措施

1)护理问题:疼痛。

护理措施:①根据患者病情合理安排休息和活动,保证充足睡眠。②症状发作时应立即停止一切活动,卧床休息,保持环境安静,严格控制探视。护士主动及时听取患者主诉,给予安抚和心理支持,指导患者放松、缓解和消除紧张情绪。③使用VAS疼痛评估工具正确评估患者疼痛程度,若患者疼痛程度较重,应及时通知医生,遵医嘱予以镇痛治疗。④介入治疗术后及时观察穿刺侧肢体桡动脉搏动是否良好,皮温是否正常。⑤介入治疗术后如出现中重度疼痛汇报值班医生给予松解压迫器。

2)护理问题　潜在并发症:出血。

护理措施:①注意观察大便颜色及性状,若出现呕血、黑便及便血及时就诊;②注意观察皮肤黏膜及牙龈有无出血倾向;③指导患者延长按压穿刺部位的时间,生活中避免磕碰,用软毛的牙刷刷牙;④定期复查血常规和便常规,如出现血红蛋白下降,大便潜血(+)及时就诊。

3)护理问题:部分生活自理能力缺陷。

护理措施:①呼叫器及日常生活用品置于患者触手可及处;②加强巡视,及时提供患者日常生活帮助;③介入治疗术后协助患者多饮水、进食、如厕。

4)护理问题:有跌倒/坠床的风险。

护理措施:①保证病室环境宽敞整洁,减少活动区域的物品放置;②呼叫器置于患可触及的范围内,告知患者及时寻求帮助;③指导患者缓慢改变体位,以防体位性低血压;④行走时穿防滑鞋,穿着合身衣物;⑤悬挂防跌倒标识,做好床头交接班,每班巡视患者;⑥指导患者在沐浴、如厕、过通道时使用扶手;⑦老年患者、医嘱应严格卧床患者的病床应拉起床挡,必要时给予约束带约束,定期巡视患者,确保患者安全。

5)护理问题　知识缺乏:缺乏高脂血症相关知识。

护理措施:①饮食,适当多饮水。日常烹调宜凉拌、清炒、煮、炖、蒸等少油的烹调方式,不用动物油,限制使用植物油。多吃蔬菜、控制主食、水果适量。常食用奶类、豆类及其制品。少吃动物内脏、动物脂肪及甜食。少吃食盐,口味要淡。②控制体重:维持健康体重(BMI:20.0~23.9kg/m²)。③运动:建议每周5~7天,每次30分钟中等强度有氧运动。④戒烟、限制饮酒。⑤遵医嘱服用调脂药物,定期抽血复查血脂四项。

(6)健康指导

1)高血压患者:①减少钠盐摄入,每人每日食盐摄入量逐步降至<6g,适量增加钾的摄入,多吃绿叶蔬菜;②减少烹调用盐及含钠高的调味品(包括味精、酱油);③避免或减少含钠盐量较高的加工食品,如咸菜、火腿、腌制品;④建议在烹调时尽可能用定量盐勺,以起到警示作用;⑤增加富钾食物(新鲜蔬菜、水果和豆类)的摄入量;⑥肾功能良好者可选择低钠富钾替代盐,不建议服用钾补充剂(包括药物)来降低血压,肾功能不全者补钾前应咨询医生。

2)血脂异常者:①患者宜进食低脂、低胆固醇膳食(低脂是指脂肪摄入量不超过总热量的30%,其中动物脂肪不超过10%、低胆固醇是指每次不超过200mg);②少进食高动物脂肪含量食物,高胆固醇食物,含动物性脂肪和胆固醇较高的食物有:肥肉、肝、脑、肾、肺等内脏,鱿鱼、墨鱼、骨髓、猪油、蛋黄、蟹黄、鱼子、奶油及其制品等;③多进食低胆固醇、低动物脂肪食物,低胆固醇、低动物性脂肪食物,如鱼肉、鸡肉、各种瘦肉、豆制品等。

3)饮食以水果、蔬菜、低脂奶制品、富含食用纤维的全谷物、植物来源的蛋白质为主,减少饱和脂肪和胆固醇摄入。

4)控制身体质量指数(BMI)<24kg/m²,男性腰围<90cm,女性腰围<85cm。建议所有超重和肥胖患者减重。

5)彻底戒烟,避免被动吸烟。

6)不饮或限制饮酒。建议高血压患者不饮酒。

7)血压稳定的患者除日常生活的活动外,每周4~7天,每天累计30~60分钟的中等强度有氧运动(如步行、慢跑、骑自行车、游泳等)。运动形式可采取有氧、阻抗和伸展等,以有氧运动为主。用运动时最大心率来评估运动强度,中等强度指:能达到最大心率[最大心率(次/min)=220－年龄]的60%~70%的运动。

8)减轻精神压力,保持心理平衡。

9)避免过度劳累和情绪激动。

10)多吃水果蔬菜,保持大便通畅。

3.呼吸科病例——哮喘患者的护理

(1)病例介绍

1)现病史:患者男性,56岁,2013年接触粉尘后出现持续咳嗽,夜间症状明显,咳少量白黏痰,无发热、呼吸困难等。就诊当地医院,考虑"支气管哮喘",予以布地奈德福莫特罗粉吸入剂(信必可都保)吸入,孟鲁司特口服,症状好转。此后患者咳嗽症状间断发作,每年数次,与季节无关,自行使用药物控制。2018 年下半年前往高海拔地区后咳嗽、喘憋症状再次出现,白天、夜间均有发作,活动耐量下降,于当地医院就诊予布地奈德福莫特罗粉吸入剂(信必可都保)吸入,效果不佳,予激素、祛痰平喘、抗炎治疗 7~10 天后症状好转。此后患者每 1~2 个月有一次咳嗽、憋喘症状发作,用药后 1 周余发作停止。2020 年 11 月 5 日因咳嗽、憋喘症状加重为进一步诊治收入病房。

2)既往史:一年前诊断"鼻窦炎",半年前外院冠脉造影示前降支近段钙化斑块,血管无明显狭窄。

3)个人史:长居青海。职业为农民,长期种庄稼,接触农药,养牲畜,四年前停止接触。吸烟 40 年,每日 3 包,7 年前戒烟。

4)婚育史:适龄婚育,配偶及 1 子 1 女,均身体健康。

5)家族史:母亲 76 岁诊断白血病。否认家族中有类似病史,否认有精神病、肿瘤、遗传性疾病病史。

6)专科查体:肺部查体气管居中,胸廓正常;肺部听诊双肺呼吸运动对称,双侧语颤对称,无胸膜摩擦感,双肺弥漫性呼气相哮鸣音。

7)实验室及其他检查:①实验室检查:WBC 5.36×10^9/L,NEUT% 72.8%,EOS% 9.5%,EOS 0.7×10^9/L,Hb 151g/L,PLT 202×10^9/L。②影像学检查胸部高分辨 CT:双肺支气管扩张并感染。③肺功能:阻塞性通气功能障碍,支气管激发实验(+),吸入 NO 浓度值:30μg/L。

本次住院诊疗情况:根据 GINA 分级,患者近期基本每晚均有憋喘、憋醒,属于 4 级——重度持续,予以氧气吸入治疗,维持血液氧饱和度;予以甲强龙静脉输液,复方异丙托溴铵气雾剂 + 布地奈德粉吸入剂雾化吸入,头孢他啶经验性抗感染治疗;由于应用激素,患者出现夜间兴奋,加用艾司唑仑睡前口服,睡眠状况改善,夜间可安静休息。治疗后患者哮喘症状控制稳定。

(2)护理评估

1)身体评估:患者神志清楚,自主体位,安静面容,查体合作。T 36.7℃,P 69 次/min,R 16 次/min,BP 140/74mmHg,双鼻导管吸氧 2L/min,SpO_2 96%。

2)心理评估:患者因反复有憋喘、憋醒情况,存在焦虑情绪。

(3)护理诊断/问题

1)气体交换受损　与肺通/换气功能障碍及气道炎症、支气管痉挛有关。

2)清理呼吸道无效　与痰液黏稠、不易咳出有关。

3)焦虑　与哮喘长期存在且反复急性发作有关。

4)知识缺乏　缺乏正确使用定量雾化吸入器用药的相关知识。

(4)护理目标

1)患者能有效维持呼吸道通畅。

2)患者能排出痰液,咳嗽、咳痰程度减轻,次数减少。

3)患者有良好的心理状态,能正确面对疾病。

4)患者能掌握定量雾化吸入器正确使用方法及相关知识。

（5）护理措施

1)护理问题：气体交换受损。

护理措施：①环境与体位。有明确过敏原者应尽快脱离，减少病室内致敏因素，病房内禁止带入鲜花等；提供安静、舒适、温湿度适宜的环境，保持室内清洁、空气流通，病室内采用湿式清扫，防止灰尘飞扬，不宜使用刺激性消毒剂。协助患者取舒适体位，宜取侧卧位、端坐位或半坐位。②饮食护理。清淡、易消化、足够热量的饮食，避免诱发哮喘发作的食物及刺激性食物。③氧疗护理：重症哮喘患者常伴有不同程度的低氧血症，应遵医嘱给予鼻导管或面罩吸氧，吸氧流量 1~3L/min，吸入氧浓度一般不超过 40%。给氧过程中，监测动脉血气分析。④用药指导：观察用药疗效和不良反应。a. 糖皮质激素：吸入糖皮质激素及雾化后，观察是否出现口腔黏膜白斑及声音嘶哑，指导患者用药后及时用清水含漱，应用雾化吸入时遮挡眼部，雾化后及时清洁面部。口服用药宜在饭后服用，以减少对胃肠道黏膜的刺激。静脉应用激素时，注意监测血糖变化、大便颜色等。b. β_2 受体激动药：指导患者按医嘱用药，不宜长期、规律、单一、大量使用，因为长期应用可引起 β_2 受体功能下降和气道反应性增高，出现耐药性；指导患者正确使用雾化吸入器，以保证药物的疗效；c. 用药过程观察有无心悸、骨骼肌震颤、低血钾等不良反应。茶碱类药物：静脉注射时浓度不宜过高，速度不宜过快，以防中毒症状发生。不良反应有恶心、呕吐、心律失常、血压下降及多尿，偶有呼吸中枢兴奋，严重者可致抽搐甚至死亡。

2)护理问题：清理呼吸道无效。

护理措施：①促进排痰：痰液黏稠者遵医嘱予雾化吸入。指导患者有效咳嗽，协助叩背，以促进痰液排出。无效者可用负压吸引器经口鼻吸痰。②补充水分：哮喘急性发作时，患者呼吸增快、出汗，常伴脱水、痰液黏稠，加重呼吸困难。应鼓励患者适量饮水，稀释痰液。重症哮喘患者，遵医嘱及时充分补液，纠正水、电解质和酸碱平衡紊乱。③加强巡视：观察评估患者咳嗽情况、痰液性状及量。

3)护理问题：焦虑。

护理措施：因哮喘反复发作，患者对疾病产生恐惧心理，通常会出现紧张甚至惊恐不安的情绪，医务人员对待患者要亲切，多与患者交流，讲解哮喘的诱发因素及用药注意事项，注意倾听患者反馈。在急性发作时守护及安慰患者，解除患者紧张情绪。

4)护理问题：知识缺乏：缺乏正确使用定量雾化吸入器用药的相关知识。

护理措施：指导患者定量雾化吸入器使用方法，吸药前充分摇匀，缓慢呼气至不能再呼时，立即将喷口放入口中，唇含住喷口，经口缓慢吸气，同时按压驱动装置，继续吸气至不能再吸后屏气 10 秒，缓慢呼气。若患者无法屏气 10 秒，则尽可能憋气。

（6）健康教育：优化哮喘控制的一个关键部分是使患者积极参与其哮喘管理。成功的医患配合需要充分且持续的哮喘教育，如果患者对疾病了解充分，且有治疗积极性，则可在自身哮喘管理中发挥很大的作用。

1)监测：告知患者坚持记哮喘日记的必要性，记录内容包括用药、峰流速、环境暴露、症状及采取的治疗措施。在患者制订哮喘发作的预防和管理策略时，将为医生和患者提供有价值的信息。医护应了解患者知识背景,选择可实行的记录方案,告知患者即使病情平稳期,仍要定期复诊。周期性临床评价是必要的,以评估患者对治疗计划的依从性和治疗目标的完成情况。对未达到期望结局的部分进行讨论,必要时修改治疗方案。

2)识别哮喘急性发作及需要急救的指征:应向患者强调识别并立即治疗哮喘早期预警性症状和体征的重要性,包括呼气峰流速下降(已采用最佳技术)、哮喘症状加重、夜间或清晨醒来时有哮喘症状、呼吸急促或胸闷;向患者介绍需要立即看急诊的症状,包括发绀、药物未能控制症状或峰流速显著下降;向患者强调了解其可以自行处理的哮喘发作与需要就医不能拖延的哮喘发作之间差异的重要性,帮助患者正确甄别可以自行处理的症状和必须就医的症状。

3)哮喘发作的预防:包括了解药物的使用、避免触发因素、正确的吸入技术、监测的作用以及特定情况下预先用药。以不同形式提供开具的吸入器的技能培训。此外,提供常用吸入器的图片有助于确认患者正使用哪种吸入器,减轻患者对药物治疗的恐惧,例如长期不良反应、毒性、成瘾性和耐受性。向患者解释如何识别、避免、消除或控制哮喘"触发因素"。向患者强调不控制环境因素的情况下治疗措施是无效的,指导患者平时避免接触过敏原等哮喘"触发因素",避免去有"触发因素"的场所。告知患者若无法避免触发因素时,应及时使用药物。

4)哮喘的自我管理:帮助患者承认且能敞开心扉讨论自己的感受,并承担起管理自身哮喘的责任。减轻恐惧和消除误解,鼓励家人予以患者理解和支持,以达到患者在学校、家庭和医疗团队之间建立开放式交流,对于患者过正常生活、实现哮喘的最佳管理至关重要;应有技巧地讨论患者的用药机会、对哮喘或治疗的顾虑以及患者对医疗方案的依从性,以避免患者感到尴尬或难堪。表达担忧和关心、给予安慰和建立医患信任关系有助于加强沟通,提供有效社会支持,包括网站、哮喘交流群等。

4. 消化科病例——消化道出血患者的护理

(1)病例介绍

1)现病史:患者男性,70 岁。患者主诉 2019 年 10 月无明显诱因乏力,伴活动耐量下降,于当地医院查 Hb 90~100g/L,未进一步诊治,2020 年 8 月乏力加重,于当地医院查 Hb 59g/L,予输注红细胞及补铁后较前改善,出院后因口服补铁治疗效果欠佳,反复黑便、乏力,2021 年 1 月至 2021 年 4 月期间多次入院治疗,给予输血、补铁、激素等治疗后症状都可明显改善,监测 Hb 80g/L 左右。2021 年 8 月 20 日无明显诱因再次出现乏力、心悸、活动耐量明显下降(平地步行 500~1 000m,爬 2 层楼到爬楼需搀扶),排黑便 2 次,每次约 300ml。8 月 24 日再次出现明显乏力,伴活动时头晕、心悸、胸闷,活动需家属辅助,为进一步诊治收入院。

2)既往史:糖尿病、结直肠多发息肉。

3)个人史:生于原籍,无外地久居史。否认疫区、疫水接触史,否认特殊化学品及放射性物质接触史。吸烟 30 余年,20 支 /d,饮酒 30 余年,150~200g/(2~3d)。

4)婚育史:适龄婚育,配偶及 2 子均体健。

5)家族史:否认家族中有类似疾病史,否认家族性精神病、肿瘤、遗传性疾病病史。

6)专科查体:生命体征平稳。贫血貌。腹软,无压痛、反跳痛、肌紧张。肠鸣音 3 次 /min。

7)实验室及其他检查:① WBC 3.99×10^9/L,NEUT% 52.3%,Hb 59g/L,PLT 144×10^9/L。②内镜检查:胃镜提示慢性非萎缩性胃炎,十二指肠息肉,3月 8 日复查胃镜示胃小弯片状不规则溃疡性病变;结肠镜示横结肠 0.8cm 息肉,表面光滑。

8)本次住院诊疗情况:禁食水、抑酸、补液、对症输血支持治疗,密切监测生命体征,定期监测血常规,行胃镜检查提示慢性浅表性胃炎,贫血,胃窦小结节,可能有息肉存在。加用沙利度胺口服;生长抑素静脉泵入,醋酸奥曲肽注射液皮下注射;并予静脉补铁,恢复经口进食后出院。

(2)护理评估

1)身体评估:患者神志清楚,贫血貌,睑结膜、口唇、甲床苍白。

2)心理评估:患者不了解疾病的治疗和预后情况,存在轻度的焦虑情绪。

(3)护理诊断 / 问题

1)潜在并发症:血容量不足。

2)营养失调:低于机体需要量　与各种原因导致血丢失过多有关。

3)活动无耐力　与血容量减少导致机体缺氧有关。

4)有受伤的危险　与患者活动无耐力有关。

5)焦虑　与病情反复有关。

(4)护理目标

1)监测患者实验室检查结果及不适主诉,及时发现出血指征。

2)患者能遵循治疗及饮食计划,保证各种营养物质的摄入,贫血得到纠正。

3)患者缺氧症状得以减轻或消失,活动耐力恢复正常。

4)患者住院期间未发生跌倒 / 坠床。

5)患者自述焦虑缓解,建立对疾病的信心。

(5)护理措施

1)护理问题:潜在并发症:血容量不足。

护理措施:①发生大出血时患者取平卧位并将下肢略抬高以保证脑部供血;呕吐时头偏一侧,防止窒息或误吸,保持呼吸道通畅,给予吸氧。②建立静脉通道,配合医生迅速、准确地实施输血、输液、止血等抢救措施,并观察治疗效果和不良反应。③急性大出血伴恶心、呕吐者应禁食;少量出血无呕吐者,可进温凉、清淡流质。出血停止后改为营养丰富、易消化、无刺激性半流质、软食,少量多餐,逐步过渡到正常饮食。④密切监测患者生命体征,有无心率加快、心律失常、脉搏细弱、血压降低、呼吸困难,必要时进行心电监护;观察患者有无精神疲倦、烦躁不安、嗜睡、意识不清甚至昏迷;观察皮肤和甲床,肢体温暖或是湿冷,周围静脉特别是颈静脉充盈情况;遵医嘱准确记录出入量,疑有休克时留置导尿管,监测并记录每小时尿量,应保持尿量>30ml/h,观察呕吐物和粪便性质、颜色及量;定期复查血红蛋白浓度、红细胞计数、红细胞比容、血尿素氮、大便隐血,以了解贫血程度、出血是否停止;监测血清电解质和血气分析的变化,注意维持水电解质、酸碱平衡。

2)护理问题　营养失调:低于机体需要量。

护理措施:①饮食护理,给予高蛋白、高维生素、易消化食物,避免过饥、过饱、暴饮暴食;②遵医嘱输血或浓缩红细胞以减轻贫血和缓解机体的缺氧症状者,输注前应双人认真做好查对工作,输血时应注意控制输注速度,以防止心脏负荷过重而诱发心力衰竭,输血时应密切观察患者的病情变化,及时发现和处理输血反应,必要时停止输血,保留输血袋;③预防感染:伴有白细胞减少时加强自我防护,预防感染。

3)护理问题:活动无耐力。

护理措施:①休息与运动,指导患者合理休息与活动,减少机体的耗氧量;根据贫血的程度、发生发展的速度以及原发疾病等,与患者一起制订休息与活动计划,逐步提高患者的活动耐力水平;指导患者于活动中进行自我监控,出现明显心悸、气促时应停止活动,部分患者活动时,应给予协助,防止跌倒。②给氧,予常规氧气吸入,以改善组织缺氧。③生活护理,协助患者进行日常生活活动。

4)护理问题:有受伤的危险。

护理措施:①定时巡视,及时发现患者日常生活需求并予以满足;②患者卧床时应保证床挡拉起状态,床椅转移时做好保护工作;③外出检查乘坐轮椅时,保证转移过程中患者安全,轮椅注意固定;④对患者进行安全风险意识宣教,强调预防的重要性。

5)护理问题:焦虑。

护理措施:①心理疏导,耐心解决患者及家属提出的问题,做好疾病相关健康宣教,指导其积极配合治疗护理,消除其紧张情绪,帮助其建立长期对抗疾病的信心;②应用放松技术,常用深呼吸法,以及交谈、听音乐、阅读等方法帮助患者放松情绪。

(6)健康指导

1)疾病知识指导:帮助患者简单了解上消化道出血的病因,包括消化性溃疡、急性糜烂出血性胃炎、食管胃底静脉曲张、胃癌等。在治疗期间一定要树立信心,同时注意劳逸结合。只要保持良好的心理状态,积极配合治疗,病情是可以长期保持稳定状态的。

2)病情预防指导:①注意饮食卫生和饮食的规律;进营养丰富、易消化的食物;避免过饥或暴饮暴食;避免粗糙、刺激性食物或过冷、过热、产气多的食物;应戒烟戒酒。②生活起居有规律,劳逸结合,保持乐观情绪,避免长时间精神紧张,过度劳累。③在医生指导下用药,以免用药不当。

3)病情监测指导:患者及家属应学会早期识别出血征象及应急措施,出现头晕、心悸等不适或呕血、黑便时,立即卧床休息,保持安静,减少身体活动;呕吐时取侧卧位以免误吸;立即送医院治疗。慢性病者定期门诊随访。

5. 肾内科病例——膜性肾病患者的护理

(1)病例介绍

1)现病史:患者男性,50岁。患者主诉2020年5月无明显诱因出现四肢及眼睑水肿,尿中泡沫增多,尿色加深,于外院就诊应用环孢素及RAAS抑制剂,效果不佳。2021年4月来院就诊,临床表现周身水肿,大量蛋白尿,少量镜下血尿,低蛋白血症,Cr升高,为进一步诊治收入病房。

2)既往史:2006年发现糖尿病,未规律诊治,2018年开始应用胰岛素治疗,血糖控制一般。2020年发现黄斑水肿,行球后注射及眼底激光治疗,视力不佳。

3)个人史:生于原籍,无外地久居史。否认疫区、疫水接触史,否认特殊化学品及放射性物质接触史。吸烟,每日1包,既往大量饮酒史多年,近10余天戒酒。

4)婚育史:适龄婚育,配偶及1子均体健。

5)家族史:否认家族中有类似疾病史,否认家族性精神病、肿瘤病、遗传性疾病病史。

6)专科查体:生命体征平稳,双眼视力不佳,左眼为著,双下肢凹陷性水肿,右腿为著,右小腿及脚踝处皮温增高,有压痛,范围及膝盖。

7)实验室及其他检查:①检验报告:PLT 289×10⁹/L、WBC 5.96×10⁹/L、Hb 85g/L、ALB 22g/L、Ca²⁺ 1.9mmol/L、尿酸 477μmol/L、Cr 102μmol/L;血脂4项:总胆固醇 9.40mmol/L、三酰甘油 3.63mmol/L、高密度脂蛋白胆固醇 0.81mmol/L、低密度脂蛋白胆固醇 5.86mmol/L;HbA1c 6.4%;尿白蛋白 ≥3.0g/L、尿葡萄糖 ≥55mmol/L、尿红细胞数量 40.2/μL;24小时尿总蛋白定量 7.96g/24h;B淋巴细胞 CD19 521/μL、CD4⁺T细胞 1 618/μL、CD8⁺T细胞 763/μL。②肾活检病理结果:膜性肾病Ⅱ期。

8)本次住院诊疗情况:入科后行超声引导下肾活检,病理诊断为膜性肾病,行第1程利妥昔单抗静脉输注及相关对症药物治疗。

(2)护理评估

1)身体评估:患者神志清楚,双眼视物模糊,双下肢凹陷性水肿,右腿明显,右小腿及脚踝处皮温增高,有压痛,范围及膝盖。

2)心理评估:患者了解疾病治疗情况,能够积极配合。

(3)护理诊断/问题

1)体液过多　与疾病导致的水肿相关。

2)急性疼痛　与右下肢皮肤感染相关。

3)有跌倒/坠床的危险　与视力不佳、下肢水肿、右下肢疼、贫血、使用降糖药物有关。

4)知识缺乏:缺乏肾活检及用药相关知识。

(4)护理目标

1)患者住院期间体重逐渐下降,约0.5kg/d。

2)患者疼痛评分<3分。

3)患者住院期间未出现跌倒等意外事件。

4)患者掌握肾活检及用药注意事项。

(5)护理措施

1)护理问题:体液过多。

护理措施:①遵医嘱限制入量,严格记录出入量;②指导患者正确测量晨起空腹体重,监测体重变化;③水肿严重或伴胸腔积液、腹腔积液者应减少活动、卧床休息,可每日测量腹围;④遵医嘱使用对症治疗的药物,例如利尿剂等,给药后应关注药物疗效及副作用,如使用利尿剂后注意观察患者尿量及电解质水平。

2)护理问题:急性疼痛。

护理措施:①遵医嘱予抗生素对症治疗,倾听患者主诉,了解感染处皮温变化及疼痛评分；②指导患者疼痛时卧床休息，减少活动，协助患者生活护理；③保持床单位、皮肤清洁、干燥，被褥、衣裤应平整、柔软、清洁，防止皮肤损伤和感染加重。

3）护理问题：有跌倒/坠床的危险。

护理措施：①呼叫器及常用物品置于患者触手可及处，加强巡视，协助生活护理；②嘱患者穿合适尺码的衣裤，以免绊倒，并穿防滑鞋，以防滑倒；③水肿、疼痛严重时，嘱患者减少活动、卧床休息、外出检查时乘坐轮椅；④指导患者起床、改变体位时应动作缓慢，出现不适症状时应先坐于床上或椅子上再呼叫；⑤对患者进行预防跌倒相关措施的宣教，强调安全的重要性，取得患者配合。

4）护理问题：缺乏肾活检及用药相关知识。

护理措施：①肾活检术前护理：向患者说明肾穿刺活检的必要性、安全性，讲解肾活检的简要过程；教会患者俯卧位屏气及卧床排尿，以便取得合作；术前1日嘱患者沐浴，尤其应清洗背部肾区皮肤；当日肾活检前测量血压，发现血压异常时应上报医生并及时处理。②肾活检术后护理：患者需要卧床24小时，6~12小时后（遵医嘱）如无肉眼血尿，持续性腰痛、腹痛、脐周痛等可疑出血表现，可床上翻身，肾活检术后满24小时患者可缓慢起床。术后严密监测生命体征，正常情况下，术后即刻、30分钟、90分钟、之后白天每2小时、夜间每4小时均应监测生命体征。注意观察有无脉搏细速、大汗、血压波动大等出血性休克的表现，耐心倾听患者主诉，发现问题及时向医生汇报并遵医嘱给予对症处理。术后嘱患者适量多饮水，防止因出血而导致的尿路梗阻。准确记录24小时出入量。观察穿刺局部伤口敷料有无渗血。做好生活护理，协助患者床上排尿，满足患者的基本生活需要。告知患者肾活检后一个月内严禁做剧烈腰部活动。③利妥昔单抗用药护理：遵医嘱在用药前30分钟给予抗过敏预处理。输注利妥昔单抗注射液时应使用输液泵或可调节输液器严密控制输液速度，告知患者不可自行调节输液速度。用药过程中加强巡视，严密监测患者生命体征变化。告知患者过敏反应的常见症状，主要表现为皮肤瘙痒、荨麻疹、颜面潮红、舌或喉部肿胀感等，密切监测患者有无输液反应。倾听患者主诉，发现异常，必要时及时停止药物输注并通知医生给予对症处理。过敏反应消失后可遵医嘱继续输注，但发生严重的过敏反应则应避免再次使用。用药后指导患者正确佩戴口罩、注意保暖、避免接触有呼吸道感染人群等预防感染相关措施。

(6) 健康指导

1）疾病知识指导：①指导患者正确认识膜性肾病，了解疾病的常见临床症状、主要治疗方法及预后；②定期复查并了解血常规、肝肾功、尿常规+沉渣、24小时尿蛋白，酌情复查抗PLA2R抗体及TB细胞亚群，关注自身疾病变化。

2）用药指导：①嘱患者严格按医嘱服药，不可擅自停药或增减药量；②向患者介绍药物主要作用、给药方法、给药时间，帮助患者了解药物不良反应，告知患者出现不良反应后及时就诊；③使用降糖药物时定期监测血糖、糖化血红蛋白水平，避免低血糖发作；④应定期监测服用降尿酸药物患者的血尿酸、肝肾功能，关注有无关节症状，如红肿热痛等，警惕痛风发作；⑤使用降脂药物应定期监测血脂、肝肾功能、肌酸激酶，警惕肝功能损害、横纹肌溶解等不良反应。

3）饮食指导：①低盐低脂，控制食盐量小于 2g/d，或进食酱油量控制在 10ml/d，禁食腌制的食物，如酱豆腐、咸蛋、松花蛋、咸菜等；应多摄入富含多不饱和脂肪酸限制食用富含胆固醇的食物，如动物内脏、蛋黄等。②因患者尿中丢失大量蛋白，引起低蛋白血症、钙磷缺乏发生低钙血症，饮食中蛋白质应选择优质蛋白，如鸡蛋、牛奶、瘦肉等动物蛋白，也应注意钙、磷的补充。③应给予患者糖尿病饮食，控制总热量。④低嘌呤饮食，低嘌呤饮食指的是每100g 食物中嘌呤含量小于 25mg 的食物，例如燕麦、菠菜、海带、黑木耳、蛋类、动物血制品、蜂蜜等。患者血尿酸高，故每日食入嘌呤总量应小于 400mg，少食油脂类食物。

4）戒烟戒酒指导：指导在水肿症状缓解后应进行适当有氧运动，调整原有的生活方式。

6. 血液内科病例——弥漫性大 B 细胞淋巴瘤患者的护理

（1）病例介绍

1）现病史：患者，男性，28 岁。于 2021 年 2 月发现右侧颈部肿物，大小 2cm×2cm，质软，无压痛，查颈部淋巴结超声：后右颈部 V 区皮下见低回声，大小 1.8cm×1.6cm×1.1cm，3 月 22 日起自觉右侧颈部肿物进行性增大，质硬，伴局部压痛。4 月 6 日就诊我院血液科，查血常规（-），超声：右颈部 V 区可见数个低回声淋巴结，部分相互融合，较大者范围约 3.8cm×3.0cm×1.9cm。4 月 20 日行超声引导下穿刺活检，术后病理报告：（右颈部占位）高侵袭性 B 细胞淋巴瘤，形态学符合弥漫性大 B 细胞淋巴瘤（非生发中心型，双表达）。4 月 26 日于我院行 PET-CT：右颈部多发代谢增高灶，大者 3.0cm×2.0cm，SUV 峰值为 62.5，肝内多发类圆形代谢增高结节，大者 2.0cm×1.4cm，SUV 峰值为 19.5，考虑恶性病变可能。为行进一步治疗收入病房。

2）既往史：患者于 2019 年 2 月发现血小板减低、胸背部四肢瘀点样皮疹，予甲强龙及沙利度胺治疗后皮疹逐渐消退。高血压 10 年，血压最高 180/100mmHg，目前口服降压药，收缩压可稳定在 140~150mmHg，舒张压控制在 90mmHg。2020 年 2 月腹部超声提示脂肪肝、胆囊多发结石。否认冠心病、糖尿病等慢性病史，否认肝炎、结合、伤寒、疟疾等传染病史，否认手术、外伤史，有输血史。

3）过敏史：否认药物过敏史，羊肉、白酒、辣椒可疑过敏（表现为皮疹，无瘙痒）。

4）个人史：戒酒 2 年，既往抽烟 10 年，1 支 /d，戒烟 1 个月，无其他不良嗜好。

5）婚育史：未婚。

6）家族史：母亲患高血压，父亲体健，否认家族中有类似疾病史。

7）专科查体：发育正常，营养良好，神志清晰，自主体位，安静面容，全身皮肤黏膜散在红色斑丘疹，直径 2~4cm，压之褪色，部分破溃。右侧颈部淋巴结肿大，约 8.0cm×12.0cm，质硬，活动度差，有压痛，余浅表淋巴结未触及明显肿大。

8）实验室及其他检查

①检验报告：cTnI 0.067μg/L；CKMB-mass 0.6μg/L；Myo 31μg/L。②骨髓涂片：增生活跃，G：E=1.81：1，粒系各阶段比例大致正常，红系各阶段比例增高，个别核畸形。红细胞大小不等，易见嗜多色性红细胞。淋巴细胞比例减低，形态正常，血小板少见。③超声引导下穿刺活检病理报告：免疫组化结果：CD20（+），CD30（20% 肿瘤细胞 +），Ki-67（index 90%），Bcl-2（90%+），Bcl-6（80%），C-MYC（70%+），Mum-1（90%+）。原位杂交结果：EBER ISH（-）。

④脑脊液:脑脊液常规:细胞总数 $76 \times 10^6/L$,白细胞总数 $3 \times 10^6/L$,单核 $2 \times 10^6/L$,多核 $1 \times 10^6/L$,外观无色透明,脑脊液生化(−),白细胞介素 IL-8:79pg/mL。⑤淋巴结穿刺病理 Fish:Myc(−)。⑥ PET-CT:右颈部多发代谢增高灶,肝内多发类圆形代谢增高结节。

9)本次住院诊疗情况:患者于 5 月 7 日行 PICC 置入术,行第一程 R-EPOCH 化疗,治疗过程中出现Ⅳ度骨髓抑制,中性粒细胞缺乏伴发热,未用抗菌药物,化疗结束后予升白细胞治疗,可恢复,病情平稳,完成本程化疗后出院。

(2)护理评估

1)身体评估:T 36.1℃,P 73 次/min,R 18 次/min,BP 164/83mmHg,SpO$_2$ 98%,身高 175cm,体重 96kg,人体表面积(BSA)2.21m^2,ECOG 0 分。

2)心理评估:患者对疾病预后和治疗充分了解,能够接受和配合完成化疗。

(3)护理诊断/问题

1)潜在并发症:出血、高尿酸血症。

2)有感染的危险　与化疗后骨髓抑制有关。

3)体温过高　与肿瘤高代谢有关。

4)口腔黏膜受损　与化疗副作用有关。

(4)护理目标

1)患者能够耐受治疗,化疗期间的毒副反应能够降低或缓解,患者住院期间未发生出血及高尿酸血症。

2)患者住院期间未发生感染。

3)患者发热期间积极对症处理,在可控范围内。

4)患者住院期间口腔黏膜完整。

(5)护理措施

1)护理问题:出血、高尿酸血症。

护理措施,①出血:血小板<$20 \times 10^9/L$ 时,应绝对卧床休息。血小板$(20\sim50) \times 10^9/L$ 时,患者可轻微活动,应避免活动过度及外伤。密切观察出血部位、出血量,有无皮肤黏膜瘀点、瘀斑、牙龈出血、鼻出血、呕血、便血、血尿等。鼻出血时鼻面冷敷促进血管收缩,少量出血可用干棉球或 1:1 000 肾上腺素棉球填塞压迫止血,严重时请五官科会诊,给予后鼻道填塞止血处理,嘱患者不要用手挖鼻痂,可用液体石蜡滴鼻,防止黏膜干裂出血。牙龈出血时要保持口腔卫生,避免刷牙时损伤黏膜,局部可用肾上腺素棉球或明胶海绵止血剂贴敷止血,不要用牙刷、牙签清理牙齿,可用棉签蘸漱口液擦洗牙齿,用液态石蜡涂抹口唇,以防干裂。特别注意观察患者有无头痛、呕吐、视力模糊、意识障碍等颅内出血症状,若有重要脏器出血及出血性休克时应给予急救处理,遵医嘱给予止血药物,输注血小板支持治疗。各种操作应动作轻柔,防止组织损伤引起出血,避免手术,避免或减少肌内注射,穿刺后应使用消毒棉球充分局部压迫直至止血。指导患者避免进食刺激性食物、过敏性食物、粗硬食物等,有消化道出血患者必要时应禁食,出血停止后给予温凉流质饮食,之后逐渐过渡为流食、软食、普食。患者应保持大便通畅,必要时使用通便药。避免使用任何对血小板功能有影响的药物,如阿司匹林等。

②高尿酸血症:化疗前必须进行有关肾功能的检查。化疗期间,嘱患者多饮水,使尿量维持在每日 2 000~3 000ml,注意保持电解质平衡。遵医嘱给予碳酸氢钠口服或静脉滴注,并给予别嘌呤醇口服,鼓励多饮水,保持每日尿量>2 500ml,定期检测血尿酸、肾功能,出现肾衰竭时,按急性肾衰进行处理。

2)护理问题:有感染的危险。

护理措施:①保持病室环境清洁卫生,空气清新,限制探视,防止交叉感染,患者戴口罩作自我保护,避免呼吸道感染,避免接触花草、新鲜蔬菜、水果等带有活体微生物的东西,避免接触传染者;②血白细胞计数<1×10⁹/L 时,应采取保护性隔离措施,有条件者住隔离病室或无菌层流室,防止交叉感染;③严格执行医护人员手卫生、无菌技术操作,防止各种医源性感染;④做好患者的口腔、会阴、肛周护理,定期更换被服,饭前饭后定时使用漱口液漱口,有真菌感染者可选用碳酸氢钠溶液漱口,每次便后用 1:5 000 高锰酸钾溶液坐浴;⑤对患者及家属做好宣教工作,使其学会如何自我护理及预防感染。

3)护理问题:体温过高。

护理措施:①护士要观察患者有无发热、感染伴随症状及体征。患者寒战、大量出汗时,注意全身保暖,饮用较热的开水,大汗时及时更换衣服,减少不适。②高热时,如体温>38.5℃,应给予物理及药物降温,在头颈、腋下及腹股沟等大血管处放置冰袋,该病患者不宜用酒精擦浴,以免造成皮下出血;药物降温剂量不宜过大,以免引起大量出汗、血压下降。鼓励患者多饮水,警惕感染性休克的发生。③按医嘱给予抗感染治疗,合理配制抗生素,观察药物效果及不良反应,及时上报医生给予处理。

4)护理问题:口腔黏膜受损。

护理措施:①注意口腔卫生,保持清洁和湿润,推荐每天采用柔软的牙刷、不含氟的牙膏、牙线和不含酒精的生理盐水或碱性(碳酸氢钠)漱口水清洁口腔 4~6 次。②氯己定漱口水长期以来一直用于预防化疗引起的口腔黏膜炎,若患者有口腔黏膜炎,可遵医嘱给予氯己定漱口水漱口。③可采用口腔保湿剂、人工唾液、水溶性果冻、干口含片或干口胶润滑口腔。④冷冻疗法,通过冰水含漱、冰水含服等方法降低口腔内温度,引起局部血管收缩,降低细胞毒性药物进入细胞的数量。2014 年更新的肿瘤治疗继发黏膜炎管理临床实践指南中推荐使用 30 分钟口腔冷冻疗法预防口腔黏膜炎。⑤低水平激光疗法,低能激光具有扩张局部血管,加快血流,改善微循环的作用,用于口腔黏膜炎的防治。⑥重组人粒细胞巨噬细胞刺激因子、重组人 ECF 在预防、缓解黏膜相关疼痛方面效果良好。⑦黏膜保护剂,保持口腔湿润和润滑,有效降低发生率、严重程度和持续时间。临床上常见的有必需氨基酸、自由基清除剂、过饱和钙磷酸盐等。

(6)健康指导

1)复查、随诊:指导患者出院后按时进行门诊随诊,防止病情加重或并发症已出现而未及时发现。每周检查一次血常规,定期来院复查进行周期性治疗。

2)预防感染:嘱咐患者加强自我保护,少去人群拥挤的地方,可单独住一个房间,每天进行室内通风,每次半小时左右,注意保暖,避免着凉感冒。住所的地面、桌子、床边、门把手、卫生间等地方每天用乙醇进行擦拭消毒。患者外出最好戴双层口罩,避免病菌通过呼吸道感染。土壤、宠物都容易滋生细菌,患者不要养宠物和花草。学会经常检查口腔、咽部有无感染,学会自测体温,如果出现发热、咳嗽等症状应及时就医。

3)预防出血:注意观察自身有无出血倾向,如皮肤、黏膜、眼底、鼻腔、齿龈的出血等,勿使用牙签剔牙及用手挖鼻,避免创伤。

4)饮食指导:给患者及家属讲解饮食调理的重要性。由于患者体内白细胞数量较多,基础代谢增加,每天所需热量增加。因此,给患者提供高热量、高蛋白、高维生素的饮食,多食富含膳食纤维的食物,尽量给予易消化吸收、易于氧化分解的糖类食物以补充消耗的热量,防止体内蛋白质过度分解。多饮水,定时排便,保持大便通畅。注意饮食卫生,不吃不洁食物,防止肠道感染而诱发并发症,勿食过硬、过烫及对口腔黏膜有刺激性的食物。

5)休息与活动:生活规律,充足的睡眠与休息,据个人情况可适当进行室内或室外的体育锻炼,如散步、打太极拳等,调节身心状况,提高身体免疫力和活动耐力。

6)学会观察病情变化,如发热、皮肤有出血点、淋巴结肿大等,及时就医。

7. 感染科病例——艾滋病患者的护理

(1)病例介绍

1)现病史:患者男性,43岁。患者2021年6月无诱因出现发热,体温最高39.7℃,伴畏寒、寒战、乏力、纳差、视物模糊,就诊我院感染内科门诊,查体示:HIV-1 VL 373 162copies/mL,HLA-B*5701(-),HIV-1耐药基因检测:对NRTIs/NNRTIs/PIs药物均敏感;EBV-DNA<500copies/mL,CMV-DNA 30 000copics/mL;考虑HIV感染、CMV感染,予以收入感染内科行全身抗病毒治疗,眼科随诊,每月复查。

2)既往史:2018年12月我院确诊为斑块型银屑病,给予规律阿维A胶囊治疗,并根据症状调整药物用量,患者病情控制可。否认冠心病、糖尿病等慢性病史。否认其他重大手术、外伤及输血史,否认食物、药物过敏史。

3)个人史:否认外伤及输血史。既往无输血、职业暴露、共用针头等。

4)婚育史:未婚未育,MSM(男男性接触人群),多位性伴,最后一次高危同性性行为2021年3月。

5)家族史:患者家庭成员无HIV感染病史及其他性传播疾病病史。

6)专科查体:患者全身皮肤黏膜未见黄染、出血点、破溃。全身浅表淋巴结未触及肿大。口唇红润,口腔黏膜无溃疡、白斑,咽部无充血,双侧扁桃体无肿大,舌体无胖大,伸舌居中,无震颤。胸廓正常,双肺呼吸运动对称,双侧语音震颤对称,无胸膜摩擦感,呼吸稍急促,双肺呼吸音增粗,下肺为著,未闻及干湿啰音及胸膜摩擦音。

7)实验室及其他检查:①一般检查:WBC 3.54×10⁹/L,LY# 0.45×10⁹/L,NEUT# 2.53×10⁹/L,Hb 123g/L,PLT 258×10⁹/L;淋巴细胞亚群:LY# 450/μl,T4# 11/μL,T8# 320/μl,DRT8# 244/μl,CD4/CD8 0.04;②感染相关检查:HIV-1 VL 373 162copies/ml;HLA-B*5701(-);HIV-1耐药基因检测:对NRTIs/NNRTIs/PIs药物均敏感;血TPPA、RPR、TP-Ab(+),RPR(+)1:32;CMV-DNA 30 000 copies/ml。③其他检查:散瞳眼底,双眼视盘色界可,视网膜在位,左眼颞上血管弓旁可见黄白色渗出及小片出血,双黄斑中心凹反光可见。

8)本次住院诊疗情况:患者入科后血CMV病毒载量高,存在左侧CMV视网膜炎,给予更昔洛韦抗感染治疗。考虑潜伏梅毒,给予苄星青霉素肌内注射治疗 3 周。入院后患者规律口服艾考恩丙替片进行抗病毒治疗,服药后监测 HIV 载量明显下降,查 CD4$^+$T 细胞稍增多,机会性感染已初步控制,病情逐步改善。

(2)护理评估

1)身体评估:患者神志清楚,营养良好,自主体位,安静面容。BP 122/76mmHg,P 84 次 /min。

2)心理评估:患者不了解疾病的治疗和预后情况,存在中度焦虑。

(3)护理诊断 / 问题

1)不依从行为　与患者知识缺乏有关。

2)有感染的危险　与自身疾病导致免疫力下降有关。

3)有受伤的危险　与患者视力减退有关。

4)焦虑　与疾病相关耻辱感和担心预后有关。

(4)护理目标

1)治疗期间,患者遵医嘱服用药物及配合医护治疗。

2)住院期间,患者感染得到有效控制。

3)住院期间,患者未出现跌倒 / 坠床等意外事件。

4)住院期间,患者自述焦虑缓解可保持放松状态。

(5)护理措施

1)护理问题:不依从行为。

护理措施:①服药依从性差的患者不按时服药会导致体内产生耐药性,使得治疗前功尽弃,服药要求固定时间,精确到分钟。提高依从性的策略包括依从性评估和干预,其目的是保证治疗的有效性。服药依从性 95% 以上的患者治疗 1 年的病毒抑制率高于依从性偏低的患者。需要在抗病毒治疗开始之前进行依从性评估,治疗开始后每次完善依从性评估。评估的主要方法包括:自我报告、电子药盒、药片计数、开药记录、血药浓度检测等。患者抗病毒治疗后学将病毒载量 4 周可下降 1log 以上,治疗 3~6 个月后,病毒载量可达到检测不到的水平。护士应给予不同依从性的患者针对性的干预(患者教育、个体化咨询、动机性访谈、认知行为疗法及其他干预措施),保证抗病毒治疗的效果。②做好相关卫生宣教,嘱患者正确使用安全套,采取安全性行为。嘱患者发生性行为时要应用在有效期内的避孕套;一定要在性接触前戴上避孕套。撕开避孕套包装时,避免剪刀、指甲将避孕套弄破。避孕套只用一次,不可重复使用。

2)护理问题:有感染的危险。

护理措施:①每日定时监测患者体温变化。提醒患者随时戴好口罩,疫情期间禁止人员探视,每日开窗通风两次,每次 15~30 分钟,同时注意保暖,防止受风着凉。②医护人员严格手卫生,严格执行无菌原则,共用医疗设备使用后严格消毒,床单位每日清洁,减少院内交叉感染发生。③少量多次饮水,保持鼻黏膜及咽部湿润。协助患者进行床上、床边锻炼,减少坠积性肺炎的发生。④注意患者口腔卫生,嘱患者每次饭后用温盐水漱口,发生口腔真菌感染、溃疡、鹅口疮后应选择合适的漱口水漱口,用软牙刷刷牙,及时遵医嘱应用抗菌药物。⑤指导患者避免进食生食,注意用餐卫生。如出现腹泻,评估腹泻次数、量及大便性状。指导患者排便后及时清洁会阴及肛周皮肤,保持皮肤干燥,每日清水冲洗会阴,观察有无异常分泌物,有无尿急、尿频、尿痛症状。

3)护理问题:有受伤的危险。

护理措施:①加强巡视,呼叫器及日常生活用品置于患者触手可及处。保证患者日常生活需求。②将患者床位的一侧床挡拉起,床椅转移时做好保护工作。③外出检查乘坐轮椅时,保证转移过程中患者安全,必要时多人保护,轮椅注意固定。④患者如果出现精神神经系统症状,如精神症状、行为异常等,为保证患者安全可填写知情同意书,予保护性约束。⑤对患者进行安全风险意识宣教,强调预防的重要性。

4)护理问题:焦虑。

护理措施:①为患者提供值得信赖的,无偏见的多学科健康照护团队,是非常重要的前提;②安慰、关心和鼓励患者,树立信心与疾病作斗争,设法消除紧张、忧虑、烦恼、愤怒、愤恨;③鼓励家人多与患者交谈,鼓励家属多陪伴患者,消除患者孤独、绝望、恐惧、被遗弃感等不良心理状态;④患者出现焦虑抑郁等情况时,给予对症处理或及时与医生沟通,更换治疗方案,及时转接到心理医学科就诊治疗。

(6)健康指导

1)指导患者和家属正确认识疾病和防止病毒传播。

2)嘱患者严格遵医嘱服药,严格遵守服药时间。不能随意增减和终止任何药品。若因严重的药物不良反应而无法维持服药时,应及时向医护人员反馈。

3)指导患者自我护理措施,包括合理营养、个人卫生、劳逸结合、皮肤护理、口腔护理、避免感染等。

4)交代患者定期复查。指导患者和家属及时发现病情变化及时就诊。

8. 免疫科病例——系统性红斑狼疮患者的护理

(1)病例介绍

1)现病史:患者女性,26 岁。患者 2020 年 8 月无诱因出现双膝关节、双手多发关节肿胀及压痛,未予重视。患者 2021 年 8 月 16 日晨起自觉周身无力、双手抖动明显,于急诊就诊。就诊过程中突发四肢抽搐、意识丧失,伴牙关紧闭、口吐白沫,无大小便失禁,持续约 1 分钟后自行缓解,意识恢复。入急诊抢救室,入科后予咪达唑仑静脉泵入镇静,诊为系统性红斑狼疮、神经精神狼疮。经甲强龙 1g 联合人免疫球蛋白 20g/d 冲击治疗后,患者病情平稳转入免疫科病房治疗。患者入科后,继续激素及免疫抑制剂治疗。

2)既往史:2018 年行剖宫产。

3)个人史:无。

4)婚育史及月经史:14 岁初潮,月经周期 28 天,量正常。已婚,育 1 女,体健。

5)家族史:父亲患高血压。

6)专科查体:双膝压痛(+),浮髌试验(−)。双上肢肌力 Ⅴ 级,双下肢肌力 Ⅳ 级。

7)实验室及其他检查:①一般检查: Hb 77g/L,RDC 2.8×10^{12}/L。②免疫学检查:抗 SSA 抗体 2 006AU/ml,补体 3(C3): 0.69g/L。③其他检查:颅脑常规核磁示脑沟裂增宽;肌电图示上下肢可见少量自发电位,肌源性损害。

8)本次住院诊疗情况:入院后行腰椎穿刺,并予甲氨蝶呤,地塞米松鞘内注射,甲强龙静脉冲击治疗。

(2)护理评估

1)身体评估:患者神志清楚,贫血貌,双手间断不自觉抖动,双下肢乏力明显、肌力Ⅳ级。关节无肿胀及压痛。

2)心理评估:患者不了解疾病的治疗和预后情况,存在轻度的焦虑情绪。

(3)护理诊断/问题

1)急性意识障碍　与系统性红斑狼疮导致中枢神经系统受累有关。

2)部分生活自理缺陷　与双下肢肌力减退、四肢肌肉肌源性损害有关。

3)有感染的危险　与使用大量激素导致免疫力下降有关。

4)有受伤的危险　与患者肌力减退有关。

(4)护理目标

1)患者未再发生意识障碍或发生后未出现呛咳、跌倒等意外。

2)患者进食、如厕需求得到满足。

3)患者住院期间未出现感染。

4)患者得到安全保障,未出现跌倒/坠床等意外事件。

(5)护理措施

1)护理问题:急性意识障碍。

护理措施:①加强巡视,严密观察患者神志变化;②床旁备口咽通气道,防止患者再发意识障碍时窒息或咬伤舌头;③该患者表现为癫痫样发作,遵医嘱给予抗癫痫药物及治疗原发病药物;④拉好床挡,避免患者发生意识障碍时坠床。

2)护理问题:部分生活自理缺陷。

护理措施:①呼叫器及日常生活用品置于患者触手可及处,加强巡视,及时提供患者日常生活帮助。②病情活动期间协助病情活动期间患者进食流食,抬高床头,避免呛咳。③评估患者上肢抖动的持续时间、发作频率以及有无诱发因素,鼓励患者在恢复期自主进食。④患者卧床期间,协助患者使用便盆排便。⑤及时评估患者下肢肌力恢复情况,指导患者进行下肢肌肉力量锻炼。⑥当患者肌力恢复正常后,在保证安全前提下协助患者如厕。

3)护理问题:有感染的危险。

护理措施:①每日监测患者体温变化,提醒患者随时戴好口罩,减少人员探视,每日开窗通风30分钟以上,同时注意患者保暖。②医护注意手卫生,严格执行无菌原则,共用医疗设备使用后严格消毒,每日清洁患者床单位,严格遵守手卫生,减少院内交叉感染发生。③少量多次饮水,保持鼻黏膜及咽部湿润,病情允许前提下,协助患者进行床上锻炼,减少坠积性肺炎的发生。④注意患者手卫生及口腔卫生,可每日三次给予患者西吡氯铵漱口液含漱。⑤卧床患者排便后及时清洁会阴及肛周皮肤,保持皮肤干燥,每日清水冲洗会阴,观察有无异常分泌物,有无尿急、尿频、尿痛症状。

4)护理问题:有受伤的危险。

护理措施:①定时巡视,保证患者日常生活需求。②患者卧床时应保证床挡拉起状态,床椅转移时做好保护工作。③外出检查乘坐轮椅时,保证转移过程中患者安全,必要时多人保护,轮椅注意固定。④患者如果出现精神神经系统症状,如精神症状、行为异常等,为保证患者安全可填写知情同意书,予保护性约束,并对患者及家属宣教进行保护性约束的必要性。⑤对患者进行安全风险意识宣教,强调预防的重要性。

（6）健康指导

疾病知识指导:①帮助患者简单了解系统性红斑狼疮的诱发因素,包括雌激素、日照、妊娠、感染等。在治疗期间一定要树立信心,同时注意劳逸结合。告知患者系统性红斑狼疮虽不可治愈,但只要保持良好的心理状态,积极配合治疗,病情是可以长期保持稳定状态的。②嘱患者严格遵医嘱口服药物,不可擅自停药或增减药量。向患者介绍激素以及免疫抑制剂的主要副作用、给药方法、给药时间,同时观察药物不良反应。

9. 内分泌科病例——库欣综合征患者的护理

（1）病例介绍

1）现病史:患者女性,51 岁。患者 2021 年 7 月自觉下肢麻木,体重下降约 5kg。伴有四肢纤细、脱发及轻微磕碰后皮肤易出现淤斑,就诊于某医院,查肾上腺 CT:双侧肾上腺增粗。垂体核磁考虑为垂体左翼微腺瘤。2021 年 8 月就诊于我院门诊,8:00 查血促肾上腺激素（ACTH）217.0pg/ml,上午 8:00 查血清皮质醇（F）1 102.83nmol/L。联合大小剂量地塞米松抑制试验示:小剂量地塞米松不被抑制,大剂量地塞米松可被抑制。经垂体多学科协作（MDT）会诊后,考虑为 ACTH 依赖性库欣综合征,为进一步明确诊疗收治入院。

2）既往史:既往体检提示有胆囊息肉。否认冠心病、糖尿病等慢性病史,否认重大手术、外伤及输血史。

3）个人史:生于原籍,无外地久居史。否认疫区、疫水接触史,否认特殊化学品及放射性物质接触史。无吸烟饮酒等不良嗜好。

4）婚育史及月经史:适龄婚育,育有 1 子,配偶及子女体健。初潮 16 岁,行经天数 5 天,月经周期 30 天,平素月经规律,末次月经 2021 年 5 月 17 日。

5）家族史:父母、兄弟姐妹身体健康,否认家族中有类似疾病史,否认家族性精神病、肿瘤病、遗传性疾病病史。

6）专科查体:患者神志清楚,查体合作,脸圆、泛红,水牛背,锁骨上脂肪垫(+),四肢纤细,毳毛不多,面部及四肢皮肤菲薄,颈背部可见散在痤疮及脓头,皮肤偏黑,无紫纹。眼球稍突出,球结膜可见轻度水肿,巩膜可见黄染,心肺查体未见异常。扁桃体、甲状腺未触及肿大。双下肢未见水肿。

7）实验室及其他检查:①一般检查:TBil 33.9μmol/L,DBil 10.4μmol/L,ALP 72U/L,AST 23U/L,LD 321U/L,ALT 82U/L;上午 8:00 查血示 ACTH 202.0pg/mL,F 1 061.38nmol/L;24:00 时 F 874.25nmol/L;K^+ 2.7mmol/L,Na^+ 145mmol/L,TCO_2 35.0mmol/L;肿瘤标志物:CEA 18.0ng/ml,余均正常范围。②影像学检查:双下肢动脉超声:双下肢动脉粥样硬化伴斑块形成,右下肢股动脉轻度狭窄可能;甲状腺超声:甲状腺多发囊实性结节,甲状腺左叶中下极见混合回声,1.8cm×1.3cm,以中低回声为主,甲状腺峡部见混合回声,1.6cm×0.8cm,形态规则,边界清,以无回声低回声为主。

8)本次住院诊疗情况:住院后予格列齐特＋西格列汀＋二甲双胍口服控制血糖,监测血糖谱;甲钴胺、依帕司他口服营养神经;螺内酯＋硝苯地平＋多沙唑嗪降压治疗,监测血压。完善库欣综合征相关检查,评价高皮质醇血症对全身的影响,完善其他垂体前叶轴系功能评估。

(2)护理评估

1)身体评估:BP 142/84mmHg,HR 84 次 /min,腰围 93cm,BMI 25.20kg/m^2,黑棘皮症(-)。

2)心理评估:患者因未找到病灶所在,存在焦虑。

(3)护理诊断

1)有摔倒的危险　与低钾引起下肢麻木有关。

2)有感染的危险　与皮质醇增多导致机体免疫力下降有关。

3)自我形象紊乱　与库欣综合征引起的身体外观改变有关。

4)焦虑　与 ACTH 增加引起患者情绪不稳定、烦躁有关。

5)有皮肤完整性受损的危险　与皮肤干燥、菲薄有关。

(4)护理目标

1)患者住院期间未有跌倒的情况发生。

2)患者住院期间未出现感染。

3)患者住院期间能建立有效的适应机制。

4)患者住院期间焦虑情绪缓解。

5)患者住院期间皮肤完整无破损。

(5)护理措施

1)护理问题:有跌倒的危险。

护理措施:①定时巡视,保证患者日常生活需求。②患者卧床时应保证床挡拉起状态,对患者进行床椅转移时做好保护工作。③外出检查乘坐轮椅时,保证转移过程中患者安全,必要时多人保护,轮椅注意固定。④对患者进行安全风险意识宣教,强调预防的重要性。

2)护理问题:有感染的危险。

护理措施:①观察体温的变化,定期检查血常规,及时发现感染的征象,因患者抵抗力低,容易被感染,所以要做好患者口腔、皮肤以及外阴清洁护理。如已感染,应遵医嘱进行抗感染治疗。②保持患者的床单位和衣物清洁卫生,室内定时开窗通风,指导患者减少或避免去人群拥挤的公共场所。③医护人员严格执行无菌操作,尽量减少创伤性的检查。

3)护理问题:自我形象紊乱。

护理措施:①情感支持,护理人员要以尊重和关心的态度与患者多交谈,鼓励患者以各种方式表达形体改变所致的心理感受,确定患者对自身改变的了解程度及这些改变对其生活方式的影响,接受患者所呈现的焦虑和失落,使患者在表达感受的同时获得情感上的支持。②提高适应能力,事先告知患者疾病的相关知识,教会患者及家属有关的护理技术及技能,交待清楚注意事项,治疗后及出院后给予必要的生活指导,帮助患者及家属正确认识疾病所致的形体外观改变,提高对形体改变的认识和适应能力。③指导患者改善身体改观的方法,如衣着合体和恰当的装饰等;鼓励患者参加正常的社会交往活动。

4)护理问题:焦虑。

护理措施:①将患者安置在安静舒适、宽敞明亮的房间,设施要安全简单,可以放置一些绿植和鲜花。②与患者建立良好的护患关系,定期观察患者的躯体情况、生命体征,并且记录。③允许患者有适量的不良情绪宣泄,指导放松方法,安抚、稳定患者的情绪,患者如果出现焦虑情绪时,及时进行疏导,必要时遵医嘱请心理科医生会诊。④对于伴有严重躯体疾病的老年患者,要加强护理和监护,防止出现意外。

5)护理问题:有皮肤完整性受损的危险。

护理措施:①保持床铺平整,清洁干燥无渣屑。②保持皮肤清洁干燥,对易出汗的部位,可用滑石粉和爽身粉涂擦。夏季可在局部垫凉席、水垫或亚麻垫。骨突处还可涂凡士林软膏,以保护、润滑皮肤,皮肤破损处不可涂抹。③出现皮肤瘙痒时避免抓挠,可遵医嘱予止痒药物外涂。④避免局部长期受压,白天1~2小时更换体位。对于活动受限的患者,骨突或易受压部位皮肤可外贴减压敷料。

(6)健康指导

1)预防感染:①病室内开窗通风,维持空气流通。天冷时,可选择中午、下午相对暖和的时候通风,维持适宜的室内温度和湿度。②嘱患者做好防护,注意个人卫生,勤洗手。少去人员密集处,在公开场合必要时戴口罩,既可防伤风,又可保暖。③指导患者秋凉时节,注意运动和耐寒锻炼。少吃辛辣油腻食物,多饮水。按时作息,劳逸结合,维持心情愉快。④如出现流涕、打喷嚏、咳嗽、发烧等上呼吸道感染症状时,应在医生的指导下,及早合理应用抗感染药物。不要将抗生素作为预防用药或长期服用,以避免出现耐药性或其他病菌感染。

2)预防跌倒:①行动不便、年老体弱、不能自我照顾、视力下降等患者,患者应有家属陪护。②患者觉得头晕或正在使用止痛、降压、降糖、利尿、镇静安眠等药物时,若需要下床,应缓慢起身,先坐在床沿,再由护理人员/家属搀扶下床。③卧床时拉起床挡,特别是患者躁动不安、意识不清时。④嘱患者穿合适尺码的衣裤,以免绊倒,并穿防滑鞋,以防滑倒。⑤病室内尽量保持灯光明亮,夜间开夜灯,以便行动更方便。⑥保持病室地面干燥,如地面弄湿,及时处理干净。⑦如厕完毕告知患者请勿突然起身,应用手抓住扶手缓慢起来,谨防体位性低血压,发生晕倒。⑧改变体位时,告知患者遵循活动次序,先在床上坐起,再缓慢起身下床,坐床沿休息片刻无不适后再缓慢步行。

3)饮食指导:①给予低盐、高蛋白、低糖类、低热量食物,预防和控制水肿。鼓励患者食用柑橘类、枇杷、香蕉、南瓜等含钾高的食物。应避免油腻,少食动物脂肪及胆固醇高的食品,如动物内脏、蛋黄、鱼子等。保持适当的体重,避免水肿。②鼓励患者进食富含钙及维生素D的食物,如豆制品、牛奶、芝麻酱、虾等,预防骨质疏松。③若并发糖尿病者,应给予糖尿病饮食,多吃蔬菜和粗粮,控制总热量。④避免刺激性食物,禁烟酒。

4)运动休息指导:①保证充足休息的基础上适当运动,劳逸结合,注意安全,避免受伤。②可指导患者睡硬板床,体位变化时动作轻柔,防止过度活动。③必要时给予拐杖支持。④室内避免过多的杂物,避免碰撞跌倒。对于长期卧床者,应防止压力性损伤,做好皮肤护理。

5)药物宣教:①应用利尿剂,观察疗效及不良反应。如出现心律失常、恶心、呕吐、腹胀等低钾症状和体征时,及时处理。②糖皮质激素替代治疗:观察血压、电解质。永久性替代治疗的患者应坚持服药,不宜中断药物,防止肾上腺危象发生。③服用阻断皮质醇生成药物,观察药物的不良反应,如低血压头昏,嗜睡、口干、恶心呕吐、头痛、腹泻、皮疹等症状,定期复查肝功能等。

10. 肿瘤科病例——胃癌患者的护理

(1)病例介绍

1)现病史:患者女性,75 岁。患者因"发现癌胚抗原(CEA)水平升高 2 年"于 2020 年 9 月就诊于我院。患者 2018 年 5 月查血清肿瘤标志物,CEA 6.48ng/mL,2020 年 5 月升高至 60.35ng/ml。胃镜:胃窦大弯及后壁可见一巨大不规则占位,直径约 4cm。活检病理:中分化腺癌。患者入院时腹部烧灼样疼痛(与胃癌相关),NRS(疼痛数字评分法)评分为 7 分,予吗啡 5mg 皮下注射缓解疼痛,建立 BPI 量表行疼痛综合评定,患者癌痛 24 小时内最重 7 分,最轻 3 分,平均 6 分,疼痛影响患者睡眠、活动。2020 年 9 月 11 日予患者 TP 方案化疗:紫杉醇 210mg 静脉滴注 d1,顺铂 30mg 静脉滴注 d1~d3,每 3 周为 1 个疗程。同时每 12 小时加用盐酸羟考酮缓释片 20mg 口服镇痛。2020 年 12 月患者病情评估为病情稳定(SD),予患者每天两次替吉奥 60mg 口服维持治疗,2021 年 1 月患者出现 3 级口腔溃疡,暂停替吉奥,改方案为紫杉醇(白蛋白结合型)150mg d1,150mg d8,Q3w,患者耐受可,病情稳定。

2)既往史:糖尿病,长期服用格列美脲、二甲双胍,血糖控制良好。

3)个人史:生于原籍,无外地久居史。否认疫区、疫水接触史,否认特殊化学品及放射物质接触史。无吸烟饮酒等不良嗜好。

4)婚育史及月经史:适龄婚育,配偶及 1 子体健。已绝经,末次月经 52 岁。

5)家族史:否认家族中有类似疾病史,否认家族性精神病、肿瘤病、遗传性疾病病史。

6)专科查体:腹软,上腹压痛,NRS 评分 7 分,无反跳痛。肝脾肋下、剑下未及,麦氏点、双输尿管点无压痛,移动性浊音(−),肠鸣音 4 次 /min。

7)实验室及其他检查。①血常规:WBC $5.6 \times 10^9/L$,Hb 102g/L。②肿瘤学血清检查:CEA 43.56ng/ml,糖类抗原 125(CA125)61.8U/ml,细胞角蛋白 19 片段(Cyfra211)11.87ng/ml。③胸腹盆增强 CT:胃体大弯近胃窦处胃壁局部肿物,符合胃癌,可疑浸透浆膜,局部胃周小淋巴结,纵隔淋巴结增大。

8)本次住院诊疗情况:患者老年女性,隐匿起病,胃癌诊断明确,胃窦、肝门区、肠系膜根部多发淋巴结肿大,考虑转移,已无手术机会。目前予紫杉醇(白蛋白结合型)化疗,化疗后完善患者血常规、肝肾功、凝血等常规检查,警惕化疗相关骨髓抑制;完善胸腹盆增强 CT、肿瘤标志物评估病情。

(2)护理评估

1)身体评估:患者神志清楚,入院时腹部烧灼样疼痛,NRS 评分 7 分;患者服用口服化疗药(替吉奥)后出现口腔溃疡,评分为 3 级。

2)心理评估:患者不了解疾病的治疗和预后情况,存在焦虑。

(3)护理诊断 / 问题

1)慢性疼痛　与胃癌相关。

2)口腔黏膜受损 与服用口服化疗药(替吉奥)相关。

3)营养失调:低于机体需要量 与患者高代谢有关。

4)焦虑 与不了解疾病的治疗和预后相关。

(4)护理目标

1)患者每日疼痛平均得分≤3分。

2)患者口腔黏膜完整无溃疡。

3)营养满足患者机体需要量。

4)患者获得疾病治疗和预后相关知识,焦虑症状减轻。

(5)护理措施及依据

1)护理问题:慢性疼痛。

护理措施:入院由责任护士完成疼痛筛查,8小时内完成全面评估,应用简明疼痛评估量表(BPI量表),完成全面评估。①疼痛评估流程:询问患者目前疼痛的部位、性质、疼痛的程度、疼痛的发生与持续的时间;询问患者的疼痛有哪些诱发因素;询问患者的疼痛有伴随哪些症状;询问患者有哪些既往病史;询问患者近期是否看过疼痛专科医生;询问患者近期接受过哪些与疼痛相关的治疗方法,效果如何。②按照疼痛滴定的原则在1天内完成止痛药滴定,使患者每日疼痛评分≤3分,每日爆发痛≤2次。③指导患者正确镇痛用药;做好镇痛药物副作用的宣教工作。

2)护理问题:口腔黏膜受损。

护理措施:①制订实施标准化口腔护理方案,其内容应包括使用软毛牙刷刷牙、定期更换牙刷、使用牙线清洁牙齿、使用无刺激的药液漱口、使用口腔保湿剂等口腔清洁方法。②口腔漱口液的选择:建议选择无刺激的生理盐水与粒细胞集落刺激因子溶液漱口,这有助于保持口腔清洁和舒适,帮助口腔黏膜生长。③冷冻疗法:对于口服替吉奥的患者,口含冰块可以有效预防口腔黏膜炎的发生。冷冻疗法可降低口腔温度,使黏膜内血管收缩,降低药物毒性对口腔黏膜的损伤。④控制严重口腔溃疡的疼痛:可以用利多卡因200mg+生理盐水500ml漱口,必要时遵医嘱给予阿片类止痛药镇痛。

3)护理问题:营养失调:低于机体需要量。

护理措施:①应用营养风险筛查评估表(NRS2002)对患者进行营养风险筛查。②了解患者机体需要量,由于抗肿瘤治疗应激因素,患者实际需求常超过健康人,卧床者能量需求20~25kcal/(kg·d),活动者25~30kcal/(kg·d);高蛋白饮食对肿瘤患者有益,推荐为1.2~2.0g/(kg·d)。嘱患者服用高蛋白、高热量、易消化的食物。确定营养素种类并量化。③协助患者记录食谱,并做膳食回顾。④如患者进食无法满足机体需要量,可根据医嘱予患者肠内营养制剂。

4)护理问题:焦虑。

护理措施:①通过语言与非语言的方式解除患者因知识缺乏而带来的心理问题。营造轻松、舒适的环境,减少对患者的不良刺激,如室内的光线要柔和,要减少噪声;适当的幽默语言。②尊重患者,讲话要亲切。鼓励患者参与一切活动,多与外界交流。告知患者最信任的人要多与患者经常交谈。③采取适宜的放松疗法,如芳香治疗、听音乐等。④根据患者的具体心理条件和承受能力,适当地告知病情变化及治疗过程中可能出现的问题(如化疗的副作用),患者做好心理准备,增强战胜疾病的信息。

(6)健康指导

1)疾病指导:告知患者均衡饮食,适当运动,避免劳累,预防感染。患者化疗后可能出现骨髓抑制,每周监测血常规及肝功能 1~2 次,若中性粒细胞 $<1.5\times10^9$/L,或白细胞 $<3\times10^9$/L,提醒医生升白细胞治疗并监测血常规。

2)用药指导:嘱患者严格遵医嘱口服药物,不可擅自停药或增减药量。①糖尿病方面,监测血糖、糖化血红蛋白,继续给予患者格列美脲、二甲双胍口服降糖治疗。②向患者介绍阿片类镇痛药(盐酸羟考酮缓释片)的服药注意事项,镇痛药要按时服用,如疼痛加重可通知医生调整药物,不必忍痛。同时观察患者服药后有无出现阿片类药物副作用,如恶心、便秘、呼吸抑制。③口服化疗药(替吉奥)注意事项:为减少刺激,于早晚餐后半小时内将药物整粒吞服;如漏服超 2 小时,不要补服;服药期间如有严重呕吐,腹泻或手足脱皮刺痛应及时就诊;出院后每周复查血常规及肝肾功能,如有异常请及时联系医生。

11. 老年科病例——急性心梗后意识障碍恢复期老年患者的护理

(1)病历介绍

1)现病史:患者女性,86 岁。2021 年 7 月 31 日患者卧床休息时自觉胸骨下段疼痛,呈持续性闷痛,无后背、左上肢放射痛,无呕吐、腹痛、腹泻、咳嗽,于外院就诊,查头胸腹 CT 及心脏彩超,结果显示:①室间隔基底段增厚,余室壁厚度正常,左室后侧壁基底段运动正常,余室壁运动幅度普遍明显减低,左室心尖部呈瘤样膨出,左室射血分数减低。②左肺下叶炎症,双侧胸膜轻度增厚。③多发腔隙性脑梗死,给予药物保守治疗。2021 年 8 月 3 日患者出现言语不能,呼之可睁眼,疼痛刺激可回避,就诊于我院门诊。查急诊心电图:前间壁心梗(V_1~V_3 ST 段抬高),急诊头胸腹盆平扫:颅内动脉高密度影,狭窄可能。经心内科、神经内科会诊,考虑诊断过期 STEMT、急性脑梗死不能除外、低钠血症,为进一步明确诊疗收治入院。

2)既往史:既往体检提示有糖尿病、高脂血症、桥本甲状腺炎、甲状腺多发结节、亚临床甲状腺功能减退、高血压、冠心病、心律失常、下肢动脉硬化闭塞、慢性肾功能不全。否认外伤及输血史,否认药物、食物过敏史。

3)个人史:生于原籍,无外地久居史。

4)婚育史及月经史:适龄婚育,育有 3 子。初潮 15 岁,行经天数 30 天,月经周期 7 天,末次月经 50 岁。

5)家族史:母亲脑出血去世,哥哥、妹妹均有脑梗死、糖尿病、高血压、冠心病。大儿子高血压、糖尿病,二儿子高血压。

6)专科查体:发育正常,营养不良,意识障碍(E3V1M4)。疼痛刺激可见肢体屈曲动作,无言语对答,无遵嘱活动,被动体位,慢性病面容,深大呼吸,肢端凉。双下肢无明显水肿,双足背动脉搏动正常。双膝踝反射正常引出,双下肢 Babinski 征(−)。

7)实验室及其他检查

①辅助检查。动脉血气:pH 7.34,乳酸 1.3mmol/L,阴离子间隙 13mmol/L,心肌酶:CKMB-mass 8.1μg/L,cTnI 1.898μg/L,NT-proBNP 大于 35 000pg/mL,Myo 232μg/L;凝血:

PT 13.6秒,Fbg 3.66g/L,D-Dimer 0.84mg/L FEU。②影像学检查。双下肢动脉彩超:双侧股总、股浅、腘及胫前、胫后动脉内膜毛糙,管壁散在强回声,左侧及右侧较厚处分别为0.31cm和0.24cm,位于股总动脉。双侧胫前及胫后动脉管腔节段性变窄,血流信号纤细,断续显示;双下肢深静脉彩超:双侧股总、股浅、腘、胫后及小腿肌间静脉管腔内无异常回声,探头加压后静脉管腔能被完全压瘪,CDFI:血液回流通畅,充盈满意;左下腹彩超:肠胀气重,右下腹可显示部分未见明显囊实性包块及液性暗区。

8)本次住院诊疗情况:入院后因急性心梗出现意识障碍、心功能衰竭,经抗凝、泵入硝酸甘油等药物以及气管插管、机械通气治疗后患者神志较前好转,未再诉胸痛等不适,间断谵妄,卧床,不能经口进食,予患者留置胃管营养支持。

(2)护理评估

1)身体评估:患者意识障碍,呼之可睁眼,无言语对答,被动体位,营养不良。

2)心理评估:患者意识障碍,无法配合完成心理评估。

(3)护理诊断/问题

1)营养失调:低于机体需要量 与不能经口进食有关。

2)有皮肤完整性受损的危险 与长期卧床有关。

3)有误吸的危险 与患者吞咽困难、长期鼻饲有关。

4)有管路滑脱的危险 与患者留置胃管、意识障碍有关。

(4)护理目标

1)患者住院期间营养状态改善。

2)患者住院期间不发生皮肤压力性损伤。

3)患者住院期间不发生误吸。

4)患者住院期间未出现导管脱出。

(5)护理措施

1)护理问题:营养失调。

护理措施:①保持病室环境整洁,空气清新,提供良好进食环境;②维护胃管正常使用,保持通畅,遵医嘱给予患者鼻饲营养液;③监测患者出入量,记录进食量,密切观察有无不良反应;④定期进行营养评估,动态调整营养干预。

2)护理问题:有皮肤完整性受损的危险。

护理措施:①保持床面平整、干燥无碎屑,被服污染及时更换。②建立压力性损伤评估单,定期进行评估,并采取相关措施。③保持患者皮肤干燥,采用适当的卧位姿势。④保护患者骨隆突处及支持身体空隙处,预防性使用减压敷料;定期调整胃管角度,防止器械性压力性损伤发生。⑤定期更换体位:患者卧床每2小时更换体位一次,经常检查受压部位皮肤。⑥保证补充足够的高蛋白、高维生素和富含微量元素的食物。⑦给予患者家属预防压力性损伤相关知识健康教育。

3)护理问题:有误吸的危险。

护理措施:①评估患者是否存在误吸的危险;②鼻饲时抬高床头30°;③尽量选用小管径鼻饲管,有胃管患者鼻饲前应评估胃管是否在位通畅;④减少胃内容物潴留、及时清理口腔和呼吸道分泌物;⑤营养液浓度由低到高,速度由慢到快,温度应适宜;⑥护士应密切观察患者病情变化及患者对肠内营养液输注的反应。

4)护理问题:有管路滑脱的危险。

护理措施:①留置胃管后,妥善固定并在体外用胶布做一标记。②护士经常巡视,各班应床头交接班,评估胃管深度、固定情况,防止管路脱出。③患者躁动时,应有专人看护或进行保护性约束,以免患者自行拔出,必要时向患者及家属宣教保护性约束的意义,以取得患者及家属的配合。④给予患者家属健康宣教,指导家属保持管道功能位置,避免导管受压或脱出。⑤一旦发生导管接口处脱落,应立即将导管反折,并将导管两端彻底消毒后再连接固定。同时检查患者有无因胃管内容物流出而造成呛咳或窒息。⑥认真观察患者病情,做好生命体征监测,出现异常情况及时通知医生并进行处理。

(6)健康指导

1)预防压力性损伤:①保持皮肤干燥、清洁,当患者皮肤被汗液、大小便或引流液污染后,要及时清理干净。②指导患者家属定期观察皮肤,检查受压皮肤的颜色、压痕及有无皮肤损伤。对于皮肤发红的部位应当加强观察并采取减压措施。③在患者卧床阶段,每2个小时更换体位,翻身时避免拖拽患者,以免擦伤皮肤。④使用防护垫,如软垫、水垫及其他加压垫支托患者,以避免皮肤长期受压。⑤保持床铺清洁、平整、干燥并注意患者保暖。⑥指导患者平衡饮食,根据患者的需求制订适合的饮食方案,保证充足能量摄入,以促进机体康复和保持皮肤健康。

2)预防误吸:①妥善固定管路,并指导患者及家属维护管路,以免胃管移位而导致误吸。②患者选择半卧位,床头抬高30°。颈部前倾、肩背垫高、健侧喂食。利用重力作用促进食物摄入,以减少患者胃潴留和误入气道的风险。③及时评估患者胃内残留量,在每次输注营养液前应抽吸并估计胃内残留量,若残留量大于200ml,应延迟或暂停输注,必要时加用胃动力药物,以防胃潴留引起反流而致误吸。④控制营养液浓度,从低浓度开始滴注营养液,并根据患者胃肠道适宜情况逐步递增,同时注意输注量、温度和速度,以提高患者对肠外营养的耐受性。⑤加强对患者观察,若患者突然出现呛咳、呼吸急促或者咳出类似营养液的痰液,应考虑管路移位并导致误吸的可能,立即停止胃肠营养泵,鼓励患者咳嗽,必要时利用气管镜清除误吸物;告知患者家属出现误吸的风险及防范措施。

12. 中医科病例——糖尿病患者的护理

(1)病例介绍

1)现病史:患者男性,54岁。患者2010年因乏力于社区医院查体示空腹静脉血糖10mmol/L,HbA1c 11%,当时无多饮(饮水量约1.5L/d)、多尿、多食(轻体力劳动,主食300g/d,肉类150~200g/d,蔬菜250g/d,偶进食水果)及体重下降,建议胰岛素降糖,但患者顾虑胰岛素副作用未应用,饮食同前、三餐后未规律运动,自行口服盐酸二甲双胍(午晚餐后)降糖,自觉乏力缓解,未复测血糖。2011—2021年未监测血糖及随诊。2021年4月外院查空腹静脉血糖14.71mmol/L,HbA1c 10.5%,调整降糖方案为盐酸二甲双胍片、达格列净口服。现患者为进一步治疗收入病房。

2)既往史:高脂血症20余年,长期口服阿托伐他汀降脂治疗。

3）个人史：生于原籍，无外地久居史。否认疫区、疫水接触史，否认特殊化学品及放射性物质接触史。职业为摄影师，出外景频繁，外出饮食较多、饭点不固定，熬夜较多。无吸烟饮酒等不良嗜好。

4）婚育史：适龄婚育，育有 1 子 1 女，配偶及子女体健。

5）家族史：父亲患帕金森病，母亲体健，有 2 哥 1 姐，大哥患糖尿病（32 岁起病）。否认家族性精神病、肿瘤病、其他遗传性疾病病史。

6）专科查体

①望诊：神志清楚，面色如常，双目有神，体型适中。头发色黑，分布均匀。皮肤润泽，无黄染、瘀斑；未见斑疹及青筋暴露。左大腿内侧可见红色点状疖肿，最大直径 0.5cm。头颅大小正常，目窠无凹陷，白睛不黄，鼻翼无扇动，耳轮不枯。口唇色暗红，咽部色淡红，双侧喉核未见。伸舌居中，活动自如，舌体大小适中，舌质暗红，中有裂纹，苔薄黄，舌下脉络青紫无迂曲。②闻诊：言语清晰，气息均匀，未闻及咳嗽、呃逆、嗳气、呕吐、呻吟等异常声音。未闻及异常气味。③问诊：口干，视物模糊。左侧大腿内侧反复出现疖肿，破溃后即可愈合。食欲可，二便调，眠可。平素饮食不洁、熬夜较多，工作压力大。④切诊：皮肤弹性好。双颌下可及数枚痰核，最大约花生仁大小，无压痛，活动度好，余全身浅表未及痰核。颈软，颈部未及瘿瘤瘰疬。虚里搏动应手。腹部无压痛，未扪及痞块，双下肢不肿。双足跌阳脉搏动正常，双足皮温正常。双寸口脉沉细。

7）实验室及其他检查

①实验室检查。尿常规：GLU ≥55mmol/L，PRO、KET（-）；尿 ACR：7.5mg/g；生化：尿糖 14.71mmol/L，Cr（E）40μmol/L，BUN 4.1mmol/L，UA 380μmol/L，TC 6.56mmol/L，TG 10.73mmol/L，LDL-C 3.13mmol/L，HDL-C 1.33mmol/L；1 型糖尿病相关自身抗体谱 4 项（-）；即刻血糖 16.2mmol/L，2h 血糖 24.4mmol/L；GA%30.0%，HbA1c 11.4%；C-P（0h）1.66ng/ml，C-P（2h）4.55ng/ml。②其他检查。颈动脉彩超：双侧颈总动脉分叉处内中膜增厚；下肢动脉彩超：左侧股总动脉分叉处斑块形成；肌电图，运动神经：双侧正中神经、胫神经远端潜伏期延长，感觉神经：右侧正中神经波幅减低，F 波：右正中神经潜伏期延长。

8）本次住院诊疗情况：入院后调整降糖方案为阿格列净＋盐酸二甲双胍＋格列美脲口服，监测血糖谱。依据典型症状、体征及肌电图结果，糖尿病周围神经病变诊断明确，予甲钴胺肌内注射营养神经治疗。

（2）护理评估

1）身体评估：患者神志清楚，对答切题。腹部略膨隆，四肢末端针刺痛觉正常，双足振动觉减弱，双足轻触觉、温度觉、位置觉正常。

2）心理评估：患者不了解糖尿病并发症及饮食、运动相关知识，担心疾病进展。

3）中医望闻问切

①望诊：神志清楚，面色如常，双目有神，形体偏胖。染发色黑，分布均匀。皮肤润泽，无黄染、瘀斑；未见斑疹及青筋暴露。头颅大小正常，白睛不黄，鼻翼无扇动，耳轮不枯。口唇色暗红，咽部色淡红，双侧喉核未见。伸舌居中，活动自如，舌体大小适中，舌质暗淡、少津，苔薄白微腻，舌下脉络青紫。②闻诊：言语清晰，气息均匀，未闻及咳嗽、呃逆、嗳气、呕吐、呻

吟等异常声音。未闻及异常气味。③问诊：口干喜饮；视物模糊，右手足麻木疼痛，乏力困倦，胸闷、气短，活动后加重；平素怕热，自汗，盗汗，腰膝酸痛；食欲减退，时恶心，进食不当则胃脘不适，入睡困难、易醒、醒后难复寐，大便2日1行、成形质黏，夜尿2~3次。④切诊：皮肤弹性略减退。全身浅表未及痰核。颈软，颈部未及瘿瘤瘰疬。虚里搏动应手。腹部无压痛，未扪及痞块，双下肢不肿。双足跗阳脉搏动正常。双寸口脉沉弦。

（3）护理诊断/问题

1）有感染的危险　与血糖水平升高、组织灌注下降、抵抗力下降和慢性疾病的影响有关。

2）潜在并发症：低血糖　与应用降糖药物有关。

3）有皮肤完整性受损的危险　与神经病变所致感觉减退有关。

4）知识缺乏　缺乏糖尿病相关知识。

（4）护理目标

1）住院期间未出现感染情况。

2）住院期间能及时发现患者低血糖的发生并作出相应处理。

3）住院期间未出现皮肤破损。

4）住院前能复述糖尿病疾病相关知识的60%以上。

（5）护理措施及依据

1）护理问题：有感染的危险。

护理措施：①每日监测患者体温变化。提醒患者随时戴好口罩，减少人员探视，每日开窗通风30分钟以上，同时注意保暖。注意口鼻腔的清洁，预防上呼吸道感染，不要去人口密集的场所。②保持皮肤清洁，勤洗澡，尤其会阴部清洁，每日用清水清洗会阴部，清洗内裤，阳光下晾晒。③保持牙齿健康、口腔清洁，定期检查牙齿。④合理控制饮食，保证足够热量和蛋白质供给，以增加抵抗力。⑤医护人员执行各项护理操作时严格无菌操作。

2）护理问题　潜在并发症：低血糖。

护理措施：①注意监测患者血糖变化，注射胰岛素及口服降糖药后按时进食。②向患者宣教低血糖的诱因、相关表现、急救处理及预防。③给患者制订合理的血糖控制目标、运动量及保证足够热量，规律饮食、运动，避免低血糖发生。④加强巡视患者，注意倾听患者主诉，当出现不适时，应立即监测血糖，通知医生，给予相应处理。⑤离开病房去做各项检查时，应随身携带糖果、饼干等，以免发生低血糖时可以进食。

3）护理问题：有皮肤完整性受损的危险。

护理措施：①保持皮肤清洁，勤换衣裤鞋袜，每日清洁皮肤，并保持干燥，清洁后可适当涂抹保湿霜。②预防外伤，避免搔抓皮肤。出现痈、疖不可挤压，指甲不宜剪得过短。③尽量避免使用热水袋、电热毯，避免因温度觉异常导致烫伤的发生。④做好足部护理，每日用温水洗脚，水温不宜过热（<37℃），并检查双足，保持足趾间干燥。趾甲长短适宜，穿透气性好的棉袜，鞋子宽松，避免挤压足部。

4）护理问题　知识缺乏：缺乏糖尿病相关知识。

护理措施：①评估患者文化水平、对糖尿病疾病病因、并发症、预后、康复的了解情况。

②根据评估结果,制订健康宣教的内容、计划、时间、形式。③通过一对一讲解、图片展示等形式向患者讲解糖尿病的定义、临床表现、并发症知识,定期检查的重要性,使患者了解糖尿病疾病特点,了解自身疾病的进展及避免更严重并发症的发生。

(6)健康指导

1)根据身高、体重计算饮食总热量,进餐做到定时、定量、订餐、不吃或少吃甜食。保证主食、肉蛋、蔬菜、奶类等食物的摄入。不可偏食,血糖稳定时采取分餐。注意补充食物纤维,养成良好的饮食习惯,随身准备糖果或饼干等食物,以便低血糖时能进食。

2)运动方面,循序渐进,定时定量,长期坚持,当病情变化或控制较差时,应限制活动量。

3)自我监测:定期、定时监测空腹血糖以及餐后血糖,并记录。在运动前后或进餐时间测血糖,了解运动对于血糖的影响。

(二)外科护理常规及案例

1. 外科围手术期一般护理常规

围手术期是指从确定手术治疗时起,至这次手术有关的治疗基本结束为止的一段时间,包括手术前、手术中、手术后3个阶段。围手术期护理是指围手术期为患者提供全程、整体的护理。旨在加强术前至术后整个治疗期间患者的身心护理,通过全面评估,充分做好术前准备,并采取有效措施维护机体功能,提高手术安全性,减少术后并发症,促进患者康复。

(1)术前护理

1)心理护理:了解患者病情及需要,给予解释及安慰,建立良好的护患关系。鼓励患者表达感受,帮助正确认识病情,做好健康教育,帮助了解术前准备的必要性,逐步掌握术后配合及康复知识,缓解患者紧张不安等焦虑和恐怖心理,增强自信心。

2)配合医生为患者做好术前各项检查和检验,如血、尿、便常规、凝血、肝肾功能、血型、输血八项等。做好心、肺、肝、肾功能的评估,了解病情及身体器官的功能状态。根据手术情况,术前一日予以配血,准备足够量的血制品。遵医嘱进行术前药物皮试。

3)完善各项护理评估:如日常生活能力评估、压力性损伤、跌倒/坠床风险评估、血栓风险评估、营养筛查,根据评估结果制订护理计划。

4)手术区域皮肤准备:术前一日协助患者剪指(趾)甲,卸除美甲。手术区域按照备皮范围剃除毛发,备皮时动作轻柔,避免刮伤皮肤,并且检查手术区皮肤是否完整,有无皮疹、破溃、感染等。清洁皮肤,指导患者全身沐浴、洗头。

5)呼吸道准备:术前2周指导患者戒烟,防止呼吸道分泌物较多引起窒息。指导患者进行呼吸功能锻炼及有效咳嗽,对于痰液黏稠者可给予雾化吸入,使痰液稀薄,利于咳出。

6)胃肠道准备:根据手术部位、范围及麻醉方式给予不同的肠道准备。非肠道手术,嘱其手术前1日排便,必要时灌肠,避免麻醉后肛门括约肌松弛,排便于手术台上造成污染,并可减轻术后腹胀和便秘。择期手术患者术前1日晚嘱其清淡饮食,24:00后禁食,手术前4~6小时禁水。肠道手术患者按照特殊肠道准备严格执行。

7)体位训练:教会患者床上翻身的方法。根据手术要求训练患者特殊体位,以适应术中和术后特殊体位的要求。

8)术日晨准备:根据手术不同要求,为患者留置胃管,嘱患者排空膀胱。术前如有特殊用药,按照医嘱执行。患者应取下义齿、眼镜(包括隐形眼镜)、饰品,交给家属妥善保管。根据手术需要,将患者病历、影像资料、手术带药等带入手术室,与手术室工作人员核对,并填写手术患者交接单。

9)用物准备:根据手术要求准备麻醉床以及床旁用物,如心电监护仪、吸氧装置、负压吸引装置、气管切开包、注射泵、引流管标识、别针等。

(2)术后准备

1)安置患者:术后返回病室,医护合作将其转移至病床,转移过程中动作轻柔,保护患者隐私,保护好各类引流管、尿管及输液管,妥善固定,保持各类管路通畅,并且做好引流标识。根据医嘱给予患者心电监护、氧气吸入、胃肠减压等。并且与医生做好交接,了解手术名称、术中情况、术后需要特殊观察的症状。

2)体位:根据不同麻醉方式及手术部位采用相应体位。全麻未清醒者,取平卧位头偏向一侧,避免口腔分泌物或呕吐物流出引起误吸。硬膜外麻醉后应平卧 6 小时,防止脑脊液自穿刺点渗出引起头痛。麻醉完全清醒后根据各专科要求采用不同体位。

3)病情观察:严密监测患者生命体征,并且做好记录。神经系统手术患者注意观察患者意识、瞳孔变化,必要时观察四肢肌力情况,及早发现病情变化。呼吸系统手术患者注意观察呼吸情况,评估呼吸频率、深度及性质,了解血氧饱和度情况。心血管系统手术患者注意评估血压变化,脉搏次数、强弱、规律以及呼吸次数及性质,观察有无出血及休克征象。消化系统手术患者应注意观察患者有无排气、排便,听诊肠鸣音来评估肠道蠕动恢复情况。泌尿系统手术患者密切观察尿液颜色、性质和量。未留置尿管者,密切观察患者自解小便情况,有无尿潴留,必要时留置尿管。

4)饮食护理:非消化系统手术患者,根据手术大小、麻醉情况以及自身反应给予进食,患者胃肠蠕动恢复后,一般从流食逐步过渡到半流食、普食。根据手术的特殊要求可选择低脂饮食、高蛋白饮食等。消化道手术后一般应禁食 24~48 小时,待胃肠蠕动恢复、肛门排气后开始进食少量流食,根据手术要求逐步过渡到半流食、软食、普食。

5)伤口及引流管护理:保持伤口敷料清洁干燥,注意观察伤口有无渗血、渗液,周围皮肤有无发红、积液、皮下气肿等异常情况。妥善固定各个引流管,做好标识,保持引流通畅,必要时定时挤压或进行负压吸引,防止引流管受压、打折、管路滑脱。密切观察并记录引流液颜色、性质和量,如有异常及时通知医生。定时更换引流瓶或引流袋,注意无菌操作。患者外出检查或转运过程中,应夹闭引流管,避免反流造成逆行感染。

6)活动及休息:早期活动有利于增加肺活量、减少肺部并发症、改善血液循环,预防深静脉血栓形成、促进肠蠕动恢复,防止压力性损伤发生。原则上应早期床上活动,如深呼吸、定时翻身、四肢主动或被动活动。争取早期下床活动,活动应循序渐进,预防跌倒。如有特殊制动要求(骨科手术后)、心力衰竭、出血、严重感染及极度虚弱的患者,按照专科要求及患者情况指导其活动。

7)疼痛护理:患者术后会出现不同程度的伤口疼痛,一般术后 24 小时疼痛最剧烈,2~3

日逐渐减轻。因为术后咳嗽、深呼吸、下床活动和功能锻炼,可引起术后活动性疼痛。应密切观察疼痛的时间、部位、性质和规律,进行疼痛评估。为患者提供适宜的休养环境,保持舒适体位,心情舒畅,可通过分散注意力或倾听音乐等方式减轻患者疼痛感。必要时可选择多模式镇痛,注意观察用药后的效果及不良反应,并做好护理评估及记录。

8)发热护理:由于手术创伤,术后体温会有所升高,一般不超过38℃(术后吸收热),多数于术后1~2日可逐渐恢复正常。因此术后应定时监测体温变化,观察伤口部位有无红、肿、热、痛或波动感,如持续性体温过高,超过3天,体温>38℃,应考虑是否有感染的可能。遵医嘱给予物理降温或药物治疗。

9)并发症的观察:密切观察术后有无出血、感染、肠梗阻、压力性损伤、深静脉血栓、心脑血管意外和疾病相关并发症的发生,积极采取各种预防措施,一旦发现及时通知医生配合处理。

(3)健康指导

1)伤口观察:观察伤口有无红肿热痛等炎症反应,每日监测体温变化,按时换药。

2)按时服药:嘱患者遵医嘱按时、按量服药,不可自行停药。

3)活动与休息:嘱患者保证充足睡眠,活动量按照循序渐进的原则,由少到多、由轻到重。

4)康复锻炼:根据疾病特征进行针对性的康复锻炼,促进术后恢复。

5)饮食指导:清淡饮食,禁食辛辣刺激性强的食物,可根据自身情况,进食高蛋白、高维生素等食物,保证良好的营养。

6)门诊随诊:遵医嘱定期门诊随诊,如有异常情况及时就诊。

2. 基本外科病例——胰腺癌患者围手术期护理

(1)病例介绍

1)现病史:患者男,68岁。患者自2021年6月起无诱因出现剑突下坠胀样疼痛,餐后疼痛加重,平卧时可减轻,自行服用"胃药"(具体不详)1个月,上述症状无明显好转,遂于2021年7月末于当地医院就诊,行腹部超声、PET/CT检查:考虑胰头癌,肝转移可能。2021年8月初出现皮肤巩膜黄染,伴尿色加深。我院胰腺超声造影:胰腺实性占位。2021年8月17日行超声引导下胰腺肿物穿刺活检,活检病理提示:结合免疫组化,符合肉瘤样癌。目前患者间断剑突下疼痛,大致同前,伴皮肤巩膜黄染,现为进一步诊治收入院。起病以来,患者精神、睡眠可,饮食较前减少,大小便正常,体重减轻约3kg。

2)既往史:高血压病病史18年,2型糖尿病病史13年,眼底动脉硬化12年,冠心病病史5年,高脂血症5年,左侧甲状腺结节伴甲减4年,骨质疏松症1年。1973年曾因转氨酶升高住院治疗后痊愈,考虑肝炎可能,具体不详。2020年10月体检腹部超声示:肝内多发高回声结节。否认结核、伤寒、疟疾等其余传染病史,否认重大外伤及输血史,否认药物、食物过敏史。预防接种史不详。

3)个人史:生于原籍,无外地久居史。否认疫区、疫水接触史,否认特殊化学品及放射性物质接触史。无吸烟饮酒等不良嗜好。

4)婚育史:适龄婚育,配偶及一子一女,均体健。

5）家族史：否认家族中有类似疾病史，一外甥（姐姐大儿子）10余岁时因白血病去世，另一外甥（姐姐二儿子）40余岁时因肺癌去世，否认家族性精神病、肿瘤病、遗传性疾病病史。

6）专科查体：发育正常，营养中等，神志清晰，自主体位，全身皮肤黏膜可见黄染，无出血点、破溃。全身浅表淋巴结未触及肿大。睑结膜无充血、出血、苍白、水肿，巩膜黄染。腹部膨隆，剑突下轻压痛，无反跳痛、肌紧张，肠鸣音2~3次/min，肝脾肋下、剑下未及，麦氏点无压痛，Murphy征（−），移动性浊音（−），双下肢无浮肿。

7）本次住院诊疗情况：患者2021年9月2日至2021年9月9日于肿瘤内科病房住院治疗。异常化验结果提示：Hb 59g/L，粪便潜血（+），肝药酶异常、白蛋白29g/L、总胆红素及直接胆红素均升高，低钾血症，CA19-9 1 928.0U/ml，CEA 145.6ng/ml，CA125 298.8U/ml。行胃镜取活检提示：十二指肠降部肿物；胰腺病变累及十二指肠可能。胸腹盆增强CT考虑胰头恶性肿瘤性病变；肝转移瘤。考虑患者合并消化道出血、梗阻性黄疸及可疑胆系感染等情况，予以禁食禁水、补液、抑酸、输血、护肝退黄、抗感染等治疗。患者营养状况差，于2021年9月8日行PICC置入，并请营养科会诊后予以脂肪乳氨基酸（17）葡萄糖（11%）注射液肠外营养支持。于2021年9月9日转入基本外科一病房行手术治疗。2021年9月13日行"剖腹探查，粘连松解，胰十二指肠切除，胆囊切除，联合肠系膜上静脉节段切除＋对端吻合，联合肝段切除术"。手术顺利，术后转入ICU二病房行重症监护。予以抑酶、抑酸、补充白蛋白、利尿、去甲肾上腺素维持血压、足量血浆补充凝血因子、适量红细胞纠正贫血、抗感染、护肝等治疗，后患者生命体征基本平稳，于2021年9月16日转回基本外科一病房行进一步治疗。

（2）护理评估

1）社会及经济情况：患者为68岁老年男性，门诊步行入院，高中学历，育有1子1女，家庭经济条件良好，所居住地为配备有电梯的居民楼。

2）生理、心理健康情况：患者2021-09-16由ICU二病房转入基本外科一病房，入科T 36.1℃，P 74次/min，R 18次/min，BP 101/51mmHg，SpO₂ 99%，VAS疼痛评分3分。患者目前一般情况较稳定，营养状况差，无发热、恶心呕吐、腹痛腹胀腹泻等表现。查体示全身皮肤黏膜黄染较前明显好转，结膜、口唇稍苍白，心肺查体（−），双下肢未见浮肿。腹带固定腹部切口，无渗血渗液，肝下、胆肠吻合口及胰肠吻合口引流管均固定良好，引流通畅，肝下引流量稍多，其余引流量较少。保留胃管接袋，胃管置管深度60cm，保留尿管接引流袋，记尿量。患者较为焦虑，担心术后能否顺利康复、术后功能锻炼情况、术后生活质量等情况，反复询问护士相关知识，较为紧张。

（3）护理诊断/问题

1）疼痛　与疾病和手术后创伤有关。

2）营养失调：低于机体需要量　与术后禁食禁水有关。

3）感染　与肿瘤坏死、术后感染、诱发胰腺炎有关。

4）潜在并发症：出血、胆漏、胰瘘、血糖调节失调、胃排空延迟、肺炎、肺不张等。

5）潜在并发症：皮肤完整性受损。

6）焦虑　与病程较长，预后以及康复有关。

（4）护理目标

1）患者 3 天内疼痛减轻，7 天后 VAS 疼痛评分达到 3 分以下。

2）禁食期间出入量平衡，营养满足机体需求。

3）术后未发生感染。

4）术后患者未发生肺炎或肺不张、出血、胰瘘、胆瘘、胃排空延迟等并发症。

5）患者卧床期间未发生压力性损伤。

6）患者焦虑情绪减轻。

（5）护理措施

1）护理问题：疼痛。

护理措施：①术前患者口服对乙酰氨基酚，使用复合镇痛药物。护理人员应遵医嘱及时给予有效的镇痛，并评估镇痛药的效果。②术后 24~48 小时内患者疼痛最为明显，以后逐渐减轻。护理人员指导和协助患者正确采用自控镇痛作为止痛措施；正确评估患者疼痛程度，必要时给予镇痛药物。

2）护理问题，营养失调：低于机体需要量　与术后禁食禁水有关。

护理措施：①术前加强营养支持，伴阻塞性黄疸的胰头癌患者及时予以肠内或肠外营养；应尽可能选用肠内营养，留置鼻肠营养管，滴注肠内营养粉剂、营养液和经皮肝穿刺胆道引流术（PTCD）回收的胆汁。肠外营养支持应用脂肪乳氨基酸（17）葡萄糖（11%）注射液等渗透压较高的液体时，应提前放置 PICC 管路，防止对患者外周血管造成损伤；应注意保持营养管的通畅，预防为主，应每 8 小时脉冲冲管一次，肠内营养制剂可经泵连续滴注，喂养的速率使患者在初期有足够的时间去适应，一般需要 3~4 日的启动期；喂养的浓度，开始时宜用等渗的营养液，速率宜慢，以后每日增加 25ml/h，直至液体量能满足需要。喂养过程中应监测患者对胃肠内营养的耐受性。患者不能耐受的表现为腹胀、腹痛、恶心，严重者可以呕吐、腹泻、肠鸣音亢进。在开始喂养阶段，应每 4~6 小时巡视患者 1 次，询问及检查有无以上症状出现。以后可每日检查 1 次患者，如出现患者有不能耐受的症状，则应查明是浓度过高，还是速率过快或其他原因，针对原因给予及时处理。②术后维持水、电解质和酸碱平衡，准确记录每日引流量及出入量；大手术后醛固酮分泌增多，术后呕吐及各种引流液的丢失，在静脉输注葡萄糖后，特别是在应用外源性胰岛素时，易使钾转入细胞内，造成低钾血症的发生，故应注意钾的补充。

3）护理问题：感染　与肿瘤坏死，术后感染，诱发胰腺炎有关。

护理措施：①麻醉后即静脉输注广谱抗生素；②术中注意无菌操作，避免胃肠道内容物溢入腹腔；③消化道重建前、后用温盐水冲洗腹腔，保持腹腔引流管通畅等。

4）潜在并发症：出血、胆漏、胰瘘、血糖代谢紊乱、胃排空延迟、肺炎肺不张等。

出血：①术后密切观察生命体征、伤口渗血及引流液，准确记录出入量；②术后 1~2 天和 1~2 周时均可发生出血，出血的表现为经引流管引流出血性液体、呕血、便血等，患者同时有出汗、脉速、血压下降等现象。出血量少者可给予静脉补液，应用止血药、输血等治疗，出血量大者应手术止血。

胆瘘：①术后早期发生高流量胆瘘者应及时再次手术并放置 T 管引流；②在胆瘘发生

期间应注意维持水和电解质平衡。

胰瘘：①禁食、全胃肠外营养以及保持腹腔引流通畅；②生长抑素类似物的应用。

血糖调节失调：①术后早期患者禁食卧床期间，应用静脉注射泵均匀泵入胰岛素；②动态监测血糖水平，血糖应控制在 8.4~11.1mmol/L（150~200mg/dL）之间。

胃排空延迟：①应用促胃动力药物及营养支持；②胃造瘘术有利于保证胰十二指肠切除术后胃内充分减压，如果患者并发胃排空障碍，则可以长期保留胃造瘘而无须留置鼻胃管。

肺炎和肺不张：①鼓励患者咳痰、使用祛痰措施（静脉用痰液稀释剂如氨溴索）、超声雾化吸入。②鼓励患者尽早下床活动。③选用敏感的抗生素。

5）护理问题：有皮肤完整性受损的危险。

护理措施：①梗阻性黄疸患者可出现皮肤瘙痒，应注意勤洗澡更衣，不要搔抓，以免造成感染；②术后尽早让患者下床活动，卧床患者协助其定时更换体位，预防压力性损伤的发生。

6）护理问题：焦虑　与病程较长，担心预后以及康复有关。

护理措施：①护理人员应予以理解，多与患者沟通，了解患者的真实感受，满足患者的精神需要；②根据患者掌握知识的程度，有针对性地介绍与疾病和手术相关的知识，使患者能配合治疗与护理，促进疾病的康复。

（6）健康指导

1）指导携带引流管出院患者更换引流袋、记录引流量。嘱患者出院后注意管路的固定，防止管路脱出，观察引流液的量和性质。如有不适，尽早就医。

2）合理均衡膳食，少食多餐，忌油腻饮食。

3）劳逸结合，保持充足睡眠。

4）按计划放疗或化疗，放、化疗期间定期复查血常规。

5）嘱患者术后每 3~6 个月复查一次，若出现进行性消瘦、贫血、乏力、发热等症状，及时到医院复诊。

3. 骨科病例——膝关节置换术患者围手术期护理

（1）病例介绍

1）现病史：患者女，68 岁。患者 10 余年前无明显诱因出现双膝疼痛，活动、劳累后明显，左侧较右侧重，休息可缓解。于外院就诊，考虑"膝骨关节炎"，接受针灸、理疗、"关节腔注射玻璃酸钠"等保守对症治疗后可有所缓解，但疗效不持久。近 2 个月以来，左膝疼痛进一步加重伴跛行，左膝关节轻度畸形。为行进一步手术治疗收入我院。近半年来，患者精神、睡眠、饮食可，体重无明显改变，大小便无异常。

2）既往史：患高血压 20 余年，血压最高达 160/90mmHg，目前治疗方式为口服硝苯地平 30mg/d，可控制血压在 130/80mmHg。否认冠心病、糖尿病等慢性病史。否认其他重大手术、外伤及输血史，否认食物、药物过敏史。

3）个人史：生于原籍，无外地久居史。否认疫区、疫水接触史，否认特殊化学品及放射性物质接触史。无吸烟饮酒等不良嗜好。

4）婚育史及月经史：适龄婚育，配偶及 1 子 1 女体健。已绝经，末次月经 53 岁。

5)家族史:否认家族中有类似疾病史,否认家族性精神病、肿瘤病、遗传性疾病病史。

6)专科查体:轻跛步态,左膝轻度内翻,双小腿轻度静脉曲张,右膝、左膝过屈试验(+),左膝关节 ROM(活动度)伸 - 屈 0°~100°。

7)本次住院诊疗情况:患者2021-05-24 在全麻下行左膝人工关节置换术,于 16:25 手术室人员接患者,双方核对无误。于 19:10 安全返回病室,神志清楚,遵医嘱予持续心电监护、氧气吸入 2L/min。伤口敷料清洁、干燥。使用 PCA 镇痛泵持续泵入,VAS 评分 2 分。双下肢趾端感觉、活动、血运正常,双足背动脉搏动可触及,双下肢皮温暖、肤色正常,患者全身皮肤无压力性损伤。保留伤口引流管 1 根。保留外周静脉输液穿刺点无红肿、渗液。

(2)护理评估

1)社会及经济情况:患者为 68 岁老年女性,门诊步行入院,高中学历,家庭经济条件良好,所居住地为配备有电梯的居民楼。

2)生理、心理健康情况:入科 T 36℃,P 71 次 /min,R 21 次 /min,BP 145/92mmHg,身高165cm,体重 80kg。发育正常,营养良好,神志清楚,回答切题,自主体位,查体配合,无急慢性病容。全身皮肤及黏膜无皮疹、黄染,无肝掌、蜘蛛痣。近 2 周食欲正常,无特殊治疗饮食,无食物禁忌。无食物、药物过敏史。双眼老花,双耳听力正常。生活自我照顾能力良好,睡眠质量良好,每日睡眠时长约 7 小时,无吸烟、饮酒等不良嗜好。患者较为焦虑,担心手术是否能够顺利进行、术后功能锻炼情况、术后生活质量等情况,反复询问护士相关知识,较为紧张。

(3)护理诊断 / 问题

1)躯体移动障碍　与手术创伤或疼痛有关。

2)疼痛　与关节软骨受损、关节畸形(术前)、手术创伤、截骨操作有关(术后)。

3)潜在并发症:下肢深静脉血栓形成(DVT)。

4)有跌倒 / 坠床的风险　与高血压控制不佳、伤口疼痛有关。

5)焦虑　与患者患病有关。

(4)护理目标

1)术后卧床期间,患者能配合护士进行床上翻身、在护士的指导下自主进行下肢功能锻炼。出院时,患者能在他人陪护下进行躯体活动。

2)患者静息时疼痛 VAS 评分<3 分。经多模式镇痛的情况下,活动时疼痛评分<3 分。

3)患者认识到预防 DVT 的重要性,能自主进行踝泵运动、直腿抬高运动等基本预防措施。住院期间,患者不发生 DVT。

4)患者能认识到预防跌倒 / 坠床的重要性,能按健康宣教内容进行主动预防跌倒 / 坠床的行为。住院期间患者不发生跌倒 / 坠床。

5)患者能主动向他人倾诉焦虑,掌握导致焦虑的疾病及手术相关知识。出院时,患者无焦虑主诉、无焦虑紧张面容。

(5)护理措施

1)护理问题:躯体移动障碍　与手术创伤或疼痛有关。

护理措施:①评估患者躯体移动情况,给予患者防坠床、跌倒的健康宣教;②每隔 30~60

分钟协助患者床上翻身,防止皮肤压力性损伤发生;③指导患者进行下肢功能锻炼,以提高患肢肌肉力量;④将呼叫器放在患者伸手可及之处;⑤活动时需专人陪护。

2)护理问题:疼痛。

护理措施:①鼓励患者表达疼痛,使用 VAS 疼痛评估工具正确评估患者疼痛程度;②观察患者疼痛的性质、部位、范围;③给予患者个性化非药物镇痛方式,如转移注意力、更改体位等;④观察患者手术伤口是否有渗血、渗液等,判断是否发生伤口相关并发症;⑤针对患者中重度疼痛,可以临时增加一次 PCA 镇痛泵中镇痛药物的泵入,通知医生,必要时遵医嘱增加使用镇痛药物。

3)护理问题:潜在并发症:下肢深静脉血栓形成(DVT)。

护理措施:①使用 Caprini 风险评估量表动态评估患者的血栓风险;②通过图片、视频等方式给予患者静脉血栓栓塞症(VTE)知识的健康宣教;③指导患者进行踝泵运动、股四头肌功能锻炼,指导患者进行直腿抬高运动,嘱患者多饮水、早下地活动;④遵医嘱给予患者物理预防、药物预防措施;⑤各班次交班时查看患者双下肢是否出现 VTE 相关临床症状,如下肢肿胀、疼痛、皮温升高等,发现异常或患者主诉异常症状时,及时通知医生;⑥对于已形成下肢 DVT 患者,应警惕肺血栓栓塞症(PE)的发生。

4)护理问题:有跌倒/坠床的风险。

护理措施:①评估患者跌倒风险,在床头放置跌倒指示牌;②给予患者防坠床及安全的健康宣教;③保持室内明亮、地面清洁干燥,卫生间设有防滑设施;④嘱患者穿尺码合适的衣服、防滑鞋;⑤将常用用物置于患者易取处,全程陪护患者活动,协助患者术后第一次下地活动;⑥教会患者操作床头灯和呼叫器,放于易取处,提醒患者在床上应至少拉起一侧床挡;⑦指导患者缓慢改变体位,以防体位性低血压。

5)护理问题:焦虑。

护理措施:①为患者提供舒适环境;②密切观察患者躯体及心理情况,如遇异常,及时报告医生;③给予患者疾病知识及缓解焦虑的健康宣教,鼓励患者向他人倾诉内心焦虑。

(6)健康指导

1)嘱患者注意安全,避免外伤,养成在日常生活中保护关节的良好习惯。

2)嘱患者日常生活中尽量减少上下楼梯、久站、抱小孩、提重物,减轻膝关节磨损。根据自身的情况适当锻炼(如游泳、打太极拳等),运动前要做好准备活动。

3)减肥可以降低关节的负荷,减少关节的进一步磨损。患者体重过重时,注意调节饮食,控制体重。

4)嘱患者多吃含蛋白质、钙质、胶原蛋白的食物,如奶制品、豆制品、鱼虾、海带、黑木耳、猪蹄等。

5)嘱患者术后保持伤口敷料干净,伤口如有异常随时就诊。

6)嘱患者出院后继续加强膝关节屈曲、伸直锻炼,劳逸结合。

4. 胸外科病例——胸腔镜肺叶切除术患者围手术期护理

(1)病例介绍

1)现病史:患者女,62 岁。患者 2020 年 4 月外院体检行胸部 CT 检查提示:左肺上叶多发磨玻璃密度结节,最大者直径 1.5cm,未诉咳嗽、咳痰,未诉胸痛、发热,未予特殊处理,定期复查;2021 年 7 月患者于当地医院复查胸部 CT 提示:左肺多发结节,考虑恶性,右肺上叶良性结节,予抗炎治疗 10 天后复查结节未见明显变化。2021 年 8 月我院胸外科门诊就诊,建议行手术治疗,现患者为行进一步诊治收入我院。

2)既往史:患过敏性鼻炎 12 年,未服药治疗,偶有流涕;12 年前因子宫肌瘤行子宫全切术;否认高血压、冠心病、糖尿病等慢性病史,否认其他重大手术、外伤及输血史,否认食物、药物过敏史。

3)个人史:生于原籍,无外地久居史。否认疫区、疫水接触史,否认特殊化学品及放射性物质接触史。无吸烟饮酒等不良嗜好。

4)婚育史及月经史:适龄婚育,配偶及 2 子体健。12 年前切除子宫后绝经,最后一次月经 40 岁。

5)家族史:否认家族中有类似疾病史,否认家族性精神病、肿瘤病、遗传性疾病病史。

6)专科查体:气管居中。锁骨上淋巴结无肿大。胸廓外形无异常,双肺呼吸运动对称,双肺触觉语颤对称,叩诊呈清音,双肺呼吸音清,双肺未闻及干湿啰音和胸膜摩擦音。心前区无隆起及凹陷,心界不大,心律齐,各瓣膜听诊区未闻及异常心音及病理性杂音。

7)本次住院诊疗情况:患者 2021-09-16 在全麻下行 VATS 左肺上叶切除术,于 7:00 手术室人员接患者,双方核对无误。于 13:09 安全返回病室,患者神志清楚,对答切题。遵医嘱予双鼻导管吸氧,持续心电监护,T 36.1℃,HR 86 次/min,BP 130/82mmHg,SpO$_2$ 99%,VAS 2 分。检查皮肤完好无破损。保留胸管一根接瓶记量,胸管内水柱波动在 4~5cm 之间,挤压通畅,有血性胸腔积液流出,伤口敷料整洁干燥。尿管接引流袋记录尿量,通畅,尿液淡黄澄清。妥善固定各类管路,防止打折或脱出。持续外周静脉补液顺利,穿刺点无红肿、渗液。

(2)护理评估

1)社会及经济情况:患者为 62 岁老年女性,门诊步行入院,高中学历,育有 2 子,家庭经济条件良好。

2)生理、心理健康情况:患者入科 T 36.6℃,P 83 次/min,R 19 次/min,BP 110/65mmHg。患者身高 159cm,体重 62kg,发育正常,营养良好,神志清楚,回答切题,生活可以自理,查体配合,无急慢性病容。全身皮肤黏膜未见黄染、出血点、破溃。全身浅表淋巴结未触及肿大,腹部可见手术瘢痕。近 2 周食欲正常,无特殊治疗饮食,无饮食禁忌。无食物、药物过敏史。双眼老花,双耳听力正常。生活自我照顾能力良好,睡眠质量良好,每日睡眠时长约 7 小时,无吸烟、饮酒等不良嗜好。患者较为焦虑,担心手术是否能够顺利进行、手术病理结果、术后生活质量等情况,反复询问护士相关知识,较为紧张。

(3)护理诊断/问题

1)清理呼吸道低效　与患者术后无效咳痰有关。

2)疼痛　与疾病和手术相关。

3)体温升高　与手术切口吸收热或肺部感染有关。

4)活动无耐力　与手术对机体创伤大有关。

5）潜在并发症：出血、肺不张、心律失常等。

6）焦虑　与患病及手术有关。

（4）护理目标

1）患者能够有效咳嗽咳痰，患者住院期间未发生呼吸道感染及肺不张。

2）患者能够自述减轻疼痛的方法，疼痛程度减轻或消失。

3）患者体温能够得到有效控制。

4）患者能够配合完成肢体康复训练，日常生活能力逐渐增强。

5）患者能够描述发生各种并发症的原因，并且积极配合应对措施，无并发症发生。

6）患者能够主动说出焦虑的原因，适应病房环境，积极配合治疗和护理，焦虑感减轻或消失。

（5）护理措施

1）护理问题：清理呼吸道低效　与患者术后无效咳痰有关。

护理措施：①评估患者咳嗽、咳痰情况；②术前指导患者戒烟，预防口腔感染；③患者术后清醒后予以床头抬高 30°~50°，利于气体交换；④协助叩背咳痰，指导患者进行呼吸功能锻炼；⑤给予患者雾化吸入，以达到稀释痰液、解痉、抗感染的目的。

2）护理问题：疼痛　与疾病和手术相关。

护理措施：①评估患者疼痛的性质、时间、部位、症状和体征，使用 VAS 疼痛评估工具正确评估患者疼痛程度；②给予患者个性化非药物镇痛方式，如舒适的环境、转移注意力、更改体位等；③指导患者在咳嗽、下床活动等导致剧痛的事件发生前进行预见性镇痛；④观察患者手术伤口是否有渗血、渗液等，判断是否发生伤口相关并发症；⑤遵医嘱给予药物镇痛，密切观察镇痛的效果及镇痛药物可能出现的并发症如头晕、恶心、呕吐、腹胀、尿潴留等。

3）护理问题：体温升高　与手术切口吸收热或肺部感染有关。

护理措施：①定时监测患者体温变化，观察患者生命体征；②保持室内空气流通，温度、湿度适宜，定时通风；③鼓励患者多饮水，多吃水果，清淡饮食；④给予患者温水擦浴或冰袋物理降温；⑤监测患者血常规变化，有无感染症状；⑥指导患者咳嗽咳痰，必要时予以吸痰；⑦必要时遵医嘱给予抗生素或退烧药，并观察用药后的效果。

4）护理问题：活动无耐力　与手术对机体创伤大有关。

护理措施：①评估患者改变体位的能力；②指导并协助患者床上改变体位，指导患者床上活动，防止压力性损伤、下肢静脉血栓等；③根据患者情况，指导其逐渐下地活动；④术后充分镇痛，提高患者舒适度及活动耐受情况；⑤嘱患者活动期间，妥善保护引流管；⑥严密观察患者病情变化，嘱患者出现头晕、气促、心动过速、心悸和出汗等症状时，立即停止活动；⑦向患者解释早期活动的重要性，取得患者及家属的配合。

5）潜在并发症：出血、肺不张、心律失常等。

护理措施：

出血：①了解患者有无凝血功能障碍以及术中情况，评估出血风险；②密切观察患者生命体征情况，定时检查伤口敷料及引流管周围的渗血情况；③密切观察胸腔引流液的颜色、性状和量；④考虑患者有活动性出血时，立即通知主管医生，遵医嘱给予止血药；⑤根据患者情况,必要时做好开胸探查止血的准备;⑥关注患者及家属的心理变化,缓解其焦虑及紧张情况,取得患者及家属的理解和配合。

肺不张:①评估患者有无心动过速、体温升高、哮鸣、发绀、呼吸困难等症状;②密切观察患者胸管内水柱波动的情况;③鼓励患者术后积极进行呼吸功能锻炼及主动咳嗽、咳痰;④痰液黏稠者予以雾化吸入,必要时予以吸痰,保持呼吸道通畅;⑤向患者及家属解释呼吸功能锻炼的重要性,提高依从性。

心律失常:①术后予以持续心电监测,评估患者心电图、心率、心律、血氧饱和度等情况,如有异常及时报告医师;②监测患者血电解质水平,维持电解质平衡,给予饮食指导,鼓励其进食含钾食物;③一旦患者出现心律失常,指导患者卧床休息,并给予患者氧气吸入;④遵医嘱给予抗心律失常药物,密切观察心率、心律及血压的变化;⑤密切观察用药后的效果及不良反应。

6)护理问题:焦虑　与患病及手术有关。

护理措施:①为患者提供舒适环境;②密切观察患者躯体及心理情况,如遇异常,及时报告医生;③给予患者疾病知识及缓解焦虑的健康宣教,鼓励患者向他人倾诉内心焦虑。

(6)健康指导

1)营养和休息:嘱患者戒烟戒酒,忌暴饮暴食,禁止使用脂肪含量高的食物,多食蔬菜、水果及高蛋白饮食。每日保证充足的休息与睡眠。

2)康复锻炼:嘱患者出院后,坚持进行呼吸功能锻炼,促进呼吸功能恢复;指导患者进行抬肩、抬臂、手从头部后方达到对侧肩部、举手过头或拉床带活动,以预防术侧肩关节僵硬。出院1~2个月后视个人体质情况从事非重体力活动。

3)嘱患者定期门诊复查,若出现高热、伤口疼痛、剧烈咳嗽及咯血等症状,应及时到医院就诊;如患者术后进行放射治疗和化学药物治疗等,指导其坚持完成相应疗程以提高疗效,并告知注意事项。

5. 心外科病例——冠状动脉搭桥术患者围手术期护理

(1)病例介绍

1)现病史:患者男,65岁。患者主诉"间断胸闷、胸痛1年"入院,2020年5月患者在劳累后突发心前区疼痛,伴胸闷、憋气、心慌、大汗,休息后可缓解,未行诊治,后因胸痛再次发作于当地医院住院治疗,住院期间行冠脉造影提示:左冠左主干尾端狭窄50%,回旋支开口100%闭塞,前降支近段、中段弥漫性狭窄,最终处狭窄80%,右冠近中段狭窄80%、中段自右室支起,100%闭塞;予抗血小板、降脂、利尿等对症治疗,缓解后出院。患者为行进一步手术治疗收治入院。近半年来,患者精神饮食可,睡眠一般,体重无明显变化,大小便无异常。

2)既往史:2005年诊断高血压,未规律服药治疗,血压最高可达170/90mmHg;2002年诊断2型糖尿病,目前规律行精蛋白生物合成人胰岛素注射液皮下注射,血糖控制可;1983年因阑尾炎行阑尾切除术,术后恢复可;否认外伤及输血史。

3)过敏史:患者青霉素过敏,表现为晕厥(青霉素过敏史在患者手腕带、床头卡及病历均做标记,保证用药安全),否认食物过敏史。预防接种史不详。

4)个人史:生于原籍,无外地久居史。否认疫区、疫水接触史,否认特殊化学品及放射性物质接触史。吸烟 30 余年,5~10 支 /d,戒烟 1 年,无饮酒嗜好。

5)婚育史:适龄婚育,配偶及 1 女体健。

6)家族史:否认家族中有类似疾病史,否认家族性精神病、肿瘤病、遗传性疾病病史。

7)专科查体:双侧颈静脉未见明显搏动,肝颈静脉回流征(−),双肺呼吸运动对称,双侧语颤对称,无胸膜摩擦感,双肺呼吸音清,未闻及干湿啰音及胸膜摩擦音,心前区无隆起及凹陷,心界正常,心率 62 次 /min,心律齐,各瓣膜听诊区未闻及病理性杂音,未及心包摩擦音。腹软,无压痛、反跳痛,肝肋下未及,脾未触及,双下肢有凹陷性水肿。

8)本次住院诊疗情况:患者 2021 年 6 月 3 日在全麻低温体外循环下行冠状动脉旁路移植术,手术长达 6 小时,过程顺利,术中输注 4U 红细胞、400ml 血浆,术后带气管插管返病房监护室。患者镇静状态,持续心电、血氧、动脉血压、中心静脉压监测,持续气管插管接呼吸机辅助呼吸,保留胸管、心包纵隔引流管各一根,分别接水封瓶记录引流液的量,挤压引流管保持引流管通畅,引流液为血性;保留胃管一根接袋记量,抽出少量黄绿色胃液;保留尿管接袋记量;记录每小时出入量、24 小时出入量;持续经中心静脉微量泵入去甲肾上腺素、肾上腺素、硝酸甘油、丙泊酚、吗啡;保留外周静脉补液顺利;胸部伤口及腿部伤口敷料清洁干燥,无渗血渗液;翻身,检查全身皮肤无异常。

(2)护理评估

1)社会及经济情况:患者为 65 岁老年男性,门诊步行入院,小学学历,育有 1 女,家庭经济条件一般。

2)生理、心理健康情况:患者入科 T 36.4℃,P 62 次 /min,R 17 次 /min,BP 155/92mmHg,身高 167cm,体重 85kg。体型偏胖,神志清楚,回答切题,自主体位,查体配合,无急慢性病容。全身皮肤及黏膜无皮疹、黄染,无肝掌、蜘蛛痣。近 2 周食欲可,无特殊治疗饮食,无饮食禁忌。双眼老花,双耳听力正常。生活自我照顾能力尚可,睡眠质量一般,每日睡眠 5~6 小时,吸烟 30 余年,不饮酒。患者较为焦虑,担心手术预后,多次询问护士相关内容,略显紧张。

(3)护理诊断 / 问题

1)心输出量减少　与心功能不全有关。

2)清理呼吸道低效　与手术、麻醉、人工辅助呼吸、体外循环和术后伤口疼痛有关。

3)疼痛　与手术创伤有关。

4)潜在并发症:出血、心脏压塞、心肌梗死。

5)有跌倒 / 坠床的风险　与术后活动无耐力有关。

6)焦虑　与患病及手术有关。

(4)护理目标

1)患者维持正常的心输出量,保持充足的心排血量以维持主要器官的灌注。患者表现为外周动脉搏动有力,生命体征平稳。

2)患者保持良好的气体交换状态,呼吸道通畅,呼吸平稳,双肺呼吸音清。

3)患者主诉疼痛减轻,能够耐受疼痛。

4)患者未出现出血、心脏压塞、心肌梗死并发症。若患者出现上述并发症,护理人员应通过早期评估,早发现,及时处理,降低并发症发生的危险。

5)患者无跌倒、无坠床发生。

6)患者表现比较平静,对疾病恢复和医护人员充满信心。

(5)护理措施

1)护理问题:心输出量减少　与心功能不全有关。

护理措施:①合理改变生活方式,宜尽量避免各种诱发因素。低盐低脂饮食,一次进食不应过饱;控制高血脂和高血糖,戒烟戒酒,监测并控制体重。术前保证充足睡眠,保持适当的体力活动,但以不致发生疼痛为度,逐步增加活动耐量。②改善心功能,遵医嘱予患者改善心功能的药物,对于存在呼吸困难、心悸的患者及时给予吸氧,并取半卧位,减少回心血量,减轻容量负荷,从而改善呼吸困难。③减轻心脏负担:保持大便通畅,避免便秘诱发心绞痛;间断或持续吸氧,以保证重要脏器血氧供应;适当活动与休息,避免情绪激动。④加强各项指标监测:每日监测体温、心率、心律、血压及体重。患者进入手术室麻醉诱导前,进行循环监测,包括动脉压、中心静脉压、尿量、心排血量、血氧饱和度等。⑤加强营养:摄入高热量、高蛋白及丰富维生素食物,增强机体对手术耐受力。

2)护理问题:清理呼吸道低效　与手术、麻醉、人工辅助呼吸、体外循环和术后伤口疼痛有关。

护理措施:①呼吸功能监护,密切观察患者呼吸频率、节律与幅度,有无发绀,听诊双肺呼吸音是否对称;机械通气期间,密切观察呼吸机是否与患者呼吸同步,遵医嘱定时进行动脉血气分析,根据结果及时调整呼吸机参数。②加强患者的呼吸系统管理,维持有效通气。冠状动脉旁路移植术后体外循环术后患者常规使用机械通气以支持呼吸功能,最终达到改善氧合、减少呼吸做功、促进心肺康复的目的,在此期间应妥善固定气管插管,定时测量气管插管深度,防止气管插管移位或脱出。协助患者翻身时,避免气管插管打折、扭曲、受压、脱出。术前宣教告知留置气管插管重要性及重要意义,切勿自行拔管。定时测量气管插管深度,遵守呼吸机使用及护理原则,严格无菌操作,预防呼吸机相关性肺炎发生;定时翻身、拍背、保持呼吸道通畅,有效吸痰,以防堵塞气道,导致肺不张。吸痰前后充分给氧,每次吸痰不超过15秒,以免缺氧;吸痰时动作轻柔,并注意患者反应,出现心电图异常或血氧饱和度持续下降应立即停止吸痰;吸痰时注意观察患者痰液的量、性质、颜色;注意停呼吸机辅助前后观察患者神志、血流动力学情况是否平稳,以及血气分析结果的变化,确保拔管前后平稳过渡。③患者病情稳定后尽早拔除气管插管,拔除气管插管后护士应加强呼吸治疗,做好以下护理:观察患者呼吸形态、节律有无改变,注意有无喉头水肿症状;遵医嘱给予患者氧气吸入,以维持充分的氧合状态,以防低氧血症对各重要器官的损害;鼓励患者有效咳痰,痰液黏稠者给予雾化吸入,降低痰液黏稠度促进排痰;协助患者取半坐卧位,定时给予患者拍背,必要时使用振动排痰仪清理深部呼吸道,促进咳嗽及排痰;咳痰时,指导患者用双手按在胸壁切口处,以减轻切口疼痛;指导患者进行呼吸锻炼(可应用呼吸功能锻炼仪),以促进肺复张。

3)护理问题:疼痛　与手术创伤有关。

护理措施:①鼓励患者正确表达疼痛,使用VAS疼痛工具正确评估患者疼痛程度。②及时、动态地评估患者疼痛的程度、性质、时间、部位、症状和体征。③提供安静舒适的环境,给予个性化非药物镇痛方式,如更换舒适体位,转移患者注意力等。④给予患者使用胸带,注意胸带松紧度要适宜,指导患者作腹式呼吸以减轻疼痛;当患者咳嗽咳痰时,协助或指导患者及其家属用双手按压患部,以减轻咳嗽时引起的疼痛。⑤患者病情允许时,尽早拔除各种管路,减少因管路因素造成的不适。⑥患者疼痛达到一定程度时,遵医嘱应用镇痛药物,密切观察镇痛的效果及镇痛药物可能出现的不良反应如头晕、恶心等,发生不良反应时积极对症处理,做好解释缓解患者紧张的情绪。

4)潜在并发症:出血、心脏压塞、围术期心肌梗死。

护理措施:

出血:①持续心电、血氧、动脉血压、中心静脉压监测,严密观察患者生命体征变化,如若出现心率、呼吸频次加快,血压下降等异常情况及时通知医生给予处理。②维持患者体温在37℃,因为低温可抑制凝血功能,并损伤血小板功能。③定时挤压心包纵隔引流管、胸腔引流管,观察引流液颜色、性质和量,如心包纵隔、胸腔引流液短时间内增多、或出血量每小时多于 200ml,呈鲜红色(可有血凝块),持续 2~3 小时,提示有活动性出血的可能,及时通知医生。并观察血压、心率、尿量及意识变化,遵医嘱加快补液速度或使用止血药,必要时做好开胸探查的准备。④引流液骤降时应关注心率、血压、静脉压、尿量,警惕发生心脏压塞,及时识别。⑤监测患者凝血功能,遵医嘱定时行凝血、血栓弹力图等检测,分析出血原因,遵医嘱给予鱼精蛋白中和肝素或输血浆、血小板等血制品。⑥关注血红蛋白变化,发现异常及时通知医生给予干预,必要时给予输血。⑦观察伤口敷料是否清洁干燥,出现渗血、渗液及时通知医生处理。

心脏压塞:①严密观察患者生命体征变化,重点观察有无心脏压塞标志性表现:Beck 三联征(血压下降 / 脉压小、中心静脉压增高、心音遥远 / 心搏微弱),同时注意观察患者有无出现心排出量降低、尿量减少等,一旦出现心脏压塞的表现,应及时通知医师处理。②注意观察患者,如有烦躁不安、胸痛、面色苍白、呼吸频次加快等体征,及时通知医生。③定时挤压引流管,保持管路通畅,注意观察引流管的颜色、性质和量,患者引流量由多突然减少,挤压引流管有血凝块流出时,应警惕心脏压塞,及时通知医生处理。

围手术期急性心肌梗死:①密切关注患者心电图及心肌酶谱演变情况,当出现心肌标志物超过正常范围上限 5 倍,心电图出现新的病理性 Q 波或新发左束支传导阻滞,患者循环不稳定,需要大量血管活性药物维持血压时,警惕围手术期心肌梗死的发生。更要密切重复上述检查,及时汇报医生;②药物治疗效果不佳时,及时通知医生处理,必要时协助医生行主动脉内球囊反搏(intra-aortic balloon pumping,IABP)治疗。

5)护理问题:有跌倒 / 坠床的风险。

护理措施:①评估患者跌倒风险,于床头放置预防跌倒提示牌。②给予患者做好防跌倒、防坠床等安全宣教。③地面保持清洁干燥,室内光线保持明亮,卫生间内设有防滑设施与扶手。④嘱患者穿着大小合适的衣服、防滑鞋。⑤常用物置于患者易取处,告知患者卧床期间至少拉起一侧床挡。⑥指导患者床上—床旁—下床活动,循序渐进,同时做好安全防护。

6)护理问题:焦虑　与患病及手术有关。

护理措施：①加强护患沟通，取得患者信任，了解其心理状态；②鼓励患者提出疾病、治疗相关问题，及时给予解答；③为患者介绍手术室及监护室环境，并告知手术简要过程及术后注意事项，消除患者紧张、焦虑心理。

(6)健康指导

1)用药指导：冠状动脉旁路移植术是冠状动脉再血管化的过程，术后药物治疗是维持冠状动脉及桥血管通畅的关键因素。嘱患者出院后严格按医嘱服药，不可自行停药或调药，有不适需要及时就医，冠状动脉旁路移植术(CABG)后常用的抗血小板药物，包括阿司匹林、氯吡格雷、替格瑞洛等，主要作用是预防血小板聚集，从而防止血栓形成，以保持桥血管通畅。向患者及家属详细介绍所需用药的目的、药物的名称、剂量、用法、常见的副作用及观察方法，指导患者及家属如何根据医嘱正确服药，如有异常及时就诊。

2)生活指导：告知患者如何科学安排饮食，控制血糖，针对肥胖患者应控制体重，减少总热量摄入，坚持低盐低脂饮食、少量多餐，避免增加心脏负担。可食用富含膳食纤维的水果、蔬菜等，避免进食含有反式脂肪酸、饱和脂肪酸的食物。糖尿病患者注意降糖药的应用及血糖的监测。戒烟限酒，养成良好的生活习惯。

3)运动康复指导：评估患者出院前功能状态，如病情允许，建议患者出院前行运动负荷试验或 6 分钟步行试验，客观评估患者运动能力，为指导日常生活或进一步运动康复计划提供客观依据；应注意的是 CABG 术后 3 个月不应进行中到高强度的上肢力量训练，以免影响胸骨的稳定性及胸骨伤口的愈合。

4)伤口观察：出院时伤口处有轻微发红、疼痛、肿胀，有时甚至会持续几个月，这是正常现象。嘱患者出院两周内，密切观察是否有感染征象，当体温超过 38℃，伤口周围出现新的疼痛或疼痛加重，心跳加快，伤口出血、流脓，应警惕感染，及时到医院就诊。告知患者术后脚踝部可能会肿胀数星期，可以穿弹力袜或在休息时将患肢抬高，以减轻肿胀。

6. 泌尿外科病例——经尿道膀胱肿瘤电切术患者围手术期护理

(1)病例介绍

1)现病史：患者男，68 岁。夜尿增多 1 年，血尿 1 周。患者于 2020 年 10 月无明显诱因出现夜尿增多，由 1~2 次 /d 增至 5~6 次 /d，伴尿频、尿量减少、排尿困难，否认尿急、尿痛、血尿、腰痛、腹胀、发热等不适，患者未予重视。2021 年 6 月于外院体检，行腹部超声：膀胱右侧壁及上壁可见稍强回声光团，较大者 1.4cm×1.1cm，未见明显血流信号。2021 年 9 月 10 日出现排尿前数滴淡红色血液，伴尿痛，否认血块及其余不适，患者遂于外院再次行腹部超声(2021-09-10)：膀胱右侧壁可见两个稍强回声光团，分别为 1.9cm×1.4cm，1.3cm×1.2cm，另于膀胱前壁见一低回声光团，1.6cm×1.1cm。考虑膀胱多发实性占位诊断明确，建议进一步完善检查并手术。近半年来，患者精神、睡眠、饮食可，体重无明显改变，小便如前，大便无异常。

2)既往史：糖尿病 20 年，餐前血糖最高 16.0mmol/L，口服阿卡波糖 10 年、二甲双胍 5 年，发现低血糖后停药，平时餐前血糖 6.6mmol/L，餐后 2 小时血糖 10.0mmol/L 左右，否认高血压、冠心病、高脂血症等慢性病史，否认肝炎、结核、伤寒、疟疾等传染病史，否认重大手术、外伤及输血史，否认药物、食物过敏史。预防接种史不详。

3)个人史：生于原籍，无外地久居史。否认疫区、疫水接触史，否认特殊化学品及放射性物质接触史。无吸烟饮酒等不良嗜好。

4)婚育史:适龄婚育,配偶及 2 女体健。

5)家族史:父亲硅沉着病,母亲肺癌,否认家族中有类似疾病史,否认家族性精神病、遗传性疾病病史。

6)专科查体:两侧肾区无隆起,肾区无叩痛,沿两侧输尿管走行区无压痛,膀胱区无充盈,无压痛。肛门及外生殖器未查。

7)本次住院诊疗情况:患者 2021-09-18 在全麻下行经尿道膀胱肿瘤电切术,于 9:23 手术室人员接患者,双方核对无误。于 11:00 安全返回病房,神志清楚,全身皮肤无压红,术后保留尿管持续膀胱冲洗,冲出液颜色浅红,遵医嘱予患者持续心电监护及吸氧,外周静脉补液,予术后护理要点及安全宣教,患者及家属表示理解。于术后第 1 日 9:10 遵医嘱停止膀胱冲洗,保留尿管,接尿袋,观察示尿色清亮。

(2)护理评估

1)社会及经济情况:患者老年男性,门诊步行入院,中专学历,育有 2 女,家庭经济条件良好,此次陪伴人员是女婿。

2)生理、心理健康情况:患者入科 T 36.5℃,P 78 次 /min,R 17 次 /min,BP 134/77mmHg,身高 186cm,体重 86kg。患者发育正常,营养良好,神志清楚,回答切题,自主体位,查体配合,无急慢性病容,全身皮肤及黏膜无皮疹、黄染,无肝掌、蜘蛛痣;患者近 2 周食欲正常,无特殊治疗饮食,无饮食禁忌,无食物、药物过敏史。双眼老花,双耳听力正常。生活自我照顾能力良好,睡眠质量良好,每日睡眠时长约 7 小时,无吸烟、饮酒等不良嗜好。患者较为焦虑,担心手术是否能够顺利进行、术后功能锻炼情况、术后生活质量等情况,反复询问护士相关知识,较为紧张。

(3)护理诊断 / 问题

1)出血　与手术有关。

2)舒适改变　与手术、留置导尿管、管路牵拉有关。

3)疼痛　与术后留置导尿管、术后冲洗有关。

4)生活自理能力部分缺陷　与术后卧床、持续膀胱冲洗有关。

5)焦虑　与患者对手术治疗及预后缺乏信心有关。

(4)护理目标

1)患者住院期间未发生大出血现象。

2)患者住院期间不适症状可得到有效缓解。

3)患者在持续膀胱冲洗期间疼痛缓解。

4)患者在住院期间生活需求可得到及时满足。

5)患者住院期间情绪稳定,舒适度增加,焦虑减轻。

(5)护理措施

1)护理问题:出血　与手术有关。

护理措施:①观察患者生命体征,尤其心率、血压的变化;②观察患者冲洗液的颜色,如果冲洗液颜色加深,适当加快冲洗速度,如果颜色持续加深,及时通知医生积极处理;③必要时,遵医嘱抽血化验和给予止血药物。

2) 护理问题:舒适改变　与手术、留置导尿管、管路牵拉有关。

护理措施:①嘱患者保持适当体位,可平躺或侧卧位、半卧位;②观察患者麻醉恢复情况,如有恶心呕吐等症状,及时将患者头部偏于一侧,遵医嘱应用抑酸止吐药物;③可用体表固定贴妥善固定尿管;④根据冲出液颜色,调整冲洗速度,保持冲洗通畅。

3) 护理问题:疼痛　与术后留置导尿管、术后冲洗有关。

护理措施:①鼓励患者表达疼痛,使用 VAS 疼痛评估工具正确评估患者疼痛程度。②观察患者疼痛的性质、部位、持续时间。③妥善固定尿管,保持尿管通畅。④倾听患者主诉,观察膀胱冲洗情况,如有冲出液颜色加深、血块等,适当加快冲洗速度;必要时可将消炎痛栓置肛,或遵医嘱予患者口服或静脉镇痛药物。⑤如有膀胱痉挛,可口服托特罗定或琥珀酸索利那新片。

4) 护理问题:生活自理能力部分缺陷　与术后卧床、持续膀胱冲洗有关。

护理措施:①将生活常用物品放置于床头桌,便于患者使用;②将呼叫器放在患者伸手可及之处;③加强巡视,了解患者的需求,并及时帮助解决。

5) 护理问题:焦虑　与患者对手术治疗及预后缺乏信心有关。

护理措施:①提供舒适环境;②密切观察患者躯体及心理情况,如遇异常,及时报告医生;③给予患者及家属疾病知识及缓解焦虑的健康宣教,鼓励患者倾诉内心焦虑。

(6) 健康指导

1) 饮食指导:控制血糖,进食清淡易消化的食物。

2) 多饮水,保持尿色澄清,每日尿量为 2 000~3 000ml。

3) 做好出院指导,追踪病理结果,嘱患者遵医嘱门诊复查。

7. 神经外科病例——经单鼻蝶窦垂体腺瘤切除术患者围手术期护理

(1) 病例介绍

1) 现病史:患者男,43 岁。患者 2010 年无明显诱因逐渐出现面容改变、手足肥大,表现为鼻翼增大、鼻头增粗、口唇肥厚等,伴睡觉打鼾,烦渴多饮,烦躁多汗,未就诊。2021 年 7 月外院体检查血生长激素(GH)增高,类胰岛素生长因子 1(IGF-1)增高,行垂体增强核磁示颅底颅中窝鞍区占位,大小约 12.7mm×13.5mm×10.4mm,不均匀强化,考虑垂体腺瘤。2021 年 7 月来院就诊,此次为进一步诊治收入我院。

2) 既往史:慢性乙型肝炎 10 年,2016 年每天口服恩替卡韦一片治疗 3 年,后改为每天口服拉米夫定一片治疗 1 年,患者出现左上肢萎缩,就诊于神经内科,建议停药,现已停药半个月,患者 2021 年 7 月体检查血仍提示"大三阳"。2016 年行颌下腺囊肿切除术,具体不详。否认高血压、冠心病、糖尿病等慢性病史。否认结核、伤寒、疟疾等其他传染病史,否认其他重大手术、外伤及输血史,否认药物、食物过敏史。预防接种史不详。

3) 个人史:生于原籍,无外地久居史。否认疫区、疫水接触史,否认特殊化学品及放射性物质接触史。无吸烟饮酒等不良嗜好。

4) 婚育史:适龄婚育,配偶及 1 女体健。

5) 家族史:否认家族中有类似疾病史,否认家族性精神病、肿瘤病、遗传性疾病病史。

6) 专科查体:神志清,对答切题,自主睁眼,可遵嘱活动,查体配合,GCS 评分 15 分。嗅觉正常,粗测视力稍下降,双侧视野基本正常,双侧瞳孔等大等圆,直径 2.5mm,直接间接对光反射灵敏。双眼各方向运动自如,眼震未引出。面部感觉对称,双侧咀嚼有力,角膜反射存在。双侧额纹对称,闭目有力,双侧鼻唇沟对称,鼓腮有力。口角无歪斜。听力正常,AC>BC,Weber 试验居中。双侧软腭抬举可,悬雍垂居中,咽反射存在。头颈活动自如,耸肩力可。左侧上肢近端 2 级、远端 2 级 +,右侧上肢及双侧下肢肌力均为 5 级。肢体痛温觉、触觉正常,深感觉正常。腹壁反射对称引出,左上肢腱反射未引出,其余腱反射正常引出,双侧髌阵挛、踝阵挛未引出。共济运动:双侧指鼻实验(−)、轮替实验(−)、跟膝胫实验(−)、Romberg 征(−)。病理反射:双侧 Hoffman(−)、Babinski 征(−)、Chaddock 征(−)、Oppenheim 征(−)、Gordon 征(−)。脑膜刺激征:颈抵抗(−)、Kernig 征(−)、Brudzinski 征(−)。植物神经系统:皮肤划痕试验(−)。

7)本次住院诊疗情况:患者 2021-08-17 在全麻下行经单鼻蝶窦区占位病变切除 + 鞍底重建术,于 14:53 手术室人员接患者,双方核对无误。于 18:15 安全返回病室,患者神志清楚,对答切题,双侧瞳孔等大等圆,直径 3mm,对光反射灵敏,四肢活动正常。遵医嘱予以去枕平卧位,双鼻导管吸氧,持续心电监护。检查皮肤完好无破损。尿管一根接尿袋,记录尿量,尿液淡黄澄清,妥善固定尿管,防止打折或脱出,保持管路通畅。持续外周静脉补液顺利,穿刺点无红肿、渗液。

(2)护理评估

1)社会及经济情况:患者为 43 岁中年男性,门诊步行入院,大学本科学历,育有 1 女,家庭经济条件良好。

2)生理、心理健康情况:患者入科 T 36.9℃,P 84 次 /min,R 18 次 /min,BP 135/85mmHg,身高 182cm,体重 81kg。患者发育正常,营养良好,神志清楚,回答切题,生活可以自理,查体配合,无急慢性病容;鼻头变圆、鼻翼肥厚、眉弓突出,下颌伸长、口唇增厚,牙列稀疏,面部多油,出汗较多;手指关节增粗、双足增宽;患者全身皮肤黏膜未见黄染、出血点、破溃,全身浅表淋巴结未触及肿大;头颅无畸形,左侧下颏可见一横行 5cm 手术瘢痕,愈合良好;鼻腔无异常分泌物,各副鼻窦区无压痛。患者近 2 周食欲正常,无特殊治疗饮食,无饮食禁忌。无食物、药物过敏史。双眼视力下降,双耳听力正常。生活自我照顾能力良好,睡眠质量良好,每日睡眠时长约 8 小时,无吸烟、饮酒等不良嗜好。患者心理状况良好,能够配合各项诊疗工作,但是面容的改变,造成患者社交生活略有影响。

(3)护理诊断 / 问题

1)自我形象紊乱　与功能垂体瘤激素分泌过多有关。

2)疼痛　与疾病和手术有关。

3)有电解质失衡的危险　与患者进食、呕吐、尿崩有关。

4)活动无耐力　与激素分泌紊乱、营养摄入不足有关。

5)潜在并发症:颅内出血、尿崩症、垂体功能低下、脑脊液鼻漏等。

(4)护理目标

1)患者能够正确面对自我形象的改变,并积极采取应对措施恢复自身形象。

2)患者能够自述减轻疼痛的方法,通过镇痛药物及其他护理措施,使疼痛程度减轻或消失。

3)患者精神好,食欲正常,出入量平衡,无低钠血症、高钠血症、低钾血症、脱水等症状和体征。

4)患者能够配合完成肢体康复训练,日常生活能力逐渐增强。

5)患者能够描述发生各种并发症的原因,并且积极配合应对措施,无并发症发生。

(5)护理措施

1)护理问题:自我形象紊乱 与功能垂体瘤激素分泌过多有关。

护理措施:①评估患者自身形象改变对患者工作、生活、心理的影响;②告知患者疾病相关知识,提高适应能力;③营造良好的就医环境,避免工作人员和其他患者及家属对患者的面容表现出异样;④通过具体案例,让患者了解到手术后对患者面容、身体的改善情况,提高患者自信心;⑤指导患者通过衣着、发型改善自身形象。

2)护理问题:疼痛 与疾病和手术有关。

护理措施:①评估患者疼痛的性质、时间、症状和体征,使用 VAS 疼痛评估工具正确评估患者疼痛程度;②评估疼痛的原因,严密观察患者瞳孔、生命体征,有无意识改变及喷射性呕吐,警惕脑出血的发生;③患者如无脑脊液鼻漏,完全清醒后床头抬高 15°~30°,以利于静脉回流,减轻脑水肿,减轻疼痛症状;④给予患者个性化非药物镇痛方式,如舒适的环境、转移注意力等;⑤遵医嘱给予药物镇痛,密切观察镇痛的效果及有无镇痛药物可能出现的并发症如头晕、恶心、呕吐、腹胀、尿潴留等。

3)护理问题:有电解质失衡的危险 与患者进食、呕吐、尿崩有关。

护理措施:①评估患者血电解质水平和出入量、尿比重情况,有无低钠血症、高钠血症、低钾血症等;②术后监测患者每小时尿量,指导患者分次少量饮水,必要时给予去氨加压素口服控制尿量;③指导患者多进食富含钾、钠食物,少食利尿食物;④根据患者血电解质结果,遵医嘱给予患者药物治疗。

4)护理问题:活动无耐力 与激素分泌紊乱、营养摄入不足有关。

护理措施:①评估患者肢体活动的能力;②指导患者床上活动,根据患者情况,指导患者逐渐下地活动;③充分镇痛,提高患者舒适度及活动耐受情况;④遵医嘱给予静脉激素治疗,后逐步改为口服激素替代治疗;⑤向患者解释早期活动的重要性,取得患者及家属的配合。

5)潜在并发症:颅内出血、尿崩症、垂体功能低下、脑脊液鼻漏等。

护理措施:

颅内出血:①了解患者有无凝血功能障碍以及术中情况,评估出血风险;②严密观察患者神志、瞳孔、视力视野、生命体征及肢体活动变化,有无剧烈头痛、喷射性呕吐等症状;③保持鼻敷料清洁干燥,观察有无渗血渗液;④保持大小便通畅,避免用力咳嗽、打喷嚏等颅内压升高的诱因;⑤如考虑患者有颅内出血的可能,及时通知医生行 CT 检查,根据患者出血部位及量对症处理。

尿崩症:①术后每小时观察患者尿量及尿色情况,监测每小时出入量;②询问患者是否口渴及饮水情况;③指导患者少食利尿食物,如西瓜、咖啡、浓茶等;④若每小时尿量大于

250ml,连续 2 小时,且患者主诉烦渴,尿色变浅,遵医嘱予患者抽血查电解质情况,留取尿常规监测尿比重情况;⑤根据患者病情,遵医嘱给予口服或静脉去氨加压素治疗控制尿量,观察用药后的效果及有无不良反应发生。

脑脊液鼻漏:①观察患者是否有清水样液体自鼻腔流出;②若患者出现脑脊液鼻漏,嘱患者保持去枕平卧位;③密切观察鼻敷料有无渗血、渗液,及时更换;④指导患者避免用力咳嗽、打喷嚏、擤鼻涕,保持鼻部周围清洁,严禁堵塞、冲洗鼻腔、腰椎穿刺等;⑤指导多食富含膳食纤维食物,保持大小便通畅;⑥若放置腰大池引流管,应保持引流通畅,密切观察引流液颜色、性质和量;⑦若脑脊液鼻漏不能愈合者,配合医生做好行脑脊液漏修补术的术前准备。

垂体功能低下:①观察患者有无精神萎靡,乏力,食欲缺乏,恶心,心率偏快等症状和体征;②监测术后患者血激素水平;③遵医嘱应用氢化可的松静脉输入,后逐步改为口服激素替代治疗;④指导患者口服激素逐渐减量,避免漏服、停药;⑤告知患者及家属服用激素的重要性,提高依从性。

(6)健康指导

1)饮食:以高蛋白、高热量、低脂肪、易消化的饮食为主,避免辛辣刺激性食物;若患者血钾水平低可多进食含钾丰富的水果蔬菜;若患者血钠含量高可以选择低盐饮食;若血钠低可选择口服淡盐水或含钠高的食物。

2)宣教:指导患者不要用手抠鼻子,严禁堵塞鼻孔,洗澡污水不要流入鼻腔避免引发感染,咳嗽打喷嚏动作要轻柔,保持大便通畅,适量饮水,避免着凉感冒,外出尽量戴口罩,适量活动,避免劳累。

3)关注体温、脑脊液鼻漏、尿崩症等术后并发症的发生,及时去医院治疗。

4)出院带药:根据患者自身情况,术后补充电解质、营养神经等药物治疗,出院后继续口服激素治疗,注意激素用量,减量时间,减量出现不适症状时延缓减量,勿擅自停药,避免发生垂体功能低下。

5)定期复查:出院后按时复查内分泌指标、头颅核磁等。

8. 肝脏外科病例——肝癌肝部分切除术患者围手术期护理

(1)病例介绍

1)现病史:患者女,43 岁。患者 2 个月前无明显诱因出现间断右上腹隐痛、腹胀,1 小时后自行缓解。于外院就诊,MR 增强示:"肝占位,强化方式呈恶性改变";怀疑原发性肝癌(hepatocellular carcinoma,HCC),建议手术治疗。患者于 2021-08-19 来院就诊,超声造影示:"肝右叶实性占位,HCC 可能"。CT 腹部增强示:"肝硬化,肝右前叶富血供占位,HCC 可能;脾大,门脉高压改变"。为行进一步手术治疗收入我科。近半年来,患者精神、睡眠、饮食可,体重无明显改变,大小便无异常。

2)既往史:患乙肝 20 年,未进行抗病毒治疗。否认高血压、冠心病、糖尿病等慢性病史。否认其他重大手术、外伤及输血史,否认食物、药物过敏史。

3)个人史:生于原籍,无外地久居史。否认疫区、疫水接触史,否认特殊化学品及放射性物质接触史。无吸烟饮酒等不良嗜好。

4)婚育史及月经史:适龄婚育,配偶及1女体检。初潮13岁,行经天数28天,月经天数3~7天,末次月经2021-08-10。

5)家族史:否认家族中有类似疾病史,否认家族性精神病、肿瘤病、遗传性疾病病史。

6)专科查体:皮肤黏膜无黄染,无肝掌、蜘蛛痣。腹软,无压痛、反跳痛及肌紧张,全腹未及包块,肝肋下未及,脾左肋下3cm可触及,未见腹壁静脉曲张,腹部叩诊鼓音,移动性浊音(−),Murphy征(−),肝区叩痛(−)。听诊肠鸣音正常。

7)本次住院诊疗情况:患者2021-09-08在全麻下行肝癌肝部分切除术,于06:50手术室人员接患者,双方核对无误。于12:45安全返回病室,神志清楚,遵医嘱予患者持续心电监护、3L/min氧气吸入治疗。伤口敷料清洁、干燥。患者全身皮肤无压力性损伤,末梢皮肤温暖、肤色正常。保留肝后引流管,接引流袋,记录引流量,为稀血性引流液。保留尿管,记录尿量,观察尿液为黄色。妥善固定各引流管,保持引流通畅。经外周静脉输液治疗顺利,穿刺点无红肿、渗液。使用PCA镇痛泵持续泵入,VAS评分2分。

(2)护理评估

1)社会及经济情况:患者为43岁中年女性,门诊步行入院,大学以上学历,育有1女,家庭经济条件良好。

2)生理、心理健康情况:患者入科T 36.2℃,P 67次/min,R 16次/min,BP 106/74mmHg,身高160cm,体重58.5kg。患者发育正常,营养良好,神志清楚,回答切题,自主体位,查体配合,无急慢性病容。皮肤完整无破损。近2周食欲正常,无特殊治疗饮食,无饮食禁忌。无食物、药物过敏史。双眼视力正常,双耳听力正常。生活自我照顾能力良好,每日睡眠时长约8小时,无吸烟、饮酒等不良嗜好。患者较为焦虑,担心手术及预后。

(3)护理诊断/问题

1)疼痛　与手术创伤导致的疼痛有关。

2)营养失调:低于机体需要量　与肝癌高代谢有关。

3)潜在并发症:腹腔内出血。

4)活动无耐力　与伤口疼痛有关。

5)有感染的危险　与手术创伤有关。

6)潜在并发症:下肢深静脉血栓形成(DVT)。

7)睡眠状态紊乱　与手术创伤有关。

8)焦虑　与患者患病有关。

(4)护理目标

1)患者住院期间主诉疼痛不影响休息。

2)患者住院期间合理营养,体重不减轻。

3)护士主动观察患者病情变化,及时发现患者腹腔内出血征象,积极预防出血并发症的发生,一旦发生给予及时处理。

4)术后患者疼痛减轻,能够主动床上和床边活动,不发生跌倒。

5)患者住院期间护士能及时发现感染的发生并给予及时处理。

6)护士进行相关健康教育和指导,患者住院期间不发生下肢深静脉血栓。

7)患者术后睡眠良好。

8)手术前后患者焦虑程度降低。

(5)护理措施

1)护理问题:疼痛 与手术创伤导致的疼痛有关。

护理措施:①鼓励患者表达疼痛,使用 VAS 疼痛评估工具正确评估患者疼痛程度;②评估患者疼痛的性质、部位、范围;③给予患者个性化非药物镇痛方式,如深呼吸、播放音乐转移注意力、局部轻轻按摩、采取舒适卧位减轻腹部肌张力等;④观察患者手术伤口是否有渗血、渗液等,判断是否发生伤口相关并发症;⑤中重度疼痛患者,应通知医生,必要时遵医嘱增加镇痛药物,并观察用药后反应。

2)护理问题:营养失调,低于机体需要量 与术后禁食时间长及摄入不足、胃肠功能减弱有关。

护理措施:①评估患者营养状况及经口摄入能力,及时记录患者出入量;②遵医嘱给予患者静脉补液,输注蛋白、脂肪乳、氨基酸及保肝护胃药;必要时遵医嘱给予肠外营养;③鼓励患者排气后从流质饮食逐渐过渡到普通饮食,少食多餐;④指导患者选择清淡易消化、低脂高蛋白饮食;⑤保持口腔清洁,进食后协助患者漱口或给予口腔护理。

3)护理问题:潜在并发症 腹腔内出血。

护理措施:①密切监测患者生命体征,观察伤口敷料是否洁净干燥;②术后 24 小时内绝对卧床休息,指导患者床上翻身时动作缓慢轻柔;③使用腹带加压包扎;④术后持续低流量吸氧,促进肝脏恢复;⑤遵医嘱给予患者雾化治疗,指导患者咳嗽时保护伤口;⑥观察大小便的颜色、量、性质,必要时遵医嘱应用止血药物。

4)护理问题:活动无耐力 与伤口疼痛有关。

护理措施:①给予患者安全宣教,告知其活动的注意事项,指导患者逐渐增加活动量。②满足患者基本生活需要,将常用物品置于患者易取处,活动时需全程陪护,术后第一次下地需在医生及护士的协助下进行;指导患者缓慢改变体位。③保持室内明亮、地面清洁干燥,卫生间设有防滑设施,环境安静整洁,保障患者充分的休息与睡眠。④嘱患者穿大小合适的衣服、防滑鞋。

5)护理问题:有感染的危险 与手术创伤有关。

护理措施:①加强管路护理,严格无菌操作。②保持伤口敷料的清洁干燥。③定时监测患者生命体征及血常规。④遵医嘱给予患者输注抗感染药物。⑤及时更换污染被服,保持床单位的清洁干燥。

6)护理问题:潜在并发症 下肢深静脉血栓形成(DVT)。

护理措施:①使用 Caprini 风险评估量表动态评估患者的血栓风险。②通过图片、视频等方式给予患者静脉血栓栓塞症(VTE)知识的健康宣教。③指导患者进行踝泵运动、股四头肌功能锻炼、直腿抬高运动,多饮水,早下地活动。④各班次交班时查看患者双下肢是否出现 VTE 相关临床症状,如下肢肿胀、疼痛、皮温升高等,发现异常或患者主诉异常症状时,及时通知医生。⑤对于已形成下肢 DVT 患者,应警惕肺血栓栓塞症(PE)的发生。

7)护理问题:睡眠状态紊乱 与手术创伤有关。

护理措施：①保持病室环境的整洁安静；②鼓励患者白天适量活动；③监测患者生命体征，评估患者入睡困难的原因，必要时遵医嘱给予患者安眠药，并观察用药后的反应。

8）护理问题：焦虑　与患者患病有关。

护理措施：①提供安全、舒适环境，保持通风及适宜光照。②密切观察患者躯体及心理情况，倾听患者主诉；如遇异常，及时报告医生，必要时守候患者身旁。③给予患者疾病知识及缓解焦虑的健康宣教，鼓励患者向他人倾诉内心焦虑。

（6）健康指导

1）注意加强营养，均衡膳食，少食多餐，进食低脂高蛋白易消化的食物，如奶制品、鱼虾等；选择新鲜蔬果，增加维生素的摄入量；可适当补充铁、硒等矿物质元素。忌食辛辣刺激性强、脂肪含量高的食物，忌烟忌酒。

2）注意休息，根据自身的情况劳逸结合，适当锻炼，避免过于劳累。

3）保持伤口敷料干净，如有渗血、渗液等情况，及时就医。

4）注意监测每日体温变化，如体温≥38℃，伤口有异常（红、肿、热、痛）随时就诊。

5）遵医嘱定期复查，包括肝功能和 B 超检查，遵医嘱口服保肝及抗病毒药物治疗。

6）定期监测体重变化，注意个人清洁卫生的护理。

9. 血管外科病例——颈动脉狭窄患者围手术期护理

（1）病例介绍

1）现病史：患者男，79 岁。患者 10 余年前无明显诱因出现一过性眼前黑矇，于外院就诊，行颈动脉超声提示右颈动脉狭窄，予以口服普罗布考片每天 2 次，0.25g/ 次；阿司匹林肠溶片 100mg 每天 1 次治疗。病程中，患者偶有头晕，无头痛、眼前黑矇、胸闷、胸痛，无言语不利、意识障碍、肢体活动障碍等不适，因而患者未在意病情，未规律复查。患者 3 个月前于外院查颈动脉超声示：双侧颈动脉多发斑块，右侧颈内动脉起始管腔中重度狭窄；颈动脉 CT 三维成像示：左颈内动脉 C_1 段管腔轻度狭窄，右颈内动脉 C_1 段管腔重度狭窄。为进一步就诊来院就诊，门诊考虑"右颈内动脉重度狭窄"诊断明确，现为行手术治疗收入血管外科病房。自患病以来，患者精神、睡眠、饮食可，体重无明显改变，大小便无异常。

2）既往史：1964 年行扁桃体切除术，2021-07-07 行腹腔镜阑尾切除术。患高血压病约 30 年，血压最高达 180/90mmHg，目前每天规律口服马来酸依那普利片 5mg 及苯磺酸左旋氨氯地平 2.5mg，血压控制在 130/80mmHg。否认冠心病、糖尿病等慢性病史，否认肝炎、结核、伤寒、疟疾等传染病史，否认其他重大手术、外伤及输血史。

3）过敏史：对磺胺类、青霉素类过敏。

4）个人史：生于原籍，无外地久居史。否认疫区、疫水接触史，否认特殊化学品及放射性物质接触史。吸烟史 20 年，平均每日 20~30 支，已戒烟 15 年余，无饮酒嗜好。

5）婚育史：适龄婚育，配偶及 1 子体健。

6）家族史：否认家族中有类似疾病史，否认家族性精神病、肿瘤病、遗传性疾病病史。

7）专科查体：腹平，无胃肠型、蠕动波；全腹部无反跳痛、肌紧张，肝、脾肋下未触及，Murphy 征（-）；腹部叩诊鼓音，移动性浊音（-），双肾区无叩痛；肠鸣音 4 次 /min。双侧桡动脉、颈动脉、股动脉、足背动脉搏动良好。右侧颈动脉可闻及收缩期吹风样杂音。

8)本次住院诊疗情况:患者 2021-09-08 在全麻下行右颈动脉内膜剥脱、补片成形术,于7:00 手术室人员接患者,双方核对无误。于 12:06 安全返回病室,神志清楚,可正确对答,伸舌居中,声音无嘶哑,四肢活动好,伤口敷料干净,保留右颈部伤口引流管一根接负压瓶引流通畅,引流液呈血性,保留尿管,接尿袋,检查示引流通畅,尿液色黄清亮,各管路均妥善固定。协助翻身,观察全身皮肤无压红。遵医嘱予吸氧 2L/min 及心电监测。保留外周静脉补液顺利,穿刺点无红肿、渗液。

(2)护理评估

1)社会及经济情况:患者为 79 岁老年男性,门诊步行入院,高中学历,育有 1 子,家庭经济条件良好。所居住地为配备有电梯的居民楼。

2)生理、心理健康情况:患者入科 T 36.5℃,P 78 次 /min,R 20 次 /min,BP 130/70mmHg,身高 170cm,体重 58.5kg。患者发育正常,营养良好,神志清楚,自主体位,安静面容,查体合作。头颅大小正常、无畸形,无压痛、肿块、结节。眼睑无水肿、下垂,睑结膜无充血、出血、苍白、水肿,巩膜无黄染,双侧瞳孔等大等圆,对光反射灵敏。近 2 周食欲正常,无特殊治疗饮食,无饮食禁忌。双眼老花,双耳听力正常。生活自我照顾能力良好,睡眠质量良好,每日睡眠时长约 7 小时。患者较为焦虑,担心手术是否能够顺利进行、术后生活质量等情况,反复询问护士相关知识,较为紧张。

(3)护理诊断 / 问题

1)有脑组织灌注过高的危险　与术后长期缺血区域自动调节功能未恢复有关。

2)有窒息的危险　与术区血肿压迫气管有关。

3)疼痛　与活动牵拉颈部伤口有关。

4)有跌倒 / 坠床的风险　与高血压控制不佳、伤口疼痛有关。

5)潜在并发症:心律失常、神经损伤。

6)焦虑　与患者缺乏疾病相关知识及担心预后效果有关。

(4)护理目标

1)患者术后 24 小时内,患者血压平稳,住院期间未出现脑组织灌注异常。

2)患者住院期间不发生窒息。

3)患者术后能够认识到疼痛控制的重要性,能够按医嘱使用镇痛药物,疼痛评分控制在2~3 分。

4)患者住院期间患者不发生跌倒 / 坠床。

5)住院期间,患者未发生心律失常、神经损伤或及时发现并处理。

6)住院期间,患者能主动向他人倾诉焦虑,掌握导致焦虑的疾病及疾病相关知识,出院时,患者无焦虑主诉、无焦虑紧张面容。

(5)护理措施

1)护理问题:有脑组织灌注过高的危险　与术后长期缺血区域自动调节功能未恢复有关。

护理措施:①遵医嘱给予患者持续心电监护,护士与医生应有效沟通,确认患者血压监控范围。严格遵医嘱使用或调节降压药物。密切观察患者是否有头痛、头晕、恶心等早期脑过度灌注症状,以及患者是否出现神志改变、肢体活动障碍等脑出血症状,有任何症状应及时通知医生给予相应处理。②保持病房环境安静,减少探视,避免患者情绪激动。③患者应避免剧烈咳嗽与便秘,防止患者颅内压升高。④当患者出现躁动时,护士须判断引起躁动的原因,切忌盲目进行保护性约束处理,以免引起颅内压增高症状进一步加重。若因疾病原因造成躁动,需与医生进行沟通,给予镇静药物。

2)护理问题:有窒息的危险　与术区血肿有关。

护理措施:①观察伤口敷料情况,若存在渗血渗液及时通知医生处理。②密切观察伤口周围情况,及时协助患者排痰同时湿化气道;若发现声音嘶哑及咳嗽困难、呼吸困难、气道受压情况应立即报告医生并配合医生进行紧急处理。③嘱患者减少颈部活动,避免用力咳嗽、打喷嚏及用力排便,对于大便干燥者给予开塞露等对症处理,以免增加颈部压力诱发伤口出血。

3)护理问题:疼痛　与活动牵拉颈部伤口有关。

护理措施:①保持病房环境安静,为患者提供安静舒适的休息环境;②嘱患者术后早期颈部更换体位时动作幅度不可过大、动作速度不可过快;③鼓励患者表达疼痛,使用 VAS 疼痛评估工具正确评估患者疼痛程度;④观察患者疼痛的性质、部位、范围、持续时间;⑤给予患者个性化非药物镇痛方式,如转移注意力等,必要时遵医嘱使用镇痛药物;⑥观察患者手术伤口是否有渗血、渗液等,判断是否发生伤口相关并发症。

4)护理问题:有跌倒/坠床的风险　与高血压控制不佳、伤口疼痛有关。

护理措施:①评估患者跌倒风险,在床头放置跌倒指示牌;②给予患者防坠床及安全的健康宣教;③保持室内明亮、地面清洁干燥,卫生间设有防滑设施;④嘱患者穿大小合适的衣服、防滑鞋;⑤将常用用物置于患者易取处,活动时需全程陪护,术后第一次下地需在医生及护士的协助下进行;⑥患者卧床时,须拉起床挡;⑦指导患者缓慢改变体位,以防体位性低血压。

5)护理问题:潜在并发症　心律失常、神经损伤。

护理措施:①密切观察患者心率,应警惕各种心律失常,及时通知医生并遵医嘱处理;②嘱患者做伸舌、鼓腮等动作,观察患者是否存在伸舌偏向一侧、鼻唇沟变浅、口角下垂、流涎等异常,若有异常及时报告医生给予处理;③术后鼓励患者床上主动运动,观察患者有无出现肢体感觉或视觉障碍,肌力有无改变,发现异常告知医生处理;④定期评估患者,若出现声音嘶哑及咳嗽困难,及时协助患者排痰同时湿化气道。

6)护理问题:焦虑　与患者缺乏疾病相关知识及担心预后有关。

护理措施:①为患者提供舒适环境;②密切观察患者躯体及心理情况,如遇异常,及时报告医生;③向患者及家属讲解疾病相关知识,如手术的必要性、手术方式、麻醉方式以及术前的注意事项,治疗及护理配合等,短暂性脑缺血发作者应及时处理。鼓励患者表达内心感受,教会患者自我放松的方式。与家属一起给予患者关心和支持。

(6)健康指导

1)保持良好的生活习惯:睡眠充足,戒烟戒酒,情绪稳定,注意劳逸结合,注意运动强度、时间和频度。术后 3~4 周内限制重体力活动。

2)合理饮食:清淡、低盐低脂饮食,盐的摄入每天应低于 6g,减少脂肪的摄入;补充蛋白质、维生素,保证营养,多食绿色蔬菜;增加粗纤维食物摄入,预防便秘,因用力排便可使颅内压力增高。

3)遵医嘱服药:定时监测血压,强调药物长期治疗性,按时按量服药,不可擅自停药。

4)定期复查:术后门诊定期复查颈部血管彩超,凝血功能、血液黏稠度等,如出现视力障碍、头痛、头晕等症状时需及时就医,如出现皮肤黏膜瘀点或瘀斑、牙龈出血、血尿、血便等出血倾向症状,立即就医。

10. 乳腺病例——乳腺癌患者围手术期护理

(1)病例介绍

1)现病史:患者女,36 岁。患者因发现右侧乳房肿块 4 个月入院。4 个月前,患者洗澡时,发现右侧乳房外上方有一蚕豆样包块,无疼痛感,未引起患者重视。近 1 个月来,包块增大,约核桃大,来医院检查。患者神志清楚,营养状况尚好。右侧乳房外上象限触及一直径约 3.5cm×3cm 的肿块,无触痛,质硬,边界不清,不能推动,表面皮肤无红肿、溃烂;托起乳房,局部皮肤有轻度凹陷;乳头位置无改变,挤压乳头无液体流出。右腋窝可触及 3 枚肿大的淋巴结,较大的约 1.5cm×1.5cm×1.0cm,无压痛,质硬,活动度小,边界不清;心肺无异常,肝脾肋下未触及。近半年来,患者精神、睡眠、饮食可,体重无明显改变,大小便无异常。

2)既往史:既往有乳腺小叶增生病史。否认冠心病、糖尿病等慢性病史。否认其他重大手术、外伤及输血史,否认食物、药物过敏史。

3)个人史:生于原籍,无外地久居史。否认疫区、疫水接触史,否认特殊化学品及放射性物质接触史。无吸烟饮酒等不良嗜好。

4)婚育史及月经史:适龄婚育,配偶及 1 女体健。初潮 13 岁,行经天数 7 天,月经周期30 天,末次月经 2021 年 9 月 2 日。

5)家族史:奶奶于 55 岁因乳腺癌去世,否认家族性精神病、遗传性疾病病史。

6)专科查体:右侧乳房外上象限触及一直径约 3.5cm×3cm 的肿块,无触痛,质硬,边界不清,不能推动,表面皮肤无红肿、溃烂;托起乳房,局部皮肤有轻度凹陷;乳头位置无改变,挤压乳头无液体流出。右腋窝可触及 3 枚肿大的淋巴结,较大的约 1.5cm×1.5cm×1.0cm,无压痛,质硬,活动度小,边界不清。

7)本次住院诊疗情况:患者 2021-09-03 在全麻下行右侧乳癌改良根治术,于 07:00 手术室人员接患者,双方核对无误。于 11:00 安全返回病室,神志清楚,遵医嘱予患者持续心电监护、2L/min 氧气吸入治疗。胸部加压包扎,伤口敷料清洁、干燥,保留腋下引流管 2 根分别接负压加纱布固定,保留皮瓣引流管 2 根分别接负压小鼓,留置导尿管,接尿袋,各引流管均保持通畅。VAS 评分 2 分,患者全身皮肤无压力性损伤,经外周静脉补液输入顺利。指导患者进行双下肢踝泵运动,预防下肢深静脉血栓,给予患者及家属术后宣教。

(2)护理评估

1)社会及经济情况:患者为 36 岁年轻女性,门诊步行入院,本科学历,育有 1 女,家庭经济条件良好。

2)生理、心理健康情况:入科 T 36.2℃,P 68 次/min,R 18 次/min,BP 115/72mmHg,身

高 162cm,体重 56kg。患者发育正常,营养良好,神志清楚,回答切题,自主体位,查体配合,无急慢性病容。全身皮肤及黏膜无皮疹、黄染,无肝掌、无蜘蛛痣。近 2 周食欲可,无特殊治疗饮食,无饮食禁忌。无食物、药物过敏史。双眼视力正常,双耳听力正常。生活自我照顾能力良好,睡眠质量可,每日睡眠时长约 6 小时,无吸烟饮酒等不良嗜好。患者较为焦虑,担心手术是否能够顺利进行、术后功能锻炼情况、术后生活质量等情况,反复询问护士相关知识,较为紧张。

(3)护理诊断 / 问题

1)生活自理缺陷　与手术腋窝淋巴结清扫有关。

2)疼痛　与手术有关。

3)焦虑　与患者患病有关。

4)有跌倒 / 坠床的风险　与手术麻醉、卧床有关。

5)潜在并发症:出血、上肢功能障碍、淋巴水肿、上肢 / 下肢深静脉血栓形成(DVT)。

(4)护理目标

1)生活自理缺陷:与手术腋窝淋巴结清扫有关。

短期目标:术后患者卧床期间,患者的日常生理需求得到满足。

长期目标:患者出院后,能够按照要求进行功能锻炼,生活自理能力逐渐恢复。

2)疼痛:与手术有关。

短期目标:术后 24 小时内,患者疼痛评分在 2~3 分。

长期目标:住院期间,患者能够认识到疼痛控制的重要性,能够按医嘱使用镇痛药物,疼痛评分控制在 2~3 分。

3)焦虑:与患者患病有关。

短期目标:住院期间,患者能主动向他人倾诉焦虑,掌握导致焦虑的疾病及疾病相关知识。

长期目标:出院时,患者无焦虑主诉、无焦虑紧张面容。

4)有跌倒 / 坠床的风险:与手术麻醉、卧床有关。

短期目标:术后 24 小时内,患者表示能认识到预防跌倒 / 坠床的重要性,能按健康宣教内容进行主动预防跌倒 / 坠床的行为。

长期目标:住院期间患者不发生跌倒 / 坠床。

5)潜在并发症:出血、上肢功能障碍、淋巴水肿、上肢 / 下肢深静脉血栓形成(DVT)。

短期目标:术后 2 天内,患者按照要求进行并发症预防措施,护士加强宣教和巡视,发现问题及时上报医生并配合处理。

长期目标:患者住院期间,未发生并发症或患者并发症被及时发现并处理。

(5)护理措施

1)护理问题:生活自理缺陷　与手术腋窝淋巴结清扫有关。

护理措施:①术后评估患者生活需求,协助患者完成进食等基本生活自理活动。给予患者防坠床 / 跌倒的健康宣教;②定时巡视患者,指导患者进行术侧上肢功能锻炼及活动范围;③将呼叫器放在患者伸手可及之处;④活动时需专人陪护。

2)护理问题:疼痛　与手术有关。

护理措施:①鼓励患者表达疼痛,使用 VAS 疼痛评估工具正确评估患者疼痛程度;②观察患者疼痛的性质、部位、范围;③给予患者个性化非药物镇痛方式,如转移注意力、更改体位等;④观察患者手术伤口是否有渗血、渗液等,判断是否发生伤口相关并发症;⑤针对患者中重度疼痛,通知医生,必要时遵医嘱使用镇痛药物。

3)护理问题:焦虑　与患者患病有关。

护理措施:①提供舒适环境;②密切观察患者躯体及心理情况,给予心理护理,必要时报告医生,给予干预措施;③给予患者疾病知识、手术方式及缓解焦虑的健康宣教,鼓励患者向他人倾诉内心焦虑。

4)护理问题:有跌倒/坠床的风险　与手术麻醉、术后伤口疼痛有关。

护理措施:①评估患者跌倒风险,在床头放置跌倒指示牌;②给予患者防坠床及安全的健康宣教;③保持室内明亮、地面清洁干燥,卫生间设有防滑设施;④嘱患者穿大小合适的衣服、防滑鞋;⑤将常用用物置于患者易取处,活动时需全程陪护,术后第一次下地需在医生及护士的协助下进行;⑥教会患者操作床头灯和呼叫器,放于易取处,提醒患者在床上需至少拉起一侧床挡;⑦指导患者缓慢改变体位,以防体位性低血压。

5)潜在并发症:出血、上肢功能障碍、淋巴水肿、深静脉血栓形成。

护理措施:①监测生命体征,保持呼吸道通畅。②观察皮肤黏膜、伤口敷料、皮瓣引流及腋窝负压引流液的量,密切观察伤口是否有出血倾向,一旦出血,立即协助医生处理。③适时指导上肢功能锻炼,观察上肢活动范围及臂围变化。术后 24 小时内:活动手指和腕部,可作伸指、握拳、屈腕等锻炼。术后 1~3 日:进行上肢肌肉等长收缩。术后 4~7 日:鼓励患者用患侧手洗脸、刷牙、进食等,并做患侧手触摸对侧肩部及同侧耳朵的锻炼。术后 1~2周:术后 1 周皮瓣基本愈合后,开始以肩部为中心,做肩关节活动。④告知患者出院后避免增加淋巴水肿风险的行为,如患侧提重物、背包等;⑤指导患者进行踝泵运动、股四头肌功能锻炼、直腿抬高运动,多饮水,早下地活动;指导患者做上肢的攥拳活动及术后上肢功能锻炼。

(6)健康指导

1)饮食与活动:加强营养,多食高蛋白、高维生素、高热量、低脂肪的食物,以增强机体抵抗力。近期避免患侧上肢搬动或提拉过重物品,继续进行功能锻炼。

2)术后保持伤口敷料干净,伤口如有异常随时就诊。

3)避免妊娠,术后 5 年内避孕,防止乳腺癌复发。

4)坚持治疗,遵医嘱坚持化学治疗、放射治疗或内分泌治疗等。

5)乳房定期检查。

11. 整形科病例——瘢痕疙瘩切除术患者围手术期护理

(1)病例介绍

1)现病史:患者男,54 岁。患者于 20 余年前无明显诱因发现前胸一枚小"粉刺",逐渐增大形成瘢痕样皮肤肿物,伴瘙痒、间断疼痛。曾至外院就诊,诊断瘢痕疙瘩,行病灶内激素注射治疗(具体药物及剂量不详),治疗后无明显好转。肿物仍逐渐增大,数量增多,于前胸形成多发瘢痕样皮肤肿物，伴瘙痒、间断疼痛，其中较大者约 3cm×4cm。1 年前上胸部较大瘢痕出现胀痛、红肿等症状，于外院行穿刺治疗后可引出大量白色脓液，不伴有发热，有明显臭味。1 周前再次出现类似症状，行穿刺术后症状好转，目前无发热及流脓、渗出等情况。患者目前考虑肿物影响美观及生活质量，就诊于整形科，现为行手术治疗收入病房。近半年来，患者精神、饮食、睡眠好，大小便正常，体重无明显变化。

2）既往史：平素身体健康状况一般，发现甲状腺功能减低 8 年余，目前每天口服左甲状腺素钠片 125μg 治疗，甲状腺功能维持正常；有痛风病史 10 余年，每天口服苯溴马隆片 50mg 治疗。否认高血压、冠心病、糖尿病等慢性病史，否认肝炎、结核、伤寒、疟疾等传染病史，否认重大手术、外伤及输血史，否认药物、食物过敏史。预防接种史不详。

3）个人史：生于原籍，无外地久居史。否认疫区、疫水接触史，否认特殊化学品及放射性物质接触史。吸烟 30 余年，每天约 10 支。无大量饮酒嗜好。

4）婚育史：适龄婚育，配偶及 1 女体健。

5）家族史：否认家族中有类似疾病史，否认家族性精神病、肿瘤病、遗传性疾病病史。

6）专科查体：前胸见多发瘢痕样皮肤肿物，呈粉红色，形态不规则，边界清，最大者位于胸骨角上端，大小约 3cm×4cm；另有一长条形肿物位于右侧乳房内缘，大小约 6cm×1cm，触诊质韧，压痛（–），无波动感。

7）本次住院诊疗情况：患者 2021-09-01 在全身麻醉下行胸部严重瘢痕畸形、皮肤肿物切除术。于 14：23 手术室人员接患者，双方核对无误。患者于 18：10 安全返回病室，神志清楚，测量生命体征正常，全身皮肤完好无压红，术区敷料清洁干燥，胸带包扎固定好，患者无胸闷、憋气主诉。患者保留外周静脉，输液穿刺点无红肿、渗液，抗炎、补液过程顺利。4 小时后患者进食水、进行床上四肢活动。夜间 0：12 自解小便顺利。晨起 7：20 进早餐后下地活动顺利。

（2）护理评估

1）社会及经济情况：患者为 54 岁中年男性，门诊步行入院，本科学历，会计工作，育有 1 女，家庭经济条件良好，完全配合治疗。

2）生理、心理健康情况：患者入科 T 36.9℃，P 75 次/min，R 20 次/min，BP 144/85mmHg，身高 175cm，体重 109kg。患者发育正常，营养良好，神志清楚，回答切题，自主体位，查体配合，无急慢性病容。全身皮肤及黏膜无皮疹、黄染，无肝掌、蜘蛛痣。近 2 周食欲正常，无特殊治疗饮食，无饮食禁忌。无食物、药物过敏史。双眼视物清晰，双耳听力正常。生活自我照顾能力良好，睡眠质量良好，每日睡眠时长约 8 小时。患者焦虑感明显，病史长，破溃反复发作，担心手术是否能够顺利进行及术后瘢痕增生、瘢痕疙瘩复发情况，患者职业为会计出纳，对细节较为关注，反复询问护士相关知识。

（3）护理诊断/问题

1）疼痛　与瘢痕疙瘩破溃（术前）、手术创伤、放射治疗有关（术后）。

2）潜在并发症：感染、出血。

3）焦虑　与手术应激（术前）、担心瘢痕复发（术后）、甲减有关。

4）有跌倒/坠床的风险　与手术麻醉、术后伤口疼痛有关。

5)营养障碍 与患者超重有关。

(4)护理目标

1)疼痛:与瘢痕疙瘩破溃(术前)、手术创伤、放射治疗有关。

短期目标:术后 24 小时内,患者疼痛评分在 2~3 分。

长期目标:住院期间,患者能够认识到疼痛控制的重要性,能够按医嘱使用镇痛药物,疼痛评分控制在 2~3 分。

2)潜在并发症:感染、出血。

短期目标:术后 2 天内,患者按照要求进行并发症预防措施,护士加强宣教和巡视,发现问题及时上报医生并配合处理。

长期目标:患者住院期间,未发生并发症或患者并发症被及时发现并处理。

3)住院期间,患者能主动向他人倾诉焦虑,掌握导致焦虑的疾病及疾病相关知识;出院时,患者无焦虑主诉、无焦虑紧张面容。

4)患者表示能认识到预防跌倒/坠床的重要性,能按健康宣教内容进行主动预防跌倒/坠床的行为,住院期间患者不发生跌倒/坠床。

5)患者入院 24 小时内,能够认识到控制体重的重要性,患者住院期间进食低盐低脂低能量饮食,主动控制体重。

(5)护理措施

1)护理问题:疼痛 与瘢痕疙瘩破溃(术前)、手术创伤、放射治疗有关。

护理措施:①鼓励患者表达疼痛,使用 VAS 疼痛评估工具正确评估患者疼痛程度;②观察患者疼痛的性质、部位、范围;③给予患者个性化非药物镇痛方式,如转移注意力、更改体位等;④观察患者手术伤口是否有渗血、渗液等,判断是否发生伤口相关并发症;⑤针对患者中重度疼痛,必要时遵医嘱增加使用镇痛药物。

2)护理问题:潜在并发症:出血、感染。

护理措施:①密切观察患者生命体征,如有异常及时通知医生并处理;②严格无菌操作,密切观察伤口敷料情况,注意包扎在位,松紧适度;③观察患者皮肤、口唇、甲床颜色,如有异常及时处理;④关注患者各项化验指标结果,如有异常及时处理;⑤遵医嘱给予抗感染/止血药物治疗,并注意观察用药后副作用,注意药物间配伍禁忌;⑥重视患者主诉,注意潜在血肿、菌血症、败血症等情况发生。

3)护理问题:焦虑 与手术应激(术前),担心瘢痕复发(术后)、甲状腺功能减退有关。

护理措施:①提供舒适环境。②给予患者相关疾病知识及围手术期的护理知识宣教、耐心解答患者提出的各项问题,做到有效共情、有效沟通以缓解焦虑。③主动关心患者,建立良好护患关系,鼓励患者向他人倾诉内心焦虑;引导患者使用舒缓音乐、运动等方式疏解压力。④遵医嘱指导患者服用甲状腺激素药物,注意监测甲状腺功能指标及副作用。⑤密切观察患者躯体及心理情况,如遇异常,及时报告医生。

4)护理问题:有跌倒/坠床的风险 与手术麻醉、术后伤口疼痛有关。

护理措施:①评估患者跌倒风险,在床头放置跌倒指示牌;②给予患者防跌倒/坠床、保障安全的健康宣教;③保持室内明亮、地面清洁干燥,卫生间设有防滑设施;④嘱患者穿大小合适的衣服、防滑鞋；⑤将常用用物置于患者易取处，活动时需关注，术后第一次下地需在进食后及护士的协助下进行；⑥教会患者操作床头灯和呼叫器，放于易取处，提醒患者在床上需至少拉起一侧床挡；⑦指导患者缓慢改变体位，以防体位性低血压；⑧指导患者放射治疗过程中有人陪同，进行相关信息及知识宣教。

5）护理问题：营养障碍 与患者超重有关。

护理措施：①根据患者 BMI，给予患者营养相关知识的健康宣教；②鼓励患者加强运动锻炼；③注意调节饮食，指导患者进食低盐低脂低能量饮食，控制体重；④指导营养科就诊。

（6）健康指导

1）伤口护理：保持伤口清洁干燥，术后 24 小时及术后第 7 天至放疗科进行局部术区放射治疗，治疗后需要进行换药处理，提前告知患者换药地点。根据手术部位的不同，告知患者的具体拆线时间，面部手术 5~7 天拆线，四肢手术 10~14 天拆线。一般拆线 72 小时后确定伤口无黑痂、无凹陷方可沾水，特殊情况遵医嘱进行处理。

2）生活方式：①术后避免吃辛辣刺激的食物，养成良好的生活习惯，戒烟酒。②术区为外露部位患者，指导其半年内避免强光、紫外线照射，以免色素沉着。

3）抗瘢痕治疗：①伤口愈合后可遵医嘱使用抗瘢痕治疗药物外涂或外贴，坚持半年至一年，预防瘢痕再生。②压力疗法：在瘢痕防治中是一种常用且有确切疗效的方法。在手术创面愈合后即可开始利用弹力绷带、弹力衣等进行压力疗法。张力大的部位，压迫包扎 3 个月至半年，防止瘢痕增生。弹力衣保养方面需注意：中性洗剂清洗，切忌机洗，水温保持 ≤ 40℃，不能拧干，可以用干毛巾吸出多余水分；置于阴凉处晾晒，不能暴晒，也不可放在暖气上或烘干机里烘干。

4）复诊指导：①出院前护士应告知患者复诊时间和必要性。如果有特殊情况，比如伤口疼痛加剧、出现渗液增多甚至伴有臭味的情况需要随时来医院就诊。②遵照预约时间按时放疗。③患者出院后关注病理结果。④按需定期复诊。

12. 重症病例——冠状动脉搭桥术后出现肺部感染患者的护理

（1）病例介绍

1）现病史：患者男，51 岁。患者 6 年前情绪激动后出现胸痛，憋喘，无放射痛，不伴大汗、恶心、呕吐、头晕、头痛等不适，就诊于当地，查 ECG、冠脉造影等，诊断为冠心病，未行介入治疗，行药物治疗后，胸痛逐渐缓解。1 个月前患者劳累后出现胸痛，性质同前，完善冠脉造影，提示冠脉三支病变，门诊以冠心病收住入院。行术前颈动脉超声检查发现双侧颈动脉硬化、弥漫性斑块形成，双侧颈内动脉重度狭窄、几近闭塞，考虑颈动脉病变严重，手术风险大。患者于 3 月 20 日在低温体外循环全身麻醉下行冠状动脉搭桥术，术后保留气管插管转回 ICU，保留尿管、胸腔引流管、纵隔引流管分别接引流袋，记录引流液的量。

2）既往史：患高血压 7 年，降压药物控制可；2 型糖尿病 7 年，口服降糖药物控制血糖；2017 年患者突发右侧肢体无力，言语不清，诊断为脑梗死，治疗后脑梗死症状基本缓解。否认肝炎、结核、伤寒、疟疾等传染病史，否认重大手术、外伤及输血史，否认药物、食物过敏史。

3)个人史:生于原籍,无外地久居史。否认疫区、疫水接触史,否认特殊化学品及放射性物质接触史。吸烟 30 年,每日 10 支,偶饮酒。

4)婚育史:适龄婚育,配偶及子女体健。

5)家族史:否认家族中有类似疾病史,否认家族性精神病、肿瘤病、遗传性传染病史。

6)本次患者住院诊疗情况见表 5-4。

表 5-4　患者住院诊疗情况

3 月 20 日	入科情况: **神志**:麻醉未醒,芬太尼镇痛,丙泊酚、马来酸咪达唑仑片镇静 **呼吸**:气管插管接呼吸机辅助呼吸,A/C 模式,VT 420ml,RR 15 次 /min,FiO$_2$ 40%,PEEP 5cmH$_2$O,指尖血氧 100%,双肺呼吸音粗,未闻及明显干湿啰音,心率 94 次 /min,未闻及病理性杂音。血气:pH 7.38,PCO$_2$ 44mmHg,PO$_2$ 112mmHg,Lac 3.3mmol/L **循环**:予米力农强心治疗,去甲肾上腺素维持血压,MAP 85~90mmHg,CVP 8~10mmHg **感染**:头孢呋辛抗感染 **引流**:纵隔 250ml,胸腔引流 220ml
3 月 21 日	**神志**:日间暂停镇静,呼之睁眼,不可遵嘱;夜间镇静,RASS 评分 –3~–2 分 **呼吸**:15:00 拔出气管插管,面罩吸氧 10L/min;21:00 SPO$_2$ 下降,最低 88%。处理:拍背咳痰及体位引流,行床旁胸片,强心、利尿,未见好转,无创呼吸机辅助呼吸。 **循环**:米力农强心治疗,去甲肾上腺素维持血压,MAP 85~90mmHg,CVP 6~7mmHg,血气示 Lac 1.2mmol/L **出凝血**:肝素静脉泵入抗凝,APTT:35~40s **引流**:纵隔 200ml,胸腔引流 170ml
3 月 22—24 日	**呼吸**:CT 示双肺下叶大片实变不张,咳痰能力差;11:00 再次行气管插管,A/C 模式,FiO$_2$ 90%,指尖血氧 93%。高侧卧位,加强气道管理,振肺排痰,间断肺复张。 **感染**:高热 39.2℃。处理:行支气管镜,留取痰培养;留取血培养,吲哚美辛 1 支纳肛后体温降至 37.7℃。降钙素原(PCT):14.00ng/ml,3 月 24 日,痰培养回报:肺炎克雷伯菌,诊断重症肺炎。遵医嘱更换抗生素治疗,停用注射用哌拉西林钠他唑巴坦钠,改为注射用头孢哌酮钠舒巴坦钠抗感染 **神志**:插管后,应用镇静镇痛药物,维持浅镇静状态 **营养**:启动胃肠营养,肠内营养混悬液 250ml 胃内泵入
3 月 25—31 日	**呼吸**:调整呼吸机模式,PSV,PS:7cmH$_2$O,PEEP:5cmH$_2$O,FiO$_2$:25%,同时开始脱机锻炼,痰液量少黄黏稠;康复科会诊,行呼吸及肌力锻炼,下地坐轮椅早期活动 **神志**:日间暂停镇静,呼之睁眼,可遵嘱;夜间镇静,RASS 评分 –1~1 分 **感染**:低热 37.2℃;降钙素原、血常规白细胞逐渐降至正常 **营养**:胃肠营养,肠内营养混悬液逐步增至 1 000ml,经胃管鼻饲泵入
4 月 1 日	**神志**:夜间谵妄,予以氢溴酸右美沙芬镇静,日间谵妄,家属弹性探视 **呼吸**:CT 示肺部感染较前好转,呛咳能力好,拔除气管插管,予以鼻导管吸氧 4L/min,可维持氧浓度 98%
4 月 2 日	患者病情平稳后转心外科继续治疗

(2)护理评估:该患者的护理评估见表 5-5。

表 5-5　患者的护理评估

评估内容	第一阶段评估
生理模式	
氧合状态	呼吸机辅助呼吸,A/C 模式,FiO_2 60%,指尖血氧 94%,PO_2 88mmHg,双肺呼吸音粗,痰液色黄黏稠,不易咳出
循环功能	T 39.2℃,P 120 次 /min,R 18 次 /min,BP 114/67mmHg,少许去甲肾上腺素维持血压
神经功能	镇静状态
体液和电解质	24h 液体平衡: −900ml
营养	术后禁食水,肠外营养
排泄	留置尿管,胃肠减压 胸腔引流管、心包纵隔引流
活动和休息	肢体活动受限 定时协助翻身
感觉	镇静状态
皮肤完整性保护	患者术后应用胸带 胸部手术切口周围无皮下气肿发生
内分泌	血糖: 12.5mmol/L
心理评估	
自我概念	麻醉未醒 镇静状态
角色功能	主要角色:男性,年龄 51 岁 次要角色:父亲、丈夫
相互依赖	患者术后卧床自理能力缺陷 住院期间依赖护士的照顾 手术后入住 ICU,暂时与家人分开

(3)护理诊断 / 问题

1)感染　与静脉留置管等各种置管、机械通气、抗生素的使用、原发病史、营养不良、手术创伤有关。

2)气体交换受损　与肺部实变、肺部感染有关。

3)清理呼吸道无效　与痰液黏稠、患者体弱、咳嗽无力有关。

4)潜在并发症:出血　与手术创伤大,抗凝药物的使用有关。

5)焦虑　与 ICU 环境改变、镇静镇痛药物等有关。

(4)护理目标

1)患者在住院期间没有导管相关性血流感染、呼吸机相关性肺炎、导尿管相关性泌尿系感染及手术切口感染等感染事件发生。

2)患者两周内呼吸困难减轻,血氧饱和度恢复正常,能撤离机械通气,拔出气管插管。

3)患者掌握有效的咳痰方法,保持呼吸道通畅。

4）患者术后不发生出血事件。

5）患者焦虑症状减轻，没有恐惧、不安等不适症状发生。

（5）护理措施

1）护理问题：感染　与静脉留置管等各种置管、机械通气、抗生素的使用；原发病史、营养不良、手术创伤有关。

护理措施：①评估引起感染的危险因素：患者冠脉搭桥术后，机体抵抗力低，容易导致感染加重。②体温的管理：密切监测患者体温，感染高热期间留置痰标本及血培养标本；严格无菌操作，做好手卫生，避免交叉感染；做好气道的管理，及时倾倒呼吸机管路内冷凝水。患者体温上升期予以冰袋物理降温，或遵医嘱予以药物降温。③抗生素的调整：3月20日患者入 ICU 后使用头孢呋肟预防感染，3月22日患者体温升至38.5℃，经验性加用哌拉西林他唑巴坦抗感染治疗；3月25日根据药敏结果更换为注射用头孢哌酮钠舒巴坦钠抗感染治疗并观察疗效。④呼吸机相关性肺炎的防控：每日评估呼吸机及气管插管的重要性，尽早脱机或拔管。床头抬高30°~45°、应使用复方氯己定漱口液进行口腔护理，每 6~8 小时一次、加强医护人员手卫生、应定期监测气管内导管的套囊压力、应行声门下分泌物引流、应选择鼻肠管进行营养支持、应每天评估镇静药使用的必要性，尽早停用。⑤加强引流管的护理，评估伤口状况，减少感染的途径及感染风险。

2）护理问题：气体交换受损　与肺部实变、肺部感染有关。

护理措施：①定时评估患者的呼吸功能，肺部听诊及床旁胸片。在机械通气期间，定期监测患者的血气结果和血氧饱和度的变化。患者痰液黏稠，色黄，按需吸痰，防止气道阻塞，影响通气效果。②协助医生开展纤维支气管镜检查，进行深部痰液清理。③协助医生间断肺复张。肺复张策略包括重新开放塌陷的肺泡，改善通气 / 血流比例，并可防止复张的肺泡再次塌陷，增加功能残气量、改善气血交换的条件等。肺复张过程中容易造成血流动力学波动，因此，在肺复张期间，应密切观察患者的血压和心率的变化。④气道主动加温加湿，维持肺泡良好的环境。⑤开展早期活动。患者入科后根据患者的意识水平和反应能力，为患者制订早期运动方案，利用一些辅助器械，比如轮椅、脚蹬车等，协助患者从床上被动运动、床边坐立、轮椅坐立、床边站立、协助行走 5 级的顺序逐步增强患者的肌力。

3）护理问题：清理呼吸道无效　与痰液黏稠、患者体弱、咳嗽无力有关。

护理措施：①气道湿化，确保呼吸机湿化的正常运行，保证湿化罐的温度维持在37~39℃，水位线在标准水位线，最大限度符合人体的生理标准。②促进有效排痰，教会患者有效的排痰方法：嘱患者深呼吸两次，在深呼吸末屏气然后用力咳出。③术后加强胸部物理治疗，对于小气道的痰液，一方面给予患者祛痰清肺治疗，将震动排痰仪的能量设置为25~30Hz，每次治疗时间为 15~20 分钟，从肺底到肺尖，由肺外到肺内，每个部位停留 10 秒左右。④按需吸痰，观察痰液性状、颜色、量等；对于更深痰液则行纤维支气管镜的治疗，必要的时候留取痰标本。⑤遵医嘱给予雾化吸入，观察用药后的效果。⑥开展早期活动，增强患者的咳痰能力。

4）护理问题：潜在并发症：出血　与手术创伤大，抗凝药物的使用有关。

护理措施：①患者术后使用阿司匹林和肝素抗凝治疗，严密观察患者生命体征及凝血功能,密切监测 Hb 及 APTT 指标,根据检查结果遵医嘱调整抗凝药物的使用。②观察伤口、黏膜有无渗血,颜色、量等,隔日换药,观察穿刺点有无出血。③引流管的护理:应加强胸腔闭式引流的护理,定时挤压胸腔及心包纵隔引流管,保持引流管位置正确,引流通畅,严密观察引流液的颜色、性质、量的变化以及引流瓶内水柱的波动。④监测每小时患者出入量的情况,发现每小时引流量大于 100ml 时,及时通知医生给予相应处理。注意患者血流动力学的改变,如血压下降、脉搏增快,应警惕是否有出血的发生。⑤遵医嘱进行补液,必要时补充凝血因子,输入血浆、红细胞等。

5)护理问题:焦虑　与患者患病有关。

护理措施:①提供舒适环境;②密切观察患者躯体及心理情况,如遇异常,及时报告医生;③给予患者疾病知识及缓解焦虑的健康宣教,鼓励患者向他人倾诉内心焦虑。

(6)健康指导

1)给予患者疾病知识及缓解焦虑的健康宣教,鼓励患者向他人倾诉内心焦虑。

2)给予患者引流管的宣教,指导患者进行引流管的护理,保证引流管安全。

3)鼓励患者早期活动,减少肺部并发症的发生。

（三）妇产科护理常规及案例

1. 妇科病例——子宫肌瘤剔除术患者围手术期护理

(1)病例介绍

1)现病史:患者女,36 岁,平时月经规律,初潮 13 岁,月经周期为 30 天,一次 7~10 天,月经量中等,痛经(-),G_0P_0,末次月经 2021 年 3 月 28 日,9 个多月前患者因肾上腺肿物行盆腔 MRI 发现"盆腔巨大占位",提示子宫多发肌瘤。妇科 B 超提示:子宫增大、形态失常,大小约 15.0cm × 15.4cm × 10.3cm,内膜厚约 0.5cm,肌层回声欠均,内见数个低回声,较大者 11.6cm × 8.9cm × 8.7cm,CDFI:周边内部点条状血流信号;子宫多发肌瘤。患者为行进一步手术治疗来院就诊。

2)既往史:2006 年在外院行腹腔镜子宫肌瘤剔除术,否认其他重大手术、外伤及输血史。

3)个人史:生于原籍,无外地久居史。否认疫区、疫水接触史,否认特殊化学品及放射性物质接触史。无吸烟饮酒等不良嗜好。

4)婚育史及月经史:未婚,有性生活史。G_0P_0。初潮 13 岁,行经天数 7~10 天,月经周期 30 天,末次月经 2021-03-28。

5)家族史:患者母亲因子宫肌瘤行全子宫切除术,否认家族性精神病、肿瘤病、遗传性疾病病史。

6)专科查体:外阴(-),阴道黏膜好,宫颈光,子宫大小如孕 14 周,双附件(-)。

7)本次住院诊疗情况:患者于 2021-04-30 全麻下行腹腔镜子宫肌瘤剔除术,术中自体回输血 1 521ml,异体输同型红细胞 800ml,血浆 400ml。术后留置腹腔引流管和尿管各一根,均于术后第六天拔除。患者术后饮食由禁食禁水逐渐过渡为普食,于术后第二天体温达到 39.5℃,腹腔引流量达 280ml,色鲜红,Hb 最低至 82g/L,经积极治疗和护理,患者于 2021-05-12 出院。

（2）护理评估

1）社会及经济情况：患者为 36 岁育龄期女性，门诊步行入院，金融行业从业人员，未婚未育，家庭经济条件良好。

2）生理、心理健康情况：患者入科 T 36.5℃，P 76 次 /min，R 18 次 /min，BP 123/74mmHg，身高 162cm，体重 65kg。发育正常，营养良好，神志清晰，自主体位，安静面容，查体合作。全身皮肤黏膜未见黄染、出血点、破溃。患者近半年来，睡眠质量好，每日睡眠 8 小时，饮食可，无饮食禁忌，体重无明显改变，大小便无异常。无食物、药物过敏史。无吸烟、饮酒等不良嗜好，患者精神状态好，积极配合治疗，对术后护理、注意事项等宣教内容表示理解。

（3）护理诊断 / 问题

1）潜在并发症：出血　与手术伤口有关。

2）潜在并发症：感染　与手术伤口及留置各种管路有关。

3）营养失调：低于机体需要量　与术后饮食限制有关。

4）疼痛　与手术伤口有关。

5）有跌倒的风险　与贫血及营养失调、引流管路多有关。

6）活动无耐力　与贫血及营养失调有关。

7）舒适度改变　与术后二氧化碳潴留及低钾引起腹胀有关。

8）有导管相关并发症的风险　与留置尿管及腹腔引流管有关。

9）焦虑　与术后留置管路多、阴道出血量多、术后发热有关。

（4）护理目标

1）护士能及时发现出血先兆并处理。

2）护士在患者住院期间避免所有可能发生感染的因素。

3）患者能根据饮食医嘱增加营养物的品种和数量。

4）患者在发生疼痛后 2 个小时内疼痛评分有所下降。

5）患者住院期间不发生跌倒。

6）患者出院前日常生活能自理，日常活动不引起疲劳。

7）患者出院前腹胀明显减轻。

8）患者住院期间不发生导管相关并发症。

9）患者住院期间焦虑缓解。

（5）护理措施

1）潜在并发症：出血、感染。

护理措施：

出血：①严密监测患者生命体征的变化，观察患者面色及主诉，及时告知医生；②严密观察患者伤口敷料，有无渗血渗液，做好标记，观察陈旧性渗血渗液的面积是否增大；③密切关注患者阴道出血情况，遵医嘱保留会阴垫，了解出血情况；④遵医嘱予患者止血药物及缩宫素（促进子宫收缩，减少瘤腔血管断面的出血）；⑤保持腹腔引流管的通畅，妥善固定引流管，准确测量引流量，观察引流液的颜色及性状，如引流量 ≥200ml/h，且颜色鲜红，及时通知主管医生。

感染：①评估患者可能引起感染的危险因素；②监测生命体征、血常规的变化，一天测 3 次测体温，体温 ≥38.5℃时，一天测 4 次体温，并遵医嘱给予相应处理，物理降温、温水擦身、静脉补液，并遵医嘱抽血培养，予赖氨匹林等降温药治疗，观察体温变化；③保持伤口敷料清洁干燥，如有渗血渗液，及时通知医生予以换药；④保持尿管及腹腔引流管的清洁，留置尿管期间每日给予会阴冲洗，观察阴道分泌物的颜色、性状、气味等，嘱患者勤换卫生巾和内裤；⑤遵医嘱按时使用抗生素。

2）护理问题　营养失调：低于机体需要量　与术后饮食限制有关。

护理措施：①患者术后饮食由禁食禁水—禁食不禁水—清流食—流食—半流食—普食逐渐过渡，做好饮食指导，清流食为米汤加水，流食为米汤、藕粉、鸡蛋羹、半流食为米粥或馒头、面条等好消化软食，未排气前或排便不顺畅前，禁食产气食物，如牛奶、豆浆、萝卜汤、红糖水等；②根据患者饮食情况，遵医嘱予静脉营养支持或肠内营养剂，如静脉滴注脂肪乳氨基酸(17)葡萄糖(11%)注射液、葡萄糖、口服肠内营养乳剂等；③关注患者饮食变化，及时做好相关饮食指导，嘱患者适当多摄入高蛋白、高维生素、高纤维素食物。

3）护理问题：疼痛　与手术伤口有关。

护理措施：①心理护理，耐心倾听患者主诉，给予适当安慰和鼓励；②可选择听音乐、看视频、正念减压等方法分散患者注意力，减轻疼痛；③护理操作时，做到"四轻"，走路轻、关门轻、操作轻、说话轻，减少不必要的噪声，避免影响患者的休息；④根据 VAS 评分，遵医嘱给予患者止痛药物，并评价止痛效果。

4）护理问题：有跌倒的风险　与贫血及营养失调、引流管路多有关。

护理措施：①评估患者跌倒风险，患者术后贫血、饮食受限导致营养失调、引流管路多等因素使得下床活动时跌倒的风险增加。②术后第一次下床活动时，予患者床旁保护，指导患者侧身起床—侧身躺下的方法，避免增加腹部的张力引起伤口疼痛，活动量从床上坐—床边站—床旁走，逐渐过渡到病室内活动。③嘱患者起床后如感头晕不适，暂时卧床休息，待症状缓解再增加活动量。④患者下床活动时，妥善固定引流管路，避免管路过长、拖地，导致患者牵绊。

5）护理问题：活动无耐力　与贫血及营养失调有关。

护理措施：①评估患者活动有无耐力，患者术后贫血、饮食受限所致营养失调可导致活动无耐力风险增加；②依据患者贫血情况指导患者休息和活动，中度以上的贫血，建议适当卧床休息，轻度贫血时，活动量以不感到疲劳为原则；③遵医嘱定时监测并关注患者血红蛋白(Hb)变化；④遵医嘱每天予患者蔗糖铁 200mg 静脉输液；⑤观察静脉穿刺处有无红肿、渗液，有无沿静脉走行的红肿、疼痛，认真倾听患者的主诉，如有静脉炎发生，及时更换穿刺部位；⑥ Hb<90g/L，遵医嘱一天三次口服琥珀酸亚铁片、维生素 C，直至 Hb 正常；⑦嘱患者口服铁剂期间禁食浓茶、咖啡等影响铁剂吸收的食物；⑧关注患者饮食医嘱，及时给予饮食指导，建议患者多进食绿色蔬菜、猪肝等富含铁剂的食物，多进食柑橘类富含维生素 C 的水果，促进铁剂的吸收。

6）护理问题：舒适度改变　与术后二氧化碳潴留及低钾引起腹胀有关。

护理措施：①患者术后由于饮食限制，摄入少及出血量多，导致血钾低于正常值，缺钾易引起肠蠕动减弱，轻度缺钾时有轻度腹胀、便秘，严重低血钾时可出现肠麻痹，甚至麻痹性肠梗阻;②遵医嘱给予患者静脉及口服补钾;③遵医嘱定时抽取血化验,监测患者血钾变化;④每日评估患者排气排便及腹胀情况,如有腹胀不适,遵医嘱给予促进胃肠蠕动的药物(如西甲硅油乳剂、四磨汤口服液等);⑤嘱患者根据自身情况,适当增加活动量,促进排气,减少腹胀的发生;⑥如患者腹胀明显,嘱患者改变体位,采取膝胸卧位,利用体位改变躯体的重心,减少骨盆底的负荷对盆腔的压力,促进盆底肌肉放松,松弛肛门括约肌并促进肠道蠕动,促进肛门排气。

7)护理问题:有导管相关并发症的风险　与留置尿管以腹腔引流管有关。

护理措施:①妥善固定:固定好尿管及腹腔引流管,明确标识,留足长度防止牵拉引起管路脱出;②保持通畅:保持管路通畅,避免反折、受压,定时挤捏管路,防止堵塞,留置尿管期间,嘱患者多饮水;③仔细观察:观察尿液及引流液的量、颜色及性状,如有血尿及絮状物或引流液为浓稠鲜红色,且≥200ml/h时,及时通知医生;④防止感染:卧床期间,患者尽可能采取半坐卧位,下床活动时,尿袋应低于膀胱位置,腹腔引流袋低于盆腔,防止逆行感染。

8)焦虑　与术后留置管路多、阴道出血量多、术后发热有关。

护理措施:①对患者进行心理疏导,使患者增强信心,提高对治疗、护理的依从性;②向其讲解疾病的发生、发展及治疗、预后,使患者对疾病有正确的认识,能认真配合;③让患者主动说出心理感受,减轻心理负担,为患者创造舒适的环境和融洽的气氛,调动患者自身的积极性;④做好家属解释工作,取得密切配合。

(6)健康指导

1)嘱患者出院后要保持良好心态,适当体育锻炼,避免受寒、感冒。

2)嘱患者选择高蛋白、高维生素、高纤维素饮食,促进伤口愈合、增强抵抗力及保持大便通畅。

3)嘱患者出院后,如发现阴道出血量多、发热、伤口疼痛或红肿、硬结等,及时就诊。

4)子宫肌瘤剔除术后一个月禁止性生活及盆浴。

5)子宫肌瘤剔除术后早期怀孕,有子宫破裂的风险,严格遵医嘱避孕半年到一年,复查后,若病情允许再怀孕。

6)子宫肌瘤术后需一个月或一个半月复诊,检查术后恢复情况,遵医嘱定期复诊。

2. 产科病例——自然分娩产妇的护理

(1)病例介绍

患者张某,女性,28岁,宫内孕40^{+5}周,为行引产收入院。平时月经规律,末次月经2019-08-10,早中孕期超声核对预产期为:2020-05-16。孕期血压正常,PRO(-)。NT 1.1mm,唐氏筛查结果为低风险,75g OGTT(-)。孕前 TCT 正常,阴拭子、B 链(-),TO 8cm,耻骨弓85°。末次超声(2020-05-18):头位,双顶径9.4cm,头围33.6cm,腹围34.0cm,股骨长7.6cm,估重3 385g,胎盘左前壁,下缘位置不低,羊水指数10.5cm,胎儿脐动脉 S/D:2.4。患者现宫内孕40^{+5}周,否认规律腹痛、阴道出血、流液,自觉胎动可,拟引产收入院。孕期饮食、睡眠可,大小便如常,增重约13kg。2020-05-21入院待产第一天,阴道放置前列腺素 E2 栓引产,过程顺利。入院待产第二天,前列腺素 E2 栓用药满 24 小时取出前列腺素 E2 栓并于当日开始缩宫素点滴引产;引产过程中自然破膜羊水清,宫口开全指导用力;于 5 月 22 日

15：11 在会阴左中侧切下顺娩 1 活女婴,出生体重 3 200cm,身长 50cm,评分好。胎盘胎膜娩出完整,探查侧切口无延裂,常规缝合(老法 3 针,需拆线)。术毕肛查(−),宫缩尚可,卡前列甲酯栓 2 枚置肛,阴道出血约 150ml,安返病室。

(2)护理评估

自然分娩孕妇的护理评估主要包括孕妇的一般资料、月经史、婚育史、既往健康史、本次妊娠经过、妊娠情况、胎儿情况、孕妇心理状态、经济状况等。

1)健康状况评估:孕妇生于北京,无外地久居史。否认疫区、疫水接触史,否认特殊化学品及放射性物质接触史。既往及孕期无吸烟饮酒等不良嗜好。孕妇既往无高血压、糖尿病等慢性病史,否认肝炎、结核等传染病史,否认重大手术、外伤及输血史,否认药物、食物过敏史。预防接种史不详。父亲冠心病,否认家族性精神病、肿瘤病、遗传病史。

2)婚育史及月经史评估:该孕妇适龄结婚,G_1P_0,配偶体健。初潮 12 岁,行经天数 5~7 天,月经周期 26~30 天,末次月经 2019-08-10。因孕妇为初产妇,未经历过分娩及生产,因此对分娩时的情况表示不了解,对于自己是否能顺利分娩存在一定担心与焦虑。

3)孕妇体格及体征评估:孕妇 T 36.5℃,P 100 次 /min,R 18 次 /min,BP 102/69mmHg,无其他异常。腹膨隆,宫底剑下 3 指。宫颈条件:居后,质中,未消,未开,S-3。孕妇可在宫缩时感觉腹部发硬疼痛,疼痛评分 2 分,可忍受。

4)辅助检查。多普勒超声检查:末次超声(2020-05-18):头位,双顶径 9.4cm,头围 33.6cm,腹围 34.0cm,股骨长 7.6cm,估重 3 385g,胎盘左前壁,下缘位置不低,羊水指数 10.5cm,胎儿脐动脉 S/D: 2.4。胎儿大脑中动脉 PSV 71cm/s(Mom 值 1.09),PI 1.80(99th),RI 0.81。胎心监护检查:胎心基线 155 次 /min,描及 20s/(5~6min)宫缩,CST(−)。

5)心理社会评估:孕妇及其配偶均为家里独生子女,工作稳定,经济条件较好。双方父母均已退休,身体健康,家庭及社会支持程度较高。孕妇为第一次怀孕、初次分娩的初产妇,表现出对分娩疼痛的恐惧和分娩相关知识的缺乏。

(3)护理诊断 / 问题

1)疼痛　与逐渐加强的宫缩有关。

2)恐惧　与长时间的疼痛有关。

3)知识缺乏:缺乏分娩的相关知识。

4)跌倒　与疼痛或肌力下降有关。

5)潜在并发症:出血。

(4)护理目标

1)产妇能够知晓分娩疼痛产生的原因,掌握非药物镇痛方法,缓解分娩疼痛。

2)产妇能积极应对分娩疼痛,减轻分娩恐惧。

3)通过讲解与宣教,产妇能够了解分娩相关知识,知晓产程进展相关内容。

4)产妇在住院期间,未发生跌倒。

5)产妇可以积极有效配合医护人员,减少产后出血发生的概率。

(5)护理措施

1)护理问题:疼痛　与逐渐加强的宫缩有关。

护理措施：①告知产妇分娩疼痛产生的原因,疼痛的规律以及持续的时间,让孕妇有充分的思想准备；②教会产妇减轻分娩疼痛的方法,如呼吸减痛法、放松法、自由体位等；③耐心听取产妇的疼痛主诉,表达对其的理解和关爱；④给予必要的腰骶部按摩、音乐镇痛、分娩球、热水淋浴等非药物镇痛,给予必要的自我暗示转移疼痛的方法指导；⑤及时评估疼痛评分,必要时给予药物镇痛。

2)护理问题:恐惧　与长时间的疼痛有关。

护理措施：①护士应陪伴在孕妇身旁,给予待产妇安慰和支持,缓解、消除其紧张和恐惧；②做好生活护理,出汗多时及时用湿毛巾擦拭,宫缩间歇时协助多饮水,增加待产的舒适,减少恐惧；③给予分娩相关知识的宣教,减少因知识不足造成的恐惧；④给予缓解疼痛的非药物镇痛,帮助孕妇减轻疼痛,减少恐惧；⑤给予心理护理,做好积极的心理暗示及指导；⑥必要时,请家属陪产,消除孕妇的恐惧。

3)护理问题　知识缺乏:缺乏分娩的相关知识。

护理措施：①评估孕妇分娩知识的掌握程度,知识缺乏的程度；②评估孕妇学习的能力,对知识渴望的程度；③选择适宜的宣教方法,给予孕妇多种形式的宣教,利于孕妇掌握分娩知识；④宣教或知识讲解时,孕妇保持舒适的体位；⑤宣教结束,可让孕妇叙述或示范宣教内容,利于护理人员评估孕妇知识掌握程度；⑥多形式、多次宣教和知识讲解,用以确保宣教效果。

4)护理问题:有跌倒的风险　与宫缩疼痛及肌力下降有关。

护理措施：①评估患者跌倒风险,患者宫缩疼痛或行椎管内麻醉后,下肢肌力下降均会增加跌倒的风险；②产妇下床活动时,予患者床旁保护,一对一陪护；③做好预防跌倒的宣教及措施,告知孕妇穿防滑的拖鞋、合身的衣裤；④椎管内麻醉后,孕妇第一次下床活动前护士应准确评估孕妇的下肢肌力；⑤产程中,实施自由体位、分娩球时,一对一指导,确保安全；⑥嘱产妇产后第一次下床活动时,应缓慢,如有头晕不适,暂时卧床休息,待症状缓解再增加活动量。

5)潜在并发症:产后出血。

护理措施：①胎儿娩出后严密监测患者生命体征的变化,观察患者面色及主诉,及时告知医生；②胎儿及胎盘娩出后,应及时评估宫缩情况,宫底高度,出血情况；③积极予以缩宫素预防产后出血的发生；④建立静脉通路,当产妇出现血压下降或出血增多,遵医嘱积极补液；⑤分娩结束后,密切关注产妇宫缩情况,宫底高度,小便自解情况,阴道出血情况,必要时保留会阴垫,了解出血情况；⑥遵医嘱予患者止血药物及缩宫素。

(6)健康指导

1)孕妇入院后,应向待产的孕妇做环境介绍,并再一次讲解临产的表现,产程如何进展和分娩过程中的注意事项等。

2)应向孕妇介绍非药物镇痛的方法,如呼吸镇痛法,教会孕妇正常吸气和吐气,同时利用转移注意力和正确呼吸的方法减轻疼痛,告知产妇宫口开3cm,无分娩镇痛的禁忌可实施药物镇痛,减轻疼痛造成的不适,增加分娩信心。

3)指导产妇应用自由体位加速胎头下降、产程进展以及减轻疼痛,同时在自由体位的过程中,做好防跌倒的宣教和指导,指导产妇穿防滑拖鞋,衣裤合身,活动时如有突然的疼痛或头晕应立即休息并呼叫医护人员,在人力充足时对产妇进行一对一陪护。

4)宣教内容必须是能使待产的孕妇理解和掌握的内容,同时注意应用多种方式进行宣教,例如床旁示教、一对一指导以及语言讲解等等。

5)在待产的过程中,及时向孕妇告知产程进展的情况,胎儿健康的情况,以增加孕妇的分娩自信心。

(四)儿科护理常规及案例

1. 儿科病例——新生儿黄疸患儿护理

(1)病例介绍

1)现病史:患儿,女,胎龄 37^{+3} 周,生后 3 天,体重 2 480g。查体发现患儿皮肤黄染加重,生后 72 小时监测末梢血胆红素 316.35μmol/L,较正常值升高,达光疗标准。考虑"新生儿高胆红素血症"收入院。患儿母亲血型为 O 型 Rh 阳性,G_1P_1,2021 年 3 月诊断亚临床甲减,孕期规律产检,血压正常,尿蛋白(-),孕期 B 链、阴拭子(-),羊水、胎盘未见异常。患儿由母亲 8 月 29 日经阴分娩,脐带绕颈 2 周,体重 2 610g,身长 48cm,生后 Apgar 评分均为 10 分。患儿出生后混合喂养,大便 1~4 次 /d,尿少。否认家族中有类似疾病史,否认家族性精神病、肿瘤病、遗传性疾病病史。

2)专科查体:足月儿外貌,精神反应好,自主活动多,哭声响亮。颜面部、躯干部皮肤黄染,全身皮肤无青紫、苍白。前囟平软,张力不高,约 1.0cm×1.0cm,耳廓发育可,无赘生物。眼睑无水肿,结膜无充血,巩膜黄染。

3)本次住院诊疗情况 ①住院第一日:14:00 给予患儿持续心电监护,监测生命体征。遵医嘱予双面蓝光光疗 24 小时。每 3 小时予足月奶 30ml 按需喂养。15:00 时,查血型 B 型 Rh 阳性,新生儿溶血 3 项,放散试验(游离 -Ab)(+),吸收试验(释放 -Ab)(+),直接抗人球蛋白试验(D-Coombs)阴性,符合新生儿 ABO 血型不合溶血症,遵医嘱予人丙种球蛋白 1g/kg,给予 2.5g 封闭抗体、阻断抗体静脉输注。18:00,患儿人丙种球蛋白输注完毕,过程顺利,无发热、皮疹等表现。复测末梢胆红素为 0.16g/L。②住院第二日:14:00 复测患儿胆红素为 0.083g/L,胆红素达停光标准,遵医嘱暂停蓝光治疗。

(2)护理评估

1)社会及经济情况:患儿家长对黄疸了解较少,询问护士黄疸出现的原因、疾病严重程度和护理措施等问题。

2)生理、心理健康情况:患儿精神反应活跃,吸吮力强,肌张力正常,T 36.8℃,R 48 次 /min,全身皮肤黄染,未见抽搐等异常表现。

(3)护理诊断 / 问题

1)潜在并发症:胆红素脑病。

2)知识缺乏:患儿家长缺乏黄疸护理的有关知识。

(4)护理目标

1)患儿胆红素脑病的早期征象被及时发现、及时处理。

2)患儿家长能根据黄疸的原因,在患儿出院后给予患儿正确的护理。

(5)护理措施

1)潜在并发症:胆红素脑病。

护理措施:①严密观察患儿精神状态,有无反应差、嗜睡、肌张力减退、双目斜视或抽搐等胆红素脑病相关症状;②观察患儿吃奶情况及大小便情况,如有胎粪延迟排出,遵医嘱给予人工通便,促进粪便及胆红素排出;③严密观察患儿皮肤颜色变化,遵医嘱监测患儿胆红素水平变化;④遵医嘱给予患儿光疗,使用光疗眼罩保护患儿双眼,光疗尿裤保护患儿会阴,戴手套脚套防止划伤;⑤建立静脉通路,遵医嘱精准给予患儿用药;⑥耐心按需喂养,保证奶量摄入,促进肠道排空。

2)护理问题　知识缺乏(家长):缺乏黄疸护理的有关知识。

护理措施:①评估患儿家长的学习能力及健康需求;②向患儿家长讲解新生儿黄疸的发病原因、临床特点及护理方法;③指导家长观察患儿巩膜及皮肤颜色黄染情况,大小便情况;④告知家长复查胆红素时间及注意事项;⑤告知患儿家长出院1周内进行复诊。

(6)健康指导

1)向患儿家长讲解新生儿黄疸的发病原因、临床特点及护理方法。

2)指导家长观察患儿精神反应、巩膜及皮肤颜色黄染情况、大小便颜色、吃奶情况等,观察患儿有无抽搐,发现患儿异常及时就医。

3)告知家长加强喂养,按需哺乳。

4)嘱家长为患儿做好脐部和臀部护理,避免患儿感染。

2. 儿科病例——肺炎患儿护理

(1)病例介绍

1)现病史:患儿女,1岁,因反复发热、咳嗽2月余收入院。2020年8月底家长上呼吸道感染后,患儿出现发热,体温最高40℃,伴咳嗽、流涕,无咳痰、喘憋、呕吐、腹泻等不适。予退热药物治疗3日后体温恢复正常,咳嗽、流涕好转。9月底患儿哥哥发热后患儿再次出现发热,症状同前。查血常规 WBC 14.1×10^9/L,N 70.3%,CRP 28mg/L。胸片示双肺纹理增粗、紊乱,双肺门影模糊,考虑"支气管炎",予口服头孢克洛,3天后体温恢复正常,咳嗽咳痰好转。10月15日患儿再次发热、咳嗽,查血常规 WBC 7.07×10^9/L,N 60.8%,CRP<8mg/L,胸片提示支气管肺炎,予静脉输注美洛西林钠舒巴坦钠8天,甲强龙4天以及对症治疗后,体温恢复正常,咳嗽、流涕好转。2020-10-27患儿再次出现发热、咳嗽、流涕、呼吸音粗,为进一步治疗收入儿科。患儿有1兄,目前3岁,近2个月内其幼儿园内多次有小朋友上呼吸道感染,其兄反复发热、咳嗽2次,兄妹在家一起玩耍。患儿足月顺产,生长发育同同龄儿,规律接种疫苗。近3个月体重无增长。

2)实验室及其他检查:血常规:WBC 7.38×10^9/L,LY 0.15,NEUT 0.70,Hb 119g/L,PLT 457×10^9/L,CRP 5mg/L;呼吸道合胞病毒,副流感病毒1、2、3型,流感病毒甲、乙型,腺病毒均(−);胸部CT:肺部可见散在斑片渗出,左肺下叶以及胸膜处明显。

(2)护理评估

1)社会及经济状况:患儿为1岁女婴,由母亲抱入病房。家中经济状况良好。

2)生理、心理健康情况:入科 T 38.2℃,P 138 次/min,R 38 次/min,BP 83/46mmHg。神

志清楚,精神较差,听诊双肺呼吸音粗,肺底闻及细湿啰音,有痰鸣音;吸气时见轻度肋间凹陷及肋骨下凹陷。患儿既往有住院经历,表现稍恐惧,看到护士有哭闹表现。家属心理状态较平稳,能够配合治疗。患儿足月顺产,Apgar 评分 10 分,生长发育同同龄儿,规律接种疫苗,发病前未接触麻疹、百日咳等呼吸道传染病患者。

(3)护理诊断/问题

1)体温过高　与肺部感染有关。

2)清理呼吸道无效　与痰液黏稠和患儿咳痰无力有关。

3)气体交换受损　与呼吸道炎症导致的通换气障碍有关。

4)潜在并发症:心力衰竭　与肺水肿致心脏负荷加重有关。

(4)护理目标

1)在不服用退热药时,患儿体温维持在正常水平。

2)患儿痰液能够排出。

3)患儿呼吸做功逐渐平稳,不出现呼吸衰竭。

4)护士能及早识别心力衰竭的表现,及时给予相应干预。

(5)护理措施

1)护理问题:体温过高　与肺部感染有关。

护理措施:①每 4 小时测量体温,密切观察患儿体温变化;②体温超过 38.5℃,需要及时通知医生并遵医嘱给予退热药物;③若体温低于 38.5℃,推荐少穿衣物和降低环境温度来降低体温;④评估患儿有无高热惊厥史,做好交接班;⑤评估患儿食欲情况,给予高热量、高维生素、易消化流质/半流质饮食。保证水分摄入,本患儿年龄 1 岁,可以多给患儿奶液;⑥遵医嘱给予患儿抗生素治疗。

2)护理问题:清理呼吸道无效　与痰液黏稠有关。

护理措施:①评估患儿肺部呼吸音情况。②遵医嘱给予雾化吸入。患儿年龄较小,可以在患儿睡眠时进行雾化吸入,但不宜在患儿哭闹时进行雾化吸入。雾化吸入每次不超过 20 分钟,每日 2~4 次。③雾化吸入后给予拍背,必要时进行吸痰。④及时清除鼻痂及鼻腔分泌物,保持呼吸道通畅。

3)护理问题:呼吸做功增强　与呼吸道炎症导致的通换气障碍有关。

护理措施:①密切观察患儿的呼吸频率和呼吸形态,有无鼻扇、耸肩、三凹征。如出现双吸气、点头样呼吸、呼吸暂停等,提示呼吸衰竭,立即通知医师。②患儿呼吸急促或口周发绀时,及时给予氧气吸入,以改善低氧血症。一般采用鼻前庭导管给氧,氧流量为 0.5~2L/min,氧浓度不超过 40%;缺氧明显者用面罩或头罩给氧,氧流量为 2~4L/min,氧浓度不超过 50%~60%。③吸氧过程中应经常检查导管是否通畅,患儿缺氧症状是否改善,发现异常及时处理。保障患儿休息减少氧耗,遵医嘱给予雾化或静脉用药解除支气管痉挛,缓解呼吸困难。

4)潜在并发症:心力衰竭　与肺水肿致心脏负荷加重有关。

护理措施:①注意观察患儿神志、面色、呼吸、心音、心率等变化,如出现面色苍白、烦躁不安、喘憋加重、氧疗及镇静剂不能改善,呼吸加快>60 次/min、心率加快>180 次/min,心音低钝、奔马律、肝脏短时间急剧增大,提示心力衰竭,应及时报告医师进行处置;②减慢输液速度,准备强心剂、利尿剂,做好抢救的准备;③若患儿咳粉红色泡沫样痰则为肺水肿的表现,可给患儿吸入经 20%~30% 乙醇湿化的氧气。

(6)健康指导

1)本患儿感染是由于家人相互传播导致,指导家属做好家庭成员之间的隔离:勤洗手,必要时带口罩,定期进行玩具消毒。

2)讲解本年龄段患儿易患呼吸道感染的原因:IgA 是一种重要的免疫球蛋白,胎儿期不产生 IgA,1 岁时 IgA 浓度仅为成人水平的 20%,至青春后期或成人期才达到成人水平。因此新生儿和婴幼儿易患呼吸道和胃肠道感染。

3)注意气候变化,及时增减衣物。

4)合理喂养,予患儿营养丰富、易消化的饮食,少量多餐,以免因咳嗽引起呕吐。可在进食后喂适量开水,以清洁口腔。

5)避免交叉感染,减少人群密集场所活动,避免接触呼吸道感染患者。

 知识拓展

发热与物理降温

①退热治疗的主要目标是减轻发热所致的不适,即改善舒适度,而非单纯恢复正常体温;②特殊情况下,为保护脏器功能,应积极降温;③查找并治疗引起发热的原因。

各国指南均不推荐物理降温用于退热,如乙醇擦身、冰水灌肠等方法,往往会明显增加患儿不适感(寒战、起鸡皮疙瘩、哭闹)。同时过度或大面积使用物理方法冷却身体,反而会导致机体通过加强产热(寒战)和进一步减少散热(皮肤毛细血管收缩,立毛肌收缩出现皮肤鸡皮疙瘩)来克服物理降温的作用。

推荐改善患儿舒适度的护理措施,如温水外敷额头、温水浴、减少衣物、退热贴、退热毯、风扇和降低室内温度等,这些方法均可通过传导、对流及蒸发作用带走身体的热量,使发热儿童感到舒适。

3. 儿科病例——幼年特发性关节炎患儿的护理

(1)病例介绍

1)现病史:患儿男,10 岁,因关节肿胀伴活动受限 9 年余收入院。患儿 1 岁出现右膝关节肿胀,2 岁时逐渐出现右膝关节活动受限,行右膝关节病变切除术,活动受限好转。半年后再发右膝关节肿胀伴活动受限,再次手术。5 岁时患儿左膝关节肿胀,再次手术,术后关节肿胀未见明显缓解,出现关节挛缩、行走困难,8 岁时双手近端指间关节、腕关节肿胀伴活动受限,未就诊。近期出现双肘关节肿胀伴活动受限。患儿病程中无长期发热、皮疹、无肝脾、淋巴结肿大。患儿父母体健,家族史无特殊。

2)实验室及其他检查:血常规 WBC 4.7×10^9/L,LY 0.36,NEUT 0.53,Hb 97g/L,PLT 412×10^9/L,hsCRP 67g/L;免疫学检查 ESR 82mm/L,ANA(−),IL-10 5.0pg/ml;IL-6 55.5pg/ml;TNF-α 35.2pg/ml;IL-8 171pg/ml。其他检查:关节超声示滑膜增厚、血流丰富;关节 X 线示

骨质疏松、关节间隙狭窄,符合类风湿关节炎的表现。

(2)护理评估

1)社会及经济情况:患儿为 10 岁男孩,发病已经 9 年余,多年来四处求医,患儿父母无法安心工作,家庭经济状况一般。

2)生理、心理健康状况:入科 T 36.9℃,P 82 次 /min,R 20 次 /min,BP 98/61mmHg。患儿营养欠佳,神志清,精神可。右膝和左膝关节可见陈旧性手术瘢痕。不能自行行走,肿胀关节有:双侧肩、肘、腕及指间关节及双膝、踝、跖趾关节,活动受限关节有:双侧肩、肘、指间关节及左腕关节,双侧髋、膝、踝以及跖趾关节。患儿母亲陪同就诊,亲子关系融洽。患儿依靠轮椅活动,但性格开朗,很快与病房其他患儿打成一片。患儿母亲心态较好,能够积极配合治疗,患儿居住于江南,居住环境良好,无潮湿。患儿为独子,家族中无人罹患强直性脊柱炎、银屑病。

(3)护理诊断 / 问题

1)疼痛 与关节炎症有关。

2)肢体移动障碍 与关节炎症引起的关节活动受限有关。

3)有受伤的危险 与多关节活动受限有关。

(4)护理目标

1)患儿关节疼痛减轻,疼痛评分在 4 分以下。

2)患儿日常生活需要得到满足。

3)患儿安全得到保障,住院期间未出现跌倒等意外事件。

(5)护理措施

1)护理问题:疼痛 与关节炎症有关。

护理措施:①评估患儿关节情况。患儿目前肿胀关节有:双侧肩、肘、腕及指间关节及双膝、踝、跖趾关节,肿胀关节伴疼痛。②根据患儿目前关节情况,建议患儿多休息。注意观察关节炎的症状如晨僵、肿胀、疼痛、热感等有无加重或减轻。可利用工具保持关节的舒适位置,减少关节受压。③遵医嘱给予患儿药物治疗。非甾体抗炎药,可减轻关节疼痛症状和抗炎作用,常用药物为对乙酰氨基酚或布洛芬。抗风湿药,可以控制病情加重,常用药有甲氨蝶呤、羟氯喹、柳氮磺胺吡啶等。④多与患儿交流和互动,分散其注意力。⑤急性期过后应尽早开始关节的康复治疗,指导家长帮助患儿做关节的被动运动和按摩,尽量将治疗性运动融入游戏中,以提高患儿参与的兴趣。根据患儿的活动能力为患儿选择适宜的运动,如抛球、捏黏土,以进行关节锻炼,恢复关节功能,防止关节和软组织挛缩。

2)护理问题:肢体移动障碍 与关节炎症引起的关节活动受限有关。

护理措施:①评估患儿的日常活动情况以及家属的照护能力;②鼓励患儿尽量完成进食、日常卫生活动,当患儿需要如厕时,协助患者进行;③当患儿家属不在患儿身边时,及时满足患儿的生活需要。

3)护理问题:有受伤的危险 与多关节活动受限有关。

护理措施:①评估患儿使用轮椅方法是否正确,教会患儿和家属正确使用轮椅。外出检查乘坐轮椅时,保证转移过程中患儿安全。②患儿卧床时应保证床挡拉起状态,床椅转移时做好患儿保护工作。③对患儿和家属进行安全风险意识宣教,强调预防的重要性。

(6)健康指导

1)疾病知识指导：帮助患儿和向家长了解幼年特发性关节炎常见临床表现,包括发热、关节疼痛、关节变形等,目前治疗方法有很大进展,如果规范治疗,患儿有可能保持较高的生活质量。

2)用药指导：嘱患儿严格遵医嘱用药,按照医生建议定期复查。

3)关节功能锻炼方法：指导患儿和家长进行受损关节的功能锻炼。

 知识拓展

幼年特发性关节炎新分类标准

2018 年儿童风湿病国际试验组织(the Pediatric Rheumatology International Trials Organization, PRINTO)基于循证方法对幼年特发性关节炎(JIA)进行了全新定义及分类。JIA 是指 18 岁以前起病,持续 6 周及以上病程,并除外其他疾病所致的一组炎症性疾病。值得注意的是,"关节炎"一词不再纳入定义之中。①全身型 JIA：持续至少 2 周的不明原因发热(除外感染、肿瘤、自身免疫或单基因自身炎症性疾病),每次发热至少连续 3 天,同时伴有以下 2 项主要指标或 1 项主要指标及 2 项次要指标。主要指标：a. 短暂、非固定红斑样皮疹；b. 关节炎。次要指标：a. 全身淋巴结肿大和 / 或肝脏肿大和 / 或脾脏肿大；b. 浆膜炎；c. 持续 2 周及以上关节痛(非关节炎)；d. 白细胞增多($\geq 15 \times 10^9/L$)伴中性粒细胞增多。②RF 阳性 JIA：持续 6 周及以上的关节炎,同时 2 次至少间隔 3 个月 RF 阳性或至少 1 次环瓜氨酸肽(CCP)抗体阳性。③与附着点炎症、脊柱炎相关的 JIA：外周关节炎合并附着点炎症,或关节炎(或附着点炎症)加上 3 个月及以上的炎症性背痛和影像学显示的骶髂关节炎,或关节炎(或附着点炎症)加上以下任意 2 项：a. 骶髂关节压痛；b. 炎症性背痛；c.HLA-B27 检测(+)；d. 急性(症状性)前葡萄膜炎；e. 一级亲属中有脊柱关节炎病史。④早发 ANA 阳性 JIA：6 岁以前起病,持续 6 周及以上的关节炎,同时 2 次至少间隔 3 个月免疫荧光检测抗核抗体(ANA)阳性且滴度 $\geq 1 : 160$ 。⑤其他类型 JIA：持续 6 周及以上的关节炎,不符合上述任何分类标准。⑥未分类的 JIA：持续 6 周及以上的关节炎,同时符合上述 1 种以上分类标准。

PRINTO 标准修改发病年龄,重新定义全身型 JIA,将儿童患者与成人接轨,按照不同发病机制及预后整合既往标准中的不同类型,及新增疾病类型等,弥补了 2001 年 ILAR 标准的部分不足,具有临床实用性,同时也不可避免具有一定局限性。

4. 儿科病例——过敏性紫癜患儿的护理

(1)病例介绍

1)现病史：患儿男,5 岁,因发现双下肢紫癜 7 天收入院。患儿起病前 3 日前有咳嗽、咽痛,皮疹首发于双下肢腘窝,呈出血点和瘀斑样,高出皮面,无痛感、痒感,渐扩散至双侧小腿、大腿、臀部、背部,并出现左膝关节肿痛。1 日前出现腹痛,疼痛剧烈,无发热、咳嗽、腹痛、腹泻。

2)实验室及其他检查：血常规 WBC 12.95×10^9/L，LY 0.08，NEUT 0.54，PLT 536×10^9/L，CRP 7.0mg/L；尿常规 SG 1.011，pH 7.0，WBC、BLD、PRO（-）；大便常规、潜血 OB（+）。

（2）护理评估

1）社会及经济情况：患儿为 5 岁男孩，门诊轮椅入院，妈妈陪同住院。患儿尚未上学，家庭经济状况良好。

2）生理、心理健康状况：入科 T 36.6℃，P 108 次/min，R 24 次/min，BP 116/79mmHg。患儿神志清楚，精神可，痛苦面容。颈后、背部、臀部、四肢多处可见紫癜样皮疹，部分高出皮面，皮温正常，压之不褪色。患儿腹痛明显，蜷缩体位。左膝关节可见明显肿胀、疼痛明显，患儿不敢站立。双侧扁桃体Ⅰ度肿大，患儿出现皮肤紫癜前 3 日有上呼吸道感染症状，表现为咳嗽、咽痛，体温正常，未予特殊处理。患儿居住在草原地区，无食物、药物过敏史；患儿有一兄长，曾于 8 岁时确诊为过敏性紫癜（皮肤型）。患儿对环境适应较快，能够配合治疗。因其大儿子曾患过敏性紫癜，所以家长对本病有一定认识，能够积极配合治疗。

（3）护理诊断/问题

1）疼痛　与关节肿胀和腹痛有关。

2）皮肤完整性受损　与皮肤紫癜有关。

3）潜在并发症：消化道出血、紫癜性肾炎。

（4）护理目标

1）住院期间患儿疼痛减轻甚至消除。

2）住院期间患儿皮肤不发生感染。

3）护士能够及时发现消化道出血及紫癜性肾炎的早期表现，及时给予处理。

（5）护理措施

1）护理问题：疼痛　与关节肿胀和腹痛有关。

护理措施。①病情观察：观察消化道症状和腹部体征，过敏性紫癜常出现脐周或下腹痛，伴恶心、呕吐和便血。观察患儿有无肠套叠、肠梗阻、肠穿孔及出血坏死性小肠炎的症状。观察患儿关节疼痛和肿胀程度。②遵医嘱应用糖皮质激素：糖皮质激素适用于急性期和腹部、关节疼痛明显者，能迅速缓解症状。可使用地塞米松、甲基泼尼松龙静脉滴注，症状缓解后即可停药。③禁食：患儿腹痛明显，大便潜血（+），予以禁食处理。告知患儿和家长禁食的意义，取得其配合。④关节疼痛：协助患儿肢体保持功能位置，关节疼痛时卧床休息，减少负重。告知患儿和家属关节疼痛为一过性，减轻其焦虑情绪。

2）护理问题：皮肤完整性受损　与皮肤紫癜有关。

护理措施：①密切观察皮疹的形态、颜色、数量、分布、是否反复出现；②每日详细记录皮疹变化情况，可绘成人体图形记录皮疹的变化情况；③保持皮肤清洁，防擦伤、抓伤和搔抓，如有破溃及时处理，防止出血和感染；④患儿衣物宽松、柔软，保持清洁；⑤避免接触可能的各种致敏原，同时遵医嘱使用止血药、脱敏药。

3）潜在并发症：消化道出血、紫癜性肾炎。

护理措施：①观察尿色、尿量，定时做尿常规检查，过敏性紫癜的肾脏表现多为血尿、蛋白尿及管型,伴血压增高和浮肿;②观察大便的颜色,有无黑色或者红色;③遵医嘱应用阻止血小板凝集和血栓形成的药物,可以静脉应用肝素减少肾脏病变的概率。

(6)健康指导

1)预防感染:A 族 β 溶血性链球菌是过敏性紫癜的重要原因,彻底清除感染灶,本病以春、秋二季好发,向儿童以及家长宣传预防感染的重要性,避免去人群密集的公共场所,防止受凉。

2)指导家长和患儿学会观察病情,合理调配饮食;指导其尽量避免接触各种可能的过敏原,过敏性紫癜患儿常为特异性体质,避免进食可能引起过敏的食物。

3)本病可反复发作或并发肾损害,指导患儿定期去医院复查,并做好心理护理。

5. 儿科病例——肾病综合征患儿的护理

(1)病例介绍

1)现病史:患儿男,7 岁,感冒后出现颜面及双下肢水肿,水肿首先出现于眼睑周围,晨起为重。伴有尿少,尿色加深,体重增加 3kg。尿常规示 PRO(+++),RBC 125/μl;肝肾功能示 ALB 29g/L,TC 8.22mmol/L,TG 2.37mmol/L。考虑肾病综合征,予泼尼松、双嘧达莫治疗后患儿出现血压上升,遵医嘱予以降压药治疗。

2)实验室及其他检查:血常规 WBC 12.48×10^9/L,NEUT 0.64,Hb 111g/L,PLT 419×10^9/L。尿常规 PRO 1.0g/L,BLD 200/μl,RBC 22.5/μl,异形 RBC 比率 80%;24 小时尿蛋白定量 3.02g;肝肾脂全 TP 42g/L,ALB 21g/L,TC 7.51mmol/L,TG 4.99mmol/L,Ca^{2+} 2.04mmol/L,P^{5+} 1.87mmol/L,Cr 50μmol/L。

(2)护理评估

1)社会及经济情况:患儿为 7 岁男孩,门诊步行入院,患儿母亲陪同住院,家中经济情况良好。

2)生理、心理健康情况:入科 T 36.6℃,P 72 次/min,R 20 次/min,BP 115/75mmHg。患儿精神弱,面色苍白、双眼睑水肿,颜面浮肿。双下肢轻度以及会阴凹陷性水肿。腹部移动性浊音阳性。患儿病前 1 周有上呼吸道感染史,表现为咳嗽、咽痛、无痰。感冒后 1 周出现眼睑周围水肿,晨起重,下午下肢有可疑水肿。目前患儿食欲下降、易疲劳,无恶心、呕吐等症状。24 小时排尿约 3 次,每次约 150ml,尿色较前加深。目前予以泼尼松和双嘧达莫口服治疗,用药后出现血压升高。患儿一般状态较差,家长比较焦虑。

(3)护理诊断/问题

1)体液过多　与低蛋白血症导致的水钠潴留有关。

2)营养失调:低于机体需要量　与大量蛋白尿有关。

3)有感染的危险　与免疫力低下有关。

4)潜在并发症:药物副作用。

(4)护理目标

1)患儿体液恢复正常。

2)患儿血浆蛋白恢复正常。

3)患儿不发生感染。

4)及早发现患儿药物副作用,调整治疗。

(5)护理措施

1)护理问题:体液过多　与低蛋白血症导致的水钠潴留有关。

护理措施:①观察患儿水肿情况,每天评估患儿水肿的部位、程度,尿量、体重等指标,了解患儿体内水钠潴留的情况。②饮食:患儿处于大量蛋白尿阶段,有水肿和腹水,饮食应限盐和蛋白质。食盐量控制在 4~6g/d,蛋白质摄入量控制在 1.5~2g/(kg·d),以高生物效价的动物蛋白(乳、鱼、蛋、禽、牛肉等)为宜。③患儿尿量较少,可遵医嘱使用利尿剂,但须密切观察出入量、体重变化及电解质紊乱。④加强皮肤护理:由于水肿使皮肤张力增加,皮下血循环不良,加之营养不良及使用激素等,皮肤容易受损及继发感染。应注意保持皮肤清洁、干燥,及时更换内衣;保持床铺清洁、整齐,被褥松软,经常翻身。

2)护理问题　营养失调:低于机体需要量　与大量蛋白自尿中丢失有关。

护理措施:①饮食安排:因消化道黏膜水肿使消化能力减弱,应注意减轻消化道负担,给易消化饮食,如优质蛋白(乳类、蛋、鱼、家禽等)、少量脂肪、足量碳水化合物及高维生素饮食;②注意补充钙剂和维生素 D:患儿长期使用肾上腺皮质激素易引起骨质疏松,并常有低钙血症倾向,每日应给予维生素 D 及适量钙剂;③监测血浆蛋白水平,遵医嘱补充血浆白蛋白。

3)护理问题:有感染的危险　与免疫力低下有关。

护理措施:①做好保护性隔离,与感染性疾病患儿分室收治,病房每日进行通风换气,减少探视人数;②做好会阴部清洁,每日用 3% 硼酸坐浴 1~2 次,以预防尿路感染;③尽量避免肌内注射,以防药液外渗,导致局部皮肤潮湿、糜烂或感染;④注意监测体温、血常规等,及时发现感染灶,发现感染给予抗生素治疗。

4)潜在并发症:药物副作用。

护理措施:①激素治疗期间注意每日尿量、尿蛋白变化及血浆蛋白恢复等情况,注意观察激素的副作用,如库欣综合征、高血压、消化道溃疡、骨质疏松等。遵医嘱及时补充维生素 D 及钙质,以免发生手足搐搦症。②应用利尿剂时注意观察尿量,定期查血钾、血钠,尿量过多时应及时通知医生,因大量利尿可加重血容量不足,有出现低血容量性休克或静脉血栓形成的危险。③使用免疫抑制剂(如环磷酰胺)治疗时,注意白细胞数下降、脱发、胃肠道反应及出血性膀胱炎等。用药期间要多饮水和定期监测血常规。④抗凝和溶栓疗法能抑制深静脉血栓形成,改善肾组织缺血。在使用肝素过程中注意监测凝血时间及凝血酶原时间。

(6)健康指导

1)讲解激素治疗对本病的重要性,使患儿及家长主动配合与坚持按计划用药。

2)使患儿及家长了解感染是本病最常见的并发症及复发的诱因,因此采取有效措施预防感染至关重要。

3)教会家长或较大儿童学会用试纸监测尿蛋白的变化。

4)指导家长做好出院后的家庭护理,督促患儿合理膳食、适当休息。

5)活动时注意安全,避免奔跑、打闹,以防摔伤、骨折。

知识拓展

肾病综合征常用免疫抑制剂以及副作用

2020 年 5 月,国际儿科肾脏病学会(the International Pediatric Nephrology Association, IPNA)发布了最新儿童激素耐药型肾病综合征诊治建议,现将有关免疫抑制剂的内容介绍如下:

一线免疫抑制剂治疗:①钙调磷酸酶抑制剂(CNIs):环孢素和他克莫司为一线用药。②环磷酰胺:当患儿无法获得或无法负担 CNIs 治疗时,建议静脉或口服环磷酰胺治疗。③吗替麦考酚酯(MMF):由于 CNIs 有肾毒性风险,对于 eGFR<30ml/(min·1.73m^2)者,建议用 MMF 治疗。若患儿经 CNIs 治疗缓解后出现激素敏感型肾病综合征(NS)复发,在复发缓解后建议用 MMF 维持缓解。若 CNIs 治疗后 NS 完全缓解至少 12 个月,建议用 MMF 替代 CNIs。④糖皮质激素:建议开始 CNIs 治疗后 PDN 逐渐减量。

二线免疫抑制剂:利妥昔单抗,建议输注 2 剂,使 CD19 细胞计数<5 个/ml 或<1%。

免疫抑制剂常见不良反应及预防见表 5-6。

表 5-6　免疫抑制剂常见不良反应及预防

药物	常见不良反应	预防
所有药物	反复感染(细菌、病毒、真菌)	用最小有效剂量,如有条件预防接种
糖皮质激素	库欣综合征、高血压、糖耐量异常、生长迟缓、骨密度降低、白内障、青光眼、行为问题	谨慎使用糖皮质激素,避免长期用药,使用激素替代药物
钙调磷酸酶抑制剂	高血压、肾毒性、神经毒性(震颤)、腿痉挛、低镁血症、与其他药物相互作用	用最小剂量,根据药物浓度监测进行调整,出现不良反应及时减量
他克莫司	糖耐量异常和糖尿病	
环孢素	多毛、齿龈增生	
霉酚酸酯	血液:白细胞减少/中性粒细胞减少,全血细胞减少	用最小剂量,根据药物监测进行调整
	肠道不耐受:恶心、呕吐、腹痛、腹泻、体质量减轻	
	皮肤:疣、皮肤肿瘤	防晒、防紫外线
	神经系统:头痛、感觉异常、腿痉挛	
利妥昔单抗	乙型肝炎和急性重症肝炎	接种乙肝疫苗
	低丙种球蛋白血症、白细胞减少/中性粒细胞减少,全血细胞减少	复方磺胺甲噁唑
	急性输注反应:血管性水肿、支气管痉挛、荨麻疹	输注前用药
	John Cunningham 病毒诱发的进行性多灶性白质脑病	

6. 儿科病例——免疫性血小板减少症患儿的护理

(1)病例介绍

1)现病史:患儿女,5岁,2年前发热后出现双下肢针尖样皮疹,不高出皮面,压之不褪色,疹间散在暗红色瘀斑,诊断为免疫性血小板减少性紫癜。丙种球蛋白、激素治疗后血小板升至正常,泼尼松减量后再次降低,反复发作。

2)实验室及其他检查:血常规 WBC 9.48×10^9/L,NEUT 63.9%,Hb 111g/L,PLT 5×10^9/L。

(2)护理评估

1)社会及经济情况:患儿为5岁女孩,门诊步行收入院,患儿母亲陪同住院。患儿病史2年,反复住院,家中经济情况一般。

2)生理、心理健康情况:入科 T 36.9℃,P 85 次/min,R 24 次/min,BP 90/59mmHg。患儿神志清楚,发育正常,库欣综合征面容。双下肢可见针尖样皮疹,鲜红色,压之不褪色,无痛无痒。患儿无明显诱因发病,发病前无病毒感染史;每次复发也无明显诱因。家族中无出血疾病史。患儿对住院环境较适应,能够配合治疗。患儿母亲因患儿疾病反复发作,稍显焦虑。

(3)护理诊断/问题

1)潜在并发症:出血。

2)有感染的危险 与糖皮质激素/免疫抑制剂应用致免疫功能下降有关。

3)恐惧 与可能发生严重出血有关。

(4)护理目标

1)患儿在院内没有发生出血/大出血。

2)患儿住院期间不发生感染。

3)患儿家属的情绪得到纾解。

(5)护理措施

1)护理问题 潜在并发症:出血。

护理措施:①本病突出表现为自发性皮肤和黏膜出血,特征性出血表现为针尖大小的皮内或皮下出血点,或为瘀斑和紫癜,少见皮下血肿。分布不均匀,通常以四肢、易于碰撞部位多见。常伴有鼻出血和齿龈出血。②观察患儿皮肤瘀点、瘀斑变化,监测血小板数量变化,对血小板极低者应严密观察有无其他出血情况发生。③监测生命体征,观察神志、面色,记录出血量。如面色苍白加重,呼吸、脉搏增快,出汗,血压下降提示可能有失血性休克;若患儿烦躁、嗜睡、头痛、呕吐,甚至惊厥、昏迷、颈项强直提示可能有颅内出血;若患儿呼吸变慢或不规则,双侧瞳孔不等大,光反射迟钝或消失提示可能合并脑疝。如有消化道出血常伴腹痛、便血;肾出血伴血尿、腰痛等。④监测血小板计数,出血轻重与血小板数多少有关,血小板$<50 \times 10^9$/L 时可见自发性出血,$<20 \times 10^9$/L 时出血明显,$<10 \times 10^9$/L 时出血严重。根据血小板计数遵医嘱应用免疫球蛋白或糖皮质激素治疗。⑤避免损伤:患儿目前处于急性期,应减少活动;避免进食坚硬、多刺的食物,防止损伤口腔黏膜及牙龈出血;保持大便通畅,防止用力大便时腹压增高而诱发颅内出血;减少肌内注射或深静脉穿刺抽血,必要时应延长压迫时间,以免形成深部血肿。⑥控制出血:口、鼻黏膜出血可用浸有 1% 肾上腺素的棉球、纱

条或明胶海绵局部压迫止血。无效者,可请耳鼻喉科会诊,以纱条填塞,2~3 天后更换,遵医嘱给与止血药、输同型血小板。

2)护理问题:有感染的危险　与糖皮质激素 / 免疫抑制剂应用致免疫功能下降有关。

护理措施:①与感染患儿分室居住。②保持环境整洁,空气清新,限制探视人员。③指导患儿注意个人卫生。保持口腔清洁,防止口腔黏膜破损。保持出血部位清洁。

3)护理问题:恐惧　与可能发生严重出血有关。

护理措施:出血及止血技术操作均可使患儿产生恐惧心理,表现为不合作、烦躁、哭闹等,而使出血加重。应关心、安慰患儿,向其讲明道理,以取得合作。

(6)健康指导

1)帮助患儿及家长了解疾病的医疗和护理知识,指导家庭自我监测,一旦发现皮肤黏膜出血加重或内脏出血表现时,应及时就医。

2)指导患儿及家长避免一切可能造成身体受伤的因素,养成良好的生活习惯,不要挖鼻子和掏耳朵;给孩子提供安全的家庭环境,床头、床挡及家具的尖角用软垫包扎;患儿限制玩锐利玩具,限制对抗性及高空攀爬等运动,避免一切增加颅内压的活动;便秘患儿口服液状石蜡或应用开塞露,剧烈咳嗽者应用镇咳药。

3)避免使用引起血小板减少或者抑制其功能的药物,如阿司匹林、吲哚美辛片、磺胺类药物等;告知长期服用糖皮质激素者,服药期间注意个人卫生、防止感染、采用低盐饮食、每周监测体重;服激素期间不与感染患儿接触,去公共场所时戴口罩,避免感冒。

4)坚持随诊,定期监测血常规、血生化和肝肾功能。

(五) 神经科护理常规及案例

1. 神经科病例——癫痫患者的护理

(1)病例介绍

1)现病史:患者男性,19 岁,主诉因 “反复发作性意识丧失,四肢强直 10 年余” 入院。患者患病以来记忆力、理解力减退,目前口服卡马西平每天 2 次,0.4g/ 次;丙戊酸钠每天 3 次,0.5g/ 次。

2)既往史:2006 年曾患 “病毒性脑炎”。

3)个人史:近 1 年吸烟,约每日 1~2 支。

4)婚育史:未婚。

5)家族史:无家族遗传病史。

6)专科查体:患者四肢肌力 5 级,四肢肌张力正常。轮替试验正常,指鼻试验稳准,跟膝胫试验正常,Romberg 征(−)。四肢腱反射对称,腹壁反射未引出,双侧髌阵挛(−),双侧踝阵挛(−)。双侧掌颌反射(−)、双侧 Hoffmann 征(−)。双侧 Babinski 征(−)、Chaddock 征(−)、Oppenheim 征(−)、Gordon 征(−)。脑电图示双侧较多散在和阵发 θ 波和尖波。

7)本次住院诊疗情况:患者入院后行视频脑电监测,为行手术治疗诱发患者癫痫发作,遵嘱将抗癫痫药物缓慢减量直至停药,患者视频脑电监测期间出现发作性意识丧失伴四肢强直共 5 次,每次约 1 分钟,之后患者可自行缓解,发作后遵医嘱予患者双鼻导管吸氧 4~6 小时,氧流量为 2L/min,完善影像学检查,择期行手术。

(2)护理评估

1)社会及经济情况:患者为 19 岁青年男性,门诊步行入院,大二在读,未婚,家庭经济条件良好。

2)生理、心理健康情况:入科 T 36.5℃,P 96 次/min,R 21 次/min,BP 140/86mmHg,身高 182cm,体重 83kg。发育正常,营养良好,神志清楚,对答切题,自主体位,查体配合,无急慢性病容。全身皮肤及黏膜无皮疹、黄染等异常,近 2 周食物正常,无特殊治疗饮食,无食物禁忌。无食物、药物过敏史。双眼视力正常,双耳听力正常。未发作时生活自我照顾能力良好,睡眠质量良好,每日睡眠时长约 6 小时,近 1 年吸烟,约每日 1~2 支,无饮酒不良嗜好。患者较为焦虑,担心停药诱发癫痫发作加重,担心是否可以行手术治疗及手术风险、术后恢复等问题,表现紧张。

(3)护理诊断/问题

1)有受伤的危险 与癫痫发作有关。

2)有窒息的危险 与癫痫发作有关。

3)焦虑 与担心癫痫发作相关。

4)知识缺乏:患者及家属缺乏疾病相关知识。

(4)护理目标

1)癫痫发作时不出现摔伤、磕伤、烫伤等意外伤害。

2)癫痫发作时不出现窒息。

3)患者情绪平稳,有问题可以及时寻求医护人员给予心理支持与帮助。

4)患者及家属知晓疾病基本知识、注意事项等相关知识,并做好自我管理。

5)患者及家属知晓癫痫发作急救处理相关知识,发作时能正确及时处理。

(5)护理措施

1)护理问题:有受伤的危险 与癫痫发作有关。

护理措施:①定时巡视,满足患者日常生活需求;②保持环境舒适、安静,温度、湿度、光线适宜,保证睡眠充足,避免外界刺激诱发发作而受伤;③保持患者床单位整洁,加立双侧床挡,床头桌上避免放置暖瓶、热水杯、锐器物等危险物品;④患者癫痫发作时迅速协助采取侧卧位或平卧位,头偏向一侧,垫软枕,解开衣领、裤带,移去身边危险物品,保护患者;⑤患者癫痫发作过程中,不可用力按压肢体,以免造成骨折、肌肉撕裂及关节脱位等伤害;⑥对患者及家属进行安全知识及癫痫急救处理方法教育。

2)护理问题:有窒息的危险 与癫痫发作有关。

护理措施:①发作时,将患者头偏向一侧,取出活动义齿,使口腔及呼吸道分泌物由口角流出;②床边备负压吸引器,必要时给予吸痰,保持呼吸道通畅;③发作期间严禁向患者口中放入任何物品,不可喂水及食物,以免口腔黏膜受伤,发生呛咳、窒息;④观察呼吸情况,有无呼吸困难、心率加快、两手乱抓等窒息表现,出现上述表现立即取头低位,拍打背部,及时吸出痰液及口腔分泌物,遵医嘱予吸氧,必要时行气管插管或气管切开。

3)护理问题:焦虑 与担心癫痫发作相关。

护理措施:①提供舒适的环境,满足患者生活需要;②加强巡视,密切观察患者躯体及心理情况,如遇异常,及时报告医生;③多沟通,向患者讲解疾病相关知识,鼓励其向他人倾诉内心感受,避免情绪激动;④指导家属关心、帮助、爱护患者,提供支持,及时发现患者心理问题给予心理疏导。

4)护理问题　知识缺乏:患者及家属缺乏疾病相关知识。

护理措施:①评估患者及家属的知识掌握情况;②通过音频、视频等多种方式给予患者及家属癫痫疾病、注意事项、自我管理、癫痫急救等相关知识教育及指导;③通过"学习—评估—再学习"的方式让患者及家属巩固学习内容;④鼓励患者及家属将理论应用于实践;⑤动态评估患者及家属知识掌握情况。

(6)健康指导

1)生活规律,按时休息,保证充足睡眠,避免熬夜、疲劳等诱发因素,保持心情愉快、情绪稳定。

2)饮食清淡,多食蔬菜水果,避免咖啡、可乐等兴奋性饮料及辛辣刺激食物,戒烟、戒酒。

3)严格遵医嘱按时、按量、规律服药,不可自行减药、停药,避免服用含有咖啡因、麻黄碱等药品;定期门诊随诊。

4)禁止游泳、驾驶汽车、高空作业、登高等危险活动。

5)随身携带简要病情诊疗卡,注明家庭住址、联系电话,以便及时处理。

2. 神经科病例——重症肌无力患者的护理

(1)病例介绍

1)现病史:患者女性,31岁,主因"眼睑下垂20天,视物成双、吞咽困难7天"入院。外院肌内注射新斯的明1mg,20分钟后观察眼睑下垂轻微改善,40~60分钟后症状明显改善。

2)既往史:25岁时曾患甲亢,经治疗已治愈,停药3年。

3)个人史:无吸烟、饮酒等不良嗜好。

4)婚育史及月经史:未婚。月经初潮12岁,行经天数5天,月经周期25~30天。

5)家族史:无家族遗传病史。

6)专科查体:双眼睑下垂,外展露白,复视;双上肢近端肌力5级,远端肌力5级,双下肢肌力5级,四肢肌张力正常。血抗体:抗AChR抗体IgG 6.35nmol/L;抗核抗体1∶80;ESR 26mm/h;肌电图:副神经5Hz刺激第4波波幅下降17%,面神经5Hz刺激第4波波幅下降51%;疲劳试验:上肢疲劳试验40秒,下肢疲劳试验30秒。

7)本次住院诊疗情况:患者入院后遵医嘱予溴吡斯的明片30mg餐前30分钟口服一天3次,每天9∶00人免疫球蛋白25g静脉输液治疗,共5日,患者经人免疫球蛋白及新斯的明治疗后症状改善明显,眼睑下垂、视物成双症状消失,吞咽困难较前缓解,双下肢肌力恢复5级,出院后继续溴吡新斯的明治疗,择期复诊。

(2)护理评估

1)社会及经济情况:患者为31岁女性,门诊步行入院,大专学历,未婚,家庭经济条件良好。

2)生理、心理健康情况:入科T 36.9℃,P 92次/min,R 20次/min,BP 106/73mmHg,身高169cm,体重65kg。发育正常,营养良好,神志清楚,对答切题,肢体无力,查体配合,双眼睑下垂伴复视,无急慢性病容。全身皮肤及黏膜无皮疹、黄染等异常。近 2 周食物正常,无特殊治疗饮食,无饮食禁忌。无食物、药物过敏史。双眼视野受损、复视,双耳听力正常。生活自我照顾能力良好,睡眠质量良好,每日睡眠时长约 8 小时,无吸烟、饮酒等不良嗜好。患者较为焦虑,对疾病不了解,担心自己的病情严重,对于视力受损、肢体无力、吞咽困难等问题感到很困扰,表现紧张。

(3)护理诊断／问题

1)有受伤的危险 与疾病导致视野受损、复视、肢体无力有关。

2)有窒息的危险 与疾病进展引发肌无力危象有关。

3)营养失调 与疾病进展导致吞咽困难、影响进食有关。

4)焦虑 与担心疾病预后相关。

5)知识缺乏:缺乏疾病相关知识。

(4)护理目标

1)患者不出现跌倒、摔伤等意外伤害。

2)患者及家属可以快速识别肌无力危象,及时就医。

3)患者可以保证营养的摄入。

4)患者情绪平稳,有问题可以及时寻求医护人员给予心理支持与帮助。

5)患者及家属了解疾病、注意事项等相关知识,并做好自我管理。

(5)护理措施

1)护理问题:有受伤的危险 与疾病导致视野受损、复视、肢体无力有关。

护理措施:①保持环境舒适、安静,温湿度及光线适宜,嘱患者规律生活,睡眠充足,避免熬夜、过度疲劳等使疾病加重的诱发因素;②医护加强巡视,呼叫器放于患者触手可及的地方,满足患者日常生活需求;③保持环境舒适、安全,床单位整洁,加立单侧床挡,避开尖锐、坚硬的物品,保护患者安全;④嘱患者选择适宜的衣裤,穿合脚带后跟的防滑鞋,嘱家属贴身陪伴,防止跌倒;⑤注意休息,避免劳累,活动宜选择清晨、休息后或肌无力症状较轻时进行,自我调节活动量,以不感到疲劳为宜;⑥眼肌型患者如出现复视,可用纱布或眼罩交替遮盖单眼,避免复视导致活动时出现意外,如视野严重受损,尽量床旁活动,活动时注意安全;⑦向患者及家属讲解疾病相关知识及安全教育,及时发现潜在问题,避免发生意外。

2)护理问题:有窒息的危险 与疾病进展引发肌无力危象有关。

护理措施:①密切观察病情及生命体征变化,观察有无呼吸困难加重、瞳孔变化、发绀、咳嗽无力、腹痛、出汗、唾液或喉头分泌物增多等现象;②肌无力危象是由于抗胆碱酯酶药量不足引起的呼吸肌瘫痪,应遵医嘱酌情增加剂量;③胆碱能危象(毒蕈碱样反应),是由于抗胆碱酯酶药物过量引起的呼吸肌瘫痪,应遵医嘱尽快减药或停药,5~7 天后再从小剂量逐渐加量;④反拗危象是由于机体对抗胆碱酯酶药物不敏感出现呼吸肌瘫痪,应遵医嘱立即停药,改用其他治疗方法;⑤保持患者呼吸通畅,抬高床头,鼓励咳嗽和深呼吸,及时给予患者氧气吸入、雾化吸入促进排痰,清除口鼻腔分泌物,防止误吸和窒息;⑥备好甲硫酸新斯的明、气管切开包、呼吸机等抢救药品和器材,如出现不能纠正的呼吸困难,及时配合医生给予气管插管或气管切开,人工辅助呼吸。

3)护理问题:营养失调:低于机体需要量　与疾病进展导致吞咽困难、影响进食有关。

护理措施:①给予高蛋白、高维生素、高热量、富含钾和钙的软食或半流食;②嘱患者坐位进餐,进餐前充分休息,有咀嚼和吞咽困难的患者应在餐前30分钟口服抗胆碱酯酶药物;③因咀嚼肌无力感到疲劳时,嘱患者适当休息后再继续进食,鼓励少量多餐,细嚼慢咽,给予充分进餐时间,不要催促患者;④咽喉、软腭受累出现饮水呛咳、吞咽困难时,评估吞咽功能,遵医嘱尽早予鼻饲饮食,以保证营养摄入,同时避免出现窒息、吸入性肺炎等并发症的发生。

4)护理问题:焦虑　与担心疾病相关。

护理措施:①提供舒适的环境,满足患者的生活需要;②向患者讲解疾病相关知识,使其了解诱发因素,做好自我管理,避免病情加重及复发;③加强巡视,多与患者交谈,鼓励患者向他人倾诉内心感受,密切观察患者躯体及心理情况,及时发现问题,通知医生并给予心理疏导;④帮助患者树立战胜疾病信心,积极主动配合医护人员治疗。

5)护理问题　知识缺乏:缺乏疾病相关知识。

护理措施:①评估患者及家属的知识掌握情况;②通过音频、视频等多种方式给予患者及家属疾病、注意事项、肌无力危象、特殊药物副作用、自我管理等相关知识教育;③通过"学习—评估—再学习"的方式让患者及家属巩固学习内容;④鼓励患者及家属将理论应用于实践;⑤动态评估患者及家属知识掌握情况。

(6)健康指导

1)生活规律,适当锻炼,劳逸结合,保证充足睡眠。

2)避免劳累、熬夜、受凉、感冒等,警惕感染,避免使用氨基糖苷类抗生素等影响神经肌肉接头药物,以免诱发加重疾病。

3)嘱患者按时、按量、规律服药,避免漏服、自行停服和更改药量,定期门诊随诊。

4)控制饮食,加强营养,进食高蛋白、高维生素、高热量的饮食,戒烟、戒酒。

5)正确认识疾病,保持良好的心理状态和乐观情绪,减轻心理负担。

6)帮助患者及家属了解肌无力危象的症状及诱发因素,出现紧急情况及时就诊。

7)育龄妇女应在医生指导下妊娠,并密切监测病情变化。

8)随身携带病情诊疗卡,注明联系电话,以便发生意外时能得到及时处理。

3. 神经科病例——多发性硬化患者的护理

(1)病例介绍

1)现病史:患者女性,36岁,主因"间断右眼视物模糊12年,右侧肢体无力1年"入院。患者长期口服醋酸波尼松片及特立氟胺片。

2)既往史:2009年、2015年两次出现右眼视物模糊。

3)个人史:无吸烟、饮酒等不良嗜好。

4)婚育史及月经史:未婚。初潮14岁,行经天数3~4天,月经周期30天。

5)家族史:母亲35岁患"脑部肿瘤"去世,弟弟28岁诊断"癫痫"。

6)专科查体:双上肢肌力5级,双下肢肌力3级,四肢腱反射活跃,双侧Babinski征(+)、Chaddock征(+)、双踝阵挛(+);足跟及直线行走不能。头增强MRI示双侧额颞叶、侧脑室旁、半卵圆中心、胼胝体多发长T_1长T_2信号,FLAIR高信号,DWI胼胝体高信号;颈椎+

胸椎 + 腰椎 MRI：C_3~C_7、T_{12} 椎体水平髓内多发片状长 T_1 长 T_2 信号,压脂呈高信号；肌电图诱发电位检查：BAEP：左侧Ⅲ~Ⅴ间期延长,左Ⅲ波波幅下降；VEP：左侧 P100 潜伏期延长；SEP：双下肢皮层电位 P40 潜伏期延长；脑脊液检查：脑脊液细胞数 9 个,Pro 0.41g/L,IgG 109.1mg/L↑,OB(+)。

7)本次住院诊疗情况：患者入院后遵医嘱予甲基泼尼松龙静脉输液大剂量激素冲击治疗,4 日后改为激素口服治疗,患者激素冲击治疗后肢体无力及视物模糊症状得到明显缓解,遵医嘱出院后每天 8：00 继续服用特立氟胺片 7mg 治疗,定期门诊随诊。

(2)护理评估

1)社会及经济情况：患者为 36 岁女性,门诊步行入院,大学本科,未婚,家庭经济条件良好。

2)生理、心理健康情况：患者入科 T 36.5℃,P 76 次 /min,R 19 次 /min,BP 112/76mmHg,身高 163cm,体重 55kg。发育正常,营养良好,神志清楚,对答切题,肢体无力,查体配合,间断视物模糊,无急慢性病容。全身皮肤及黏膜无皮疹、黄染等异常。近 2 周食物正常,无特殊治疗饮食,无饮食禁忌。无食物、药物过敏史。双眼视力模糊,双耳听力正常。生活自我照顾能力良好,睡眠质量良好,每日睡眠时长约 8 小时,无吸烟、饮酒等不良嗜好。患者较为焦虑,对疾病不了解,担心病情反复及病情逐渐加重,对于间断出现视物模糊、肢体无力等问题感到很困扰,表现紧张。

(3)护理诊断 / 问题

1)生活自理能力缺陷　与视物模糊、双下肢无力有关。

2)有受伤的危险　与视神经受损、肢体无力有关。

3)焦虑　与年轻、担心疾病预后有关。

4)潜在的并发症：感染　与长期应用激素导致机体抵抗力下降有关。

5)知识缺乏：缺乏疾病和用药相关知识。

(4)护理目标

1)满足患者生活所需。

2)患者复发期不出现摔伤、磕伤、烫伤等意外伤害。

3)患者情绪平稳,有问题可以及时寻求医护人员给予心理支持与帮助。

4)患者及家属了解激素药物观察要点,使用期间不发生感染。

5)患者及家属了解疾病相关知识及注意事项等,做好自我管理。

(5)护理措施

1)护理问题：生活自理能力缺陷　与视物模糊、双下肢无力有关。

护理措施：①保持环境舒适、安静,病房内空气清新,温湿度及光线适宜；②评估患者生活自理能力,鼓励其做力所能及的事情,必要时给予针对性的生活照护,满足日常生活需求；③加强巡视,呼叫器触手可及；④患者动作缓慢、不便时,要有耐心,病房内设置安全扶手、助行器等辅助安全设施,满足患者活动需求,保证安全；⑤定时为卧床患者翻身、叩背,加强皮肤及大小便护理,预防患者压力性损伤、肺部感染、静脉血栓形成、泌尿系感染等并发症。

2)护理问题：有受伤的危险　与视神经受损、肢体无力有关。

护理措施：①评估患者肌力及活动能力,给予患者及家属防坠床、防跌倒、防烫伤等安全知识教育。②保持环境舒适、安全,床单位整洁,加立床挡,嘱患者避开尖锐、坚硬、暖瓶等危险物品,以保证安全。③指导患者选择宽松、舒适的棉质衣裤,以减轻束带感,穿合脚的防滑鞋,嘱家属贴身陪伴,防止跌倒等意外伤害。④洗漱时,以温水为宜,禁止使用热水袋,以防烫伤。避免泡热水澡,因过热而导致症状波动。⑤视物模糊患者嘱其床旁活动,避免跌倒;将呼叫器、水杯等必需品放于患者视力范围内。复视患者活动时建议佩戴单侧眼罩,轮换遮挡一侧眼部,以减轻头晕症状。⑥向患者及家属讲解疾病相关知识,加强安全教育,及时发现潜在问题,避免发生意外伤害。

3)护理问题:焦虑　与年轻、担心疾病预后有关。

护理措施：①加强与患者的沟通,鼓励患者表达内心真实感受,与患者共情,取得患者信任;给予心理疏导及支持,帮助树立战胜疾病的信心。②为患者讲解疾病知识,使年轻患者逐渐接受,并与家属做好沟通,尽可能为患者提供心理支持。

4)潜在的并发症:感染。

护理措施：①使用激素时,密切观察患者生命体征、血糖变化、血常规等,注意预防感染;②定时开窗通风,保持室内空气清新,根据天气变化及时增减衣服,预防感冒;③生活规律、注意休息、避免劳累,适当锻炼以增强身体抵抗力,合理膳食,保证营养需求;④视力下降、视野缺损患者要注意用眼卫生,不用手揉眼,避免感染。

5)护理问题　知识缺乏:缺乏疾病和用药相关知识。

护理措施：①评估患者及家属疾病及用药相关知识的掌握情况;②通过音频、视频等多种方式给予患者及家属疾病知识、注意事项、激素用药观察要点、自我管理等相关知识教育;③通过"学习—评估—再学习"的方式让患者及家属巩固学习内容;④鼓励患者及家属将理论应用于实践;⑤动态评估患者及家属知识掌握情况。

(6)健康指导

1)合理安排工作、学习,生活有规律。

2)保证充足睡眠,保持积极乐观的精神状态,避免紧张和焦虑,增加自我照顾能力和应对疾病的信心。

3)嘱患者进食清淡、易消化、高维生素饮食,少食多餐,多吃新鲜蔬菜和水果。

4)加强康复锻炼,以保持活动能力,强度要适度。

5)避免诱发因素,如感冒、发热、外伤、劳累、疫苗接种等,控制感染。

6)正确按时用药,不可自行调药、减药,定期复查。

7)女性患者首次发作后 2 年内避免妊娠。

4. 神经科病例——阿尔茨海默病患者的护理

(1)病例介绍

1)现病史:患者女性,61 岁。患者主诉因"记忆力减退 5 年,加重 1 年"入院。5 年前家属发现患者记忆力减退,忘记刚说过的话,忘记东西放在哪里,做饭有时忘记放盐或重复放盐。同时伴性格改变,容易急躁。开始未重视,随症状加重于外院就诊诊断"轻度认知障碍",口服银杏叶片。1 年前患者记忆减退明显加重,曾有一次出门后找不到家,不能完成复杂家务。性格逐渐孤僻,社交活动减少,为进一步诊治就诊。

2)既往史:有颈椎病史,表现为头晕,药物及物理治疗后痊愈。

3)个人史:平时喜好饮酒,病前平均每周 1~2 次,每次 50~100g。

4)婚育史及月经史:适龄婚育,育有 1 女体健。月经史不能回忆,40 余岁绝经。

5)家族史:无家族遗传病史。

6)专科查体:神志清楚,言语含糊,对答不切题;人物定向力正常,时间、空间定向力明显异常,理解力明显减退,记忆力、计算力无法配合;运动系统、感觉系统查体等均不能配合。头颅 MRI 示脑萎缩,以两侧额颞叶萎缩为主。PET-CT 示双侧额叶、顶叶、颞叶和尾状核头葡萄糖代谢中重度减低,脑萎缩;简易智能精神状态检查量表(MMSE)评分 10 分,中度认知功能障碍;蒙特利尔认知评估量表(MoCA)评分 3 分,重度认知功能障碍。

7)本次住院诊疗情况:患者入院后遵医嘱予多巴丝肼片 0.25 片一天 3 次口服,改善锥体外系症状;一天 3 次口服维生素 B_1 片 10mg,每天 8:00 口服维生素 B_6 片 10mg、叶酸片 5mg,一天 3 次口服复合维生素 B,1 片 / 次,每天 9:00 维生素 B_{12} 注射液 0.5mg 肌内注射等营养神经治疗,嘱患者注意休息、低脂饮食、避免疲劳、熬夜、避免咖啡和可乐等刺激性食物,密切看护患者,防止患者走失、摔倒及其他意外情况,嘱患者神经科门诊长期随诊,定期监测认知功能,必要时加用改善认知功能药物。

(2)护理评估

1)社会及经济情况:患者为 61 岁老年女性,门诊步行入院,初中学历,已婚,育有一女,家庭经济条件良好。

2)生理、心理健康情况:入科 T 36.2℃,P 78 次 /min,R 18 次 /min,BP 120/72mmHg,身高 172cm,体重 82kg。发育正常,营养良好,神志清楚,言语含糊,对答不切题,查体欠配合,无急慢性病容。全身皮肤及黏膜无皮疹、黄染等异常。近 2 周食物正常,无特殊治疗饮食,无食物禁忌。无食物、药物过敏史。双眼老花,双耳听力正常。生活部分自理,患者睡眠可,每日睡眠时长约 8 小时,无吸烟不良嗜好,平素好饮酒,病前平均每周 1~2 次,每次 50~100g。患者较为焦躁,不熟悉病房环境,不认识医护人员,和其他病友同病室,表现紧张。

(3)护理诊断 / 问题

1)有走失的危险　与疾病导致记忆力下降及视空间感觉障碍有关。

2)语言沟通障碍　与疾病有关。

3)生活自理缺陷　与疾病进展导致患者生活不能自理有关。

4)知识缺乏:缺乏疾病相关知识。

(4)护理目标

1)住院期间患者不出现走失情况。

2)保持与患者的互动,鼓励患者配合语言康复训练,患者情绪平稳,生活需求得到满足。

3)患者生活所需被满足。

4)患者及家属了解疾病、观察要点等相关知识。

(5)护理措施

1)护理问题:有走失的危险 与疾病导致记忆力下降及视空间感觉障碍有关。

护理措施:①评估患者认知功能水平,强化对高风险走失患者家属的培训及对患者的看护;②向患者及家属详细介绍入院须知,向家属强调走失风险及陪护的重要性,嘱家属贴身陪伴,尤其外出检查时,做好安全教育,提高家属看护意识;③加强监护和巡视,认真交接班,悬挂防走失警示牌;④评估患者记忆受损的表现及程度,尽量避免患者过度紧张、焦虑和激动,防止不良情绪对脑细胞造成刺激,加重病情;⑤帮助患者养成良好的生活习惯,将物品放于相对固定的位置,使用后放回原位,家具陈设简单,避免经常更换位置,以免导致患者感到迷茫,难于辨认;⑥帮助患者进行记忆力康复训练,对于一些重要的事情可以采取用笔记录的方式;⑦多食富含维生素食物、新鲜蔬菜、富含矿物质及胆碱的食物,比如肝脏、鸡蛋、蘑菇、深色绿叶蔬菜、贝类等,增加大脑的营养;⑧生活规律,避免过度用脑,保证充足睡眠;⑨鼓励患者适当运动,多做智力游戏和训练,延缓智能及记忆力下降;⑩患者服药时,需有人看护,避免多服、漏服或错服;⑪ 患者随身携带信息卡,注明患者及疾病相关信息,联系人电话等。

2)护理问题:语言沟通障碍 与疾病有关。

护理措施:①评估患者语言障碍的种类、严重程度、文化水平等,根据康复师制订的训练计划,进行语言康复训练;②观察患者的表情和动作,多给予鼓励,避免患者产生负面情绪;③鼓励患者多表达,采取写日记、画画、做智力游戏等方法,锻炼大脑的反应能力,延缓脑功能衰退;④运用手势、眼神、肢体交流等非语言沟通技巧,训练患者的朗读能力,由简单到复杂,由容易到难,激发患者对语言的理解,鼓励患者模仿他人讲话;⑤循序渐进训练,嘱家属对患者有耐心,加强患者及家属的心理建设,增进康复信心。

3)护理问题:生活自理缺陷 与疾病进展生活不能自理有关。

护理措施:①评估患者生活自理能力,鼓励其做力所能及的事情,给予患者针对性的生活照护,满足患者日常生活需求;②保证环境舒适、安静、整洁,温湿度适宜,经常开窗换气,保持空气清新;③加强巡视,呼叫器触手可及;④患者动作缓慢、不便时,要有耐心,房间内尽可能减少障碍物,以利于活动,在浴室、卫生间等地方安装安全扶手等辅助设施;⑤嘱患者选择适宜的衣裤,穿合脚的防滑鞋,保证患者安全,避免意外发生;⑥家用电器开关宜用遥控器控制,尽量不要让患者直接接触电线、电源、暖瓶、刀具等,危险物品应放在安全、不易接触的地方;⑦定时为卧床患者翻身、叩背,加强皮肤护理、大小便护理,预防压力性损伤、肺部感染、静脉血栓形成、泌尿系感染等并发症。

4)护理问题 知识缺乏:缺乏疾病相关知识。

护理措施:①评估患者及家属疾病相关知识及注意事项掌握情况;②通过音频、视频等多种方式给予患者及家属疾病相关知识、注意事项、观察要点等方面教育;③通过"学习—评估—再学习"的方式让患者及家属巩固学习内容;④鼓励患者及家属将理论应用于实践;⑤动态评估患者及家属知识掌握情况。

(6)健康指导

1)疾病急性期时,如患者出现情绪不稳定、易激惹、抑郁、焦虑,或出现幻觉、妄想等,应尽快就医,避免自伤、伤人等冲动行为的发生。

2)疾病慢性期主要以记忆力减退、智能减退和人格改变为主,应照顾好患者的日常生活。

3)嘱患者及患者家属保证患者安全,专人陪伴,防止出现跌倒、外伤等意外事件的发生。

4)加强用药指导,告知家属药物名称、剂量、服用方法和常见的不良反应等。指导其妥善保管药物,帮助患者按时按量服药,不可自行停药、加量、减量等,定期复诊。

5)多关心患者的生活,避免单独外出,随身携带信息卡,以免走失。

6)嘱患者及家属尽量保持患者病前的生活习惯。多鼓励,多体谅,多与患者交流,帮助患者回忆有意义的往事。

5. 神经科病例——急性脑梗死患者的护理

(1)病例介绍

1)现病史:患者男性,30 岁。患者因"突发言语含糊、左侧肢体无力 2.5 小时"入院。患者就餐时突发言语含糊,左侧肢体无力,抬举上肢费力,行走不能,十余分钟后症状加重,左侧肢体完全不能活动,偏瘫,家人急送来医院急诊。

2)既往史:重度高血压 15 年,2 型糖尿病 10 年,高脂血症 10 年。便秘 1 年。

3)个人史:吸烟 30 年,1 包 /d,否认饮酒史。

4)婚育史:已婚,育有 1 女体健。

5)家族史:父亲、弟弟均患脑血管病。

6)专科查体:伸舌右偏;右侧肢体肌力 5 级,左上肢肌力 4 级,左下肢肌力 3 级;左手指鼻欠稳准,轮替笨拙;左侧跟膝胫试验欠稳;左侧 Chaddock 征(+),偏瘫。血常规 WBC 11.42×10^9/L,Hb 134g/L,PLT 245×10^9/L。肝功 + 肾全:K$^+$ 3.7mmol/L,ALB 47g/L,ALT 17U/L,Cr(E)59μmol/L。PT、APTT 正常;头 CT 可见低密度影,未见出血改变。

7)本次住院诊疗情况:患者入院后持续心电、血氧、血压监测,保留胃管,遵医嘱予丁苯酞氯化钠注射液 25mg 静脉输液,一天 2 次;每天 9:00 予 0.9% 氯化钠注射液 100ml+ 银杏叶提取物 70mg 静脉输液;每天 8:00 予拜阿司匹林 0.2g 入胃管;每晚予阿托伐他汀钙片 40mg 入胃管,协助患者更换体位、拍背、雾化吸入治疗,痰液引流,预防卧床并发症,请康复科会诊,给予患者肢体功能及吞咽、语言功能康复训练。

(2)护理评估

1)社会及经济情况:患者为 30 岁男性,急诊平车入病室,大学本科,已婚,育有 1 女,家庭经济条件良好。

2)生理、心理健康情况:入科 T 36.3℃,P 84 次 /min,R 19 次 /min,BP 132/84mmHg,身高 176cm,体重 78kg。发育正常,营养良好,患者嗜睡状态,呼唤可睁眼,言语含糊,左侧偏瘫,无急慢性病容。全身皮肤及黏膜无皮疹、黄染等异常。保留胃管鼻饲营养液,无饮食禁忌。无食物、药物过敏史。双眼视力正常,双耳听力正常。生活不能自理,吸烟 30 年,1 包 /d,否认饮酒史,患者较为焦虑,对疾病不了解,作为家庭支柱,担心瘫痪不能恢复、恢复时间长以及病情复发等问题,对自身瘫痪、吞咽等问题感到很困扰。

（3）护理诊断/问题

1）潜在并发症：出血　与溶栓治疗有关。

2）生活自理能力缺陷　与肢体偏瘫有关。

3）躯体移动障碍　与脑缺血、缺氧导致运动功能受损有关。

4）语言沟通障碍　与脑缺血导致语言功能障碍有关。

5）有误吸的危险　与吞咽困难有关。

6）有皮肤完整性受损的危险　与偏瘫、感觉障碍有关。

7）便秘　与长期卧床，肠蠕动减少有关。

（4）护理目标

1）患者住院期间无出血发生。

2）患者生活需求被满足。

3）协助患者更换体位及主、被动活动，保证良肢位的摆放。

4）患者进行语言训练康复后，能与他人沟通交流。

5）患者不出现误吸等意外事件。

6）患者卧床期间皮肤完好无破损。

7）患者便秘情况得到缓解，3天至少排便一次。

（5）护理措施

1）潜在并发症：出血　与溶栓治疗有关。

护理措施：①密切观察患者意识、瞳孔及生命体征变化，观察全身皮肤及黏膜有无出血点、有无牙龈出血等，如有异常及时通知医生；②床旁备负压吸引器，以备出现消化道出血时及时使用；③给予患者高热量、高蛋白、高维生素、少渣的软食，以免口腔黏膜受损；④保证环境整洁、安全，活动时避免受伤导致出血；⑤严格遵医嘱正确服药，抗凝治疗时密切观察有无出血倾向，定期监测凝血指标。

2）护理问题：生活自理能力缺陷　与肢体偏瘫有关。

护理措施：①评估患者生活自理能力，给予有针对性的生活照护，满足日常生活需求。偏瘫患者，鼓励其利用健侧肢体带动患肢完成力所能及的事情，保护患者安全。②保证环境舒适安静清洁，温湿度适宜，经常开窗换气，保持空气新鲜。③加强巡视，呼叫器触手可及。④卧床患者给予定时翻身、叩背，加强皮肤护理、大小便护理，预防压力性损伤、肺部感染、静脉血栓形成、泌尿系感染等并发症。

3）护理问题：躯体移动障碍　与脑缺血、缺氧导致运动功能受损有关。

护理措施：①评估患者肌力、躯体移动障碍的情况，予良肢位摆放，早期开展康复锻炼，指导功能锻炼方法；②嘱专人陪伴，为患者及家属进行疾病、治疗、预后、康复等相关知识教育，增加信心，指导、鼓励患者最大限度完成自理活动；③定时为患者翻身叩背，预防压力性损伤、坠积性肺炎的发生；④卧床患者，要抬高、活动下肢，以预防下肢深静脉血栓形成，必要时遵医嘱使用弹力袜或抗栓泵；⑤加强巡视，呼叫器放于患者伸手可及之处，及时满足患者需求。

4）护理问题：语言沟通障碍　与脑缺血导致语言功能障碍有关。

护理措施：①评估患者语言障碍的类型、严重程度、文化水平等，选择适宜的语言康复训练方法；②观察患者的表情和动作，多给予鼓励，避免患者产生负面情绪；③帮助患者进行语言训练，训练患者的朗读能力，由简单到复杂，由易到难，鼓励患者模仿他人讲话，激发患者发声；④循序渐进训练，对患者有耐心，加强患者及家属的心理建设，增进康复信心。

5）护理问题：有误吸的危险　与吞咽困难有关。

护理措施：①密切观察生命体征，尤其呼吸情况。②保持呼吸道通畅，意识障碍者头偏向一侧，取下活动性义齿，及时清除呕吐物和分泌物。必要时遵医嘱给予氧气吸入，辅助通气护理。③定时协助患者翻身、叩背、吸痰，痰液黏稠时予雾化吸入治疗，排痰时注意观察痰液的颜色、性质、量。④有吞咽困难、呛咳的患者及时评估吞咽功能，根据评估结果给予适宜的糊状流质或半流质饮食，进食时注意一口量及速度，避免呛咳、误吸。⑤鼻饲饮食时，抬高床头，定时抽吸胃液，防止胃潴留引起反流导致误吸，鼻饲后30分钟内避免搬动及吸痰操作。

6）护理问题：有皮肤完整性受损的危险　与偏瘫、感觉障碍有关。

护理措施：①评估患者皮肤情况，有无压红、破溃等异常。如出现压力性损伤，快速识别压力性损伤分期，并给予相应皮肤护理。②保持床单位整洁、干燥，防止感觉障碍的部位受损。协助卧床患者皮肤擦浴，更换干净衣裤，保持皮肤清洁、干燥。③按时翻身，观察皮肤情况，必要时使用气垫床，注意保护骶尾、骨突等处皮肤。④保证营养的摄入。

7）护理问题：便秘　与长期卧床导致肠蠕动减少有关。

护理措施：①遵医嘱给予低盐、低脂饮食，多食富含粗纤维食物，多饮水，以保证大便通畅。②调整生活作息，养成良好的排便习惯，定时排便。每日顺时针按生理结构走向进行腹部按摩，促进肠蠕动。必要时，遵医嘱口服通便药物，外用开塞露等药物协助通便。③保持肛周皮肤清洁干燥，指导患者进行针对性肠道训练计划，促进患者肠蠕动。

(6)健康指导

1）嘱患者保持心情愉快，情绪稳定，避免精神紧张。

2）嘱患者生活起居规律，改变不良生活方式，坚持适当的体育锻炼和运动，注意劳逸结合。养成良好的排便习惯，保持大便通畅。指导家属协助患者进行瘫痪肢体的功能锻炼。

3）建议患者合理饮食，宜进食低盐、低脂、充足蛋白质和维生素的饮食，控制热量，限制动物油脂的摄入，注意粗粮与细粮搭配，肉菜搭配，戒烟、酒。

4）按医嘱正确服药，积极治疗高血压、动脉硬化、糖尿病、高脂血症和肥胖症等。服药期间注意有无肝肾功能异常，定期复查。

5）告知患者出现肢体麻木、无力、头晕、头痛、视物模糊、语言表达困难等症状时应引起重视，及时就医。

(六)五官科护理常规及案例

1. 眼科案例——白内障摘除术患者围手术期护理

(1)病例介绍

1）现病史：患者女，74岁。患者3年前无明显诱因开始出现双眼无痛性视物模糊，逐渐加重,不伴眼红、眼胀、视物变形、黑影遮挡。遂至我院就诊,门诊查体:视力右 0.2/ 左 0.2,左眼晶状体皮质及核、后囊下混浊,诊断为双眼白内障,建议行白内障手术治疗收治入院。

2)既往史:平素身体健康状况一般,患高血压 17 年,口服苯磺酸左氨氯地平片控制血压可。类风湿关节炎 10 余年,未规律服药,目前病情稳定。否认冠心病、糖尿病等其他慢性病史,否认肝炎、结核、伤寒、疟疾等传染病史,否认重大手术、外伤及输血史,否认药物、食物过敏史。预防接种史不详。

3)个人史:生于原籍,无外地久居史。否认疫区、疫水接触史,否认特殊化学品及放射性物质接触史。无吸烟饮酒等不良嗜好。

4)婚育史及月经史:适龄婚育,配偶及 1 子 2 女体健。已绝经,末次月经 50 岁。

5)家族史:否认家族性精神病、肿瘤病、遗传性疾病病史。

6)专科查体

①视力:右 0.2,左 0.2;②眼压:右 17mmHg,左 16mmHg;③眼位:双眼正位;④眼球运动:双眼各方向运动无明显受限;⑤泪道:双眼泪道冲洗通畅,无脓液、无分泌物溢出;⑥眼睑:双眼睑无明显水肿;⑦结膜:双眼结膜无明显充血;⑧巩膜:双眼巩膜无明显黄染、结节;⑨角膜:双眼角膜透明,KP(−);⑩前房:双眼前房正常深浅,周边前房常深,房闪(−),浮游体(−);⑪虹膜:双眼虹膜纹理清,无前后粘连;⑫瞳孔:双眼瞳孔等大同圆,对光反射灵敏;⑬晶状体:双眼晶状体核Ⅲ级混浊,左眼稍重;⑭玻璃体:双眼玻璃体混浊;⑮眼底:双眼视盘边界清,颜色可,血管走形大致正常,视网膜在位,视网膜散在微血管瘤,右眼可见少量小片状出血,左眼颞侧可见棉絮斑。

7)本次住院诊疗情况:患者在局麻下行左眼 Phaco+IOL 植入术,07:30 手术室人员接患者,双方核对无误。09:00 术毕安全返回病室,神志清楚,患者左眼纱布遮盖,敷料清洁干燥无渗血,测血压 138/84mmHg。

(2)护理评估

1)社会及经济情况:患者为 74 岁老年女性,初中学历,门诊步行入院,育有 1 子 2 女,配偶及子女身体健康,家庭经济良好。

2)生理、心理健康情况:患者入科 T 36.4℃,P 64 次 /min,R 18 次 /min,BP 116/76mmHg,身高 158cm。患者神志清楚,对答切题,自主体位,查体配合,发育正常,查体配合,无急慢性病容。全身皮肤及黏膜无皮疹、黄染,无肝掌、蜘蛛痣。近两周食欲正常,低盐低脂饮食,大小便正常,大便 1 次 /d,体重无明显变化。无食物、药物过敏史。双眼视力 0.2,双耳粗测听力正常。生活可完全自理,生活能力评分 100 分,睡眠质量好,每日睡眠 6~7 小时。患者较为紧张,担心白内障手术风险、担心术后视力改善情况,反复询问责任护士相关知识。

(3)护理诊断 / 问题

1)焦虑　与担心手术风险有关。

2)有跌倒 / 坠床的风险　与视力下降、视物不清有关。

3)潜在并发症:出血、眼压升高、人工晶体位置异常等。

4）知识缺乏：缺乏白内障疾病及手术相关医学知识。

（4）护理目标

1）患者手术前焦虑减轻或者消失。

2）患者住院期间未发生跌倒／坠床等不良事件。

3）患者术后未发生出血、眼压升高、人工晶状体位置异常。

4）患者能够复述白内障疾病及手术相关医学知识。

（5）护理措施

1）护理问题：焦虑　与担心手术有关。

护理措施：①提供舒适安静的住院环境；②密切观察患者躯体及心理情况，如遇异常，及时报告医生；③术前详细向患者讲解白内障相关疾病知识，解释手术方式、术中配合要点及手术大概时长；④及时解答患者的疑虑，减轻患者焦虑。

2）护理问题：有跌倒／坠床的风险　与视力下降、视物不清有关。

护理措施：①评估患者有无高龄、口服降压药、类风湿关节炎、视力障碍等跌倒高危因素，在有跌倒／坠床风险的患者床头放置指示牌；②给予患者预防跌倒／坠床等安全健康宣教；③保持室内明亮、地面清洁干燥，卫生间设有防滑设施；④嘱患者住院期间着合身病号服、防滑鞋；⑤将常用物置于患者易取处，方便患者；⑥告知患者床头灯和呼叫器的使用方法，将开关放于患者易取处，提醒患者在床上需至少拉起一侧床挡；⑦术后患者术眼遮盖，视野受限，协助患者满足日常生活需求。

3）潜在并发症：眼压升高、人工晶体位置异常等。

护理措施：①体位护理，患者回病室后建议安静休息2小时，可采取仰卧位和侧卧位交替，尽量避免俯卧位；②术后可坐起或下床活动，如如厕、进食等，手术当日以轻微活动为主；③术后应当避免剧烈运动，剧烈咳嗽，打喷嚏等头部震动的动作，以减少晶体脱位或移位的危险；④协助患者日常生活如：洗漱、进食、如厕等，嘱患者避免眼部的外伤引起晶体的移位；⑤如术后患者出现持续性眼部胀痛，并伴有头痛或恶心呕吐等症状，疑为眼压升高，应及时与医生联系并给予相应处理。

4）护理问题　知识缺乏：缺乏白内障疾病相关医学知识。

护理措施：①评估患者白内障知识掌握情况；②详细向患者讲解白内障疾病相关知识及手术方式；③术前教会患者术中配合要点，尽量避免咳嗽；④根据患者的理解能力，选择合适的方式向患者详细讲解白内障术后注意事项的相关知识；⑤巡视患者及时解答患者关于疾病、手术等相关问题。

（6）健康指导

1）疾病知识指导：白内障的早期症状一般不明显，仅为轻度的视物模糊。可以通过定期眼科检查早期发现。嘱患者若突然发现视力的改变（如视物模糊、复视等）、突发眼痛或头痛时，需及时就诊。特别是老年人、糖尿病患者等高危人群，更应该时刻关注各单眼视力变化情况。

2）告知患者术后短期内（一般为1个月）不宜参加剧烈活动，日常生活一般不受影响。户外活动时可戴太阳镜，减少紫外线的照射。

3）预防感染：术后 1 周内尽量避免污水进入眼内。术眼在术后如分泌物或眼药沉淀过多，可随时用清洁棉签轻轻擦拭。遵医嘱使用抗生素类眼药水预防感染。

4）患者出院后要遵循医生指导定期复诊，如视力、眼压有突发改变应及时急诊就诊。

5）积极治疗和控制其他全身疾病，如高血压、糖尿病等。

6）如须配戴眼镜，建议术后 3~6 个月视力稳定后再行验光配镜。

2. 眼科案例——视网膜脱离患者围手术期护理

（1）病例介绍

1）现病史：患者女，33 岁。患者自半月余前无明显诱因出现左眼无痛性视物模糊伴颞侧视物遮挡及眼前黑影飘动，不伴眼红、眼痛。患者至外院就诊考虑左眼孔源性视网膜脱离，未予治疗。患者为进一步诊治于 2021-08-30 就诊我科门诊，查体：视力，右眼 0.6（矫正），左眼 0.06（矫正）；眼压（mmHg）：右眼 20.7，左眼 6.6；双眼晶体轻度混浊，左眼 9 点钟方向可见马蹄形裂孔，视网膜大部分脱离，诊断为左眼视网膜脱离，建议手术治疗。本次为行左眼视网膜复位手术入院。

2）既往史：患者双眼高度近视约 -10D，否认高血压、冠心病、糖尿病等慢性病史，否认肝炎、结核、伤寒、疟疾等传染病史，否认重大手术、外伤及输血史，否认药物、食物过敏史。预防接种史不详。

3）个人史：生于原籍，无外地久居史。否认疫区、疫水接触史，否认特殊化学品及放射性物质接触史。无吸烟饮酒等不良嗜好。

4）婚育史及月经史：未婚，初潮 14 天，行经天数 7 天，月经周期 30 天，末次月经 2021-08-15。

5）家族史：否认家族中有类似疾病史，否认家族性精神病、肿瘤病、遗传性疾病病史。

6）专科查体

①视力：右 0.6（矫正），左 0.06（矫正）；②眼压：右 17mmHg，左 9mmHg；③眼位：双眼正位；④眼球运动：双眼各方向运动无明显受限；⑤泪道：双眼泪道冲洗通畅，无脓液、无分泌物溢出；⑥眼睑：双眼睑无明显水肿；⑦结膜：双眼结膜无明显充血；⑧巩膜：双眼巩膜无明显黄染、结节；⑨角膜：双眼角膜透明，KP（-）；⑩前房：双眼前房正常深浅，周边前房常深，房闪（-），浮游体（-）；⑪虹膜：双眼虹膜纹理清，无前后粘连；⑫瞳孔：双眼瞳孔等大同圆，对光反射灵敏；⑬晶状体：双眼晶体轻度混浊；⑭玻璃体：双眼玻璃体轻混；⑮眼底：双眼视盘边界清，颜色可，右眼视网膜血管走形可，未见明显渗出、出血，中心光反射不见，左眼下方及鼻侧大片视网膜脱离，9 点钟方向可见马蹄形裂孔，颞下方脉络膜脱离。

7）本次住院诊疗情况：患者在局麻下行左眼玻璃体切除 + 巩膜穿刺放液 + 剥膜 + 重水 + 视网膜激光光凝 + 气液交换 + 硅油填充术，09：45 手术室人员接患者，双方核对无误。11：30 安全返回病室，患者神志清楚，纱布遮盖患眼，敷料清洁干燥，测血压 126/74mmHg，遵医嘱予头低位。

（2）护理评估

1）社会及经济情况：患者为 33 岁青年女性，研究生学历，门诊步行入院，未婚，外企公司职员，个人经济状况良好。

2)生理、心理健康情况:入科 T 36.8℃,P 88 次 /min,R 20 次 /min,身高 168cm,BP 125/66mmHg。患者神志清楚,对答切题,自主体位,查体配合,发育正常,查体配合,无急慢性病容。全身皮肤及黏膜无皮疹、黄染,无肝掌、蜘蛛痣。近两周食欲正常,正常饮食无饮食禁忌,大小便正常,大便 1 次 /d,体重无明显变化。无食物、药物过敏史。患者高度近视,戴镜视力右眼 0.6,左眼 0.06,双耳粗测听力正常。生活可完全自理,生活能力评分 100 分,睡眠质量好,每日睡眠 7~8 小时。患者入科后反复询问责任护士视网膜脱离的高危风险因素、视网膜脱离复位手术的预后情况等相关知识,较为焦虑。

(3)护理诊断 / 问题

1)焦虑　与担心手术成功与否及术后视力恢复情况有关。

2)舒适度改变　与术后长时间特殊体位有关。

3)睡眠形态紊乱　与术后特殊卧位有关。

4)疼痛　与疾病和手术相关。

5)知识缺乏:缺乏疾病相关知识。

6)有跌倒 / 坠床的风险　与视力减退和术后特殊体位相关。

7)潜在并发症:眼压升高。

(4)护理目标

1)患者手术前焦虑减轻或者消失。

2)患者术后舒适度得到提高。

3)患者术后晨起精神状态好。

4)患者疼痛减轻或消失。

5)患者能够复述视网膜脱离治疗及护理等相关医学知识。

6)患者住院期间未发生跌倒 / 坠床。

7)患者未出现眼压升高或护士及时发现患者眼压升高并给予及时处理。

(5)护理措施

1)护理问题:焦虑　与担心手术成功与否及术后视力恢复情况有关。

护理措施:①提供舒适安静的住院环境。②密切观察患者躯体及心理情况,如遇异常,及时报告医生。③责任护士多与患者沟通,了解患者的真实感受,满足患者的精神需要。④有针对性地向患者介绍与疾病和手术相关的知识,使患者能配合治疗与护理,从而有利于疾病的康复。给患者讲解视网膜脱离相关疾病知识,解释手术方式、术中配合要点及手术大概时长。

2)护理问题:舒适度改变　与术后长时间特殊体位有关。

护理措施:①长时间头低位引起颈肩腰部酸痛感,嘱患者经常变换体位,并适当活动;②因体位引流的原因导致患者眼睑水肿、流泪和流涕,向患者解释一周左右症状即可减轻或消失,嘱患者用手纸或清洁棉签及时清洁局部;③长时间头低位压迫胃部及由于术后活动减少致胃肠蠕动减慢,导致患者食欲缺乏,嘱患者通过适当增加运动量及经常改变体位以增加胃肠蠕动,选择患者平时爱吃的饭菜,必要时遵医嘱给药。

3)护理问题:睡眠形态紊乱　与术后特殊卧位有关。

护理措施:①根据病情遵医嘱夜间适当采用侧卧位;②夜间护士多巡视,对于患者不正确体位及时纠正,减少患者因担忧体位不当影响手术效果而不敢睡眠的因素;③安排好护理活动,尽量减少对患者睡眠的干扰;④保持睡眠环境安静,室内温度适宜,避免大声喧哗,关闭门窗;⑤嘱患者睡前避免喝咖啡或浓茶水,选择听轻柔的音乐;⑥遵医嘱给镇静安眠药。

4)护理问题:疼痛　与疾病和手术相关。

护理措施:①鼓励患者表达疼痛,使用 VAS 疼痛评估工具正确评估患者疼痛程度;②观察记录患者疼痛的性质、部位、范围、程度,如出现眼部胀痛、头痛等症状及时通知医生,如眼压升高遵医嘱给予相应降眼压治疗;③给予患者个性化非药物镇痛方式,如长时间保持头低位的患者出现颈肩部肌肉酸痛可更改体位,局部按摩等;④针对患者中重度疼痛,必要时遵医嘱增加使用镇痛药物。

5)护理问题　知识缺乏:缺乏疾病相关知识。

护理措施:①评估患者视网膜脱离等相关医学知识的掌握程度;②解释手术目的为使视网膜复位,尽可能提高视力或保有现存视力,详细向患者讲解视网膜脱离、视网膜脱离手术方式等知识;③术前教会患者术中配合手术要点,避免咳嗽;④通过眼球解剖图向患者详细讲解视网膜的解剖位置,配合特殊体位图向患者解释硅油填充术后头低位的原因、方法及注意事项;⑤多巡视患者,及时解答患者疑问。

6)护理问题:有跌倒 / 坠床的风险　与视力减退和术后特殊体位相关。

护理措施:①若患者存在裸眼视力差,术后特殊体位等跌倒风险,在床头放置跌倒指示牌;②给予患者预防跌倒 / 坠床等安全健康宣教;③保持室内明亮、地面清洁干燥,卫生间设有防滑设施;④嘱患者住院期间着合身病号服、防滑鞋;⑤将常用用物置于患者易取处,活动时需全程陪护,术后第一次下地需在医生及护士的协助下进行;⑥告知患者床头灯和呼叫器的使用方法,将开关放于患者易取处,提醒患者在床上需至少拉起一侧床挡;⑦指导患者缓慢改变体位,以防体位性低血压。

7)护理问题　潜在并发症:眼压升高。

护理措施:①给患者讲解眼压升高可出现眼部胀痛、头痛、恶心、呕吐等症状,便于患者及时发现,避免情绪的紧张,及时通知医护人员;②加强巡视,注意观察患者症状、倾听患者的主诉;③必要时遵医嘱给予降眼压药物,向患者行药物知识宣教;④详细交接班,持续关注患者后续眼压情况。

(6)健康指导

1)近视眼患者,特别是高度近视患者是视网膜脱离高危人群,一眼发生过视网膜脱离,另一眼也容易发生视网膜脱离。对于视网膜脱离的高危人群需定期进行眼睛检查,做到早发现、早处理,尽早复位视网膜,改善视力。

2)预防视网膜脱离高危人群因眼球碰撞及震动头部致玻璃体摆动出现视网膜脱离。告知患者术后勿用力挤眼、揉眼,勿用力咳嗽、打喷嚏,感冒咳嗽应及时给予止咳药,勿大声谈笑,勿过度用力排便,便秘患者按需给予开塞露等润肠剂。眼部治疗检查及护理时动作要轻柔,勿压迫眼球。

3)定期复查:术后患者需定期进行眼底检查及相关眼科检查,及时预防、发现并治疗术后近期及远期并发症。如出现的视物遮挡或视力急剧下降需及时就诊,防止视网膜再次脱离。

4)观察眼压:行硅油填充术患者一般出院后仍需保持特殊体位。如果出现剧烈的眼胀眼痛和/或伴随恶心呕吐等症状需及时就诊处理。如出现眼压急剧下降(眼部凹陷等低眼压形态变化)也需警惕低眼压引发的再次视网膜脱离。

5)预防感染:术后1周内尽量避免污水进入眼内。术眼在术后如分泌物或眼药沉淀过多,可随时用清洁棉签轻轻擦拭。遵医嘱使用抗生素类眼药水预防感染。

3. 耳鼻喉科病例——气管切开术患者围手术期护理

(1)病例介绍

1)现病史:患者男,60岁。患者1年前无明显诱因出现间断声音嘶哑,无咽痛及咳嗽咳痰,无呼吸及吞咽困难,未予治疗。3个月前无明显诱因声嘶加重,呈持续性,无其他不适症状,近1周伴咽异物感。于10月就诊于外院,行电子喉镜检查见左侧声带新生物,建议手术治疗,患者为求进一步诊治于11月就诊于我院门诊,行电子喉镜检查见左侧声带全长表面不光滑新生物,右侧声带表面白斑样附着,为明确肿物性质及去除病变,建议手术治疗,遂以"声带肿物"收治入院。自患病来,精神、饮食、睡眠尚可,大小便正常,近期体重无明显变化。

2)既往史:否认既往史;否认肝炎、结核、伤寒、疟疾等传染病史,否认重大手术、外伤及输血史,否认药物、食物过敏史。预防接种史不详。

3)个人史:生于原籍,无外地久居史。否认疫区、疫水接触史,否认特殊化学品及放射性物质接触史。吸烟30余年,每日半包,戒烟5余年,不饮酒。

4)婚育史及月经史:适龄婚育,配偶及1女体健。

5)家族史:母亲心脏病,否认家族性精神病、肿瘤病、遗传性疾病病史。

6)专科查体

耳:双侧耳郭无畸形。双侧外耳道通畅,鼓膜完整,标志清楚。双侧乳突无红肿压痛。鼻:外鼻居中,无畸形;鼻部外观正常,鼻中隔无明显偏曲,双侧下鼻甲大,双侧鼻道内未见异常分泌物或明确新生物。各鼻窦区无压痛。咽:咽黏膜光滑,轻度充血水肿;双侧扁桃体未见明显肿大,隐窝口清洁;悬雍垂居中,软腭对称,抬举良好;鼻咽镜检查配合欠佳。喉:喉体活动好,间接喉镜检查:会厌无红肿,喉内黏膜光滑,无充血水肿,未见新生物,双侧声带及梨状窝暴露不满意。头颈:抬肩有力,对称,转头有力。未触及肿大淋巴结,活动度可,气管居中,甲状腺未触及肿大及明显结节。

辅助检查:11月电子喉镜,左侧声带全长新生物,右侧声带表面白斑样物附着,前联合及会厌根部黏膜尚光滑;双侧声带活动正常;余喉及下咽未见异常;甲状腺及颈部淋巴结超声:甲状腺未见明显异常,双侧颈部未见明确异常肿大淋巴结。颈胸增强CT:左侧声带较对侧略增厚;双肺下叶微结节;右肺中下叶支气管扩张伴索条影;双肺少许间质性改变;双侧胸膜局部略增厚;主动脉及冠状动脉多发钙化。

7)本次住院诊疗情况:患者12月于全麻术下行"直达镜左声带肿物活检+改良环上喉部分切除+气管切开术",于13:30手术室人员接患者,双方核对无误。于16:30安全返回病室,患者神志清楚,头低位,颈部气管切管处置硅胶套管,气囊充盈,呼吸通畅;颈部伤口包扎,敷料清洁干燥;保留颈部伤口引流 2 根,分别接引流鼓,引流通畅,引流物血性;保留胃管 1 根,接引流袋,插入深度约 60cm,引流通畅,可见少量胃内容物引出;保留尿管 1 根,接引流袋,引流通畅,尿色澄清;患者经外周静脉补液顺利,穿刺点无红肿、渗液。保留 PICC,穿刺处无渗出,贴膜固定。患者全身皮肤完好,无压红,各管路均妥善固定,遵医嘱予持续雾化吸入、心电监护。予特级护理。术后给予头低位,持续气道湿化,定时开放气囊,静脉抗炎、抑酸治疗,肠内肠外营养,密切关注呼吸、气管切管处及引流情况。监测患者血压、血糖、电解质及凝血功能。

(2)护理评估

1)社会及经济情况:患者为 60 岁老年男性,门诊步行入院,初中文化水平,育有 1 女,家庭经济状况一般,对疾病认识不够,对手术治疗的必要性认识不够。能够与家人及周围病友友好相处,主动配合医疗护理工作。

2)生理、心理健康情况:患者入科 T 36℃,P 78 次 /min,R 18 次 /min,BP 139/76mmHg,身高 168cm,体重 65kg。发育正常,营养良好,神志清楚,回答切题,自主体位,查体配合,无急慢性病容。全身皮肤及黏膜无皮疹、黄染,无肝掌、蜘蛛痣。近两周食欲正常,三餐规律,对鸡蛋、鸡肉、羊肉忌口。无食物、药物过敏史。双眼老花,双耳听力正常。生活自我照顾能力良好,睡眠规律,每日睡眠时长约 10 小时。吸烟 30 余年,每日半包,戒烟 5 余年,不饮酒。患者精神好,说话清楚流利,对答切题。对此次疾病缺乏了解,情绪较为紧张,担心疾病预后及对今后生活质量的影响。

(3)护理诊断 / 问题

1)有出血的危险　与手术创伤有关。

2)疼痛　与手术切口有关。

3)语言沟通障碍　与喉部手术有关。

4)潜在并发症:咽瘘。

5)知识缺乏:缺乏气管切开术后注意事项的知识。

6)焦虑　与担心疾病预后有关。

(4)护理目标

1)住院期间患者未发生伤口大出血。

2)住院期间患者主诉伤口疼痛不影响睡眠。

3)住院期间患者可以表达不适症状及生活需求。

4)术后 7 天内护士能及时发现咽瘘的发生并积极协助医生处理。

5)术后 2 天患者可以复述气管切开术的注意事项。

6)24 小时内患者焦虑程度下降。

(5)护理措施

1)护理问题:有出血的危险　与手术创伤有关。

护理措施:①评估患者体温、呼吸、脉搏、血压、出血原因、相关的血液检查及伤口渗血情况;②定时巡视病房,密切观察患者的生命体征及伤口出血情况;③注意观察患者套管内分泌物和负压引流的颜色、量、性质;④遵医嘱保持硅胶管气囊充盈,保持压力在 25~30mmHg,

遵医嘱每8小时开放气囊一次;⑤协助患者术后6小时内取卧位,保持头低位,持续湿化,避免刺激气道导致咳嗽;⑥嘱患者尽量避免剧烈咳嗽,吸痰时动作轻柔,减少对伤口的刺激;⑦必要时遵医嘱给予止血药物;⑧若有大出血倾向时,通知医生,快速建立静脉通道,协助医生抢救。

2)护理问题:疼痛 与手术切口有关。

护理措施:①鼓励患者表达疼痛,使用VAS疼痛评估工具正确评估患者疼痛程度;②评估患者疼痛的位置、性质、程度、变化;③给予患者个性化非药物镇痛方式,如转移注意力、更改体位等;④遵医嘱予鼻饲温凉流食,避免剧烈咳嗽,持续头低位;⑤患者伤口加压包扎,观察患者手术伤口是否有渗血、渗液等,观察颈部肿胀情况,是否有红、肿、热、痛等炎症早期症状,判断是否发生伤口相关并发症;⑥针对患者中重度疼痛,通知医生,必要时遵医嘱增加使用镇痛药物;⑦进行操作时动作轻柔。

3)护理问题:语言沟通障碍 与喉部手术有关。

护理措施:①术前向患者和家属解释喉部手术后不能发音的现状,使患者和家属有充分的思想准备和接受现实的心态;②告知患者术后可应用电子设备、写字板、笔记本等工具用于交流;③给予患者足够的交流时间,表示耐心和理解;④教会患者正确使用呼叫器,并放在其伸手可触及处;⑤定时巡视,观察患者表情,了解患者需要;⑥告知患者切口愈合后,可以进行其他发音方式的训练。

4)潜在并发症:咽瘘。

护理措施:①观察患者伤口局部有无红肿、愈合不良,有无唾液漏出,有无异味;②加强局部换药,颈部加压包扎,保持敷料清洁干燥,并告知患者重要性;③保护瘘口周围皮肤,若皮肤出现刺激性症状如瘙痒、疼痛、灼烧感时,予以涂抹油性药膏保护,如金霉素;④嘱患者禁食水;⑤唾液要及时吐出不可咽下,告知患者禁食的必要性。

5)护理问题 知识缺乏:缺乏气管切开术后注意事项的知识。

护理措施:①评估患者的知识掌握情况;②通过音频、视频等多种方式给予患者及家属气管切开术后注意事项的相关知识,并通过"学习—评估—再学习"的方式巩固学习内容;③鼓励患者将理论应用于实践;④动态评估患者知识掌握情况;⑤出院前向患者及家属讲解并示范有关套管的清洗、消毒等知识,指导患者养成良好的卫生习惯,忌烟及辛辣食品,预防外源性感染,防止异物进入气管套管。

6)护理问题:焦虑 与担心疾病预后有关。

护理措施:①为患者提供安静、舒适的环境;②鼓励患者表达自己的感受,给予安慰和疏导;③密切观察患者躯体及心理情况,如遇异常,及时报告医生;④指导患者家属予其鼓励、关心和支持;⑤给予患者疾病知识及缓解焦虑的健康宣教。

(6)健康指导

1)肿瘤恢复期应选择高蛋白、高维生素饮食,以利于疾病康复。

2)戒烟、戒酒,养成健康的生活方式。

3)指导患者及家属掌握正确的气管套管消毒方法,并学会更换喉垫。

4)居家期间保持气道湿化,避免干燥、粉尘、雾霾污染,避免到人多的地方,外出时使用纱布帘适当遮挡气道开口,避免呼吸道感染。

5)指导患者及家属识别堵管及脱管征象,遇到呼吸困难的紧急情况及时到急诊就诊。

6)保持良好的心理状态,避免紧张、激动的情绪,配合后续治疗。

(七)皮肤科护理常规及案例

皮肤科病例——湿疹患者护理

(1)病例介绍

1)现病史:患者男性,65岁。8年前无明显诱因出现双上肢散在红斑、丘疹,伴瘙痒及脱屑,当地医院诊断为"老年瘙痒症",予外用药物治疗(具体不详),症状反复发作。2个月前,患者无明显诱因于躯干、四肢出现红斑、丘疹,伴颜面及四肢水肿,全身瘙痒较前加重,搔抓后可出现破溃、结痂。自行用药后无缓解,来院就诊,诊为"泛发性湿疹",为行进一步治疗入院。自发病以来,患者精神、睡眠较差,其余均无异常。病因及诱因:此患者无明显诱发因素。

2)既往史:患者既往体健。否认冠心病、脑血管疾病等慢性病史,否认肝炎、结核、伤寒、疟疾等传染病史,否认重大手术、外伤及输血史,否认药物、食物过敏史。预防接种史不详。

3)个人史:患者生于原籍,无外地久居史。否认疫区、疫水接触史,否认特殊化学品及放射性物质接触史。吸烟史20余年,约20支/d,已戒烟20年;无饮酒史。

4)婚育史:适龄婚育,配偶及3女体健。

5)家族史:否认家族中有类似疾病史,否认家族中过敏性鼻炎、支气管哮喘病史,否认家族性精神病、肿瘤病、遗传性疾病病史。

6)专科查体:患者躯干、四肢可见广泛分布的暗红色至褐色斑疹、丘疹、斑块、结节,可见较多抓痕及搔抓后的破溃、糜烂、结痂。双小腿及双足中度水肿,可见弥漫性分布的暗红色至褐色红斑,双足底可见暗褐色大片状斑丘疹,右足第1、2趾甲可见增厚、变性。

7)本次住院诊疗情况:入院后结合患者病史、查体,完善相关辅助检查。原发病治疗方面,每天口服雷公藤多苷片3次、20mg/次;口服沙利度胺2次、50mg/次;口服依巴斯汀片1次、20mg/次;以及每晚睡前口服西替利嗪片10mg抗组胺治疗,一天3次口服复合维生素B片,1片/次。全身皮疹处外用卤米松、止痒乳膏,皮肤破溃处及左大腿硬结处外用复方多黏菌素B软膏,头皮外用糠酸莫米松乳膏＋薄酚甘油洗剂,足部外用曲安奈德益康唑乳膏、盐酸特比萘芬乳膏。经治疗后,患者全身皮疹及瘙痒较入院时明显好转,颈部可见少量新发丘疹,左大腿前侧硬结较前明显变小变软;右足第1、2趾甲增厚、变性。

(2)护理评估

1)社会及经济情况:患者为65岁老年男性,门诊步行入院。大学本科学历,育有3女,家庭经济条件良好,所居住地为配备有电梯的居民楼。

2)生理、心理健康情况:患者入科T 36.4℃,P 82次/min,R 18次/min,BP 136/70mmHg,身高179cm,体重90kg。发育正常,营养良好,神志清楚,回答切题,自主体位,查体配合,无急慢性病容。全身皮肤及黏膜详见专科查体,近两周食欲正常,无特殊治疗饮食,无饮食禁忌。无食物、药物过敏史。双眼老花,双耳听力正常。生活自我照顾能力良好。自发病以来,因瘙痒,精神、睡眠较差,夜间间断睡眠4~5小时。已戒烟,无饮酒不良嗜好。患者入科以来较为焦虑,主诉长期瘙痒导致其精神、睡眠欠佳,患者表现心情烦躁。

3)实验室及其他检查:血常规:EOS% 35.9%,AEC 3.15×10^9/L,肝肾功、尿常规、便常规未见明显异常;免疫学检查:IgE 3.096×10^3U/ml;输血 8 项、血沉、CRP、粪便寄生虫及幼虫鉴定、真菌涂片(甲屑):未见明显异常。肿瘤标志物:SCCAg 13.0ng/mL,余(-);影像检查:肝胆胰脾肾、下肢深静脉、浅静脉超声:未见明显异常。

(3)护理诊断 / 问题

1)舒适改变　与疾病引起的瘙痒有关。

2)有感染的危险　与搔抓后引起皮肤破溃有关。

3)睡眠形态紊乱　与剧烈瘙痒有关。

4)焦虑:疾病反复发作及急性期病情致患者不良情绪。

(4)护理目标

1)患者主诉瘙痒症状缓解。

2)患者住院期间未出现继发皮肤感染,无新的皮肤破损出现。

3)患者夜间可持续睡眠 5~6 小时。

4)患者情绪平稳,心态平和,能够配合治疗。

(5)护理措施

1)护理问题　舒适改变:因疾病引起的瘙痒症状。

护理措施:①保持病室环境安静、整洁,室内温湿度适宜,定时通风,保持空气清新。②保持床单位清洁、干燥。指导患者穿着柔软、透气的棉质贴身衣裤,避免紧身衣物,减少摩擦刺激。③保持局部皮肤清洁,不使用碱性较强的清洁用品,不使用过热的水烫洗,减少局部刺激,避免抓挠,避免感染。④洗澡不宜过勤,尤其是北方城市或秋冬季等干燥时节。洗浴后及时使用护肤乳液或护肤油,加强润肤护理。⑤有过敏史患者,避免接触过敏原。

2)护理问题:有感染的危险　与搔抓后引起皮肤破溃有关。

护理措施:①每日定时监测患者体温变化,每日定时开窗通风,同时注意保暖;②医护加强手卫生,严格执行无菌操作;③指导患者遵医嘱按时用药,控制病情、缓解瘙痒症状,以减轻搔抓行为;④指导患者瘙痒时,避免直接抓挠,可使用手掌局部按压、拍打或按摩,剪短指甲,及时更换污染的衣裤。

3)护理问题:睡眠形态紊乱　与剧烈瘙痒有关。

护理措施:①夜间瘙痒感觉会强于日间,指导患者服药时间应选在睡觉前 1 小时;②晚上睡前不做剧烈活动,不看刺激情绪的电视、书籍等内容,睡前避免饮用咖啡、浓茶等;③如夜间入睡困难,可遵医嘱予镇静安眠类药物,给予患者药物宣教及安全宣教;④遵医嘱睡前使用外用止痒药物,以缓解夜间瘙痒。

4)护理问题　焦虑:疾病反复发作及急性期病情致患者不良情绪。

护理措施:患者因疾病病程长,且反复发作,长期剧烈瘙痒可导致心情烦躁,负面情绪明显,容易对治疗缺乏耐心和信心。应关心体贴患者,同情理解患者的不良体验,仔细倾听患者的倾诉,耐心为患者讲解疾病和治疗相关内容,加强与患者的有效沟通,解除其顾虑,缓解其焦虑情绪,使患者重拾信心,积极配合治疗。

(6)健康指导

1)指导患者选择高热量、高蛋白、高维生素、易消化饮食。避免食用辛辣刺激、海鲜、烟酒、浓茶、咖啡等刺激或易致敏食物。

2)嘱患者保持心情愉悦,避免紧张、焦虑等不良情绪。作息规律,养成良好生活习惯。

3)告知患者日常保持皮肤清洁,也不可过度清洁。加强润肤护理,特别是洗浴后。

4)嘱患者遵医嘱按时复诊,规律用药,不私自停药、减药。如病情出现反复,及时就诊。

(八) 急诊科护理

急诊科(emergency department)是医院急症诊疗的首诊场所,也是社会医疗服务体系的重要组成部分。急诊科实行 24 小时开放,承担来院急诊患者的紧急诊疗服务,为患者及时获得后续的专科诊疗服务提供支持和保障。急诊实行首诊负责制,对危重急诊患者按照"先及时救治,后补交费用"的原则救治,确保急诊救治及时有效。急诊还承担突发公共卫生事件或群体灾害事件的应对工作,制订有常见的急危重症的抢救流程和绿色通道及应急处置预案。

急诊护士应当经规范化培训合格,掌握急诊、危重症患者的急救护理技能,常见急救操作技术的配合及急诊护理工作内涵与流程,并定期接受急救技能的再培训,急诊的临床带教工作需要在保证临床患者安全的基础上,重点培养强化急救意识及急诊思维,将病情识别能力、应变能力、沟通能力、分析解决问题能力作为临床带教的重点内容,指导实习护士提高急救思维及技能。

1. 急诊环境布局与分区　急诊科设在医院内便于患者迅速到达的区域,比邻门诊,入口通畅,设有无障碍通道,方便轮椅、平车出入,并设有救护车通道和专用停靠区。设有医疗区、支持区和公共设施区域。医疗区和支持区合理布局,有利于缩短急诊检查和抢救距离半径。

急诊流水治疗区及抢救区:以一楼平面展开,从应急出发,各功能部门的标志醒目,并设有清晰的绿色通道标识,布局应以减少交叉穿行、减少院内感染、方便患者就诊和及时抢救为原则,有益于患者顺利就诊及最大限度缩短诊前时间。预检分诊设在急诊科入口最醒目的位置,急救车到达护士能一目了然,光线充足便于检查患者,急诊抢救室邻近急诊分诊台,空间宽敞明亮,以便搬运和抢救患者。

(1)急诊流水治疗区:设有医疗区、支持区以及公共区域,医疗区包括分诊、就诊室(包括内科、外科、妇科、儿科、神经科、眼科、耳鼻喉科及口腔科诊室)、输液室、外科处置室等;支持区包括挂号、各类辅助检查部门(X 线检查、CT 室、B 超室)、药房、收费等;公共区包括卫生间、开水间、饮料自助机、自助化验报告打印机、共享轮椅及充电宝租用区。

(2)抢救室:急诊科抢救室临近急诊入口,邻近急诊分诊台,空间宽敞,光线充足,设置一定数量的抢救床,抢救室内备有完好的急救药品、器械及处于备用状态的心肺复苏、监护仪、除颤仪、呼吸机、负压吸引、心电图机等抢救设备以及气管插管和气管切开用物、常用液体、抢救药品等,并应具有必要时施行紧急外科处理的功能。

(3)留观室:留观为半开放式布局,床位数量以医院床位总数 2%~3% 为宜,患者留观时间原则上不超过 72 小时。主要收治急诊流水诊区初步处理后需要留院观察的患者,以及抢救室病情趋于稳定的患者,配备有病床、监护仪、供氧设备、负压吸引装置、注射泵、胃肠营养泵、各种药品及抢救设备等,设置为独立单元,便于使用和管理,为患者进一步救治与护理提供条件。

(4)急诊综合病房:综合病房为封闭式病房布局,保障了患者的治疗条件私密性和舒适性。医疗设施主要有病床、输液导轨(或输液架)、医疗带等。其他设施包括隔帘、灯具、桌椅、储物柜、卫生洁具、电气设备等。室内环境还应考虑安全、清洁、方便等因素。主要收治病情基本稳定,需要延续治疗护理的患者,患者多合并多系统、多专科的临床问题。

(5)急诊重症监护室(EICU):是急诊科集中监护和救治危重患者的医疗单元,为独立监护病室单元,多床监护病室每张床使用面积应不少于 $15m^2$,床间距大于 1m,EICU 病房具有独立通风系统,加装层流设备。配备完善的床头功能设备带包括电源、氧源、负压、信息等功能支持;床旁监护系统包括心电、血压、血氧饱和度、血流动力学等功能支持;多功能病床和预防压力性损伤的气垫;心肺复苏抢救及除颤装备;还配有电子降温毯、输液加温器、血滤机、呼吸机、纤维支气管镜、ECMO 等床旁急救及诊断设备。治疗模式注重疾病的病理生理演变过程和治疗的整体性,应用先进的诊断、检测、监护及治疗设备和技术,对患者病情进行连续、动态的定性和定量观察,并通过有效干预,对危重患者提供规范性、针对性的生命支持。

2. 急诊各区域工作特点及要求　急诊护士承担了患者到达急诊后的医疗急救与护理工作,包括对患者进行快速的分级分诊,急诊检查及危重患者生命的急救处理,以及对患者的对症处理和治疗。不同区域及不同岗位的急诊护士所承担的工作内容不同,但各岗位互相配合,共同完成患者的救治工作。

(1)急诊分诊台工作特点及要求

1)工作特点:所有就诊的患者通过分诊护士的主观评估及客观评估,按照患者的病情程度,分为 I 至 IV 级。分诊人员评估要做到:重点询问和评估,包括气道、呼吸、循环、神志等方面;迅速掌握主要症状、主诉、生命体征等指标;分诊思路为从重症到轻症,将致命性疾病放在首位。分诊评估的内容包括患者基本资料、来院方式,以及患者客观观察指标、主诉、症状、体征、目前主要的问题(表现)、相关的病史、相关的检验结果、初始分诊级别(必要时填写再次分诊的时间和原因)、评估和治疗的区域、候诊时间、可能采取的抢救或治疗措施等;分诊评估不是为了诊断,但如果时间允许,初步的筛查和及时检验可在分诊时进行。有效沟通应贯穿始终,保障整个流程的顺畅。沟通的有效性主要体现在两方面,一是与患者或家属的沟通,包括"以人为本"的理念和"以患者为中心"的服务思想应始终贯穿于患者整个就诊过程中,对待患者要耐心、细心、态度和蔼,以及了解病情要全面且重点,沟通中引导并发现患者的主要及紧急的临床问题;患者具有"知情权",要交代清楚患者的危重程度与就诊级别、就诊区域与候诊时间、已经采取的或即将采取的医疗照护措施等。另一个是与医务相关人员的沟通,包括与各区域接诊的医生或护士进行患者信息的完整交接,尤其是患者病情危重程度、急需采取的诊疗措施、特殊事宜的注意事项等;与院内各部门的沟通,如医务处、病案室、化验室、警务处等;与院外机构的沟通,如 120、999,派出所、卫生行政部门等。

2)要求:实习学生需掌握操作技术包括生命体征测量,12 导联心电图及指测血糖;掌握急诊分级分诊流程,并在带教老师指导下进行初步分诊及使用分诊系统;掌握护患沟通交流的技巧;熟悉分诊台的工作环境及工作流程。分诊台实习学生可独立承担的操作项目:测量生命体征、心电图测量、氧气吸入;需在带教老师指导下承担的工作:抽血、测血糖、术前准备(备皮、填写手术交接单等)、更换引流袋;严禁独立操作,但是可作了解的项目:胃管置入术、尿管置入术。

急诊预检分诊流程图见图 5-27。

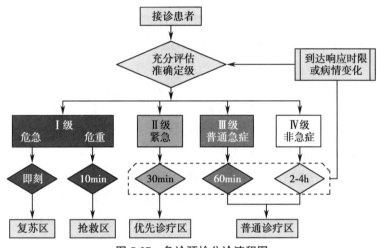

图 5-27 急诊预检分诊流程图

(2)急诊输液室工作特点及要求

1)工作特点:急诊输液室承担分诊级别为Ⅲ、Ⅳ级患者的临时治疗给药工作,主要包括静脉输液治疗、输血、吸氧雾化以及各种注射治疗。患者流动性大,治疗工作量大,容易发生差错及纠纷。

2)要求:严禁实习生独立执行医嘱,严格执行查对制度及患者身份识别制度,做好标准防护、防止针刺伤。熟练掌握基础操作技术:静脉输液、氧气雾化吸入法、各种注射法;掌握急诊常用药物输入注意事项及配伍禁忌;掌握护患沟通交流技巧;熟悉输液室的工作环境及工作流程。实习学生可独立承担工作:测量生命体征;更换床单位;维护秩序;整理环境;引导患者就位。实习学生需在带教老师指导下承担的工作:配液、换液、拔针、静脉输液;皮下注射、肌内注射、皮内注射;吸氧、雾化吸入;静脉采血;测血糖;尿管置入术;无菌吸痰术;更换输液贴膜等。实习生严禁独立操作,但可了解的工作:动脉血气分析、3 岁以下儿童指尖采血、接收患者药物、操作电脑系统打印治疗单化验单等。

(3)急诊抢救室工作特点及要求

1)工作特点:分诊级别为Ⅰ级和Ⅱ级的患者进入抢救室进行救治,承担危重患者(如呼吸心搏骤停、严重心律失常、循环休克、严重创伤、急性中毒、消化道大出血、急性脑血管意外等)的抢救工作。患者病情重,需要多种生命支持手段如:心肺复苏、人工气道建立呼吸机辅助呼吸、深静脉置入血管活性药物应用以及床旁急救技术如 ECMO、CRRT、电复律及电动洗胃术,抢救室护士需要有较强的危重症识别能力、应急反应能力以及急救配合能力。

2)要求：严禁实习生独立执行医嘱，严格执行查对制度及患者身份识别制度。熟练掌握各项基础操作；掌握监护仪及注射泵的使用；掌握护患沟通技巧；熟悉抢救室环境及流程；熟悉危重症患者的抢救流程及医护配合；熟悉危重症患者的基础护理及专科护理；了解特护记录单的规范书写；见习气管插管和 CRRT 患者的护理。实习生可独立承担的操作项目有：测量生命体征并录入、冰袋物理降温、更换被服、整理床单位、尿道口护理、协助大小便、更换输液贴膜、更换胃管固定胶布、心电图测量、协助患者进食或吃药。实习生需在带教老师指导下承担的工作：口腔护理、翻身拍背、输液、注射、雾化、换液、配置药液、抽血、测血糖、套管针留置、胃管置入术、尿管置入术、更换引流袋、身体约束、无菌吸痰术、注射泵、胃肠泵、监护仪使用。实习生严禁独立操作，但可了解的项目：呼吸机、血滤机、ECMO。

（4）急诊留观室工作特点及要求

1）工作特点：留观室主要收治经初步救治病情趋于稳定的患者、因病情原因需要留院观察的患者。患者涉及多个专科，以内科患者居多，患者病情不稳定，易发生病情变化。留观实行一患者一陪护，与各科室医生沟通患者治疗用药、与患者及家属的有效沟通以及保证患者的诊疗护理质量是留观的重点工作内容。

2）要求：严禁实习生独立执行医嘱，严格执行查对制度及患者身份识别制度。熟练掌握各项基础操作；掌握监护仪、注射泵及胃肠营养泵的使用；掌握常见引流管（ERCP、PTCD、腹腔引流管、空肠营养管等）护理要点、掌握护患沟通技巧；熟悉留观室环境及工作流程；熟悉病房疫情管理制度；了解急诊特护记录单及一般护理记录单的书写规范。实习生可独立承担的操作项目：测量生命体征并录入、冰袋物理降温、更换被服、整理床单位、尿道口护理、协助患者大小便、更换输液贴膜、更换胃管固定胶布、监护仪使用、心电图机使用。实习生需在带教老师指导下承担的工作：口腔护理、翻身拍背、输液、注射、雾化、换液、配置药液、抽血、测血糖、套管针留置、胃管置入术、尿管置入术、更换引流袋、身体约束、压力性损伤换药护理、无菌吸痰术、注射泵及胃肠泵使用。

（5）急诊综合一病房工作特点及要求

1）工作特点：急诊综合一病房收治内科及外科术后的患者，内科涉及多个专科如免疫、内分泌、血液、呼吸、心内科等，患者多合并多系统问题如心脏疾病合并消化道出血、系统性红斑狼疮合并肺部感染等；外科多为急诊手术术后患者如阑尾炎术后、胆囊切除术后及胃肠造瘘术后。急诊手术无固定时间，需要灵活机动安排病房工作。

2）要求：严禁实习生独立执行医嘱，严格执行查对制度及患者身份识别制度。熟练掌握各项基础操作；掌握常见标本的留取方法；熟悉出入院流程、一般护理记录单及特护记录单的书写规范。实习生可独立承担的操作项目包括：测量生命体征、冰袋物理降温、更换被服、给清醒患者喂饭喂水、尿道口护理、更换输液贴膜、更换胃管胶布等；需在带教老师指导下承担的工作：输液、注射、雾化、换液、配置药物、抽血、测血糖、鼻饲喂药、留置套管针、留置胃管、留置尿管、更换引流袋、患者身体约束、压力性损伤护理、吸痰等；严禁独立操作，但可了解的项目包括：心肺复苏术（CPR）、除颤、危重症患者转运。

（6）EICU 工作特点及要求

1）工作特点：EICU 主要收治病情危重的内科患者以及需继续行高级生命支持的外科

术后患者。患者护理级别为特级护理,病情危重需要进行多种监测手段如动脉血压监测(ABP)、中心静脉压监测(CVP)、血流动力学监测(PICCO)等;患者往往存在多系统合并症,需多种生命支持技术如 ECMO、CRRT、血浆置换、高流量吸氧、呼吸机辅助呼吸等;重点在于危重症患者的病情观察及精细的基础护理(包括翻身拍背)及专科护理。

2)要求:严格执行查对制度及无菌原则,严格遵守手卫生原则,认真执行手卫生;熟练掌握各种基础操作及危重患者基础护理;掌握监护仪、胃肠泵、注射泵的使用;掌握危重症患者的病情观察要点;熟悉深静脉换药、气管切开换药以及气管插管患者的口腔护理规范;熟悉俯卧位通气的操作流程及实施要点;熟悉危重患者早期活动的重要性及操作流程;了解血流动力学监测相关内容及操作流程;了解重症护理记录单的书写规范。

3. 急诊绿色通道

(1)急性心肌梗死绿色通道

1)工作目标:患者抵达医院后有指征且无禁忌证,即可开始溶栓及经皮冠状动脉介入治疗(PCI),30 分钟内行溶栓治疗;90 分钟内行 PCI 治疗。

2)工作流程:①患者就诊 10 分钟内,分诊台护士须完成胸痛患者病情评估(测量血压 / 心率 / 血氧饱和度 /18 导联心电图),通知急诊总值班(31991),明确急性心肌梗死的患者直接入抢救室。抢救室医生须完成询问病史、判断病情、给予常规化验及初步处理,请心内科(白天)/ 内科总住院(夜间)会诊;心梗 3 项、血常规、肝肾功能、凝血等常规化验,并启动运送样本,同时电话告知检验科;患者吸氧、心电监护、床上卧位、硝酸甘油泵入,阿司匹林、硫酸氢氯吡格雷片嚼服等操作[必要时,吗啡皮下注射止疼(5 分钟后可重复给药)]。抢救室护士建立静脉通路,完成抽血,协助抢救室医生。②患者就诊 30 分钟内,心内科 / 内科总住院医师进行会诊(根据病情,迅速评价溶栓、PCI 指征与禁忌证);呼叫 PCI 团队,并开住院证。③患者就诊 60 分钟内,心内科医师向拟行急诊 PCI 治疗的患者 / 家属交待病情,签署知情同意书;为患者完成术前准备,送心内科导管室。④患者就诊 90 分钟内心内导管室团队完成球囊扩张术。

3)患者去向:PCI 术后转入 CCU 住院治疗。

(2)卒中绿色通道

1)工作目标:卒中患者抵达医院后有适应证指征或无禁忌证者,60 分钟内(争取 30 分钟内)开始溶栓治疗。

2)工作流程:①患者就诊 5 分钟内,分诊护士须完成患者病情评估,生命体征不稳定的患者,联系急诊总值班是否直接进抢救室,生命体征平稳、可疑卒中者,联系神经科一线,填写卒中绿色通道信息表。②患者就诊 15 分钟内完成以下内容:神经科一线需完成到分诊台接诊,完成简要病历,粗测 NIHSS 评分;开具化验检查等,通知家属缴费。分诊护士须完成联系急诊总值班,联系神经科总值班,联系放射科总值班;急诊总值班需联系溶栓团队、推溶栓床;溶栓护士(由抢救室护士担任)建立静脉通路、抽血,溶栓团队陪同患者到 CT 室行头颅 CT 检查。③患者就诊 60 分钟内(争取 30 分钟)进入 CT 室开始静脉溶栓治疗 + CTA 检查,流程包括:完成填写卒中绿道信息表,完善溶栓检测表、追结果,核对病情及禁忌证,沟通再灌注治疗及 CTA 检查,联系急诊总值班抢救室做接收准备,与家属签署静脉溶栓知情同意书、CTA 检查同意书。在患者就诊的 60 分钟内,溶栓护士须完成心电监护,配置溶栓药物、给药,留置 18G 套管针,为 CTA 做准备。CTA 检查后,患者进入抢救室继续溶栓治疗,完善后续评估,根据 CTA 阅片结果确定患者是否需要介入科行血管内治疗。

3)患者去向:溶栓后收入神经科病房,如床位紧缺,可联系收入 ICU、MICU 或暂时抢救室治疗。

(3)急性心衰绿色通道

1)工作目标:15 分钟内完成病史询问、体格检查、描记 12 导心电图进行分析,完成初步评价和处理;30 分钟内无改善者行无创 / 有创机械通气;60 分钟内取得基本辅助检查结果,调整治疗方案。

2)工作流程:① 15 分钟内需完成:分诊护士对患者病情评估,测量血压、心率、血氧饱和度、心电图,通知急诊总值班,病情危重者进抢救室。抢救室医生简要询问患者病史,判断病情,给予常规化验和初步处理;为患者行常规化验(心梗 3 项、BNP/NT-proBNP、血常规、肝肾功能);给予初步处理[吸氧、心电监护、端坐位腿下垂;吗啡 5~10mg 皮下注射或静脉推注;平均动脉压大于 70mmHg 者,给予利尿扩血管(速尿 20~40mg 静脉推注;硝普钠 50mg+0.9% 氯化钠溶液 40ml,微量泵泵入);西地兰 0.4mg 静脉入壶或缓慢静脉推注(平时口服地高辛者,西地兰剂量减半)]。抢救室护士建立静脉通路,完成抽血。② 30 分钟内完成以下内容:若经上述处理患者病情仍不改善,应根据病情给予无创通气;若患者出现呼吸频率下降、高碳酸血症以及神志不清等呼吸肌疲劳的证据需要考虑进行气管插管、有创通气。③ 60 分钟内完成以下内容:完成床旁胸片检查;取得前述常规化验结果;根据辅助检查结果,寻找并治疗心衰的诱因,调整治疗方案。

3)患者去向:病情迅速控制,诱因已去除者,结束留观返家;病情控制不理想者,收入院继续治疗。

(4)急性呼吸衰竭绿色通道

1)工作目标:15 分钟内分诊并完成初步评估及处理;30 分钟内初步处理无改善者行无创 / 有创机械通气;60 分钟内取得基本检查结果后,再次评估病情,调整治疗方案。

2)工作流程:

① 15 分钟内完成:分诊护士对患者进行病情评估,测量血压、心率、血氧饱和度;通知急诊二线;护送病情危重者进抢救室。抢救室医生简要询问患者病史,判断病情,给予常规化验和初步处理[常规化验包括 D- 二聚体、血常规、肝肾功能,给与初步处理包括吸氧、监护,鼻导管吸氧不能改善症状者考虑用面罩通气]。抢救室护士为患者建立静脉通路,完成抽血。② 30 分钟内完成:若经上述处理患者病情仍不改善,应根据呼吸衰竭分型给予无创通气;若患者出现呼吸频率下降、高碳酸血症以及神志不清等呼吸肌疲劳的证据需要考虑进行气管插管、有创通气。③ 60 分钟内完成:完成床旁胸片检查,取得前述常规化验结果,根据辅助检查结果,寻找并治疗呼衰的诱因,调整治疗方案。

3)患者去向:收入监护病房继续治疗。

(5)严重创伤急诊绿色通道

1）工作目标：需要进行手术者,60~90 分钟内送入手术室。

2）工作流程

①患者来诊后 15 分钟内完成：分诊护士初步判断患者病情,严重多发创伤患者直接入抢救室,通知创伤急救小组；抢救室医生监测患者生命体征,采集病史并查体,完成患者的初步创伤评估,给予患者对症支持治疗,完成 FAST 超声检查,必要时启动紧急输血预案；抢救室护士建立静脉通路〔建议用手术室套管针采血(包括血常规、生化、凝血、血气、感染四项、配血等)〕,并启动发送检验样本,同时电话通知检验科；急诊总值班和外科住院总医师：确定会诊专科,并立即电话通知(注：感染四项虽包括在初步采血项目中,但不必在术前获得结果。严重失血性休克病例同时由急诊总值班和医务处电话通知启动紧急输血预案专科会诊)。② 25 分钟内完成以下内容：专科接到电话后 10 分钟内到达现场,快速评价专科情况,并以书面形式提出专科会诊意见。③ 50 分钟内完成以下内容：取得采血项目(除感染四项外)的检验结果；完成超声、床旁胸片、CT 等检查。④ 60~90 分钟内确定治疗方案,完成手术准备〔有手术指征的外伤性胸、腹腔内出血、开放性骨关节损伤等创伤病例,确定手术方案,完成手术准备,60 分钟内进手术室；病情复杂,需多科协作者,由医务处组织急诊、相关手术科室、麻醉科、手术室、ICU 等科室会诊协商,确定手术方案,来诊90 分钟内送入手术室〕。

3）患者去向：患者术后常规回 ICU 病房；会诊患者经由专科协商,依据患者病情相关程度决定患者归属,协商困难时由医务处仲裁解决。

(6)急性颅脑损伤急诊绿色通道

1）工作目标：需要进行手术者,60~90 分钟内送入手术室。

2）工作流程

①患者来诊后 15 分钟内完成：分诊护士初步判断患者病情,重症急性颅脑损伤患者直接入抢救室,通知急诊总值班、急诊外科值班医生；抢救室医生监测患者生命体征,采集患者病史并进行查体,完成初步神经功能评估,对症支持(抬高床头、根据情况予脱水降颅压治疗,必要时紧急气管插管)；抢救室护士建立静脉通路,抽血查血常规、生化、凝血、血气、感染四项,完成配血、心电图检查等；急诊总值班和外科住院总值班则应立即电话通知神经外科会诊。② 25 分钟内完成：神经外科接到电话后 10 分钟内到达现场,快速评价专科情况。③ 50 分钟内完成：取得采血项目(除感染四项外)的检验结果,完成超声、床旁胸片、CT 等检查。④ 60~90 分钟内完成：确定治疗方案,完成手术准备〔急诊及神经外科：60 分钟内确定手术方案,完成手术准备；ICU、MICU、麻醉科接到通知后 15 分钟内完成会诊；手术室接到手术通知后确保 30 分钟内进手术室；如需要 CT 血管造影(CTA)等特殊影像检查,30 分钟内完成补充放射检查,90 分钟进入手术室；若患者病情复杂,医务处(院总值班)应于 30 分钟内协助完成组织多科会诊及完成院方签字,确保患者 90 分钟内进入手术室〕。

3）患者去向：患者术后回神经外科监护病房。

(九) 手术室护理

手术室(operating room, OR)是患者进行诊断、治疗和紧急抢救的重要场所,也是医疗机构重要的技术部门,体现了现代医学技术与工程技术的高度融合。随着医疗设备和手术器械的不断创新与应用,手术诊疗技术向精准医疗方向发展,手术室护理专科化和亚专科化成为必然趋势,护理模式从以手术为中心转变为以患者健康为中心的围手术期护理模式。

手术室护士承担着患者手术过程中生理、心理、社会、文化和精神等方面的照护和手术治疗协助工作,使患者保持最佳身心状态接受手术;同时,也负责手术室管理与患者手术服务,包括医疗机构手术室平台运营效率、质量安全管理与人文服务。手术室临床护理教学内容应以临床安全为保证,以临床护理教学为核心,在具有教学资格的手术室护士指导下开展临床工作。

1. 手术室布局与环境 手术室工程是由多学科、多系统、多功能组成的系统工程,手术室位置应设在与手术科室、重症监护病房同一楼便于相互联系,缩短运送患者距离,有利于保护患者安全。手术室应毗邻血库、病理科、放射科、药剂科、供应室等医技科室。严格实施人流、物流分开,清洁、污染分开的工作流程。

(1)环境要求

1)洁净手术室:采取一定空气洁净技术,使空气菌落数和尘埃粒子数等指标达到相应洁净度等级标准的手术室。

2)温度:洁净手术室温度应控制在21~25℃。

3)相对湿度:洁净手术室的相对湿度应控制在30%~60%。

(2)手术室内区域划分:手术室平面布局应符合卫生学和工作流程的要求,遵循二区四通道原则,二区即洁净区和非洁净区,四通道包括患者通道、工作人员通道、清洁物品通道、污染物品通道。有明确的人流、物流通道,做到无菌物品和污染物品分开。分区的目的是控制洁净手术区域内尘埃和微生物浓度,防止手术患者发生院内交叉感染。

1)洁净区:包括手术间、刷手间、手术间内走廊、无菌物品间等。洁净要求最为严格,是患者实施手术区域,应设在内侧,非手术人员或非在岗人员禁止入内。洁净辅房包括无菌器械室、敷料室、药品储藏间、设备间、手术间外走廊等。具有存放无菌物品、手术药品和手术设备等功能。

2)非洁净区:包括办公室、资料室、值班室、更衣室、医护人员休息室和手术患者家属等候区。非洁净区一般设在最外侧,有条件可分楼层设置。

(3)主要房间配置

1)手术间:洁净手术间可分为5级,即5、6、7、8、8.5级。根据手术切口级别将手术安排在相应洁净等级的手术间内进行手术。

2)刷手间:宜采用分散布置的方式,以便手消毒后的手术人员通过最近的距离进入手术间。通常每2~4个手术间设刷手间1个。

3)无菌物品间:用于存储无菌手术器械、敷料、一次性手术用品等。

4)术后恢复室:配备有病床、氧气、负压吸引装置、监护仪、呼吸机、输液泵、暖风机、各种药品及抢救设备等。供手术患者术后呼吸、循环的继续监护。

5)药品间:用于储存手术室内的各种注射液、常用药物、急救药物、麻醉药物、消毒液等。备有冰箱、保险柜等存放特殊管理要求的药品。

(4)装备及配置

1)建筑基础设备：手术室建筑时的基本装备是指为洁净手术室应配备的与手术室平面布置和建筑安装有关的基本设施，是必不可少的建筑设备，包括控制面板、医用气源管道、观片灯、冷暖箱、物品柜、电脑壁柜、天花照明、电源插座等。

2)基础医疗装备：基础医疗设备是指手术间建设过程中必须安装的医疗设备，包括无影灯、吊塔和手术床，有条件的医院建议基建部分设计好一体化手术室和复合手术室(DSA、MRI、CT)设备安装。

3)专科仪器设备：开展专科手术类别必需的医疗设备，如显微镜、腔镜设备、超声刀、动力系统等。

2. 手术室实习护士工作内容　手术人员必须有明确的分工和职责，同时又需要相互协助和配合才能顺利完成手术。每台手术人员配备包括手术医师、麻醉医师、护士、技术人员和其他工勤人员等。

直接参与手术的手术室护士可以分为洗手护士(scrub nurse)和巡回护士(circulating nurse)。洗手护士直接参与手术全过程，主要负责配合手术医师完成手术；巡回护士在固定的手术间内，与洗手护士、手术医师、麻醉医师配合并完成手术。

(1)巡回护士(实习)工作内容

1)手术前：查看手术通知表，了解拟实施手术名称、麻醉方式及患者相关信息(过敏史、实验室检查结果等)；协助带教老师确认手术所需物品、仪器、设备、手术体位用物等准备是否齐全；检查手术间环境，包括温度、湿度、照明、清洁状态等；核查患者身份，采用两种以上方法进行患者信息核查，如：开放式询问患者姓名、检查腕带等；能够掌握手术患者转运交接制度，检查所带药品、影像学资料等，确认患者术前意识状态、有无义齿、饰品等；患者转移至手术床时，应确认手术床与手术平车固定，告知患者移动注意事项，做好保障措施，防止坠床发生；做好患者心理沟通与人文服务，减轻患者术前焦虑。

2)手术中：根据手术及麻醉需要，选择静脉穿刺部位，实习护士可在带教老师指导下按《静脉治疗护理技术操作规范》建立静脉通路，妥善固定；按照临时医嘱单，与手术医师及带教老师确认后，根据规范配置术前抗菌药物；了解《手术安全核查制度》，在麻醉开始前、手术开始前、患者离室前，与麻醉医生、手术医生共同核对患者相关信息；麻醉过程中，在患者床旁给予保护，麻醉后，根据手术类型及时间，实习护士在带教老师指导下为患者留置尿管。在带教老师指导下，可协助洗手护士铺置无菌台，开启无菌物品，检查物品效期、包装质量等，确保无菌物品合格。检查和评估患者皮肤，遵循手术体位安置原则，与手术医师、麻醉医师共同安置手术体位，实施必要的防护与约束措施，避免受压、暴露等造成的损伤(实习护士可在带教老师指导下完成仰卧位体位摆放)；保护患者隐私，减少不必要的暴露，做好保暖，防止手术低体温发生；严格执行查对制度，给药、输血等操作时应在带教老师指导下完成；及时观察手术进程和患者病情变化，包括出血、用药、输液、输血、尿量、手术体位、核心体温等，发生异常可汇报带教老师并协助处理。

3)手术后：协助手术医师包扎伤口，保持患者皮肤清洁、衣物整齐，保护患者隐私，注意保暖；检查患者皮肤，如有损伤等异常，与手术医师共同确认，发生时，须在护理记录单上记录,与病区护士交接;保持管路通畅、标识清楚,固定稳妥;整理患者所带物品和护理文件,将患者安全送离手术室;整理手术间,物归原处,并补充所需物品。

(2)洗手护士(实习)工作内容

1)手术前:查看手术通知单,了解拟实施手术名称、麻醉方式、患者相关信息,必要时参加病例讨论,做好术前访视宣教;备齐手术所需物品,包括无菌物品、外科洗手用品、脚凳等,必要时请术者确认关键的器械和物品,如有疑问及时补充、更换;检查手术所需无菌物品及器械的灭菌标识和有效期;协助巡回护士安置患者,准备手术仪器设备等。

2)手术中:确认无菌台周边环境符合无菌操作要求,再次检查手术所需要无菌物品的灭菌标识和有效期;提前15~30分钟刷手,执行外科手消毒;铺无菌台,然后检查手术器械性能、完整性,确认手术器械是否齐全;执行手术物品清点制度,与巡回护士共同清点台上物品;遵循无菌技术操作原则,协助手术医师进行手术区域皮肤消毒,铺置无菌单,戴无菌手套;与巡回护士一起,连接好各类手术仪器,如高频电刀、吸引器、超声刀、冷光源等;关注手术进程,掌握手术步骤,熟悉主刀医生习惯,提前准备并正确传递手术器械,及时擦拭器械上血迹、污迹,传递前及使用后均应检查器械完整性;及时收回使用后的器械和物品,对使用中的器械、纱布、纱垫、缝针等应做到心中有数;监督手术医师使用特殊器械和电外科设备的安全操作;负责手术台上标本管理,严格执行手术标本管理制度;监督手术台上人员的无菌技术操作,严格执行手术隔离技术。保持无菌区域干燥整洁,不被污染,如有污染立即更换;做好标准预防,正确传递锐器,防止发生锐器伤;完成第四次手术物品清点后,告知手术医师手术物品数目正确。

3)手术后:协助手术医生包扎伤口,清洁手术区域皮肤,正确连接各种引流袋;执行手术标本管理制度,及时督促术后处理病理标本;遵循垃圾分类原则,锐器应放置在锐器盒内,避免造成锐器伤;做好器械的清理,及时与消毒供应人员交接。

3. 手术室内的无菌操作原则　手术中的无菌操作是预防切口感染和保证患者安全的关键,也是影响手术成功的重要因素,实习过程中应充分认识其重要性,严格执行并贯穿手术的全过程。

(1)无菌技术(sterile technique):是指在医疗、护理操作中,防止一切微生物侵入人体和防止无菌物品、无菌区域被污染的操作技术。

(2)无菌区域(sterile area):是指经过灭菌处理且未被污染的区域。

(3)保持无菌状态。

1)无菌区域内所有物品都必须经过灭菌,若无菌包破损、潮湿、落地或可疑污染时均应立即更换。

2)无菌屏障若被浸湿即失去无菌隔离作用,应加盖无菌巾或更换新的无菌单。

3)在进行无菌操作时应与无菌区域保持一定距离。

4)取放无菌物品时,应面向无菌区。

5)非无菌物品应远离无菌区,无菌物品一旦取出,即使未用,也不可放回无菌容器内。

(4)保持净化效果,保证手术环境。

1)手术进行时,应关闭手术间内、外走廊的门,尽量减少人员走动。

2)手术过程中保持安静,避免不必要的交谈。

3)咳嗽、打喷嚏时,应远离无菌区域。

4)手术间内的参观人数应根据手术间面积进行调整。

5)参观手术人员不可过于靠近手术人员。

4. 手术室内的无菌技术基本操作方法

(1)无菌持物钳的使用

[目的]

用于取放、传递无菌物品。

[操作方法]

1)检查有效期及灭菌标识,检查无菌包是否松散、潮湿、破损。

2)打开无菌包,左手持钳罐的下 1/3,右手持无菌持物钳柄,立起持物钳,放置于操作台面。

3)检查包内灭菌指示卡,并标记持物钳开启、失效时间。

4)使用时,手持持物钳,闭合钳端,将钳移至钳罐中央,垂直取出。

5)保持钳端向下,在腰部以上视线范围内夹取无菌物品,不可倒转向上。

6)用后闭合钳端,放置钳罐内。

[注意事项]

1)严格遵守无菌操作原则。

2)到距离较远处取物时,应将持物钳和钳罐一起移至操作处,就地使用。

3)不可夹取油纱、凡士林纱布以及液体内物品。

4)干燥保存法的持物钳使用时限为 4 小时。

(2)无菌包的使用

[目的]

用无菌布类包裹无菌物品以保持物品的无菌状态,供无菌操作用。

[操作方法]

1)检查有效期及灭菌标识,检查无菌包是否松散、潮湿、破损。

2)将无菌包托在左手上,右手用抓去包布外面的方法打开无菌包的四角,并将四角抓住。

3)稳妥地将包内物品放在无菌区域内。

[注意事项]

1)打开无菌包时,手只能接触包布四角的外面。

2)不可触及包内物品,不可跨越无菌面。

(3)取用无菌溶液

[目的]

供冲洗、无菌操作等使用。

[操作方法]

1)取盛有无菌溶液的密封瓶。

2)双人核对瓶签上的药名、剂量、有效期等,检查溶液有无沉淀、混浊。

3)用启瓶器撬开瓶盖,用拇指与示指将瓶盖翻起并拉出。

4)另一手拿溶液瓶,瓶签朝向掌心,倒出少量溶液旋转冲洗瓶口,再由原处倒出溶液至无菌容器内。

［注意事项］

1)不可跨越无菌区。

2)在无菌容器上方 20~30cm 处倾倒。

3)已经开启的无菌溶液,24 小时内有效。

(4)穿无菌手术衣

［目的］

避免和预防手术过程中医务人员衣物上的细菌污染手术切口,同时保障手术人员安全,预防职业暴露。

［操作方法］

1)拿取无菌手术衣,选择较宽敞处站立,面向无菌区域,手提衣领,抖开,使无菌手术衣的另一端下垂。

2)两手提住衣领两角,衣袖向前位将手术衣展开,举至与肩同齐水平,使手术衣的内侧面对自己,顺势将双手和前臂伸入衣袖内,并向前平行伸展。

3)巡回护士在穿衣者背后抓住衣领内面,协助将袖口后拉,并系好三对系带。

4)戴好无菌手套。

5)解开腰间活结,将腰带递给台上其他手术人员,旋转后与另一侧腰带系于腹侧,使手术衣一叶遮盖背部。

［注意事项］

1)无菌手术衣的无菌范围为肩以下、腰以上及两侧腋前线之间。

2)未戴手套的手不可拉衣袖或触及其他部位。

5. 实习护士主要工作内容

(1)协助摆放常见手术体位:以仰卧位为例,仰卧位是最基本也是最广泛应用于临床的手术体位,一般指患者平卧,面部朝上的体位,多数头、面、颈、胸、腹、四肢等部位手术皆使用此种体位。

1)仰卧位对病理生理的影响。①呼吸的变化:从站立位变为仰卧位时,腹式呼吸减弱,胸式呼吸增强,腹腔脏器使膈肌上移,肺的功能余气量降低。在麻醉状态下,膈肌和呼吸肌的紧张度下降会进一步影响肺的功能余气量,影响气体交换,甚至会出现肺不张。在头低仰卧位时,由于腹部脏器的压迫,膈肌上移,肺容量降低,容易出现肺水肿、肺淤血等。②循环的变化:仰卧位时,患者腹部处于受压状态,特别是肥胖患者、腹部有较大肿瘤的患者、腹水患者、孕妇等,由于腹主动脉等大动脉受压,静脉回流减少,血压降低,组织器官的血液供应会受到一定影响,加上对呼吸的影响导致血液含氧量降低,组织氧供减少,抵御外界损害的能力相应下降。③受力的变化:人体站立位时,重心位于脊柱的前面,其重力线一般通过第四腰椎的腹侧,双侧足底是主要的受力面。而在仰卧位时,由于人体具有颈、胸、腰、骶 4 个生理弯曲,因而人体脊柱就像一个平放着的弹性曲梁,人体此时的主要受力点集中在枕部、双侧肩胛部、骶尾部、双侧肘部和足跟部。其中骶尾部是最主要的受力点。

2)仰卧位摆放规范。头部:采用正中仰卧位,头下垫舒适软垫保护。肩部可根据患者情况于肩下垫合适高度的硅胶垫以维持双肩功能位。手臂:手心朝向身体两侧,肘部自然略弯置于身旁,并使用手术中单约束,注意手术中单应平展,避免皱褶。下肢与足部:膝关节采用海绵卷支撑,使腿部与床面接触面积增大,同时采用双侧足跟保护垫,置于踝关节下方,可以有效减轻足跟局部压力。

3)其他常见手术体位:侧卧位、俯卧位、膀胱截石位等。

(2)术中输血护理操作

[目的]

1)维持血容量:补充血量,维持血容量,提高血压,抗休克,防止失血性休克。

2)纠正红细胞减少:可供给具有携氧能力的红细胞以纠正红细胞减少或其携氧能力降低所导致的急性缺氧血症。

3)纠正凝血功能:补充各种凝血因子以纠正患者的凝血功能障碍。

[操作要点]

1)根据病历内患者的检验结果书写取血单,携带取血专用箱至输血科取血。

2)取血者必须查对患者姓名、性别、病案号、病房、血型、有效期及交叉配血试验结果,检查血袋有无破损渗漏,血液颜色、形态是否正常等,核对无误后,签字确认并取回至手术间。

3)取回的血液制剂应由麻醉医生和巡回护士核对。

4)血液复温后,使用符合标准的输血器进行输血,并在输血记录单上签字。

5)输血前后用静脉用注射生理盐水冲洗。

6)严密观察受血者有无输血反应,如有异常应协助处理。

7)术中输血应遵循先慢后快的原则,但同时可根据病情等调节输血速度。

8)输血完毕后,将输血记录放至病历中,将空血袋低温保存24小时。

四、护理信息学的应用

(一) 医院信息系统

医院信息系统(hospital information system,HIS)是指利用计算机软硬件技术、网络通信技术等现代化手段,对医院及其所属各部门的人流、物流、财流进行综合管理,对在医疗活动各阶段中产生的数据进行采集、存储、处理、提取、传输、汇总、加工生成各种信息,从而为医院的整体运行提供全面的、自动化的管路及各种服务的信息系统。

1. HIS 系统的组成　医院信息系统整体可以划分为:①临床诊疗部分;②药品管理部分;③经济管理部分;④外部接口部分。其中,临床诊疗部分是工作中较为常用的版块,又可以分为门诊医生工作站、住院医生工作站、医嘱系统、护士工作站、临床检验系统、医学影像系统、手术麻醉系统。

2. 护士工作站的功能　护士工作站主要负责对医生日常开出的大量医嘱进行分类和执行,对患者每天发生的各种情况进行收集整理,协助病房护士对住院患者完成日常的护理工作,其主要功能有:①通过网络自动获取患者的基本信息和诊疗护理信息(病史、症状体征、检查、诊断、护理、治疗等)、费用信息。②支持对医嘱、处方的录入、审核、确认、执行及打印功能。③支持录入及打印体温单、医嘱单、护理计划、护理记录、护理评估等护理文档。④支持对患者的瞬时后台计费、费用查询、打印明细账。

(二)护理信息学

护理信息学是一门结合护理科学、计算机科学以及信息科学的新兴交叉学科,以在护理所有领域中管理和传递数据、信息、知识和智慧。在护理有关角色和背景中通过信息化结构、信息化程序、信息化技术推动数据、信息、知识和智慧的综合,以支持患者、护士和其他保健服务人员的决策过程。

护理信息学是应用信息科学理论和技术方法,去研究解决护理学科所提出的问题的专门学科。它是以护理学理论为基础,以护理管理模式和流程为规范,以医疗护理信息为处理对象,以护理信息的相互关系和内在运动规律为主要研究内容,以计算机网络为工具,以帮助患者、护士和其他保健服务人员解决护理信息各种问题,其供体学科是信息学,受体学科是护理学。

(三)护理信息系统

护理信息系统(Nursing Information System,NIS)是指一个由护理人员和计算机组成的能对护理管理和临床业务技术信息进行收集、存储和处理的系统,是医院信息系统的一个子系统。

1. 护理信息系统的构成 护理信息系统主要包括临床护理信息系统及护理管理信息系统两部分。①临床护理信息系统是指应用于临床护理过程中的系统,包括具备患者管理、医嘱处理、药品管理、费用管理等功能的住院护士工作站、临床护理记录系统以及各个专科护理系统,如重症监测系统、急诊护理系统、手术护理系统等。②护理管理信息系统包括护理质量管理信息系统、护理人力资源管理信息系统、护理科研、教学管理信息系统等方面。

2. 护理信息系统的作用 护理信息系统可大大提高护士的工作效率、有效地减少差错、支持临床决策,护理信息包括护理工作量、护理质量控制、整体护理、护士技术档案、护理教学、科研、护理物品供应、医嘱处理、差错分析、护士人力安排等护理信息。护理信息系统对信息的处理过程包括收集、汇总、加工、分析、储存、传递、检索等基本环节。

3. 护理信息系统产生的动因 护理信息系统的产生具有多种因素,例如减少医护差错、纸质护理记录的问题、多学科合作的需要、系统化整体护理的需要等。

(1)减少医护差错:减少医护差错是系统的根本驱动力。美国的调查数据表明,在一个普通的医院里,每给药5次就有一个错误发生,对患者的构成潜在伤害的占7%。而许多研究表明,在每年发生的几百万医疗错误中,可以预防的占70%,有可能预防的占6%,不可预防的占24%。Gartner Group的研究发现,医疗错误中常见的药物不良事件56%来自医生,34%来自护士,10%来自药剂师。而错误发生的主要原因是医、护、药人员对药品的信息掌握不充分和对患者的信息掌握不充分。

(2)纸质护理记录的问题:长期以来的传统纸质护理记录也具有潜在的问题。①重复记录。这种原始的重复手工劳动不仅费时,还容易出现遗漏、错误。②整体护理的记录占用了护士大量的时间。③纸质护理记录的不规范和分散使得查询、使用、评价都十分困难,无法适应现代护理需求。④纸质病历容易出现字迹潦草,用语不规范等问题。

(3)多学科合作的需要：护理工作是与患者接触最多、时间最长、对患者了解最全面的一项临床工作。通过建成 NIS 系统，护士从患者床边采集的各种数据可以为临床各科医务工作者所共享。

(4)系统化整体护理的需要：系统化整体护理要求以患者为中心，以现代护理观为指导，以护理程序为基础框架，将护理程序系统化地运用于临床和管理的工作模式，核心是护理程序和护理诊断。系统化整体护理会形成庞大、复杂的护理信息，构成巨大的护理文档书写压力，因此需要计算机技术的介入，而护理程序中信息科学的合理流动、处理过程为计算机信息技术处理提供了可能。系统化整体护理也因此成为 NIS 系统开发和应用的重要原因。

4. 护理信息系统的特征　支持临床护理的新一代信息系统至少具有以下几方面特征：①支持医嘱处理的全过程控制；②实现无纸化病房；③为护士提供决策支持；④提供先进的护理知识，包括如何确定对护理非常重要的数据；⑤为患者提供关于护理的信息；⑥提供通信设备，如可访问数据库，后者为护士提供实行整体化护理所需的信息，而这种整体化护理是实现循证医疗的需要；⑦实现护理信息与临床护理业务的无缝集成与互操作。

现在较流行的观点是临床数据支持护理决策，而不仅仅是记录护理的工作任务。这种观念的转变有助于从以任务为中心的系统转化到未来的系统模式。护理信息系统不仅仅是电子化档案柜和传送信息的设备，护士和设计者必须创造一种新的技术，它可以利用已输入系统的信息，把原始数据转化为更易被利用的格式，并为护士提出临床推理的依据。

5. 护理信息系统的主要功能

(1)决策支持功能：发达国家已开发并运用了辅助护士决策系统，我国的一些医院也尝试开发了护理信息的决策支持功能，建立了患者病情、护理诊断、相关因素、护理措施等字典库，设计了一些决策支持功能，使护士能利用这些字典库，在护理信息系统终端方便地通过相关选择完成护理记录，极大减少护理书写的工作时间，提高护理记录和护理工作的质量。

(2)为患者提供护理信息：护理信息系统的健康教育子系统具有为各种疾病提供护理知识的功能，患者可以通过设在门诊大厅或病房休息室的电脑终端自由查询、获取。另外，护士可为每一个患者制订护理计划，量身定制地提供个性化的"健康处方"。

(3)为护士提供护理知识库：也应具有自身的护理知识库，并提供在线查询检索，使护士能利用 NIS 方便地获取所需的护理知识。当然，如果这些护理知识是结构化的，则能发挥更大的作用。

(4)应用于护理管理：也可应用在护理管理中，有效地解决传统护理人员编配方法导致的护理人力资源分配失衡，不同程度地克服了"人浮于事"和"超负荷工作"等不良状况，实现了对护理人力资源动态、合理的调配，有效地提高了护理质量，增加了护士对工作的满意度。

6. 护理信息系统面临的挑战　护理信息系统当前面临的一大挑战是从医疗护理事务支持为主的系统向全面支持护士的临床护理业务转变。支持护理实践，不仅意味着护理信息系统要全面满足临床护理操作实务的要求，而且也意味着传统的手工的护理组织与流程要随着信息化的应用发生根本的改造与重建。另一大挑战是护理信息系统与医院信息系统、患者电子病案、区域卫生信息网络的集成。要集成就必须解决信息模型、数据表达与传输的格式化与标准化问题。护理知识库的建设是开发出高质量的临床护理决策支持系统的基础,如何从海量数据库中获取有用的知识,进行知识发现与数据的挖掘,同时还能使护理信息交互与共享,也是目前我国发展护理信息系统面临的一大挑战。知识发现单依靠信息技术人员是不够的,需要具备一定专业知识与信息技术能力的护理专家,与信息人员共同努力完成问题判断、确认与数据的挖掘,建立支持循证护理及以患者为中心的护理决策支持系统,促进护理信息的发展。

7. 护理信息系统发展与展望　随着护理信息学的发展,随之出现了一个新的护士群体——信息护士,他们在发展、运用、整合临床护理记录、电子病历、电子健康档案等临床资源方面发挥着重要的作用。护理信息学在美国的发展已初具规模,但我国还没有真正意义上的、专门的信息护士从事护理信息数据的管理及运用。目前,"智慧医疗"成为近几年我国卫生信息化建设关注的热点,它包括数字化医院和区域卫生信息化两部分,其目的是通过物联网、云计算等技术实现医疗机构的临床管理、运营管路、互联互通、业务协作等功能。"智慧医疗"呼唤高水平的护理信息人才,护理信息师、护理系统专家等复合型护理职业将会有广阔的发展前景。

(四)电子病历

1. 病历　病历是对患者发病情况、病情变化、转归和诊疗情况的系统记录,是医务人员在医疗活动过程中形成的文字、图标、影像等资料的总和,主要是由临床医师以及护理、医技等医务人员实现的,根据问诊、体格检查、辅助检查、诊断、治疗、护理等医疗活动所获得的资料,经过归纳、分析、整理而形成病历,分为门(急)诊病历、住院病历和中医病案。从描述格式上,病历主要有三种类型:以时间为顺序、以信息源为中心、以问题为中心。

2. 电子病历　电子病历也叫计算机化的病案系统或称基于计算机的患者记录,是用电子设备(计算机、健康卡等)保存、管理、传输和重现的数字化的患者的医疗记录,取代手写纸张病历。电子病历是医疗机构对门诊、住院患者(或保健对象)临床诊疗和指导干预的、数字化的医疗服务工作记录,是居民个人在医疗机构历次就诊过程中产生和被记录的完整、详细的临床信息资源。

3. 电子病历的内容　电子病历是患者在医院诊断治疗全过程的原始记录,它包含首页、病程记录、检查检验结果、医嘱、手术记录、护理记录等。电子病历不仅包括静态病历信息,还包括提供的相关服务,是以电子化方式管理的有关个人终生健康状态和医疗保健行为的信息,涉及患者信息的采集、存储、传输、处理和利用的所有过程信息。电子病历是信息技术和网络技术在医疗领域应用的必然产物,是医院病历现代化管理的必然趋势,其在临床的初步应用,极大地提高了医院的工作效率和医疗质量。

(五)移动护理信息系统

移动护理信息系统是护士工作站在患者床边的扩展和延伸,其解决方案以医院信息系统为支撑基础,以掌上电脑(PDA)为硬件平台,以无线局域网(WLAN)为传输交换信息平台,并通过条码技术作为患者和药品身份信息识别手段,充分利用 HIS 的数据资源,实现了HIS 向病房的扩展和数据的及时交换以及电子病历的移动化,让护理人员在临床服务中心实时采集数据和实时录入数据。

1. 移动护理信息系统的功能　移动护理信息系统主要有:①确认患者身份、查询与统计患者信息；②生命体征的实时采集；③出入量的录入、累加和查询；④医嘱查询、执行与统计；⑤患者护理过程的记录及护理工作量的统计；⑥护理质量查房移动记录；⑦条码扫描检验样本；⑧耗材的录入及费用显示；⑨字典库与护理工具库；⑩实时与信息传递等一系列功能。

2. 移动护理信息系统的应用　北京协和医院从 2002 年开始在呼吸科试用临床移动护理信息系统（PDA），2004 年底开始全员推行。2020 年起在全院范围全面推动移动护理车的临床应用。

3. 移动护理信息系统的优势　移动护理信息系统不仅优化了医护流程，提升护理人员的工作效率，同时杜绝了护理人员的医疗差错，极大地推动了医院的信息化建设和数字化发展趋势，主要有以下优势：①将电子病历移动化，将电子病历从桌面应用推向移动应用；②加强医护工作的过程管理和质量控制，提高医院管理效率和管理水平；③减少医疗差错和事故；④提高病床周转率，提升医院效益；⑤减轻医护工作人员的工作强度，提高医护人员的工作效率。

4. 移动护士站　移动护士站主要有以下功能：

（1）患者身份识别：所有住院患者均会佩戴具有唯一识别信息的条码腕带，护士通过手持 PDA 终端扫描患者腕带可以实现对患者身份的识别。

（2）查看床位列表以及等待入院患者列表。

（3）查看患者基本信息。

（4）进行入院评估以及血糖、出入量等数据的录入。

（5）查看医嘱信息。

（6）执行医嘱：药物医嘱以及化验医嘱双条码扫描匹配执行，即扫描患者腕带和药物（化验）条码执行医嘱。

5. 桌面护士站　桌面护士站围绕着护理人员的日常工作展开，提供的功能主要有医生医嘱执行、患者体征的采集以及对患者的各项评估评分等。

（1）床位平面图：通过床位平面图可以掌握病区的概况信息，例如手术患者、一级护理、二级护理、特殊隔离、陪住信息、过敏患者、新入院患者等。

（2）护理任务：①为了准确控制用药安全，所有的药物都会被条码化，除了静脉药物配置中心及中心药房生成的条码外，病区可以根据需要打印各种用药方式的条码。②三测单录入：可以浏览、修改和补录病区各个时间点生命体征的数值。③执行单打印：打印整个病区医嘱执行完成情况。

（3）医嘱：可以通过桌面护士站看到某患者的所有医嘱信息，包括长期医嘱、临时医嘱、即刻医嘱、预停医嘱等。

（4）护理电子病历：基础护理电子病历包括常规的医嘱执行、生命体征录入、患者各项护理文书的书写以及患者各项检查化验报告。①患者列表；②基本信息；③护理文书；④病历浏览。

五、患者安全文化

患者安全是体现医院护理服务质量的重要指标之一，与患者的身心健康和生命安全息息相关。患者安全是以患者为中心，发现安全隐患，采取必要措施，防范患者在医疗护理的全过程中发生意外伤害。实习护士在医院实习期间发生的护理安全事件不仅给患者造成伤害,同时也给学生本人和带教老师未来的职业生涯产生不良影响。因此,实习护士应懂得安全护理的重要性,具有评估影响个体及环境安全的知识和能力,在护理工作的各个环节把好安全关,努力为患者提供一个安全的治疗和休养环境,以满足患者的安全需要。

(一)影响患者安全因素

1. 患者因素

(1)感觉功能:感觉功能是识别和判断行动安全的必要条件,任何一种感觉障碍都会影响患者识别周围环境的危险而发生安全事件,如视力障碍患者易发生跌倒意外。

(2)年龄:年龄会影响患者对周围环境的感知,同时影响患者采取相应的自我保护行为,如儿童好奇心强,对潜在危险的认知有限,容易发生意外事件;老年人器官功能逐渐衰退,也容易受到伤害。

(3)健康状况:患者的健康状况与安全事件发生直接相关,如患者因身体虚弱、行动不便而发生跌倒;免疫功能低下易发生感染等。

2. 医务人员因素 主要指医务人员素质及数量,医务人员的思想素质、职业素质和业务素质的高低及人员配备是否合理均直接影响患者安全。

3. 医院环境因素 医院的基础设施、设备性能及物品配置是否完善规范,直接影响患者安全。

4. 诊疗方面的因素 诊疗手段在协助诊断、治疗疾病及促进康复的同时,也可能会成为安全事件发生的因素。如侵入性检查、手术等可能造成患者皮肤损伤或潜在感染等。

(二)患者安全评估

医院中可能存在多种影响患者安全的因素,医务人员应及时评估医院中是否有现存的或潜在的影响患者安全的因素,评估患者自我保护能力,采取相应的防护措施,确保患者处于安全状态,主要包括两个方面。

1. 患者方面

(1)患者意识是否清楚,精神状态是否良好。

(2)是否因年龄、身体状况或意识状况需要安全协助或保护。

(3)感觉功能是否正常。

(4)是否有影响安全的不良嗜好,如吸烟等。

(5)是否熟悉医院环境。

2. 治疗方面

(1)患者是否正在使用影响精神、感觉功能的药物。

(2)患者是否正在接受氧气治疗或冷热治疗。

(3)患者是否需要给予行动限制或身体约束。

(4)病房内是否使用电器设备,患者床旁是否有电器用品。

在评估患者安全需要后,护士应针对具体情况采取预防保护措施,为患者建立和维护一个安全舒适的环境。

(三)保护患者安全的措施

护士在评估患者的安全需要后,应对意识模糊、躁动、行动不便等具有潜在安全隐患的患者,采取必要的安全措施,如保护具、辅助器等,为患者提供全面的健康维护,确保患者安全。

1. 保护具的应用 保护具可用来限制患者身体某部位的活动,以达到保障患者安全与治疗效果的各种器具,使用前应取得患者及家属的同意与配合,短期使用,随时评价。常用保护具主要包括:

(1)床挡:用于预防患者坠床,临床常见半自动床挡护士应定期检查床挡支起时,锁扣功能是否完好(图5-28)。

(2)约束带:用于保护躁动的患者,限制或约束失控肢体活动,防止患者自伤或坠床。临床常用约束带有宽绷带、尼龙搭扣约束带、约束手套等,必要时可用大单作约束。

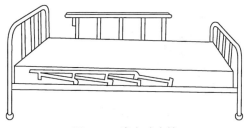

图 5-28 半自动床挡

1)宽绷带:常用于固定手腕及踝部。使用时,先用棉垫包裹手腕或足踝,再用宽绷带打双套结,套在棉垫外再稍拉紧,确保不影响血液循环,同时检查肢体不脱出,将绷带系于床缘。双套结见图5-29,宽绷带约束法见图5-30。

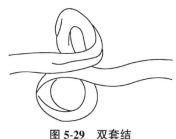

图 5-29 双套结

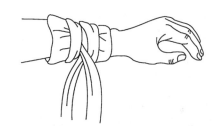

图 5-30 宽绷带约束法

2)尼龙搭扣约束带:用于固定手腕、上臂、踝部及膝部,使用时将约束带置于关节处,被约束部位衬棉垫,对合尼龙搭扣后将带子系于床缘(图5-31)。

3)约束手套:用于手腕固定,内置方抓板,可预防患者拔管、抓伤等。使用时将腕部尼龙扣对合,之后将系带固定于床缘(图5-32)。

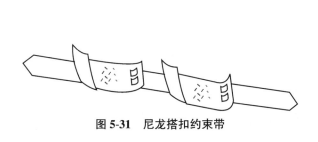

图 5-31 尼龙搭扣约束带

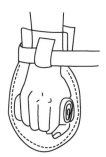

图 5-32 约束手套

4)大单:可用于肩部约束及膝部约束。肩部约束时可将枕横立于床头,将大单斜折成长条,作肩部约束;也可用大单进行膝部固定。肩部大单固定法见图 5-33,膝部大单固定法见图 5-34。

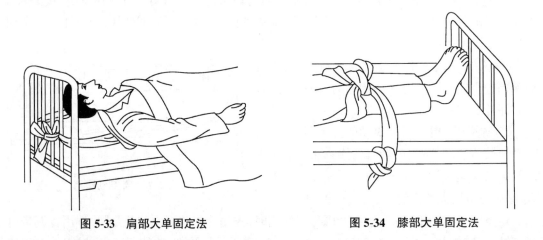

图 5-33　肩部大单固定法　　　　　　　图 5-34　膝部大单固定法

使用约束带时,应注意:①使用约束带时,应先取得患者及家属的知情同意。②保持患者肢体及各关节处于功能位,保证患者安全、舒适。③使用时,约束带下需垫衬垫,松紧适宜,并定时松解,每 2 小时放松约束带一次。④注意观察受约束部位的末梢循环情况,每 15 分钟观察一次,发现异常及时处理。⑤记录使用约束带的原因、时间、观察结果、相应的护理措施及解除约束的时间。

2. 辅助器的应用　辅助器是为患者提供保持身体平衡与身体支持物的器材,是维护患者安全的护理措施之一。常用辅助器有:腋杖(图 5-35)、手杖(图 5-36)、助行器(图 5-37),护士应做好患者评估,并协助、指导患者安全使用,患者使用辅助器的注意事项如下:

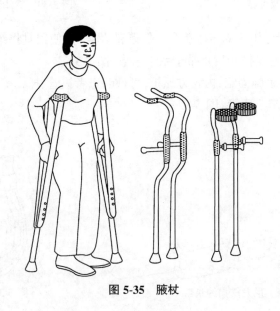

图 5-35　腋杖

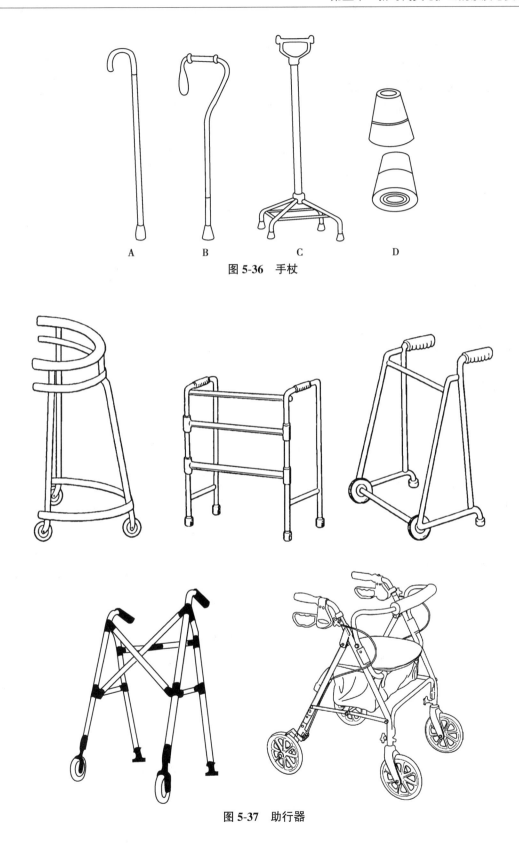

图 5-36 手杖

图 5-37 助行器

（1）使用辅助器时患者应意识清楚、身体状态良好、情绪稳定。

（2）协助患者选择适合自身的辅助器,不合适的辅助器与错误的使用姿势可导致腋下受压造成神经损伤、皮肤挫伤及跌倒,还会引起背部肌肉劳损和酸痛。

（3）患者手臂、肩部或背部应活动不受限制,以免影响手臂的支撑力。

（4）使用辅助器时患者的鞋要合脚、防滑,衣服宽松、合身。

（5）调整腋杖和手杖后要将全部螺丝拧紧,检查橡胶皮底垫摩擦力是否足够。

（6）使用辅助器时,应保持地面干燥、无障碍物,必要时备一把椅子,供患者疲劳或不适时休息。

 知识拓展

世界卫生大会设立每年9月17日为世界患者安全日。总体目标是在医疗照护方面改善患者安全,加强全球对患者安全的认识,促使公众参与卫生保健安全,促进全球行动,以预防和减少医疗保健中可避免的伤害。世界卫生大会每年都会开展一项患者安全主题的运动。

2020—2021年世界患者安全日目标:促进和改善卫生工作者的安全。具体措施建议如下:

1. 防止锐器伤。

2. 减少工作相关压力和倦怠。

3. 改善个人防护用品的使用。

4. 促进对暴力伤医行为的零容忍。

5. 报告和分析与安全有关的严重事件。

2021年世界患者安全日目标:安全的孕产妇和新生儿医疗照护。

1. 提高全球对孕产妇和新生儿安全问题的认识,特别是在分娩期间。

2. 让多个利益攸关方参与进来,采取有效的创新战略来提高孕产妇和新生儿的安全。

3. 呼吁所有利益攸关方采取紧急的和可持续的行动,加大努力,惠及未覆盖人群,并确保安全的孕产妇和新生儿医疗照护,特别是在分娩期间。

4. 倡导在医疗照护环节采取最佳做法,以防止分娩期间对所有妇女和新生儿造成可避免的风险和伤害。

第四节　以胜任力为核心的评价与考核

早在2012年卫生部颁布《卫生部关于实施医院护士岗位管理的指导意见》(卫医发

〔2012〕30号），明确指出：建立并完善护士培训制度，护士培训要以岗位需求为导向、岗位胜任力为核心，突出专业内涵，注重实践能力，提高人文素养，适应临床护理发展的需要。

一、核心能力评价方法

（一）胜任力的概念

胜任力（competency）的概念由美国哈佛大学戴维·麦克莱兰（David McClelland）教授于1973年首次提出，指出胜任力是（人）与工作或工作绩效或生活中其他重要成果直接相似或相联系的知识、技能、能力、特质或动机。目前对于胜任力定义使用较多的是1993年美国Spencer等学者提出的：胜任力是能将某一工作中有卓越成就者和表现一般者区分开来的深层次特征，其可以是动机、特质、自我形象、态度或价值观，以及某领域知识、认知或行为技能，即任何可以被可靠测量或计数且能显著区分优秀与一般员工的个体特征。2001年国内学者冯明博士首次将"胜任力（competence）"一词引入国内，并强调，胜任力是指工作时人们所使用的知识和技能，而不是所有的知识和技能。胜任力大致分为3类：核心胜任力、专科胜任力和管理胜任力，其中核心胜任力针对某个专业内的每一个从业人员，代表了一个专业最核心的特点和要求。

总的来说胜任力具有以下三个重要特征：①与工作绩效有密切的关系，甚至可以预测员工未来的工作业绩；②与工作情景相关联，具有动态性；③能够区分优秀业绩者与普通业绩者。并不是所有的知识、技能、个人特征都被认为是胜任力，只有满足这三个重要特征才能被认为是胜任力。

（二）护士胜任力的概念

护士胜任力的概念目前尚未达成一致。2008年加拿大护士协会将护士胜任力定义为，在特定的角色下提供安全及合乎伦理准则的护理服务所需的综合知识、技能、判断能力及个人属性。新西兰护理协会将护士胜任力定义为促进护士保持有效行为的知识、技能、态度、价值的集合。世界卫生组织将护士胜任力定义为反映护士知识、态度、心理社会技能的整体框架。国内学者对护士胜任力的研究起步较晚。2006年刘明提出护士胜任力是将知识、技能和态度有机结合，并体现在临床护理、伦理与法律实践、专业发展、教育与咨询、评判性思维、领导、人际关系和科研等方面。护士核心胜任力属于职业核心能力，它是一种可迁移的能力，使护理人员能够迅速适应岗位的变化，顺利进行护理活动，具有普遍性、可迁移性和工具性的特点。同时，当护理的工作任务和环境发生变化时，具备这一能力的护理人员能够在变化了的环境中重新获得新的职业知识和技能，胜任改变了的工作任务。

（三）胜任力评价模型

胜任力模型又称素质模型，目前，较为经典的胜任力模型为冰山模型和洋葱模型，柯氏评估模型是目前应用最广泛的经典培训评估工具之一。

1. 冰山模型　冰山模型（图5-38）由心理学教授麦克利兰构建，将人的工作能力素质分为六大领域，分别为：特质（性格）、社会角色、知识、自我概念、动机、技能。在冰山模型中，技能领域和知识领域位于整座冰山上露出水面的部分，这部分领域可以被直接观察到，可以通过相关的培训而获得，因此，不能通过这两大领域判断一个人能否在岗位中表现优异。而特质、动机、自我概念、社会角色四大领域处于冰山水面以下的位置,这些素质是一个人内隐性的表现,不容易被人们所察觉,也很难通过工具来衡量,且不太会通过培训或外在条件改变,但却是一个人能否较好的胜任一份岗位的重要因素。

2. 洋葱模型　美国学者 Boyatzis 提出了洋葱模型(图 5-39),该模型像洋葱一样由内向外分布,洋葱最中心的位置是动机,之后由内向外排布。第二层是个性,第三层是自我形象,第四层是社会角色,第五层是态度,最外层是技能和知识。处在外层的能力素质,容易被他人发现和评价,也较容易培养;处在内层的能力素质则较难发现和评测,是区分绩效优异者和绩效平庸者的关键因素。洋葱模型与冰山模型的本质内容一样,但洋葱模型对胜任力的表述更突出其层次性。

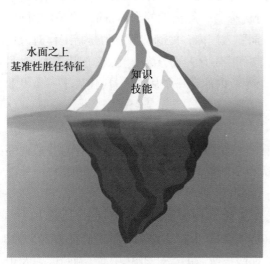

图 5-38　胜任力冰山模型

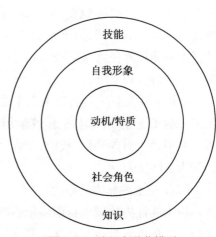

图 5-39　胜任力洋葱模型

3. 柯氏评估模型　柯氏评估模型也称柯氏四级培训评估模式,简称为柯氏模型。由威斯康星州立大学唐纳德·L·柯克帕特里克教授于 1959 年提出。柯氏模型主要内涵包括:反应评估(reaction)、学习评估(learning)、行为评估(behavior)、结果评估(results)四个方面。反应评估是指了解受训者对培训老师的授课技能、培训内容、活动组织、客观环境等方面的满意程度,从而掌握受训者的真实需求。学习评估是指了解被培训者对受训内容和信息的掌握程度,评估是否达到了培训初期目标。行为评估是指考察被培训者对受训内容和信息实际运用情况,确认受训者在参加培训后行为上的改进。结果评估是指评估培训结束后受训者个人工作业绩的提升及培训对组织产生的收益。以柯氏模型为理论基础的评估能够直观、全面、立体、结构化地实施培训效果评估,强化了培训效果评估的广度及深度,从而优化培训体系,提高培训质量,现已广泛应用于各个领域,成为最常见的评价工具。

(四) 护士胜任力评价指标

护士胜任力既有胜任力内涵的共性,又有其职业特点。国内外学者致力于护士胜任力的研究,以不断推进护理专业化。护理实习阶段是护理学生将理论应用于实践并在实践中提升胜任力的关键时期,实习护士的核心胜任力直接关系高等护理教育的质量及未来护士的胜任力。

1. 国外对于护士胜任力评价指标研究　1998 年由美国高等护理学会修订的《护理本科生高等教育标准》提出护理本科生的专业核心能力包括批判性思维能力、评估能力、沟通能力、操作技术能力 4 个方面。澳大利亚护士及助产士协会认为护士的核心能力包括知识、技能、态度、价值观和能力，并将护士胜任力分为专业实践能力、评判性思维和分析能力、协调组织和提供护理服务能力、治疗实践能力 4 个方面。Smith 以改良的弗吉尼亚医院协会（Virginia Hospital Association，VHA）卫生人力资源管理中心设计的新护士胜任力调查问卷为工具，通过因子分析确定本科毕业生应具备健康促进能力、管理能力、沟通能力、直接护理能力、计算机能力及患者管理能力 6 项胜任力。Lenburg 经过近 20 年的研究，建立了胜任力的结果与表现评估模型（competency outcomes and performance assessment，COPA），确定了 8 项护士职业的核心胜任力，包括评估和干预能力、沟通能力、评判性思维能力、人际交往能力、管理能力、领导能力、教学能力和知识综合能力。2007 年美国护理学者提出护理质量和安全教育（quality and safety education in nursing，QSEN）模型，提出涵盖以患者为中心、沟通协作、循证实践、质量促进、安全和信息 6 个维度的核心胜任力。要求临床护士在为患者提供护理服务的同时，做到持续的护理质量改进，并保障患者的安全。

2. 国内对于护士胜任力评价指标研究　我国本科护士核心能力评价的主要政策依据为 1987 年中华人民共和国教育委员会制订的"护理本科教育培养目标"，并在 1998 年对护理学生应具备的能力进行了修订，护理本科生应具备以知识和能力为基础的医学和临床医学的基本知识；常见及多发病诊治的基本知识；护理学的基础知识和操作技术，急难重症护理的基本原则和操作技术；专科护理和专科监护的技能；医院护理管理和科室管理的初步能力；护理教学和科学研究的初步能力。此后我国学者参照国外相关研究并结合我国国情不断推进相关研究。2005 年，刘明等认为护士核心能力的基本内涵是知识、技能和态度在实践中的有机结合，包括批判性思维 / 科研、临床护理、教育与咨询、人际关系、伦理 / 法律实践、专业发展、领导能力 7 个维度。邓俊娜于 2008 年进行了护士胜任特征的评价模型研究，筛选出 12 个胜任特征指标，基本素质（事业心、诚信、责任心、团队合作），基本能力（记忆观察能力、协调沟通能力、临床判断能力、环境适应能力），专业素质（专业技能、学习能力、职业道德、实践经验）。赵戎蓉、吴瑛的研究发现护理本科毕业生在毕业时应具备 6 个维度的核心胜任力，包括健康促进能力、管理能力、人际沟通能力、临床护理能力、计算机能力和病例管理能力。

综上所述，目前国内外对于护士胜任力的要求涵盖临床护理、沟通协作、护理信息、护理管理、护理科研等各个方面。体现了护理人员综合素质的不断提升以及优质护理工作内涵的不断深化。

（五）护士胜任力评价方法

目前，国内外对于护理学生胜任力的评价仍无统一的标准。对护理学生胜任力的评价大多数采用综合评价，即通过理论考试、操作考试、利用标准化患者进行综合考试、问卷调查等多种考核方式得到量化的评价结果。

1. 理论与操作考核　目前，各院校及医疗机构对于实习护士的考核方式仍以理论与操作考核为主,考试内容根据教学目标设计,涉及患者评估、健康教育、提出护理诊断、制订护理措施等能力及考核技能操作中的相关理论知识等。护理技能操作考核主要对教学目标中需要掌握的技能操作项目进行考核。这两种考核方式在一定程度上可以反映学生的掌握程度,但是存在形式单一、覆盖面窄、无法评价学生在进行临床护理工作中应变能力的不足。

2. 客观结构化临床考试(objective structured clinical examination,OSCE) OSCE 又称为多站式临床考试,是一种客观评价医学生临床能力及临床综合素质的方法,主要评估对象是医学生、临床医师、实习医生以及护士等。该方法于 1975 年由英国的 Harden 首次提出并实践,1984 年首次应用于北美护理领域,其核心主旨是以操作为基础的测验(performance-based testing)。OSCE 是由一系列考站组成,各考站均可根据自身的培养目标和需要,设计不同的临床案例,模拟临床情境,让考核对象在规定的时间内依次通过各个考站完成任务,统一评分标准。OSCE 的考核过程使用的是标准化患者/医学模拟人,其评估内容涉及教学目标中的认知、技能和精神活动等维度,是对知识、技能和情感全面客观的评价方法。

3. 基于各种量表的评价

(1)六维度护理行为量表(Six Dimension Scale of Nursing Performance):该量表由美国学者 Schwirian 于 1978 年以新毕业护士作为研究对象所研制,用于评估新护士的护理行为。该量表包括领导能力、危重护理能力、教学与合作能力、计划与评估能力、人际沟通能力、专业发展能力 6 个维度,共 52 个条目。该量表具有护士自评和临床教学老师他评两个版本。自评版本评估新护士在临床工作中所从事护理行为的频率、从事护理行为的质量、护理行为准备的充分程度。临床教学老师他评版本评估新护士在临床工作中从事护理行为的频率、从事护理行为的质量。

(2)护士胜任力量表(Nurse Competence Scale,NCS):该量表是由 Meretoja 等芬兰学者于 2004 年基于 Benner's 的从新手到专家胜任力框架研制,用于评估护士感知的胜任力水平及其在临床工作中使用胜任力的频率。该量表共分为助人角色、教育督导、诊断功能、情境管理、治疗性干预、质量保证、工作角色 7 个维度,共 73 个条目。此量表最初用于欧洲国家,后期用于北美、亚洲国家及澳大利亚,是目前应用最为广泛的护士胜任力自评工具,但未报道重测信度,且条目众多,实用性受限。

(3)临床护理能力问卷(Clinical Nursing Competence Questionnaire,CNCQ):CNCQ 是一种护理本科生临床能力的评估工具,适用于评估攻读注册护士-护理学士学位(RN-BSN)课程的本科生,由 Lee-Hsieh 等研制。问卷将护理临床能力划分为疾病护理能力、交流和合作能力、管理和教学能力、专业自我发展能力 4 个维度,共 22 个条目。CNCQ 条目简单,可快速地评估临床能力。但该量表的评价对象主要是获得注册护士资格即新入职护士或护理学士学位的护理学生,是为特定课程的护理本科生量身定制的,其是否适用于其他类型的护理本科生,有待进一步研究。

(4)中国注册护士核心能力量表(Competency Inventory for Registered Nurses,CIRN):该量表是由刘明等在 2007 年编制。其基础是国际护士理事会(ICN)公布的"护士核心能力框架",主要通过质性研究方法建立信效度较高的适合我国国情的注册护士核心能力框架,由批判性思维/科研能力、临床护理能力、领导能力、人际关系能力、法律伦理能力、专业发展能力、教育与咨询能力共 7 个维度 58 个条目组成。该量表是目前国内应用较为广泛的量表,应用人群包括实习护士、临床低年资护士等。

4. 迷你临床演练评估　迷你临床演练评估(mini-clinical evaluation exercise, Mini-CEX)是一套兼具教学与评估的工具,主要用于住院医师临床技能评价,由美国内科医学会(A.m.erican Board of Internal Medicine, ABIM)提出,包含知识、技能、态度和适时反馈等考评环节。其主要的测评方法为以下 5 个步骤:

(1)选取考核老师主管的患者。

(2)考生自行填写眉栏。

(3)考核老师填写诊断、病情复杂程度和诊疗重点。

(4)考生评估并作出诊断。

(5)诊疗结束后考核老师即刻对考生表现给予建设性的意见。

整个测评过程需要 20~30 分钟。评分标准为:1~3 分为不符要求,4~6 分为达到要求,7~9 分为优秀。近年来,Mini-CEX 可全面、客观、可靠、有效地评估临床综合能力,作为一种新型考核方式,被广泛应用于多学科,有较高的信效度,得到世界医学教育领域越来越多的认可。

5. 其他考核方式

(1)护理查房评价:包括收集资料、查体、病历分析、制订护理计划、临床操作等,通过学生表现及回答问题情况来评估学生的能力。

(2)反思日记评价:学生针对临床实践中的所见、所闻、所思、所感、所惑进行反思并记录。

(3)小讲课评价:采用讲授、提问与讨论相结合的方式,由学生将实践过程中遇到的问题进行总结,并与同学、带教教师交流讨论。

(4)护理病历书写评价:对个案的有关资料进行归纳、整理、综合分析以形成文字材料的过程,可促进学生发现、分析、处理问题,进而培养学生的临床思维能力和护理实践技能。

(5)学习档案评价:以反思为核心,包括个人发展计划、自我评价、病例记录、案例报告(类似科技报告)、能力评估表格等内容,学生可根据自己情况选择档案的内容,并负责档案的形成,可用来评价学生的自主学习、自我教育能力及评判性思维能力。

目前实习护士核心能力的评价尚无统一一标准,因此,有必要进行本科实习护士核心能力评价指标体系的研究,确立核心能力评价的量化指标以及最佳的评价方式,建立并完善科学的评价体系。

二、核心能力考核要求

(一)采用 360° 评价法进行全方位反馈评价

360° 评价法又称"全方位反馈评价"或"多源反馈评价",是以被评价者为中心,采用调查表、问卷的形式,从与之发生密切工作关系的多方主体(包括上级、平级、自评、下级及相关合作者)获得被评价者的信息,如团队合作、沟通能力、决策能力、处理问题能力等,形成全方位的评估。360° 评价法可综合全面评价实习护士核心胜任力。但应该明确如下几个问题:

1. 明确有效的评价者　评价者的选择应该注意两方面内容：保证评价者的广泛性，评价者可来自上级评价者、同级评价者、个人自评、下级评价者及其他合作者等；其次，评价者的选择关键在于参与评价的人员与被评价者真正有接触、有了解。

2. 构建适用于实习护士的评价维度、评价指标与评分标准　构建"实习护士核心胜任力"，以"实习护士核心胜任力"为依据确立评价维度与评价指标，由于不同行业和不同文化环境中的胜任力模型不同，即使在同一胜任力维度下，不同岗位的评价指标亦不尽相同，因此，各科室应根据自身工作要求及特点，基于"实习护士核心胜任力"制订具有专科特色的个性化评价指标。同时，考核指标应细化评分标准，将定性描述转化为定量评价，以获取实习护士各项能力指标最终得分。此外，360°评价体系注重结果分析及后期反馈工作。结合评价指标和不同评价者的评分结果，由临床带教教师与被评价者进行针对性反馈，可更加有效地将各项能力指标的评价结果传达给被评价者。参与反馈的人员同样需与被评价者发生工作接触，可结合临床工作中的真实案例反馈评价意见，让被评价者更具象地理解，且更容易接受反馈意见。

（二）形成性评价与终结性评价相结合

终结性评价，即试卷考核方式，以成绩作为判断学生能力的标准。目前，我国护理实习生临床考核中以终结性评价为主，而终结性评价重教学结果，轻学习过程，并不能很好地反映实习学生对于知识的应用能力。而与之相对应的形成性评价，又称过程性评价，是一种强调培养和形成学生良好的学习能力，注重学生平时学习的全过程管理和评价的教学评价模式，通过在教学过程中采用观察、活动、测验、访谈、调查等方法对学生学习过程中所表现出来的能力进行综合评价，包括情感、态度、能力、学习策略和学习内容等方面的水平，然后反馈给教师和学生，从而指导教学，形成更有效的教学过程。形成性评价可以及时发现学生在学习过程中存在的问题，鼓励他们从错误中学习。实习护士核心能力考核应将形成性评价与终结性评价相结合，实现向多元化考核的转变。

（三）丰富考核评价方式，综合运用多种考核方法

实习护士胜任力评价应采用综合评价方式，通过理论考试、操作考核、利用标准化病人进行考核，通过问卷调查、护理查房、小讲课评价、反思日记等方式进行评价，评价过程中应结合实习护士核心胜任力，将单一评价转变为分级评价及多维度评价，得到量化的评价结果。实习护士可在每个轮转科室每月完成1项不重复的护理操作考核，每月撰写1篇反思日记，每季度完成核心胜任力考核，并完成量化的护理查房、小讲课、健康教育等考核。轮转科室出科前，可由带教老师组织实习护士完成理论考试和临床实践能力考核。并以"实习护士核心胜任力"为依据评价学生的胜任力，包括工作知识和技能、沟通协作能力、护理质量、主动性/责任性等维度，带教老师综合学生表现给予量化得分。实习护士完成实习进行最终考核，可采用标准化病人与OSCE相结合的方式。标准化病人（standardized patient，SP）是指经过标准化、系统化培训后，能以复制方式准确表现患者实际临床问题的正常人或患者。SP与OSCE相结合的考核方式，既能够保证考核的客观性、公平性，又能评价学生的综合素质。此外，随着信息手段的不断发展，可采用线上与线下相结合的更加灵活的考核方式对实习护士进行考核评价。

6 第六章

适应临床实习的方法和技巧

>>>

第一节　临床学习方法的选择

护理临床教学是以实践为主要指导原则,将课堂上所学专业知识和护理技术应用到临床实践,理论结合实践,以提高临床护理技能和综合实践能力。临床中教学方法多种多样,每种方法都有一定的适用范围,根据不同的学习目标、内容、环境等选择不同的学习方法,达到学以致用,提高综合实践能力。

一、讲授式学习法

讲授式教学法(lecture based learning,LBL)是以授课为基础的教学方法,教师运用语言向学生系统而连贯地讲解疾病发病原因、临床表现等,让实习护士对该疾病有系统的认识。讲授法包括:讲述法、讲解法、讲读法和讲演法。

为了使学生在临床实习中对专科疾病的系统、全面认识,可选择讲授式学习方法,临床老师讲授,常与现代教学媒体相结合、结合实际案例等形式,师生互动,可提问或讨论,丰富课堂内容,使理解更深刻。下面以下肢静脉曲张患者的护理为例,展示讲授式学习法的具体方法。

(一)课程目标

1. 一般目标

(1)了解:下肢静脉系统解剖,下肢静脉曲张病因及目前临床治疗方法。

(2)掌握:下肢静脉曲张临床表现,围手术期护理及健康宣教。

(3)熟悉:梯度压力袜类型、穿脱方法,腿围的测量方法。

2. 行为目标

(1)能为静脉曲张患者正确选择梯度压力袜、测量腿围,指导患者正确穿脱梯度压力袜。

(2)可为静脉曲张患者正确进行健康宣教。

（二）课程内容

1. 下肢静脉系统解剖。

2. 下肢静脉曲张定义、病因、临床表现、辅助检查及目前临床治疗方法（包括保守治疗和最新手术方式）。

3. 下肢静脉曲张围手术期护理及健康宣教。

（三）讨论或提问

1. 静脉曲张易发人群。

2. 患者梯度压力袜与预防静脉血栓的梯度压力袜是否有区别。

3. 患者术前手术标记的目的。

4. 患者术后需进行哪些方面宣教。

（四）授课重点和难点

1. 重点 下肢静脉曲张临床表现，围术期护理及健康宣教；梯度压力袜类型、穿脱方法，腿围的测量方法。

2. 难点 围手术期个体化护理措施及健康宣教。

案例 1：患者女性，56 岁。患者右下肢静脉曲张术前，双下肢粗细不一，护士应该为其如何选择梯度压力袜？

案例 2：患者女性，30 岁，教师。患者平时喜穿紧身衣，右下肢静脉曲张术后，应为患者重点进行哪些方面的健康宣教？

该学习方法是临床老师从课程目标、课程内容、讨论或提问、授课重点和难点及实际案例列举方面进行下肢静脉曲张患者的护理相关知识授课，以达到系统、全面掌握该疾病护理的目的。

二、床旁学习法

床旁学习法是老师在床旁理论联系实际，针对性讲授有关疾病、治疗及护理等相关知识，拓展知识面，促进理解、强化记忆，以保证学习效果，是提高学生临床技能和沟通能力的有效的方法，下面以下肢静脉曲张患者为例，展示床旁学习法。

1. 护理病历采集 在临床带教老师带领下，在患者床旁，仔细询问患者病史，包括既往史、过敏史、家族史、用药史等。进行体格检查，包括生命体征、神经系统、循环系统、呼吸系统、皮肤完整性、视力状况、听力状况、心理状态等。了解生活习惯，包括饮食状况、活动及自理能力、吸烟饮酒嗜好、排泄状况等。采集本次入院原因。

2. 梯度压力袜的选择及示教 临床带教老师带领学生在患者床旁为患者选择梯度压力袜、正确测量腿围、正确为患者示范梯度压力袜的穿脱及宣教养护注意事项。

3. 术前健康宣教及准备 在临床带教老师带领下，在患者床旁，进行疾病、治疗及护理相关知识宣教及术前准备。

4. 术后护理 在临床带教老师带领下，在患者床旁，为患者进行术后护理，根据询问患者及观察，提出护理问题及重点关注内容，给予有效护理措施。

5. 健康宣教 患者出院前对患者进行健康宣教，包括活动、饮食、伤口、梯度压力袜穿脱、注意事项及复查等。该学习方法是临床老师在患者床旁,将讲授的知识或学校学习知识理论联系实际,从而更加形象、直观展示案例,强化理解和记忆,达到学习目的。

三、经验学习法

经验学习法是指从经验中获得知识的方法,是通过"做"进行学习,包括回忆、体验感受、评价三个阶段。下面通过静脉留置针置管术来展示经验学习法。

每位临床实习同学在临床中,留置针穿刺都会有失败的教训,每次失败后,应该都会去回忆、分析失败的原因,或临床带教老师帮助分析原因,然后针对此次失败原因给予建议。通过临床中实操,体验留置针操作流程、穿刺的感觉等,从失败中吸取教训,以提高留置针穿刺成功率。

四、以问题为基础的学习方法

20 世纪 60 年代中期,以问题为基础的教学方法(problem-based learning,PBL)被引入临床护理教学。此学习方法是实习护士对临床问题进行自主学习,以问题为基础,学生为主体,以教师为导向的启发式教学模式,把临床教学的重心从"教"转移至"学",启发实习护士的主动学习思维,提高团队合作能力及协调沟通能力,有利于培养综合实践能力。

教学路线:教师课前提出问题—学生查找资料—分组讨论—教师总结。以问题为学习的起点,一切学习内容是以问题为主轴所架构的;学生必须担负起学习的责任,结合提纲、病历去查阅大量的文献资料,并积极与其他同学交流沟通,大家同心协力得出最佳结论,在每一个问题完成时要进行自我评价和小组评价。下面以颈动脉狭窄术后护理为例,展示以问题为基础的学习方法。

1. 病例资料　患者女性,77 岁。有 7 年高血压病史,规律服用降压药,血压控制尚可。患者 1 年前出现活动后头晕,2~3 次 / 月,短暂休息后缓解,未予以特殊处理。4 个月前头晕发作频率增加,予以药物治疗,效果不佳,行头颈 CT 血管造影(CTA)提示,右颈内动脉重度狭窄。后入院完善检查,行右颈内动脉内膜剥脱术,现为术后第 2 天,晨起患者主诉头痛。

2. 提出问题

(1)该患者可能出现了什么情况? 依据是什么?

(2)如果你是当班护士,你将如何处理?

(3)该患者还可能出现哪些问题?

3. 分组查阅资料

(1)分组进行查阅资料。

(2)可查阅患者病例资料、专业书籍、文献资料等。

4. 分组讨论

(1)将自己所查阅结果进行组内讨论。

(2)结果展示及评价。

5. 教师总结　该学习方法是临床老师列出病例资料、针对此案例提出问题,同学们以这些问题为导向,分组查阅资料,然后组织讨论,展示自己结论,最后老师进行总结和评价。

该学习方法需要同学们自主学习,提高自学能力;通过讨论发表见解,提高沟通交流能力及协作互助的团队意识。

五、案例学习法

以案例为基础的学习(case based learning,CBL)教学法是由 PBL 教学法发展而来,是以引导学生探索问题、发现问题、解决问题和增强临床思维能力为目标,以学生为主体、教师为主导的教学方法,是理论与实践相结合的互动式教学模式。在护理教学中,老师引入典型病例,结合案例的具体情况,实习护士学习该病种的发病机制、临床治疗方案以及护理措施,以疾病的护理措施为主线,引导学生对案例进行讨论分析,提出解决实际问题的方法和思路,创造性地将理论知识和实践相结合。下面以颈动脉狭窄患者为例,展示以案例为基础的学习。

1. 病例资料　患者女性,77 岁。有 7 年高血压病史,规律服用降压药,血压控制尚可。患者 1 年前出现活动后头晕,2~3 次 / 月,短暂休息后缓解,未予以特殊处理。4 个月前头晕发作频率增加,予以药物治疗,效果不佳,8 月行头颈 CT 血管造影(CTA)提示,右颈内动脉重度狭窄。查体 T 36.6℃,P 78 次 /min,R 18 次 /min,BP 150/60mmHg。

2. 问题　患者血压高是否需要降压治疗;该措施的依据;请根据患者情况提出护理诊断及针对措施。

3. 分析问题　提前分组,告知案例及问题做好预习、分析,由本组代表阐述组内观点和看法。老师及时给予补充和纠正,做综合评价。

4. 小组讨论解决问题　小组内部基于案例及问题再次进行深入探讨,小组成员均需阐述自己的观点。

5. 教师总结　教师对案例进行深入总结,不单单是对该患者血压是否需要控制在正常范围等,还需要启发学生临床中医学知识不是一概而论,而是需要根据患者的具体病情,给予不同的处理措施。进行护理措施制订后也需要根据患者的病情变化给予动态调整。同时,对学生的表现作出综合评价。该学习方法是临床老师以实际病例为基础,提出问题,同学们根据问题,提前查找资料,依据做好的课前准备分组讨论,由代表阐述组内观点,老师补充纠正,组内再深入讨论、阐述各自观点,最后老师给予评价总结。

六、情景模拟学习法

情景模拟学习法是通过设置一种逼真的工作场景和管理系统,由被训练者按照一定的工作要求完成一个或一系列的任务,从中锻炼或考察某方面工作能力和水平。下面通过胰腺术后胃排空障碍患者拒绝胃液回输的沟通为例,展示情景模拟学习法。

1. 模拟情景　患者王某某,女性,65 岁,大学本科学历,退休。患者患有高血压 10 年,长期口服降压药,血压控制可。两周前查体发现胰头占位,于我院就诊,诊断为胰腺粘液性囊腺瘤,现为胰十二指肠切除术后第 8 天,出现功能性胃排空障碍,每日引流胃液量 1 000ml 左右。患者化验结果:血 K^+ 3.1mmol/L、血 Na^+ 130mmol/L、血 Cl^- 90mmol/L。目前以空肠造瘘泵注肠内营养液为主要营养支持方法。

2. 情景描述　医生为患者开具医嘱,进行胃液回输 500ml 空肠造瘘管泵入,护士备好用物至患者床旁。标准化患者:"护士,你要把这些流出来的脏东西给我输回去? 这也太恶心了,你可别给我输,我受不了。"标准化家属:"护士,为什么要输这些东西啊? 不会感染或拉肚子吧?"根据上述情景,培训者对护士进行引导,指导护士为患者及家属宣教胃液回输的目的及重要性,帮助减轻患者及家属的不良情绪。

3. 被考核者反应

(1)掌握患者异常化验指标、每日胃液量、营养支持治疗方案。

(2)运用通俗易懂的语言向患者及家属讲解胃液回输的目的,取得患者及家属的理解。

(3)向患者及家属讲解胃液回输的操作方法。

(4)解释此操作是安全的,不会引起感染或腹泻等症状的原因。

(5)做好家属工作后,说服家属配合做患者心理疏导;善于抓住患者心理,当态度松懈时,继续进行重要性和必要性方面宣教。

4. 考核要点

(1)能否正确掌握患者关于功能性胃排空障碍的异常指标。

(2)能否掌握患者的治疗方案。

(3)能否针对患者实际病情给予解释胃液回输的目的。

(4)能否掌握胃液回输的方法,及对肠道功能的影响。

(5)能否抓住患者家属心理,参与患者心理疏导。

5. 标准化患者反馈

(1)能否为患者正确解答心中疑惑。

(2)沟通交流过程中语言是否通俗易懂。

(3)沟通过程中是否具有耐心,适时关心安慰患者。

(4)在整个培训考核过程中被考核者需要改进和提高的建议。

该学习方法是通过标准化患者再现临床中实际案例,老师给予引导,提高和考核同学们的应对能力、沟通能力、实际操作能力等,达到教学和考核的目的。

七、同伴学习法

同伴教育被视为一种协作合作式教学方法,学生之间是平等的同伴关系,学生自我指导分享经验,积极参与讨论和反馈,达到师生、学生间共同提高的目的,可显著提高实习护士的学习主动性和积极性。例如刚入科实习护士对环境、制度、临床工作特点等不熟悉,可以与早期入科实习护士进行交流学习,以尽快适应临床;实习护士之间对临床护理或操作心得交流等。

第二节 人际关系问题的处理

在临床护理工作中,实习护士不仅要学会将课堂所学知识转化为临床实践技能,还要学会跟方方面面的人打交道,处理好实习护士与患者及家属的关系,实习护士与护士之间的关系,实习护士与实习护士之间的关系。关系处理不好,不仅会让自己徒增烦恼,还会严重影响个人的学习、工作与生活。因此,拥有和谐的护患关系、亲密的师生关系、友爱的同学关系是顺利完成临床实习任务、走好人生职业生涯的关键。

一、实习生与带教老师间的人际关系

师生关系是指教师和学生在教育教学过程中,因其各自的地位、任务及规范行为的不同,通过相互影响和作用而形成和建立起来的一种特殊人际关系,是影响学习动机的重要因素。有研究表明,护理专业学生在临床实习期间,临床带教老师的带教方式、对学生的态度将影响学生临床实习的适应行为。学生非常重视老师对自己的态度,有时带教老师对学生的一些不适合的言行,往往会对实习护士造成不良影响。

【案例一】

小王是个性格有些自卑和内向的学生,初入病房又没有同班同学在一起,内心充满紧张,完全不知道要做些什么,只知道跟在老师后面,老师去哪里她就去哪里,一天中很少和老师以及其他同学说话。她深感煎熬和压抑,有的老师会主动让她练习抽血、静脉输液等操作,而她紧张到手忙脚乱,好好的机会没能把握好,让她更加懊悔。

【案例分析】

在实习期间建立良好的师生关系非常重要,实习生在交往中要善于自我暴露,消除封闭心理,及时沟通,克服胆小和自卑心理。每位同学在临床工作中,科室都会安排不同的临床带教老师,同学要主动与带教老师自我介绍或打招呼,开启良好的关系。不善言谈的同学也可以先与同病房其他实习护士熟识起来,再慢慢融入老师与同学们在一起的交流,最后有意识地主动与老师交流,主动询问或对一些话题发表自己的看法。如果实在不知该说什么,可以在老师不是很忙的时候,把工作中遇到的不清楚的、不确定的问题勇敢提出来;在病例讨论中刻意锻炼自己勇敢地说出自己的观点;甚至可以告诉老师自己有些紧张,不知该如何做和说。与老师和同学交往时,要保持自尊、自重、自信。对一些问题可以有自己的观点,但也不要固执己见,自以为是。老师对自己的批评意见,要正确对待,告诉自己:老师是在教自己,并非责备。另外,要想抓住操作机会,一定在出手之前熟悉各项操作流程和操作规范,俗话说“台下十年功,台上一分钟”。平时要自己模拟练习且多看老师的操作,适时打打下手,从部分到整体慢慢熟练掌握。

【案例二】

小李是个学霸,有时间就会到医生办公室或护士站翻阅书籍,老师让她多到患者身边去看患者,帮着做一些基础性的琐事。小李心想:“我是来学习的,不是来打工的。”老师认为她工作态度不对,小李心中实在不服。

【案例分析】

临床实习就是将书本知识转换为临床技能的过程,可以从以下几个方面进行学习。

(1)多看:实习期间观摩老师如何与患者及家属沟通、如何执行操作技术、如何观察患者病情变化、如何处理突发事件或处理患者不合理要求等,都是实习生需要学习的技能。

(2)多听:多到患者身边去,可以学习疾病知识、培养护患沟通能力、锻炼病情观察和应变能力、学会为人处世的方法等。

(3)多做:临床实习期间只有自己动手做,才会发现问题,激发自己去思考、去学习、去改进,达到提高自己工作能力的目的。

(4)多思考:实习中遇到问题,善于思考,与老师、同学一起讨论,交流经验,也是一种非常有效的学习方法。

(5)理论联系实际:下班后多翻阅病历和书籍、文献,学习一些典型和特殊的病例,将理论和实践相结合,可收到事半功倍的效果。

实习期间同学们要正确认识"打杂","打杂"也是可以学很多东西的。例如,老师让你去给患者喂饭,你知道患者是什么病? 对饮食有何要求或限制? 吞咽功能如何? 自理能力是几级? 需要协助进食还是一口一口喂食? 如果喂食一口量是多少? 用什么样的速度喂?看似简单的喂饭涉及很多的专业知识和专科技术。实习同学没有执业资格,不能独立完成药物治疗及有创操作,只有这些没有风险的"打杂"工作可以让大家多多上手,同学们一定要调整好心态,趁机打实基础,如果基护不过关,以后的工作会力不从心的。

 【案例三】

　　小张动手能力很强,自己对此很是得意。这天带她的老师给她提了一些意见,小张很是不服,觉得自己做得没错,老师说的都是经验之谈,没有理论依据。就不愿听从这位老师的指导,甚至我行我素,依旧按照自己的想法去做。

【案例分析】

学会尊重人是人的基本素养之一。实习生在临床无论是对带教老师还是其他医生、护理老师,甚至是护理员或外勤老师均应从内心尊重他们,均应以和善、谦虚的态度向他们请教。即使对某些问题有不同看法,可与老师及时沟通,交流自己想法、倾听老师的考虑。实习生要摆正自己的位置,要虚心、大胆求教,不能和老师顶撞,更不能我行我素。

临床工作中处理问题的方法不是一成不变的,需要同学们掌握主旨,灵活处理,老师们经验丰富。所以,不论是基础知识和技能,还是为人处世,多与老师沟通、多向老师学习,并多多实践、掌握,争取做到一点即通,通了就会用。

二、实习生与患者间的人际关系

护患关系是护理人员与患者双方在提供和接受护理服务过程中,护患双方相互学习、相互促进而自然形成的一种帮助与被帮助的人际关系。良好的护患关系可以使患者在接受治疗和护理的过程中尽快恢复或保持良好的心态,尽可能地发挥自身潜能,最大限度地参与治疗、护理和康复活动。良好的护患沟通技巧,是建立良性护患关系的基础。护士通过有效的护患沟通,全面了解患者,收集有效信息,为其护理提供充分的依据;为患者提供健康知识及心理支持,促进患者的身心健康,从而发展并促进良好的护患关系,提高护理质量。

【案例四】

　　小吴刚刚进入病房开始实习,每天最害怕的事情就是跟患者沟通,自己实在不知该跟患者说些什么。在患者身边尤其害怕患者提问题,自己刚来病房,什么也不太了解,老师又说不能随便回复患者,当然也不能不回复患者,实在是太难!

【案例分析】

　　耐心倾听是最重要、也是最基本的一项沟通技巧。当我们不知怎么跟患者沟通时,就做个好的倾听者。和患者接触后,你会发现他们特别喜欢倾诉其发病经过、身体感受,我们就可以耐心、专心和带有关心地倾听患者的倾诉。耐心听取患者及其家属的倾诉,不仅能抓到有利于诊断和治疗的线索,还可以疏泄他们的不良情绪和心理压力,对治疗产生积极影响,而且可以在此基础上建立更加信任的护患关系。如果患者在倾诉时表现出抑郁或焦虑情绪,一定要及时告知教学老师、护士长或主管医生;如果患者总是重复同一话题,我们也要学会婉转打断,学会引领患者谈论更多的话题;如果患者表示出有某些方面的需求,我们能做的事情及时满足,我们没有把握的事情一定要请教老师后再答复患者。

【案例五】

　　小刘工作认真、心地善良,中午走出病房准备去食堂吃午饭,被2床家属叫住,请他把手机带给患者听听家人的语音。善良的小刘放弃吃饭,拿着家属的手机返回病室,给2床患者通语音,随后还拍了几张患者的照片,连同手机交还家属。本以为自己做了一件好事,没想到下午教学老师找到她,批评她不认真听课、不认真执行制度。小刘想:老师是说过不能随意给患者拍照,但自己是拍给她的家属呀。内心满是委屈。

【案例分析】

　　做好事不一定就会有好的结果。同学们有爱心、爱助人的品质提出表扬,但是拍照给家属是有风险的,有可能给病房、给医院带来麻烦,因为你不知家属怎样看待这些照片?家属有怎样的想法?教学老师不让同学们拍照,一定是有前车之鉴的。所以,要认真听老师提出的要求,认真执行每一项规章制度。制度不仅是患者权益的保障,也是医护人员安全的保障。

三、实习生之间的人际关系

　　实习期间会有很多护理学生齐聚医院,在同一病房实习的有可能是来自同一学校、同一班级的同学,也有可能是来自不同学校的同学。不论以前是否认识,现在一起实习,大家要互相学习、互相尊重、互相帮助,在陌生的环境、在辛苦的工作岗位相互扶持,才能共同进步,收获知识、能力和快乐。

实习生不论来自哪个学校都应该友好相处,互相学习、互相尊重、互相帮助。实习生各有优点和缺点,大家都应承认和学习别人的优点,认识和克服自己的缺点。有了分歧或矛盾要开诚布公,注意对他人进行诚意的赞美和善意的批评,不要虚伪做作。对于自己不能解决的矛盾,可以通过教学老师从中协调,找寻真理或正义,解决矛盾或分歧。做事要三思而后行,避免情绪冲动,做出两败俱伤的事情。和实习的伙伴们好好相处,最重要的是要懂得互相体谅、学会换位思考。比如自己下了夜班是不是很想睡觉?是不是很想有个安静的环境?那么在舍友睡觉的时候就不要闹出动静。如果舍友把她的习惯和喜好强行让你接受,你会是什么感受?报复心理和行为,只能让双方受害。能成为舍友是缘分,应好好珍惜。如果能成为好朋友,每天下班可以互相吐槽、发泄压力;可以分享各自的成功和快乐,从中学习成长。对于自己实在解不开的矛盾,可以及时找老师协助解决。要学会宽容、不苛求他人,以友善、真诚的态度来对待周围所有的人,尽可能与周围所有人建立良好人际关系。

第三节 心理压力的自我调适

临床实习阶段是实习护士将理论应用于实际并在实践中提升综合能力的关键时期,在这一时期实习护士由于专业活动、学习环境、人际关系等诸多因素而面临较多压力,在实习期间不同时段存在不同的心理健康问题。而是否拥有健康积极的心理不仅会影响实习护士的学习和生活,还会影响其未来职业的选择和发展,以及临床护理工作质量。因此,及时地、动态地、有针对性地缓解和疏导实习护士在实习期间的心理健康问题至关重要。

实习护士心理健康状况的影响因素,主要包括实习适应问题、人际关系问题、就业与考研问题、压力与情绪管理问题、恋爱问题、身心不适带来的困扰、世俗的偏见/社会重医轻护现象、针刺伤等。

一、实习适应问题

适应问题是每个人的成长过程中都必须面对的问题。人在一生中会不断面临适应问题,每个适应问题都有特定的要求。学会调整自己以适应新的学习环境,对自身发展至关重要。

实习护士是个特殊的群体,她们离开家乡,远离父母与熟悉的朋友;她们离开学校,远离熟悉的同学和老师,来到医院独立面对新环境、新人群、新的学习方式,是挑战,也是锻炼,更是一种自我成长。然而,缺少经验,容易产生分离焦虑,成为制约学生成长的重要障碍。临床实习是获得临床实践能力、掌握社会生活技能、适应社会的过渡阶段,因此要采取适宜的方法缓解分离焦虑、社交恐惧,逐渐培养适应能力。

【问题一】

　　初入临床，一些实习护士会有紧张、恐惧感，不知该做什么，觉得做什么都不能让老师和自己满意，也不知该怎么与老师、患者、家属沟通。如果较长时间处于这种状态，就有可能出现适应不良，表现为精神紧张、不愿实习、胃痛与腹痛腹泻、心慌、失眠，甚至会出现焦虑、抑郁等负性情绪。

【应对】

（一）尽快熟悉环境和临床工作

　　初入病房教学老师都会向实习护士介绍病室环境、物品存放位置、病房规章制度、上下班时间、工作流程，以及常见疾病的种类、治疗方法、常用检查化验、常用药物、疾病护理常规等。实习护士要记录在随身的记录本上，更要记在脑海中，以最快的速度记住每个功能区所在位置，能以最快的速度找到常用物品，能够知道每个时段该做什么事情。

（二）正确评价自己，接受自己的不优秀

　　人各有所长，有的实习护士能够很快进入实习状态，知道什么时间做什么工作，能够顺利找到治疗护理所用物品，有较好的动手能力和沟通能力。而有的同学则属于慢热型，进入状态可能较慢。也有的同学属于学习派，勤学好问理论知识，考试成绩优异，能讲课、会做PPT，就是执行护理工作质量不高。这时实习护士就要正确评价自己是哪个类型的，哪些是自己擅长的，哪些是自己的短板，不要总将自己和他人比较，其实，每个人都有别人不知的问题和弱点，即使是最自信的人，也有感到不安全的时候。要学着接受自己不优秀，承认自己有短板，查找短板，探索改进方法。

（三）建立人际网络，应用支持系统

　　进入新环境、面对新群体，实习护士要学会建立新的人际网络。

　　1. 礼貌待人　主动与病房的工作人员打招呼，包括护士长、教学老师、其他护士老师、医生、其他实习护士等。

　　2. 主动学习　在和护士老师一起为患者进行治疗、护理时，主动做一些力所能及的辅助工作，如老师准备消毒皮肤时，实习护士适时递上沾好消毒液的棉签；根据自己的能力，主动向老师提出做一些操作的要求，如为有套管针的患者输液（因为不涉及穿刺难点，重点锻炼操作流程），为患者进行肌内注射、皮下注射等简单操作；在老师不是很忙的时候，向老师请教问题等。

　　3. 交流　中午可以主动约上其他实习护士共进午餐，晚上回到宿舍与舍友交流实习感受与收获，还可以与家长或好友电话聊聊天。

　　4. 倾诉　在实习不顺心的时候，要学会倾诉，最佳人选是教学老师、舍友、家长。教学老师经验丰富，能够根据实习护士的症结提供最有针对性的帮助；舍友可能有过相同的困惑，有切身感受，可以更好地理解和帮助你；家长可以提供温暖和成人的处事经验。

　　5. 选择　注意选择处世积极、喜欢与你同行并共享人生的朋友交往。

（四）学会面对害羞

害羞会妨碍人们自由表达自己的观点和维护自己的合法权益,妨碍人们清晰地思考和有效地与人交流,妨碍人们认识、结交新朋友以及参与很多社交活动。害羞通常还会引起孤独感、焦虑和孤独等负性情绪。以下为几点小技巧供大家参考:

1. 克服障碍　尽管你很害羞,你还是要留意自己的想法、情感和行为,觉察并逐渐克服自己负面的内心独白,它们只能让你永远封闭自己。

2. 普遍性　要注意到,并不是只有你一个人会感到害羞。每一个你见到的人可能比你更害羞。

3. 勇气和毅力　害羞是可以改变的,但是需要勇气和毅力,就像你要改变一个存在了很久的习惯一样。

4. 尝试　尝试对你所接触到的人微笑,并与他们进行目光的接触。

5. 改变自己　在一个新的情境中,努力使自己第一个提出问题或是发表观点。准备一些有趣的发言内容,并第一个发言,每一个人都会欣赏"破冰者"。

6. 练习沉思　在做会使你感到害羞的事情之前,练习沉思,尽量放松,使思想集中到理想状态。

7. 接受害羞　接受害羞是你自己的一个方面,永远不要小瞧自己。相反,想一下为了达到你想要得到的成就,下一步你要采取怎样的行动。

8. 多交流　刻意让自己多和大家交流,多参加社交活动。

（五）学会坦然接受独处的时刻

我们能够选择的,是我们对待孤独感的态度以及如何去处理孤独感。独处与孤独感是不同的,独处是我们主动选择的生活状态。独处给予我们检验生活和深思的机会,让我们有时间去思索一些深刻的问题。我们可以在独处的时候,探索自我内心,更新对自我的观念,选择让自我内心的力量来指引人生道路,而非受到环境和他人的左右。如果我们能坦然接受独处的时刻,那么我们参加活动和建立关系就是出于身心的自由,而不是出于恐惧才投入各种活动和关系之中。独处为我们提供了了解自我、获取中心感和形成有意义的人际关系的途径。

（六）给自己时间,允许自我慢慢成长

改变我们的行为和习惯需要一个相当长的时间。同样,建立新的行为习惯并带来幸福也需要相当长的时间。没有什么能替代这些要素:决心、努力和时间。思考一下你生活中想要改变的地方,制订一个计划,并且完善它、实践它。

二、人际关系问题

进入实习阶段,人际环境发生巨大的变化。有研究发现,良好的人际互动是实习护士保持身心健康的重要途径之一,在交往互动中,实习护士可以从他人对自己的态度和评价中,清晰地认识自我并完善自我;另外,实习期间护理学生会遇到临床实践、考研和求职等问题,有效的人际支持能够稳定良好情绪,获得激励和帮助。而不良的人际关系会引起大学生的心理失衡,导致焦虑、抑郁,严重者甚至出现自杀倾向。

而大学生的人际交往问题普遍存在。一项调查发现：大学生人际关系困扰总检出率为47.8%，其中轻度人际关系困扰者达32.1%，较严重者达15.7%。因此，良好的人际关系的建立与维持是大学生普遍面临的一个重要课题。

【问题二】

　　临床实习期间，有的实习护士与护士老师关系紧张，害怕老师，有的实习护士与同病房实习护士有矛盾，有的实习护士与舍友不和。

【应对】

（一）朋友支持

每个人都离不开他人的支持，有的朋友是无话不谈、无所顾忌的知心朋友；有的朋友虽然不是无话不谈，但是可以在重要时刻帮助你、鼓励你；还有一些朋友虽然是泛泛之交，但给你的生活带来情趣和快乐。我们需要不同类型的朋友，就像需要不同种类的食物一样，不同类型的朋友有不同的作用，以不同的方式丰富着我们的生活。

（二）互相理解

要互相理解，开诚布公，求大同，存小异。如在宿舍里，同学们有各自的习惯和爱好，有的人喜欢早睡早起，有的人喜欢晚睡晚起，有的人喜欢安静，有的人喜欢热闹。这些习惯和喜好没有好坏、优劣之分，都应当受到尊重。所以当大家的需要和喜好发生冲突时，可以开诚布公地讨论，相互理解，相互谦让，营造和谐的宿舍生活氛围。

（三）自我反思

评价别人、关注别人在做什么是非常容易的，而评价自己、关注自己在做什么是很难的。有时候人们很容易指责别人。要善于检视自己、敢于发现自己可能得出错误的结论、可能作出错误的行为。要有谦逊的态度，勇于面对事实承认错误。

（四）有效沟通

有效沟通对维护人际关系有积极作用。制订发言规则：平心静气、轮流发言，一个人说，一个人听，不能打断，不评判对方，认真倾听彼此。讨论解决方案，列出所有的可能，淘汰不能接受的，注意确认双方的需要是否都得到了满足。

（五）换位思考

当你不同意对方的观点时，注意你反对的是对方的观点，而不是他这个人，不能进行人身攻击或贬低对方。坦诚听取对方的意见，愿意从对方的角度考虑问题。

三、就业与考研问题

实习护士在临床实习的同时，还面临或考研、或找工作、或出国、或创业等不同的选择，面对多样的选择，有人不知所措、有人纠结取舍、有人经历着挫折，内心充斥着迷茫、不安、烦恼，甚至是痛苦。

摆脱迷茫、不安的最佳方法就是要了解自己，找到自己愿意为之奋斗的目标，并制订行之有效的行动计划。这时你可以借助职业生涯规划的方法，探索自我、探索世界和探索职业生涯。

（一）按照下述方法和步骤，来探索职业生涯，制订行动计划

1. 自我评估　自我评估就是对自己的性格、气质、兴趣、特长等进行全面剖析，认识自己的优点与缺点，并分析自己掌握的知识与技能。通过自我剖析对自己形成一个客观、全面的认识和定位，找到适合自己的职业发展方向。简言之，你想干什么（职业期望值的确定），你能干什么（职业素质的具备情况）。

2. 职业环境评估　职业环境分析包括外部要素与内部要素。外部要素包括社会环境分析、行业趋势分析、用人单位分析、工作岗位分析。内部要素包括职业价值观、职业兴趣、职业能力（特长）。具体讲要深入了解你喜欢的工作的性质、任务或内容、工作环境、就业地点、收入或薪资范围、工作时间、组织文化和规范；了解相关职业的种类和就业机会，了解所需教育、培训或经验，所需个人的资格、技巧和能力等。同时，职业环境评估既要了解行业特点，也要了解你心仪的具体医院或其他单位。

3. 选择职业发展路线　根据个人的愿望、自身特质、职业环境等因素确定自己的职业生涯路线，即个人选择从什么途径去实现自己的职业目标。确定职业发展路线要遵循"择己所爱、择己所长、择世所需、择己所利"的原则。护理职业发展路线可以分为临床护理专家、护理管理、护理教育、护理科研和其他护理相关行业。

4. 确定目标　目标的选择是职业发展的关键，明确的目标可以成为个人追求成功的行为动力。目标越简明具体，就越容易实现，就越能促进个人的发展。长期目标是职业生涯发展的方向，是个人对自己职业的整体设计；短期目标是实现长期目标的保证。长短期目标结合更有利于个人职业生涯目标的实现。通常目标的设置以短期<3 年、中期 3~5 年、长期 5~10 年为一个阶段。目标设置要适合个人自身特点、符合组织或社会需求、高低幅度适当、具体，同一时期不要设置太多目标。

5. 制订行动计划并实施　职业目标的实现有赖于个人积极的具体行为与有效的策略和措施。实现目标的行为不仅包括个人在护理工作中的表现与业绩，还包括超越现实工作以外的前瞻性准备，如业余时间其他相关知识的学习、学历提升、参与社会公益活动等。另外，在实施过程中要有效平衡职业发展目标与个人生活目标、家庭目标之间的相互关系，以保证职业生涯的可持续发展。

6. 及时评估与适时调整　内外环境诸多因素可能随时发生变化，个人必须对职业生涯规划进行及时评估与修正。个人要根据实际情况以及面临的困难进行分析、总结，及时调整自我认识和对职业目标的重新界定，使职业生涯规划行之有效，以保证下一步计划的有效实施。修正的内容包括自我的重审、路线的更改、方案的重拟、目标的修正、计划的变更等。

（二）充分利用身边的资源

在职业规划的过程中，一个有效的办法就是充分利用身边的资源，帮助你有效地完成生涯规划。

1. 多交流　多和临床老师进行交流，向他们请教所学专业的性质、特点、发展趋势、行业特点等等，从而对专业有更加深入的认识。

2. 寻求就业指导　在就业指导中心，你可以获得学校历年就业趋势走向，招聘单位的信息，还能接受求职技巧、技能的培训，如撰写简历、参加面试等。老师还能为你做职业兴趣测试、能力测试,帮助你进行职业规划。

3. 利用人际网络资源　校友、学长／学姐是重要的人际网络资源,通过他们,你能够获得对实践工作领域状况的描述和个人经验感受。

4. 发挥良好的社会支持系统　建立良好的社会支持系统非常重要,父母、朋友、老师、同学都是这一系统的重要组成部分。在职业生涯规划中,遇到困难、犹豫不定或充满困扰时,能与你值得信任的人进行交流非常重要。或许这种交流不一定能解决实际困难,但是会让你释放压力,重新有力量面对困难与挑战。

四、压力与负性情绪

实习护士在临床实践中不仅天天要面对各种新情况或突发情况,还要应对各类人群,同时还面临着找工作、考研的压力。大学生的人际冲突也是压力的一个主要源头,同学间、舍友间、恋人间的人际冲突都会给我们带来不同程度的压力。压力可能来自家庭的期望,也可能来源于自己对自身的高要求。当一个人所面临的压力超出了他所能承受的范围,压力会给他带来极大的阻力,甚至会影响其身心健康。

【问题三】

当慢性或持续性的压力源在生活中无法缓解时,压力就会引发一系列的身心反应。如肌肉紧张和疲劳、高血压、周期性偏头痛、胃溃疡、慢性腹泻、哮喘、支气管炎、女性月经紊乱等;诱发紧张、悲观、自卑、烦躁、焦虑、恐惧、抑郁等诸多不良情绪,对未来感到无望、无助、沮丧、担心,心情烦乱或者自责、愧疚;出现消极怠工、睡眠困难、进食紊乱等不良影响,以及引发不良的人际关系。

【应对】

（一）直面问题

要直接面对问题,准确而现实地评价压力情境,不逃避;要认识到压力无处不在,在一个人一生中的每个发展阶段都会面临不同的挑战,压力伴随着人的成长。尽管压力会给我们带来很多负性体验,但是这不代表有压力就一定是不好的。压力就像一把双刃剑,适度的压力能够提高我们的工作效率,从而更好地应对那些挫折与困难,获得成长。从这个角度看,压力也是良性的应激。

（二）放松技术

学习1~2种放松技术,可以通过冥想、瑜伽、音乐疗法进行身心放松训练。例如:冥想,实现对自己注意力的控制,由自己来决定注意力的集中点,而不是受制于不可预测的外界环境的无规则的变化。找个安静的场所,坐在一把舒服的椅子上,臀部紧抵椅背,双脚稍比双膝靠前,双手自然放在椅子的扶手上或者大腿间,尽量让肌肉放松,把注意力集中在呼吸上,闭上双眼,每次吸气时在心中默念"吸气",呼气时默念"呼气",不要刻意改变或者控制自己的呼吸,呼吸要有规律。坚持这样做20分钟,冥想完成以后,搓热双手,覆盖在双眼上,慢慢地睁开双眼,伸展一下身体,然后再起身。如此这样,最好每天练习两次,每次20分钟左右。

（三）寻求社会支持

社会支持是个体应对压力的重要资源，可以提供社会支持的人包括家人、同学、朋友、老师等。在压力事件中，积极寻找朋友、家人的关心对于减轻压力、减少压力引起的不良反应有着很好的效果。朋友和亲属能够提供多方面的支持，能为我们提供信息、忠告、友谊，使我们忘却烦恼，甚至能为我们提供财政或物质上的帮助，让我们感受到被爱护和关心、受重视等。

（四）自我激励，把压力转化成动力

进行自我激励能帮助我们提高情绪状态，抵制本能所产生的退缩、放弃等消极信念，使思维和行为产生积极的转变。首先要坚信，每一个困境都蕴藏着一个机遇；每天都要用一些积极的语言鼓励自己；时刻提醒自己坚持、忍耐、不屈；不要过早放弃梦想，一旦放弃会削弱行为的动力；要学会宽容、原谅自己，因为自责只会抑制创造和前进的动力。

（五）情绪应对和管理

1. 学会识别自我情绪　可以通过自我反省，从不同的角度考虑问题，了解问题出在哪里；也可以通过他人的反应来认识、识别自己的情绪。

2. 学会表达情绪　包括向自我表达、向他人表达和向客观环境表达。向自我表达是指将情绪提到意识层面，使个体意识到情绪的性质、特点和产生原因。向他人表达就是将情绪向周围的人表达出来，让他人知道我们的情绪。在空旷的操场上奔跑、在安静的房间里哭泣等就是向客观环境表达，这种表达对于那些不善与人交往的人来说很重要。

3. 调控情绪　面对压力时，学会在行为上自我控制，无论你的感觉多么糟糕，都要想办法舒缓情绪，让自己感觉好一点，不要做出过激的行为。

4. 情绪管理　情绪管理是对情绪进行控制和调节的过程，即通过一定的策略，使情绪在生理活动、主观体验和表情行为等方面发生一定的变化，以建立和维护良好的情绪状态。

(1)认知调整策略：理性情绪疗法。理性情绪疗法认为，人的情绪反应不是由某个诱发事件本身引起的，而是由经历了这一事件的个体对该事件的解释和评价引起的。人的烦恼和情绪困扰大多来自非理性信念，当人们长期坚持某些非理性的信念时，便会导致不良的情绪体验；当人们接受更加理性与合理的信念时，其焦虑及其他不良情绪就会得到缓解。因此，理性情绪疗法就是用理性思维的方式来替代非理性思维的方式，最大限度地减少由非理性信念所带来的情绪困扰。

(2)行为调整策略

1)合理宣泄法：通过倾诉、哭喊、击打非破坏性物件(如枕头、沙袋等)、参加体育运动和文艺活动等方法进行宣泄，使不良情绪得到释放，减轻心理压力。

2)注意力转移法：当不良情绪出现时，可以采取转移注意力的方法寻找一个积极的刺激，使不良情绪逐渐消失，如参加体育运动、进行自我娱乐、走进大自然、参加感兴趣的活动等，使自己没有时间沉浸在因各种原因引起的不良情绪反应中，以求得心理平衡。

(3)生理调整策略：放松疗法。深呼吸就是一种特别容易操作而且非常有效的方法。选择一个舒服的姿势,长长地吸气,再慢慢地呼气。让你的膈肌缓慢升降,腹肌有力回收,尽量找到"前胸贴后背"的感觉,然后再慢慢地呼气。当然,洗个热水澡、放松肌肉、按摩等都是很好的放松身体进而调整情绪的方法。

五、恋爱问题

爱,最重要的是关系的质量,是关系对彼此的滋养。如果一段恋情经历各种冲突与努力依然无法走向整合,反而成为彼此的障碍,那么分手也是一种选择。

(一)被分手后的痛苦与恢复

爱与被爱是一种能力,结束关系也是一种能力。要一个人接受自己曾经为之相信的、坚持的感情已经变质,曾经亲密的人转眼就要成为陌路,这是何其艰难的事情!因此,分手是件痛苦的事情。

虽然,分手的人都会感受到痛苦,但是,不同个体面对失恋会有不同的反应,从痛苦中解脱的速度也有所不同。分手后一个人能否较快地走出阴影,还取决于这个人对自己的评价和看法。有研究发现,低自尊的人在遭到拒绝后应激激素水平急剧上升,往往会想不开,责怪自己,抱怨对方,分手后就闷在家里,即使与新的恋人交往,也难以再打开自己的心扉。相比之下,高自尊的人也不能幸免失恋的痛苦,但他们往往不会把分手的责任都揽在自己身上。最难能可贵的是,这些人能够看到分手积极的一面。要知道不是每段恋爱关系都一定能走入婚姻殿堂。

(二)分手不要伤害对方

当你对恋人的感觉或需要消失了,当你发现彼此之间想法不能相容,或者当你发现未来你们两个人的人生方向完全相反,这时候,你可能会想要提出分手。

1. 请不要用逼迫对方的方式提出分手　在感情消逝时,有些人不想承担结束关系的"罪责",于是选择了一种逼迫对方先提出分手的方式。如在对方问问题时,只是冷言冷语地回答一两个字;在对方询问发生了什么事情的时候、冷淡地回答:"没什么。"这种逼迫对方的方式会让对方不断自我检讨,陷入深深的自责和痛苦,甚至可能造成抑郁。

2. 分手最好当面提出　一些想要结束关系的人认为通过发短信、发邮件甚至是在社交网站上留言的方式提出分手与当面提出相比,会没有那么残忍。其实这种远程发送的分手信息实际上会给对方留下心理创伤,因为当对方得不到任何解释的时候,就会花很多时间思考自己究竟做错了什么,这些苦思冥想可能造成抑郁,甚至会给对方未来的恋爱造成障碍,使之不能投入新的感情。有研究表明,面对面的交流方式具有安抚的功能。在面对面的交流中,对方可以体验到很多暗示,例如拍着对方的肩膀,说你其实是个很好的人,让他们知道自己实际上是值得爱的、不是无足轻重的。

3. 提出分手要维护双方尊严　分手时难免情绪激动,须提前预防自己口出怨言,这样既维护了恋人的尊严,也维护了自己的尊严。"我不再爱你了",这样说是没问题的,但也可以说得委婉一些,不一定要毫无保留。同时,也不要在提分手时包揽一切责任,因为这种泛泛的解释会让对方感到不真诚,流露着一种不尊重,你该给恋人一个坦诚的解释,哪怕是很短的一句话——"你不是我要找的人",告诉对方为什么不能继续下去。

4. 切莫"以后还可做朋友"　不要为了缓冲分手对心理的打击,就提出"以后还可以做朋友"。这也许能够让提出分手的一方减轻自己的内疚,但可能使被分手方误认为他们日后还有机会复合,结果阻碍其开始新的感情生活。对于被分手的人来说,加快情感的愈合,最好就是接受这段关系已经结束。为了加快康复,建议双方在短期内不要再进行任何接触,包括通信和打电话。

(三) 如何营造甜蜜的恋爱关系

1. 磨合　要知道恋爱关系中不全是甜蜜,需要相处与磨合,在了解基础之上建立的爱情才是坚固的。

2. 空间　把握好依赖与独立之间的平衡点,生活中多给彼此留一些空间,才能在需要时亲密无间。

3. 沟通　真诚沟通,相互理解,彼此欣赏。多一些宽容、多一份接纳,你会发现对方越来越好。

4. 分享　每天花一些时间分享彼此的观点、想法、感受和经验,了解彼此的世界。

5. 关怀　记住对方的生日,偶尔送一束鲜花或礼物,想方设法增加一些浪漫和关怀。

六、预防和治疗身心不适带来的困扰

按照心理学理论,"人人都可能产生心理问题"。随着社会文明的不断进步,人们的需求越来越高,竞争也越来越激烈,每个人都背负着不同程度的心理压力,必然会在某个阶段出现某种程度的心理不健康状况。在西方国家,人们对待心理疾病的态度非常平静和坦然,把心理问题视为精神"感冒",人人都有可能患上"感冒",人人都有可能"痊愈"!

(一) 识别自己的情绪和心理健康

如果你自己的生活状态是下面的状况之一,那么你应该引起注意了:①在某些时候觉得孤独或者想找人说说话;②在工作、生活、情感等方面压力过大,例如失恋、求职不顺、工作挑战太大、同伴相处不良等,觉得有点胸闷难受、紧张、焦虑不安、心情忧郁、特想发火、失眠等;③不管什么原因,感觉自己情绪低落、郁郁寡欢、兴趣丧失、思维迟缓、缺乏活力;不愿参加社交,故意回避熟人,对生活缺乏信心,体验不到生活的快乐,超过两周时间,且这一情况还在持续;④对于某些特定的物体和行为出现异常反应,例如与人交往困难,怕猫狗,或者在面对一些社会场景,例如广场、商场,或者没有特定对象场景的情况下,会觉得焦虑不安,甚至呼吸困难、心跳加速;⑤出现强迫行为,例如洗手、关门,表现出十次以上的反复,或者对于某事物的思维反复、顽固地出现而无法摆脱,这样的情况已经持续了一段时间;⑥人际关系一直遭遇挫折,或有原因或没有原因,觉得自己的性格有点格格不入,并让自己感到迷惑或痛苦。例如经常猜忌别人是否说自己的坏话,或因害怕随时随地会遭受批评而回避与别人交往,或经常和很要好的朋友反目成仇,或经常以自伤和极端事件要挟亲密的人,或觉得自己的情绪经常没有原因地突变而影响了生活;⑦常有不明原因的肌肉疼痛、紧张性头痛、睡眠紊乱、消化不良等躯体症状。

(二) 学会寻求专业帮助

为了走好人生的关键几步、使自己的人生之路走得更为顺畅,在遇到困难的时候,向他人寻求帮助是一个不错的选择。求助是强者的行为,是有效利用身边资源的一种表现,是一种积极的人生态度。

心理学家们倾向于从生物、认知、社会、行为和发展的综合视角来看待心理障碍,偶尔出现心理障碍的症状是正常的,但是如果经常出现心理障碍的症状,建议寻求专业人士的帮助。

1. 心理咨询师 如果你希望更加深入地进行自我探索,深入了解自己心理障碍的心理原因,提高自己的生活质量,那么你可以考虑寻找大学心理咨询中心的心理咨询师。心理咨询师会通过运用心理学以及相关知识,遵循心理学原则,通过各种技术和方法,帮助人们解决心理问题。心理咨询并不神秘,只要你自己做好心理准备就可以进行自我探索,促进自我成长。

2. 心理医生 心理医生不仅可以从事心理咨询,还可以通过药物进行心理治疗。药物的合理利用可以为心理治疗创造条件,对提高心理困惑者的生活质量起到重要作用。当然,心理医生首先会进行身体和心理状况的评估,排除躯体疾病后,会根据心理问题的严重程度可以药物治疗。现在新型的抗焦虑药、抗抑郁药不仅效果好、副作用轻,也不易产生成瘾性。治疗一段时间待情绪或心身疾病症状好转,心理医生就会让你逐渐减量,直至停药。

(三)心理保健

心理保健和身体保健的道理是相同的,要把工夫花在平时,重在预防。大家可以参照大学生心理健康的标准,检视自己,及时调整自己。

1. 热爱生活,乐于学习和工作 心理健康的学生珍惜和热爱生活,能够享受人生的乐趣。一个心理功能良好的学生,能够保持良好的学习兴趣和学习能力,能够为自己的未来发展做准备。他们尽力发展潜能,使自己的学习和行为更有效率,也更有成效。

如果你发现自己的学习能力出现了问题,例如记忆力下降、思维迟钝,甚至已经出现考试不及格的现象,那么你一定要仔细分析原因,及时调整,必要的时候,可以找信赖的人谈一谈。

2. 正确的自我意识,接纳自我 自我意识是指人对自己,以及自己与周围世界关系的认识和体验,自我意识是人格的核心,可以说,拥有了健康的自我意识,就奠定了健康人格的基础。心理健康的人对自己有恰当、客观的认知,能体验到自己存在的价值,既不过分自卑,也不过分自恋:不会对自己提出过分苛刻的要求,能够适当满足自己的需要:个人的生活目标比较切合实际,对自己的状态总是比较满意。此外,他们努力发展自身的潜能,对无法做到的事情能坦然接受。

3. 和谐的人际关系,乐于交往 人际关系是大学生心理健康的重要指标,心理健康的人乐于与人交往,能接受他人、悦纳他人,能认可别人存在的意义,能与他人良好地沟通。在与人相处时,友爱、信任、平等等积极的态度要多于猜疑、嫉妒、敌视等消极态度,有较强的适应能力和较充足的安全感。他们既能享受与人相聚时的热闹和欢乐,也能体验独处时的宁静。需要指出的是,这里所说的人际关系和谐,并不是以自我压抑、委曲求全换来表面和谐,也不是过分迁就他人、过分取悦他人。

4. 接受现实,有良好的环境适应能力 心理健康的人能很快适应临床的新环境,能妥善处理生活、学习、工作上的困难,并且能够积极发展自己。他们能够对环境做出客观的认识,与环境保持良好的关系。他们不会逃避现实,也不会沉浸于不切实际的幻想之中。如果你常常沉浸于幻想之中,总是抱怨别人,责备社会的不公平,怨天尤人,无法适应现实环境,那么,你一定要努力找到原因,从而更好地发展自己。

5. 良好的情绪调节能力,心境良好　心理健康的大学生常常处于愉快、乐观、满意等情绪状态中,虽然也会有悲伤、忧愁、愤怒等感受,但一般不会很长久。他们能体验到情绪,并以合适的方式表达情绪,在与人交往时不卑不亢、自尊自爱。在社会允许的范围内,尽力满足自己的各种需要,对于自己得到的一切感到满意,常常是开朗和乐观的。如果你常常感到抑郁、焦虑、压抑等,那么你一定要认真对待自己,想办法让自己的心情好起来。如果你一个人做不到,就一定要找别人帮助你。

6. 人格和谐、完整　心理健康的人,有健康的人格结构,其能力、气质、性格能得到良好发展,兴趣、需要能得到满足,行为的动机也是积极、健康的,能以积极、建设性的态度与社会相处,处理问题的方式合情合理,对外界不会有偏颇的认知、情绪和行为反应。

7. 心理行为符合年龄特征　在生命发展的不同年龄段,都有与之相对应的、不同的心理行为表现,从而形成不同年龄独特的心理行为特征,心理健康的人具有与该年龄段相符的心理行为表现。如果一个人的心理行为经常偏离自己的年龄,例如离开父母的大学生,长期强烈地感到孩子般的无助和痛苦,或者对于朋友的陪伴有着强烈的依赖感等,都是心理行为不符合年龄特征的表现。一般而言,同学们可参照上述标准检视自己的心理健康状况,但是严格意义上的心理健康水平则要求助于专业人员的测查与诊断,不能随意给自己和他人下结论。

第七章

职业防护

>>>

第一节　职业暴露的预防

一、职业暴露定义

职业暴露指从事诊疗护理等工作过程中，意外被获得性免疫缺陷病毒感染者、艾滋病患者、乙肝患者丙肝患者等传染患者的血液、体液（包括羊水、心包液、胸腔液、脑脊液、滑液、阴道分泌物等人体物质）污染了皮肤或黏膜，被含有获得性免疫缺陷病毒等病原物质的血液、体液污染了的针头及其他锐器刺破皮肤、有可能遭受感染的情况。

二、标准防护措施

标准预防：基于患者的血液、体液、分泌物（不包括汗液）、非完整皮肤和黏膜均可能患有感染性因子的原则，医务人员应采取的一组预防感染措施，包括手卫生。根据预期可能的暴露选用手套、隔离衣、口罩、护目镜或防护面屏，以及安全注射，也包括穿戴合适的防护用品处理患者环境中污染的物品与医疗器械。

医务人员预防血源性疾病职业暴露的防护措施应当遵照标准预防原则，对所有患者的血液、体液及被血液、体液污染的物品均视为有传染性的病原物质加以防护，在接触这些物质时，必须采取防护措施。

1. 进行接触患者血液、体液的诊疗和护理操作时应戴手套，操作完毕，脱去手套后立即洗手，必要时进行卫生手消毒。

2. 在诊疗、护理操作过程中，有可能发生血液、体液飞溅到医务人员的面部时，医务人员应当戴手套、具有防渗透性能的口罩、防护眼镜；有可能发生血液、体液大面积飞溅或者有可能污染医务人员的身体时，还应当穿戴具有防渗透性能的隔离衣或者围裙、鞋套。

3. 医务人员手部皮肤发生破损，在进行接触患者血液、体液的诊疗和护理操作时必须戴手套。

4. 医务人员在进行侵袭性诊疗、护理操作过程中,要保证充足的光线,并特别注意防止被针头、缝合针、刀片等锐器刺伤或者划伤。

5. 使用后的锐器应当直接放入耐刺、防渗漏的锐器盒,以防刺伤。禁止将使用后的一次性针头重新套上针头以免造成不必要的针刺伤。避免用手直接接触使用后的针头、刀片等锐器。

6. 手卫生为医务人员洗手、卫生手消毒(用速干手消毒剂)和外科手消毒的总称。洗手与手卫生消毒应遵循以下原则:

(1)当手部有血液或其他体液等肉眼可见的污染时,应用肥皂(皂液)和流动水洗手。

(2)手部没有肉眼可见污染时,宜使用速干手消毒剂消毒双手代替洗手。

(3)在下列情况下,医务人员应选择洗手或使用速干手消毒剂。

1)直接接触每个患者前后,从同一患者身体的污染部位移动到清洁部位时。

2)接触患者黏膜、破损皮肤或伤口前后,接触患者的血液、体液、分泌物、排泄物、伤口敷料等之后。

3)穿脱隔离衣前后,摘手套后。

4)进行无菌操作、接触清洁、无菌物品前。

5)接触患者周围环境及物品后。

(4)医务人员使用速干手消毒剂的方法。

1)取适量的速干手消毒剂于掌心。

2)严格按照六步洗手法进行揉搓。

3)揉搓时保证手消毒剂完全覆盖手部皮肤,直至手部干燥。

第二节　职业暴露的处理

如果发生了职业暴露,首先要进行紧急处理,随后要进行暴露事故评估和暴露后随访,流程详见图 7-1。

一、职业暴露后的紧急处理措施

(一) 完整皮肤
直接用流动水或肥皂水冲洗干净。

(二) 破损皮肤
1. 从近心端向远心端挤压,切忌只挤压伤口局部,尽可能挤出损伤处的血液。

2. 用肥皂水和流动水清洗污染的皮肤,暴露的黏膜、眼、鼻、口腔反复用清水或生理盐水冲洗。

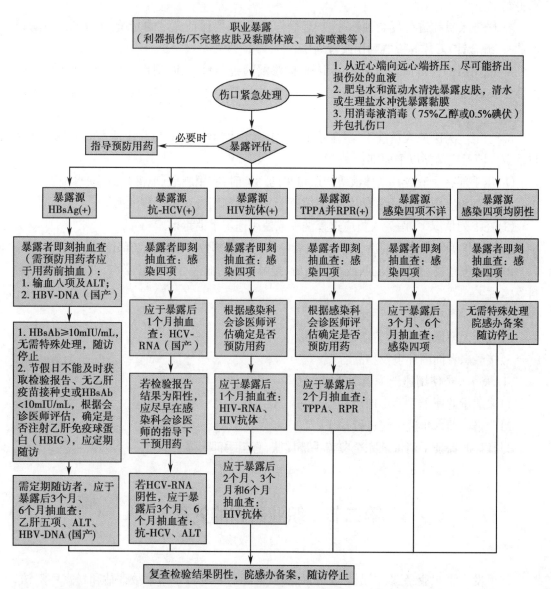

职业暴露
（利器损伤/不完整皮肤及黏膜体液、血液喷溅等）

伤口紧急处理

1. 从近心端向远心端挤压，尽可能挤出损伤处的血液
2. 肥皂水和流动水清洗暴露皮肤，清水或生理盐水冲洗暴露黏膜
3. 用消毒液消毒（75%乙醇或0.5%碘伏）并包扎伤口

指导预防用药 ← 必要时 — 暴露评估

| 暴露源 HBsAg(+) | 暴露源 抗-HCV(+) | 暴露源 HIV抗体(+) | 暴露源 TPPA并RPR(+) | 暴露源 感染四项不详 | 暴露源 感染四项均阴性 |

暴露源 HBsAg(+)

暴露者即刻抽血查（需预防用药者应于用药前抽血）：
1. 输血八项及ALT；
2. HBV-DNA（国产）

1. HBsAb≥10mIU/mL，无需特殊处理，随访停止
2. 节假日不能及时获取检验报告、无乙肝疫苗接种史或HBsAb<10mIU/mL，根据会诊医师评估，确定是否注射乙肝免疫球蛋白（HBIG），应定期随访

需定期随访者，应于暴露后3个月、6个月抽血查：乙肝五项、ALT、HBV-DNA（国产）

暴露源 抗-HCV(+)

暴露者即刻抽血查：感染四项

应于暴露后1个月抽血查：HCV-RNA（国产）

若检验报告结果为阳性，应尽早在感染科会诊医师的指导下干预用药

若HCV-RNA阴性，应于暴露后3个月、6个月抽血查：抗-HCV、ALT

暴露源 HIV抗体(+)

暴露者即刻抽血查：感染四项

根据感染科会诊医师评估确定是否预防用药

应于暴露后1个月抽血查：HIV-RNA、HIV抗体

应于暴露后2个月、3个月和6个月抽血查：HIV抗体

暴露源 TPPA并RPR(+)

暴露者即刻抽血查：感染四项

根据感染科会诊医师评估确定是否预防用药

应于暴露后2个月抽血查：TPPA、RPR

暴露源 感染四项不详

暴露者即刻抽血查：感染四项

应于暴露后3个月、6个月抽血查：感染四项

暴露源 感染四项均阴性

暴露者即刻抽血查：感染四项

无需特殊处理院感办备案随访停止

复查检验结果阴性，院感办备案，随访停止

注：1. 暴露源指患者本人或疑被患者的血液、体液或分泌物等污染的物品。若暴露源为HIV和HCV混合感染或HIV暴露者存在基础疾患或免疫功能低下，应延长随访期至暴露后12个月。
2. 利器损伤常见的原因包括双手回套针头针帽、向输液袋口回插污染的针头、手术缝合等，应规范操作，避免发生。
3. 职业暴露报告时限：登录HIS，在医政或患者管理目录下，进行《北京协和医院职业暴露报告单》网络直报，应于72小时内完成，以便医务处院感办备案。
4. 需检测血标本及预防用药者，请持化验申请单或处方，工作日至相应处室盖章后，将标本送至检验科（输血八项仅工作日8：00-14：30检测），预防用药在急诊药房取药。夜间/节假日请至院总值班盖章。
5. 本流程参考《慢性乙型肝炎防治指南（2015年更新版）》、丙型病毒性肝炎筛查及管理、卫生部《医务人员艾滋病病毒职业暴露防护工作指导原则（试行）》修订。

图7-1　北京协和医院职业暴露处理流程图

　　3. 受伤部位的伤口冲洗后，应当用消毒液消毒，如：75% 乙醇或者 0.5% 碘伏并包扎伤口；被暴露的黏膜，应当反复用生理盐水冲洗干净。

二、暴露事故评估

暴露后感染的危险性与暴露级别和暴露源的病毒载量水平有关,因此需要对这两项情况进行评估,以决定下一步预防方案。工作时间由感染科会诊医师、夜间及节假日由内科总值班医师负责进行相关评估。如需预防性用药者,持评估医生处方至急诊药房取药。

三、暴露后随访

(一)HBV 职业暴露

暴露者应即刻查输血八项(需要药物干预的,应在药物干预前抽血)、HBV-DNA、ALT;当抗 -HBs 水平(<10mIU/ml),可不再随访。

(二)HCV 职业暴露

暴露者应即刻查感染四项:关于暴露后 1 个月检测 HCV-RNA;暴露后 3 个月、6 个月检测抗 -HCV、ALT。

(三)HIV 职业暴露

暴露者应即刻查感染四项:关于暴露后 1 个月检测 HCV-RNA;暴露后 3 个月、6 个月检测 HIV 抗体;暴露后 1 个月,检测 HIV-RNA,如果暴露源为 HIV 和 HCV 混合感染,且暴露者访视中出现 HCV 阳性或暴露者存在基础疾患或免疫功能低下,产生抗体延迟等特殊情况的,延长随访 HIV 抗体检测至暴露后 12 个月。

(四)TPPA+RPR 阳性职业暴露

暴露者应即刻查感染四项,并于暴露后 2 个月后检测 TPPA+RPR。

(五)感染四项不详职业暴露后

应尽量追踪暴露源检测结果,确实不知晓暴露源或暴露源不配合进一步检测时,暴露者应即刻查感染四项;并于暴露后 3 个月、6 个月检测感染四项。

(六)感染四项阴性职业暴露后

暴露者即刻查感染四项备案。

第三节　职业暴露的上报

发生职业暴露后,应立即向所在的科室领导及医务处、院感办进行报告,分析发生原因及改进措施并完成网络直报《医院职业暴露报告单》,接受相关指导,必要时在会诊医师的指导下给予药物预防干预。进行药物干预治疗的人员,根据相关传染病的特征,进行自我监测,并保持信息沟通,以便及时、积极处理可能出现的问题。

一、上报路径

1. HIS 系统→患者管理→职业暴露。

2. 选择"新建血源性职业暴露"。

3. 按照提示进行信息填报。

4. 填写完毕后进行提交。

5. 打印抽血单。

6. 如需暴露后用药，打印药物处方。

二、全流程信息化

从暴露发生到采血、预防用药均可通过 HIS 系统完成。

三、全程自动化

根据上报信息，自动安排抽血项目，同时可进行随访信息的查询。

四、健康宣教

协调暴露后的用药的药物不良反应咨询及心理咨询。

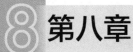

第八章

护理病历书写规范

第一节　常用护理病历

护理病历是医院重要的档案资料,是护理人员对患者住院过程的病情变化及接受治疗、护理的原始记录,反映了护理工作的质量;也是法律书证及认定责任的重要依据。护理病历书写要求做到全面、准确、客观、真实、规范。目前,护理病历已经实现信息化,但书写要求是不变的。常见护理病历主要包括电子体温单、护理记录、入院评估单(通用)、病室报告、患者转科交接记录、日常生活能力量表、防范患者压力性损伤记录表、防范患者跌倒/坠床评估记录表、护理计划、医嘱单。

一、电子体温单

(一) 电子体温单记录规范

1. 自动生成内容　电子体温单自动生成:患者姓名、性别、年龄、入院日期(办理入院后)、科室、病案号等眉栏内容和日期、住院日数、术后日数等表格栏内容。

2. 事件录入　录入转科、出院、呼吸心跳停止等医嘱后体温单自动显示事件时间。生产、请假等事件需在体温单的"事件登记"窗口录入具体名称及时间。以上信息显示在体温单 42~40℃。

3. 两次手术　如在 10 天内再次手术,电子记录方式为第一次手术日数作为分母,第二次手术日数作为分子。

4. 体温、脉搏、呼吸、疼痛记录方法

(1)数据录入:在相应时间内准确录入体温、脉搏和呼吸数值。

(2)体温表示:体温每小格为 0.2℃。蓝"×"表示腋温,蓝"●"表示口温,蓝"○"表示肛温。

(3)脉搏表示:脉搏每小格为 4 次。红"●"点表示脉率,红"○"表示心率。

(4)连续性:相邻两次体温以蓝直线自动连接,相邻两次脉搏以红直线自动连接。如果数值落在粗线上不予连接。

(5)高烧要求:体温 ≥ 38.5℃时,使用药物或物理降温,30 分钟后测量的体温,以红"○"显示,自动以红虚线与降温前的数值连接。下次测得的温度与降温前温度连接。如果体温不降或遵医嘱不采取降温措施时,不用红"○"显示,但需在护理记录中详细记录。

(6)重叠表示:体温与脉搏重叠时,显示脉搏红"○"包裹体温蓝"×"。

(7)短绌脉表示:短绌脉者要同时测量心率、脉率,并准确录入,体温单中仅显示心率变化,相邻两次心率以红直线自动连接。心率 / 脉率低于或高于体温单预设值时,体温单不能录入及显示。

(8)呼吸表示:呼吸以数字表示,显示在呼吸栏相应时间内,相邻两次呼吸上下错开。

(9)具体要求:患者住院期间每天都应有体温、脉搏、呼吸记录。请假或外出检查返回后应及时补测并据实记录。

(10)疼痛表示:采用 NRS、VAS 和笑脸法等疼痛评估量表为患者每日进行评估,并将数值录入体温单疼痛栏。

5. 大便录入　大便次数显示在前一日内(记录前一日 2p.m. 至当日 2p.m. 的大便次数)。

(1)特殊表示方法:1/E 表示灌肠后大便一次;0/E 表示灌肠后无大便;11/E 表示灌肠前自行排便一次,灌肠后又排便一次。使用甘油灌肠剂(110ml/ 支)后的大便次数按照灌肠后的实际情况规范记录;使用开塞露(20ml/ 支)后的大便次数无需按照灌肠记录。

(2)"*"记号:表示大便失禁或假肛等。"*/E":表示灌肠后排便多次。

(3)排便记量:若需记录排便量时,大便次数作为分子,排便量作为分母,例:1/200。

(4)须处理:连续三日未排便应给予及时处理,特殊情况除外,应在护理记录中记录。

6. 出入量　入量为 24 小时总量,尿量为 24 小时尿量。

7. 体重及血压　入院时测量,录入入院评估单后,体温单自动显示在相应位置。每周至少有一次血压及体重记录,特殊情况遵医嘱测量后录入。入院时或住院期间因病情不能测体重时,体温单上录入"平车""轮椅"或"卧床"。

8. 其他项目　在相应栏内准确录入大便、引流量、呕吐量、腹围、身高等数值,项目名称要求齐全、并与数值一一对应。

9. 打印　原则上出院打印电子体温单。如因手术、会诊或医生查房需要及时打印。

(二) 体温测量规范

1. 内科

(1)体温正常患者:每日 2p.m. 测量一次。

(2)体温异常患者:测量频率依照以下要求:

1)37.2℃ ≤ 体温 ≤ 37.5℃时:每日二次,测量时间为 2p.m.-6p.m.。

2)37.6℃ ≤ 体温 ≤ 38℃时:每日三次,测量时间为 10a.m.-2p.m.-6p.m.。

3)38.1℃ ≤ 体温 ≤ 38.5℃时:每日四次,测量时间为 10a.m.-2p.m.-6p.m.-10p.m.。

4)38.6℃ ≤ 体温 ≤ 39℃时:每日五次,测量时间为 6a.m.-10a.m.-2p.m.-6p.m.-10p.m.。

5)体温 ≥ 39.1℃时:每日六次,测量时间为 2a.m.-6a.m.-10a.m.-2p.m.-6p.m.-10p.m.。

6)要求：以每日最高的体温数值作为以上的监测频率，直到体温连测三日均正常，改为每日一次。

(3)新入院患者：每日测量三次，测量时间为 10a.m.-2p.m.-6p.m.。连测三日，若体温正常，改为每日一次，若不正常，按照体温异常测量频率进行监测。

(4)特级护理患者：每日四次，测量时间为 6a.m.-10a.m.-2p.m.-6p.m.。

2. 外科/耳鼻喉科

(1)新入院患者：按评估时间测量一次生命体征，并常规测量 2p.m. 体温。

(2)具体要求：①体温<37.5℃，每日 2p.m. 测一次；②体温≥37.5℃，每日四次，测量时间为 6a.m.-10a.m.-2p.m.-6p.m.，连续三日体温<37.5℃后改为一天测一次。

(3)手术患者

1)术前一日：测两次，测量时间为 2p.m.-6p.m.。

2)手术当日及术后三日：每日四次，测量时间为 6a.m.-10a.m.-2p.m.-6p.m.。

3)术后三日后：患者体温均<37.5℃，每日 2p.m. 测一次。

4)术后三日后：患者体温≥37.5℃，每日四次，测量时间为 6a.m.-10a.m.-2p.m.-6p.m.，连续三日体温<37.5℃后每日一次。

3. 妇产科

(1)新入院患者：按评估时间填写一次生命体征，并常规测量 2p.m. 体温。

(2)具体要求：①体温<37.5℃，每日 2p.m. 测一次；②体温≥37.5℃，每日四次，测量时间为 6a.m.-2p.m.-6p.m.-10p.m.，连续三日体温<37.5℃后每日一次。

(3)手术患者

1)术前一日：测量两次，测量时间为 2p.m.-6p.m.。

2)手术当日及术后三日：每日三次，测量时间为 6a.m.-2p.m.-6p.m.。

3)术后三日后：①患者体温均<37.5℃，每日 2p.m. 测一次；②体温≥37.5℃，每日四次，测量时间为 6a.m.-2p.m.-6p.m.-10p.m.，连续三天体温<37.5℃后每日一次。

(4)其他

1)乳酸依沙吖啶注射液引产的患者：自使用乳酸依沙吖啶注射液当日至生产每日三次，测量时间为 2p.m.-6p.m.-6a.m.。

2)胎膜早破的患者：至生产每日三次，测量时间为 2p.m.-6p.m.-6a.m.。

3)特殊用药：例如：平阳霉素、博来霉素、升血象药物等，当日测三次，测量时间为 2p.m.-6p.m.-6a.m.。

4. 眼科

(1)新入院患者：按评估时间填写一次生命体征，并常规测量 2p.m. 体温。

(2)具体要求：①体温<37.5℃，每日 2p.m. 测一次；②体温≥37.5℃，每日四次，测量时间为 6a.m.-2p.m.-6p.m.-10p.m.，连续三日体温<37.5℃后每日一次。

(3)手术患者

1)术前一日：两次，2p.m.-6p.m.。

2)手术当日及术后两日：每日三次 6a.m.-2p.m.-6p.m.。

3）术后两日后：①患者体温均 <37.5℃，每日 2p.m. 测一次；②术后两日患者体温 ≥37.5℃，每日四次 6a.m.-2p.m.-6p.m.-10p.m.，连续三天体温 <37.5℃后每日一次。

5. 儿科

（1）常规测量频率：所有患儿常规每日测量三次，测量时间为 6a.m.-2p.m.-6p.m.。

（2）发热者体温要求：若患儿体温 ≥37.5℃，次日 10a.m. 加测一次；使用物理降温或药物降温后 1 小时测量体温并记录。

6. 新生儿重症监护病房（Neonatal Intensive Care Unit，NICU）

（1）常规测量频率：患儿常规每日四次，测量时间为 6a.m.-2p.m.-6p.m.-2a.m.。

（2）特殊情况：体温不升或升高患儿采取措施 30 分钟后复测体温。

7. 神经内科 / 皮肤科

（1）常规测量频率：新入院患者，体温正常：每日三次，测量时间为 6a.m.-2p.m.-6p.m.，连续三日体温 <37.5℃后，每日一次。

（2）发热者体温要求：体温 ≥37.5℃，每日测量四次，测量时间为 6a.m.-10a.m.-2p.m.-6p.m.，连续三日体温 <37.5℃后，每日一次。

【特殊说明】

（1）特级护理患者：每日测量四次，测量时间为 6a.m.-10a.m.-2p.m.-6p.m.。

（2）特殊科室：国际医疗部、保健医疗部、急诊等科室参照此规范按照相对应科室的测量频率测量体温。

（3）特殊情况处理：如遇患者因检查或其他特殊情况外出而无法测量体温时，需在护理记录中注明，根据患者病情酌情决定是否补测体温，但所有住院患者每日测量频次不得少于一次。

（三）外科患者体温单示例，见彩图 8-1、彩图 8-2（见文末彩插）。

二、护理记录书写基本要求

（一）护理记录书写总体要求

1. 眉栏　眉栏项目内容完整、正确。

2. 内容　书写内容应当客观、真实、准确、完整，语句通畅，与医疗记录相关内容保持一致，不得有伪造。

3. 修改　电子护理记录，发现书写错误后，只限原始记录护士登录自己的用户名和密码进行修改。

4. 内容要求　护理记录要突出专科特点，记录时间应具体到分钟。

5. 缩写　使用中文和通用的外文缩写，无正式中文译名的症状、体征、疾病名称等可以使用外文。

6. 署名　护理记录由执行护理措施的护士签署全名或盖名号章，没有取得护士执业资格的护士书写记录后，要由带教护士审阅、签署二人全名（带教护士 / 被带教者）。

（二）危重患者护理记录书写规范

1. 适用范围　对医生开具医嘱的病危患者、部分病重患者、抢救患者、各种复杂或新开展的大手术患者记危重患者记录单。

2. 眉栏填写　科室、患者姓名、住院病历号、床号、记录日期(—年—月—日)、页码;系统自动录入。

3. 出入量记录　根据医嘱执行,将出入量种类及数值记录在相应内容栏内。

(1)入量:包括每餐进食种类和含水量,饮水量,输液及输血量等。输液及输血需注明药名、单位、浓度、剂量、用法等,输液执行医嘱、扎入液体后,自动录入;输血需要根据医嘱补充录入。

(2)出量:包括尿量、大便量、呕吐量及各种引流液量等。引流量无特殊情况,于第二日6a.m.倾倒计量。在病情栏内,记录各出量颜色、性质等。

(3)结量:当班护士应做好日间小结和 24 小时总结,在日间小结和 24 小时小结数字下划双红线(结量完成后系统自动录入)。

4. 生命体征记录　详细准确记录生命体征,记录时间应具体到分钟(12 小时制),其中体温、脉搏、呼吸日间至少每 2 小时记录一次,夜间至少每 4 小时记录一次,病情出现变化时随时记录。

5. 病情记录　病情变化记录内容:包括患者意识、病情变化、各种仪器的设定参数或模式、各种管道及引流性质、病情观察要点、护理措施。具体记录内容如下:

(1)患者主诉(不适、感觉、生理和心理问题)。

(2)护士所观察到病情变化、临床表现(如:意识变化、皮肤潮红、大汗、面色苍白)、心理及行为的改变以及重要的异常实验室检查等。

(3)治疗、护理措施、护理效果等(如:翻身,右侧卧位,皮肤状况描述)。

(4)对危急值的临床处理措施及效果进行观察并及时记录。

6. 手术患者记录　患者返回病室时间,麻醉方式,手术名称,意识情况,生命体征,伤口出血情况,管路及引流情况,皮肤状况,疼痛处理等。

7. 专科护理记录　根据专科护理特点书写。

8. 特殊用药　记录用药名称、剂量、给药速度、时间、途径、用药观察及用药效果等。

9. 抢救记录　详细描述病情变化经过,准确记录抢救过程、时间及停止抢救时间,并与医疗记录一致,因抢救未能及时书写护理记录的,应在抢救结束后 6 小时内据实补记。

10. 记录频次　日间至少每 2 小时记录一次,夜间至少每 4 小时记录一次,病情变化随时记录。

(三)一般患者护理记录书写规范

1. 要求　根据护理级别及病情需要对一般患者住院期间病情变化进行客观记录。

2. 病情记录相关内容

(1)生命体征变化:患者生命体征发生变化时有描述,并记录采取的治疗、护理措施及效果。

(2)相关异常改变:与疾病密切相关的饮食、睡眠、排泄及出入量的异常改变。

(3)异常化验结果:专科异常化验结果及辅助检查和相应治疗。

(4)特殊检查:特殊检查及治疗应记录名称、项目以及检查治疗后的病情观察。

(5)特殊药物:使用特殊药物时应记录给药名称、给药时间、剂量、用法及用药后的效果。

(6)手术及有创操作:记录一般手术及有创操作。重点记录手术或有创操作名称、患者意识状态、生命体征、皮肤、伤口、引流等情况。

（7）输血：加强输血过程的观察，在输血前、中、后进行记录，异常情况随时记录。

（8）病情变化：病情变化时的症状、采取的治疗、护理措施及效果，突出专科特点。

（9）突发抢救：病情突变进行抢救的患者，应改记危重患者护理记录，一般护理记录单上注明：日期、时间及"见危重患者护理记录"。

（10）知识宣教：必要时记录检查、治疗、手术、用药及专科知识的宣教。

（11）危急值：对危急值的临床处理措施及效果进行观察并及时记录。

3. 转科记录　记录急诊、病房、重症监护室、产房、新生儿室等科室之间的转科患者交接记录，主要包括患者一般状况、皮肤、管路、治疗、用药等护理重点措施。由转出科室记录日期、时间、去向，转入科室记录具体内容。

4. 外科一般护理记录示例见图 8-3。

日期	时间	病情变化及护理措施	签名
2021-09-03	08:59	遵医嘱患者今日出院，出院宣教已做，患者已知晓	
2021-09-02	09:11	患者今日为大动脉造影+左髂动脉球囊扩张术后第1d，神志清楚，医生予解除双侧腹股沟处加压包扎，伤口敷料清洁干燥，双足皮温暖、足背动脉搏动均可触及。测脉搏67次/min，呼吸18次/min，血压153/61mmHg，血氧饱和度100%，遵医嘱停止心电监测及吸氧。患者可下地活动，予安全宣教。今日改为二级护理	
2021-09-02	05:15	患者夜间可安静入睡，双侧腹股沟穿刺处加压包扎平整，伤口敷料清洁干燥，双足皮温暖，双侧足背动脉搏动可触及。持续心电监护及吸氧，患者脉搏70次/min，呼吸18次/min，血压148/63mmHg，血氧饱和度100%，两侧立床挡保护安全	
2021-09-02	02:00	患者安静入睡，双侧腹股沟穿刺处加压包扎平整，伤口敷料清洁干燥，双足皮温暖，双侧足背动脉搏动可触及。患者脉搏65次/min，呼吸18次/min，血压140/60mmHg，血氧饱和度100%	
2021-09-01	23:39	患者现安静入睡，双侧腹股沟加压包扎平整，伤口敷料干净，立双侧床挡保护病人安全	
2021-09-01	21:42	患者卧床安静休息，双侧腹股沟穿刺处伤口敷料清洁干燥，加压包扎平整，嘱双下肢制动，测患者血压144/71mmHg，脉搏66次/min，呼吸18次/min，血氧饱和度100%，立双侧床挡保护患者安全	
2021-09-01	17:30	复测患者血压152/70mmHg，主管医生已知	
2021-09-01	17:00	复测患者血压161/84mmHg，遵医嘱予卡托普利12.5mg口服继续观察	
2021-09-01	16:30	患者神志清楚，可正确对答，双侧腹股沟伤口敷料清洁干燥，加压包扎平整，嘱患者双下肢制动，双足皮温暖，双侧足背动脉搏动可触及。持续心电监护及吸氧，示脉搏62次/min，呼吸18次/min，血压166/80mmHg，血氧饱和度98%，主管医生嘱继续观察患者血压情况。经外周静脉补液顺利，输液管路妥善固定。给予患者术后宣教及安全宣教，两侧立床挡保护安全	
2021-09-01	12:00	患者午间安静休息，双侧腹股沟伤口敷料清洁干燥，加压包扎平整，双足皮温暖，双侧足背动脉搏动可触及。患者脉搏61次/min，呼吸18次/min，血压160/78mmHg，血氧饱和度100%，经外周静脉补液顺利，输液管路予妥善固定	
2021-09-01	10:02	患者今日在局麻下行大动脉造影+左髂动脉球囊扩张术，术后返回病室，神志清楚，可正确对答，双侧腹股沟伤口敷料清洁干燥，加压包扎平整，嘱患者双下肢制动，双足皮温暖，双侧足背动脉搏动可触及。患者现脉搏64次/min，呼吸18次/min，血压154/66mmHg，血氧饱和度100%。经外周静脉补液顺利，输液管路妥善固定。给予患者术后宣教及安全宣教，两侧立床挡保护安全。记为一级护理	
2021-09-01	07:00	手术室人员接患者，双方核对无误	
2021-08-31	09:08	患者拟于明日行双髂动脉造影、左肾动脉造影备左髂动脉球囊扩张术、备双侧髂内动脉球囊扩张支架植入术、备左肾动脉球囊扩张支架植入术，术前准备及宣教已做，患者已知晓	
2021-08-26	14:03	患者男性，因髂动脉狭窄为行进一步诊治收入我院。因患者既往有高血压病史，平日口服降压药，评估有跌倒风险，故予建立防跌倒记录表，床头悬挂防跌倒提示牌。给予患者入院宣教及安全宣教，嘱勤洗手、戴口罩，记为二级护理	

图 8-3　外科一般护理记录示例

三、入院评估单(通用)书写规范

(一) 护理评估

护士应在患者入院后 24 小时内完成护理评估,在 HIS 系统上填写入院评估单(通用)(图 8-4)。

(二) 一般资料

办理住院后自动录入资料:病房、床号、科别、病案号、姓名、年龄、性别、民族、入院日期及时间、入院诊断、费用支付情况、职业、婚姻状况;需评估一般资料:入院方式、教育程度、家庭子女情况等,患者既往史、过敏史、家族史、用药史等。

(三) 体格检查

生命体征,神经系统,循环系统,呼吸系统,皮肤完整性(有压力性损伤风险患者启用"防范患者压力性损伤记录表"),视力状况,听力状况,心理状态。

(四) 生活习惯

饮食状况,活动及自理能力:有跌倒风险患者启用"防范患者跌倒/坠床记录表",吸烟饮酒嗜好,排泄状况。

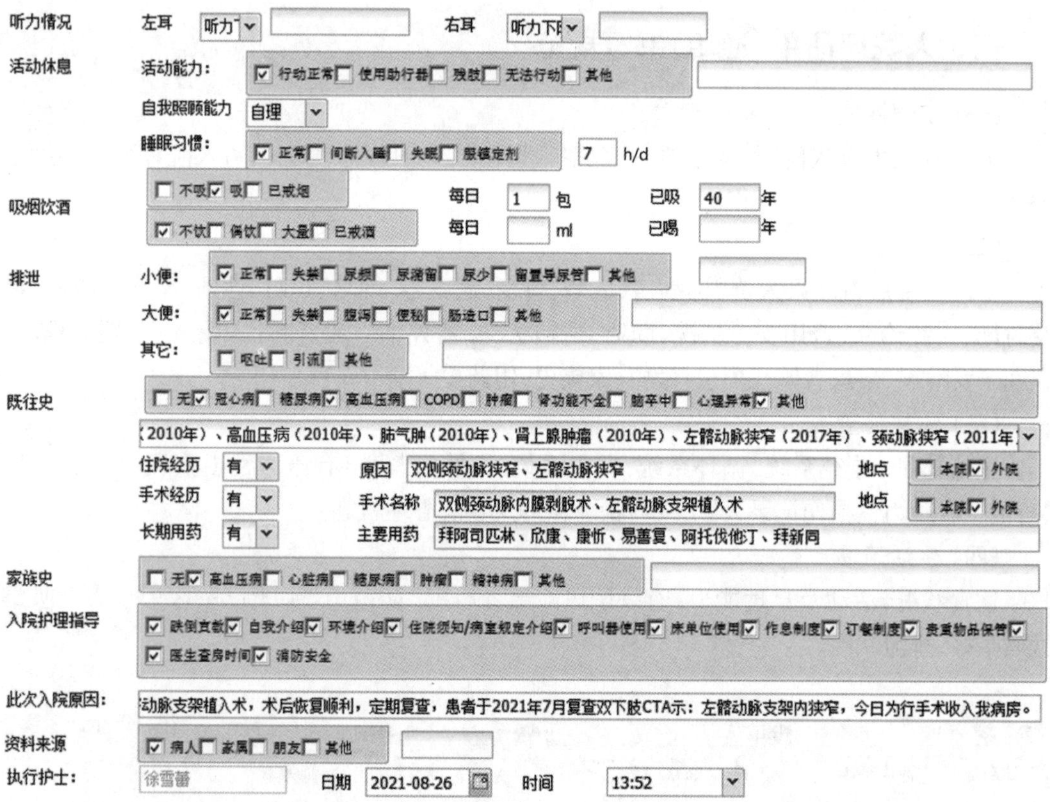

听力情况	左耳	听力▾		右耳	听力下▾		

活动休息　活动能力：☑ 行动正常□ 使用助行器□ 残疾□ 无法行动□ 其他

自我照顾能力　自理 ▾

睡眠习惯：☑ 正常□ 间断入睡□ 失眠□ 服镇定剂　　7　h/d

吸烟饮酒　□ 不吸☑ 吸□ 已戒烟　　每日　1　包　已吸　40　年

☑ 不饮□ 偶饮□ 大量□ 已戒酒　　每日　　ml　已喝　　年

排泄　小便：☑ 正常□ 失禁□ 尿频□ 尿潴留□ 尿少□ 留置导尿管□ 其他

大便：☑ 正常□ 失禁□ 腹泻□ 便秘□ 肠造口□ 其他

其它：□ 呕吐□ 引流□ 其他

既往史　□ 无☑ 冠心病□ 糖尿病☑ 高血压病□ COPD□ 肿瘤□ 肾功能不全□ 脑卒中□ 心理异常☑ 其他

(2010年)、高血压病（2010年）、肺气肿（2010年）、肾上腺肿瘤（2010年）、左髂动脉狭窄（2017年）、颈动脉狭窄（2011年）

住院经历　有 ▾　　原因　双侧颈动脉狭窄、左髂动脉狭窄　　地点　□ 本院☑ 外院

手术经历　有 ▾　　手术名称　双侧颈动脉内膜剥脱术、左髂动脉支架植入术　　地点　□ 本院☑ 外院

长期用药　有 ▾　　主要用药　拜阿司匹林、欣康、康忻、易善复、阿托伐他汀、拜新同

家族史　□ 无☑ 高血压病□ 心脏病□ 糖尿病□ 肿瘤□ 精神病□ 其他

入院护理指导　☑ 跌倒宣教☑ 自我介绍☑ 环境介绍☑ 住院须知/病室规定介绍☑ 呼叫器使用☑ 床单位使用☑ 作息制度☑ 订餐制度☑ 贵重物品保管☑

☑ 医生查房时间☑ 消防安全

此次入院原因：动脉支架植入术，术后恢复顺利，定期复查，患者于2021年7月复查双下肢CTA示：左髂动脉支架内狭窄，今日为行手术收入我病房。

资料来源　☑ 病人□ 家属□ 朋友□ 其他

执行护士：　徐雪蕾　　日期　2021-08-26　　时间　13:52 ▾

图 8-4　入院护理评估单示例

（五）健康教育需求及宣教内容

入院护理指导、检查、治疗、用药及专科护理指导、出院护理指导等。

（六）入院原因

本次入院原因，要求语言简练、明了，清楚表述症状、检查、目的等。

（七）填写要求

1. 评估单项目填写完整、正确，无漏项。

2. 评估内容要与客观实际情况及医生病历相符。

3. 护理评估由护士完成。

（八）出院小结及护理指导

出院日期、时间，出院诊断，出科方式，手术名称。护理指导：饮食、活动与休息、出院用药、复诊。出院时由责任护士完成（图8-5）。

四、病室报告书写规范

（一）自动生成内容

电子病室报告自动生成病室名称、日期（—年—月—日）、患者总数、入院、转入、出院、转出、手术、分娩、病重、病危、死亡等人数。

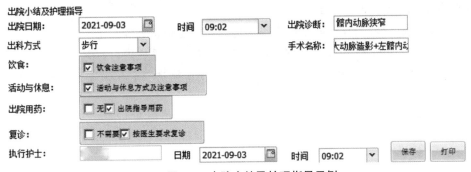

图 8-5　出院小结及护理指导示例

（二）病室报告书写顺序及写法

1. 出院/转出患者的姓名、床号、诊断电子病室报告自动生成。

2. 死亡患者的姓名、床号、诊断电子病室报告自动生成。

3. 出院/转出、死亡书写按发生时间选择日间或夜间病情栏内书写。

4. 新入院、转入患者姓名、床号、性别、年龄、入院诊断均为电子病室报告自动生成，同时录入入院原因。

5. 当日手术患者姓名、床号、诊断为电子病室报告自动生成，麻醉方式、手术名称录入准确。

6. 次日手术患者姓名、床号、诊断为电子病室报告自动生成，麻醉方式、手术名称录入准确。

7. 病危或病重患者姓名、床号、诊断为电子病室报告自动生成。

8. 病危患者均需要书写，如果当日病危患者较多，只选择 3 名病情最重的书写。

9. 书写人应核对患者姓名、床号、诊断等内容，如与实际不符时需手动修改。

10. 危重患者病情书写内容

（1）体温、脉搏、呼吸及血压只写数值，不标单位，并注明时间，日间 14：00、夜间 6：00。

（2）14：00 以后入院的病危患者，第一行日间 T、P、R、BP 记录时间为实际测量时间，夜间 T、P、R、BP 记录时间为 6：00。

（3）记录患者意识、生命体征、体位、皮肤完整性、特殊主诉、异常检验、治疗及给药、护理措施、伤口情况、引流情况、睡眠、病情变化及下一班需要重点观察和注意事项等。

（三）病室报告书写注意事项

1. 患者总数、病重、病危人数填写准确。

2. 电子病室报告自动生成页数。

3. 报告应按照书写顺序及要求书写。

4. 全部顶格书写。仅危重患者报告内容时，第一行前面空两格。

5. 报告内容要前后衔接，如白班交班时渗血较多，夜间应注明是否终止或仍渗血，是新鲜还是陈旧性血液等。

6. 报告中注意措辞恰当，无错别字，使用医学术语，不可写"不吃不喝""打哈欠""心口痛""打点滴"等口头语。不得伪造，发现错误及时修改。

7. 患者行特殊辅助检查如钡餐、胃肠道造影等，只写在交班本中，不用写在病室报告中。

8. 日间报告由主管护士填写，夜间由后夜班护士填写，自动生成签名。

（四）特殊情况病室报告书写要求

1. 日间入院，夜间病危，在夜间栏内书写病危患者病室报告。

2. 夜间入院者，姓名、床号、诊断写在前，内容写在夜间病情栏内。

3. 若当日无出入院患者时，为避免病室报告空白，应挑选一名病室中最重的患者书写于病室报告中。

病室报告示例图见图 8-6。

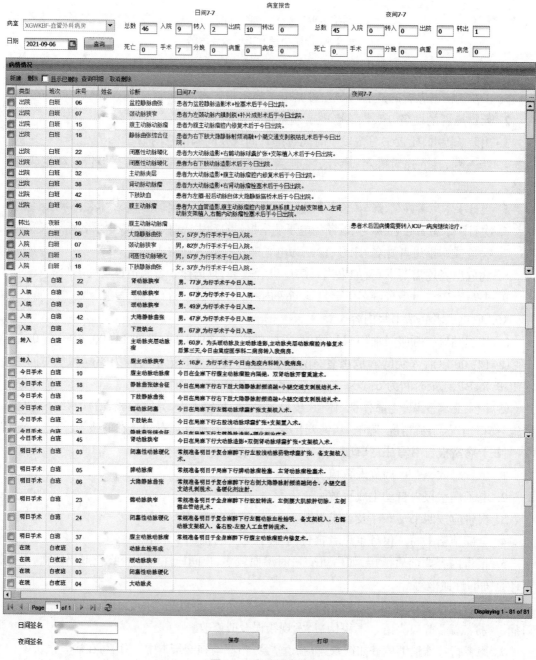

图 8-6　病室报告示例

五、患者转科交接记录书写规范要求

为保证患者转科过程的顺利及医疗护理安全,特制订此规范要求。

(一) 一般患者转科

一般患者转科时,包括一级护理、二级护理、三级护理的患者,转出科室及转入科室需将患者情况记录在一般患者护理记录上。

(二) 病危、病重患者转科

须填写《重症患者转科交接记录》情况:所有转入、转出急诊监护病房、ICU、MICU、CCU 的患者;从急诊抢救室转出收住院的患者;普通病房危重患者转科。《重症患者转科交接记录》见图 8-7。

重症患者转科交接记录单

姓名　　　性别□男□女　　年龄　　　年　月　日　　病案号

转出科室:	转入科室:
意识状态:□清醒□昏迷□其他	
留置管路:□外周静脉□中心静脉(单腔、双腔、三腔)□ PICC	
□气管切开□气管插管深度　　cm　　　　　□胃管深度　　cm	
□胸引□腹引□尿管□造瘘□其他	
皮肤情况:□完整□异常□院外带入□院内发生科室	
备注(皮损大小、深度及特殊部位):	

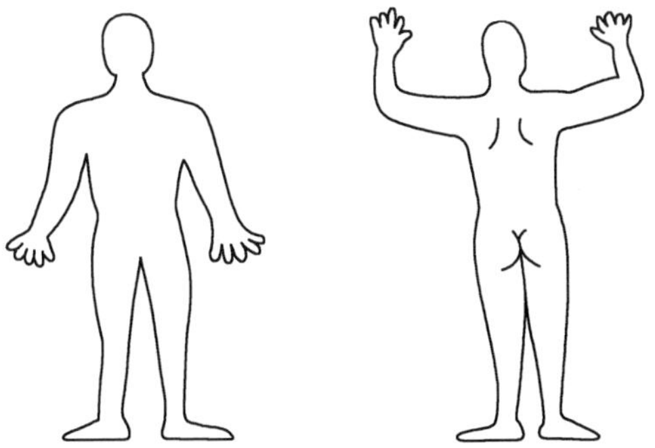

(正面)　　　　　　　(反面)

携带物品:□老病历本□运行病历本(□长嘱页、□临嘱页)
□影像资料□药物□血液
□监护仪□氧气瓶□指氧仪□被服
□简易呼吸器注射泵□个约束带□个
□便携式吸痰器□便携式呼吸机□其他
不良事件:□有□无项目:□压力性损伤□跌倒 / 坠床□管路滑脱□输血 / 输液反应　其他
隔离:□有□无内容:
其他:

转出科室护士签字:　　　　　　转入科室护士签字:

图 8-7　重症患者转科交接记录

（三）介入治疗的患者交接

所有病房及急诊做介入治疗的患者均按需填写《心脏介入治疗患者交接记录单》（图 8-8）或《放射科介入治疗患者交接记录单》（图 8-9）。

心脏介入治疗患者交接记录单

姓名　　　　性别□男□女　年龄　　　　病室床号　　　　病案号

介入前	术前诊断手术日期
	意识状态：□清醒□昏迷□其他
	术前留置：□外周静脉□中心静脉□胃管□尿管□其他
	术前禁食：□已禁食□无需禁食
	术前应召：□无□已执行
	术前备皮：□已备□无需备皮
	皮肤情况：□完整□异常部位面积　　　　cm²
	首饰：□已摘除□无法摘除　义齿：□已摘除□固定□无
	携带物品：□病历□影像资料□药物□其他
	过敏史：□无□有
	其他：
	接病人时间：　　　　病房护士签字：　　　　导管室人员签字：　　　　　/
介入后	介入名称：□冠状动脉造影□球囊扩张□支架植入□血管内超声□肾动脉支架
	支架类型：□金属支架□药物支架
	麻醉方式：□全麻□局麻
	意识：□清醒□其他生命体征：心率　　　次/min　　　血压　　/　　mmHg
	注射泵：□无□有　皮肤情况：□完整□异常部位
	术后管路：□外周静脉□中心静脉□动脉□气管插管□胃管□尿管□引流管　根
	携带物品：□病历□影像资料□药物□其他
	是否抗凝：□低分子肝素（克塞/速避凝/法安明/安卓）□GPⅡb/Ⅲa（艾卡特）　至　a.m./p.m.
	APTT 测定　　a.m./p.m.　拔鞘管时间　a.m./p.m.　沙袋压迫至　　a.m./p.m.　床上活动　　a.m./p.m.
	下床活动时间　　a.m./p.m.　□其他
	拔管医生电话：
	回病室时间：
	导管室人员签字：　　/　　　　病房护士签字：

图 8-8　心脏介入治疗患者交接记录单

（四）手术患者交接

所有病房及急诊要做手术的患者均须填写《手术患者交接记录单》（图 8-10）。

（五）新生儿转科

须填写《新生儿交接记录单》情况：在手术室出生回产科病房、特需产科病房的新生儿；在手术室、产科病房、特需产科病房出生的新生儿入住 NICU 治疗时。《新生儿交接记录单》见图 8-11。

放射科介入治疗患者交接记录单

姓名　　　　性别□男□女　　　年龄　　　病室床号　　　　病案号

入前	术前诊断介入日期
	意识状态：□清醒□昏迷□其他
	术前留置：□外周静脉□中心静脉□胃管□尿管□造瘘□其他
	术前禁食：□已禁食□无需禁食
	术前应召：□无□已执行
	术前备皮：□已备□无需备皮
	皮肤情况：□完整□异常部位面积　　　　　cm
	首饰发卡：□已摘除□无法摘除　　义齿：□已摘除□固定□无
	携带物品：□病历□影像资料□药物□导尿包□血液□其他
	过敏史：□无□有
	其他：
	接病人时间：　　　病房(急诊)护士签字：　　　介入室人员签字：
入后	介入治疗名称：　　麻醉方式：□全麻□局麻
	意识：□清醒□半清醒□未清醒其他：
	生命体征：　心率：　次/min　血压：　/　mmHg
	介入治疗部位：　桡动脉：□左□右　股动脉：□左□右　股静脉：□左□右
	锁骨下：□左□右　颈静脉：□内□外　其他：
	足背动脉：□有□弱□无
	穿刺部位：□加压包扎□使用血管闭合器□使用加压止血装置
	皮肤情况：□完整□异常　部位：面积　　　cm
	介入后管路：□外周静脉□中心静脉□留置动脉鞘□气管插管
	□胃管□空肠营养管□尿管□引流管根
	携带物品：□病历□影像资料□药物□血液□病理标本□其他
	病人去向：□病房□急诊□ICU□转院□死亡□其他医生签字：
	其他：
	回病室时间：　　　介入室人员签字：　　　病房护士签字：

图 8-9　放射科介入治疗患者交接记录单

六、日常生活能力量表

(一) 评估时限

护士应分别在患者入院后 24 小时内、出院前完成日常生活能力评估，在 HIS 系统上填写日常生活能力评定 Barthel 指数量表。

(二) 转科

中间转科的患者，转入、转出科室都需要测评，转出科室要将入院分值，转入科室将出院分值填写在《住院病案首页》上。

手术患者交接记录单

姓名　　　　　性别　　　　年龄　　　　科室　　　　床号　　　　病案号

前	术前诊断手术日期
	意识状态：□清醒□昏迷□其他 术前留置：□外周静脉□中心静脉□胃管□尿管□造瘘□其他 术前禁食：□已禁食□无需禁食　术前应召：□无□已执行　备皮：□已备□无需备皮 皮肤情况：□正常□压红□水疱□破皮□其他面积　　　　cm² 异常部位：□骶尾□髋□足跟□肩胛□枕部□颜面□前胸□膝□其他 首饰、发卡：□已摘除□无法摘除□无　义齿：□已摘除□固定□无 携带物品：□病历□影像资料□药物□导尿包□血液□其他 药物过敏史：□无□有　指甲：□清洁□有涂物 其他：
	接患者时间：　　　病房(急诊)护士签字：　　　手术室人员签字：　　　　　/
后	手术名称： 麻醉方式：□全麻□椎管内麻醉□神经阻滞□局麻 生命体征：心率　　　次/min　血压　　/　　mmHg　意识：□清醒□半清醒□未清醒 镇痛泵：□无□有 皮肤情况：□正常□压红□水疱□破皮□其他面积　　　　cm² 异常部位：□骶尾□髋□足跟□肩胛□枕部□颜面□前胸□双膝□其他 术后管路：□外周静脉□中心静脉□动脉□气管插管□胃管□尿管□引流管根 携带物品：□病历□影像资料□药物□导尿包□血液□其他 新生儿去向：□病房□ NICU □转院□死亡□其他医生签字： 其他：
	若回恢复室请填写： 心率　　　次/min　　血压　　/　　mmHg　氧饱和度　　%　意识：□清醒□半清醒□未清醒
	回病室时间：　　　手术室人员签字：　　　　　/　　　病房护士签字：

图 8-10　手术患者交接记录单

（三）根据患者实际情况，对以下项目进行评价

进食、洗澡、修饰、穿衣、控制大便、控制小便、如厕、床椅转移、平地行走、上下楼梯。

（四）得分及分级

分级：0——生活自理：100 分，日常生活活动能力良好，不需要他人帮助；1——轻度功能障碍：61~99 分，能独立完成部分日常活动，但需要一定帮助；2——中度功能障碍：41~60 分，需要极大帮助才能完成日常生活活动；3——重度功能障碍：≤40 分，大部分日常生活不能完成或完全需人照料。

日常生活活动能力（ADL）评定 Barthel 指数量表见图 8-12。

新生儿交接记录单

产妇姓名：　　　　　　　　　产妇病案号：

新生儿出生日期/时间：　　　新生儿性别□男□女

手术室/产科病房转出新生儿交接记录：
胎盘去向：□自取□交医院
腕带情况：□无□有
阿氏评分：
转出科室：□手术室□产科　　　　　病房医生签字：
转入科室：□产科□国际产科□新生儿病房
转入时间：　　　　　　　　病房护士：
产科/国际产科病房转出新生儿补充交接记录：
转出原因：
反应状态：□正常□弱□其他
肌张力：□正常□增高□低下□其他
皮肤情况：□完整□红润□黄染□青紫□苍白
□异常描述：
具体部位：　　　　　面积：　　　　　　cm²
臀部皮肤：□完好□臀红□尿布疹
氧疗方式：□无□鼻导管/面罩吸氧□气管插管□其他
其他情况：
预防接种情况：
乙肝疫苗：□已接种□未接种卡介苗：□已接种□未接种
维生素 K₁：□已注射□未注射
转出科室：□产科□国际产科
转出时间：□病房护士/□儿科医生：
转入科室：□国际产科病房□新生儿病房　腕带情况：□有□无
转入时间：　　　　　　病房护士：

图 8-11　新生儿交接记录单

七、防范患者压力性损伤记录表

（一）评估时机

对有压力性损伤发生风险的患者进行压力性损伤评估,在 HIS 系统中填写 Braden 指量表。

（二）评估内容

需要对患者的感知能力、潮湿程度、活动能力、移动能力、营养摄取能力、摩擦力和剪切力进行评估。

（三）评估频率

根据 Braden 评分情况决定评估频率。若 13 分 ≤ Braden 评分 ≤ 18 分,推荐至少每周评估一次；若 Braden 评分 ≤ 12 分,推荐 72 小时评估一次。

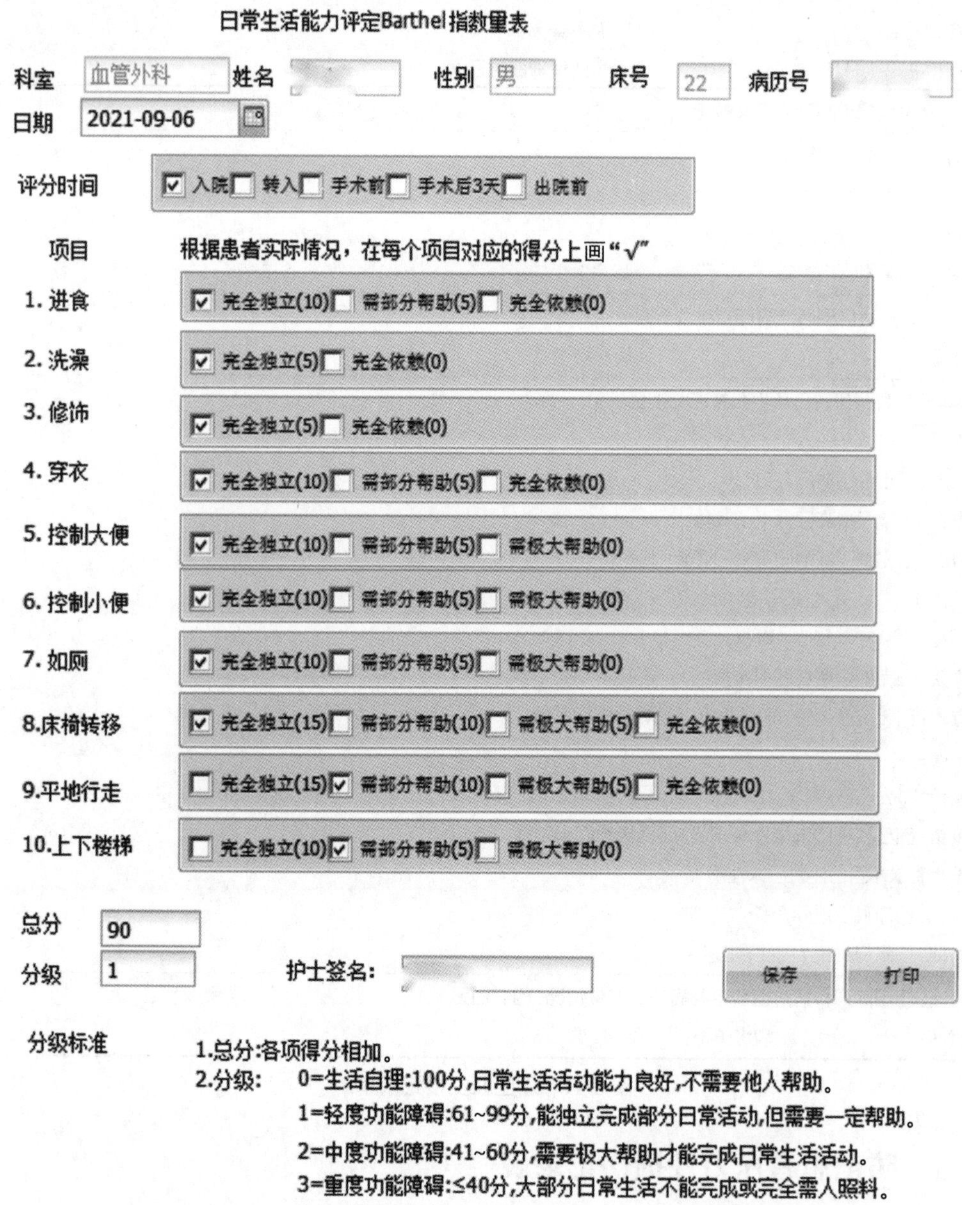

日常生活能力评定Barthel指数量表

科室　血管外科　　姓名　　　　　性别　男　　　床号　22　　病历号

日期　2021-09-06

评分时间　☑入院□转入□手术前□手术后3天□出院前

项目　根据患者实际情况,在每个项目对应的得分上画"√"

1. 进食　☑完全独立(10)□需部分帮助(5)□完全依赖(0)

2. 洗澡　☑完全独立(5)□完全依赖(0)

3. 修饰　☑完全独立(5)□完全依赖(0)

4. 穿衣　☑完全独立(10)□需部分帮助(5)□完全依赖(0)

5. 控制大便　☑完全独立(10)□需部分帮助(5)□需极大帮助(0)

6. 控制小便　☑完全独立(10)□需部分帮助(5)□需极大帮助(0)

7. 如厕　☑完全独立(10)□需部分帮助(5)□需极大帮助(0)

8. 床椅转移　☑完全独立(15)□需部分帮助(10)□需极大帮助(5)□完全依赖(0)

9. 平地行走　□完全独立(15)☑需部分帮助(10)□需极大帮助(5)□完全依赖(0)

10. 上下楼梯　□完全独立(10)☑需部分帮助(5)□需极大帮助(0)

总分　90

分级　1　　　　护士签名:　　　　　　　　　　　　　保存　　打印

分级标准　1.总分:各项得分相加。
2.分级:　0=生活自理:100分,日常生活活动能力良好,不需要他人帮助。
1=轻度功能障碍:61~99分,能独立完成部分日常活动,但需要一定帮助。
2=中度功能障碍:41~60分,需要极大帮助才能完成日常生活活动。
3=重度功能障碍:≤40分,大部分日常生活不能完成或完全需人照料。

图 8-12　日常生活活动能力(ADL)评定 Barthel 指数量表

(四)患者病情变化时随时评估

由于病情变化导致压力性损伤相关的危险因素改变时,应随时评估。

(五)发生压力性损伤

如果患者发生压力性损伤,护士长应在 48 小时内上报护理部。患者已经发生压力性损伤,但为了预防其他部位继续发生压力性损伤,除上报外,仍需填写"Braden 风险评估量表"。防范患者压力性损伤记录表见图 8-13。

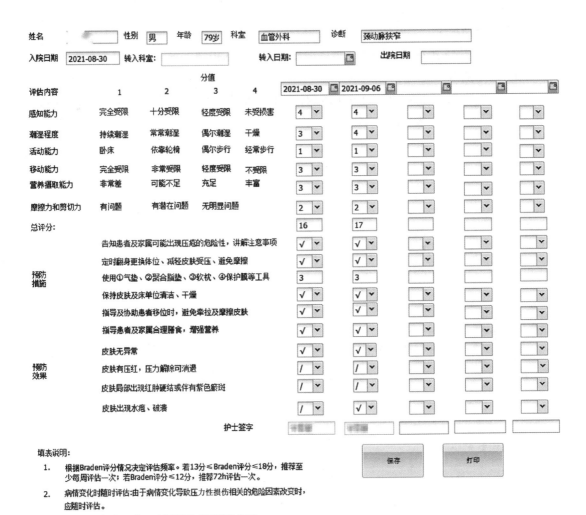

图 8-13　防范患者压力性损伤记录表

八、防范患者跌倒／坠床评估记录表

（一）重要性

护理人员应本着预防为主的原则,认真评估患者是否存在跌倒／坠床危险因素,填写"防范患者跌倒／坠床评估记录表"。

（二）高危患者

对于年老体弱、有跌倒史、生活不能完全自理、不能正常行走、合作意愿差、神志不正常、视觉障碍、尿频尿急、腹泻、近期服用利尿剂、降压药、降糖药、镇静安眠药等任意一种情况的高危患者,需进行跌倒／坠床风险评估。

（三）评估频率

对患者初始评估后,每周至少评估 1 次。患者如有病情、用药等情况变化,需再评估。转科时,接收科室需要再评估,此评估记录表可连续使用。

（四）特殊情况

未涉及的跌倒/坠床危险因素及重点护理措施应记入护理记录。

（五）健康宣教

及时告知患者及家属,使其充分了解预防跌倒/坠床的重要意义,并积极配合。防范患者跌倒/坠床评估记录表见图 8-14。

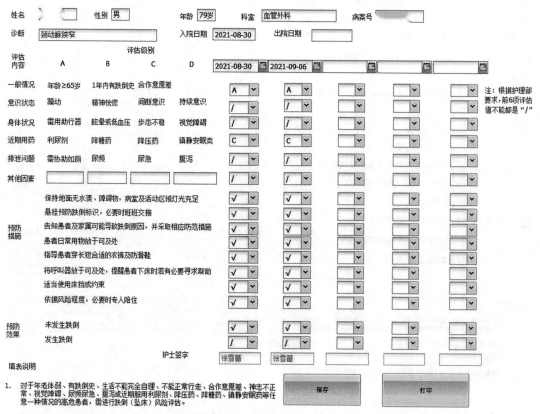

图 8-14　防范患者跌倒/坠床评估记录表

九、护理计划

（一）护理计划依据

护理计划是根据护理问题或护理诊断而设计的使患者尽快、尽好地恢复健康的计划,是临床进行护理活动的依据。

（二）填写时机

患者入院 24 小时内、手术前 1 天(手术科室)、出院前需在 HIS 系统填写护理计划。

（三）护理计划的要求和内容

1. 提出护理问题　根据患者基本病情提出护理问题,若表格中所示护理问题无法满足时,可在最后三行"潜在并发症""有…的危险""其他"中自行填写。

2. 确定护理目标　根据护理问题或护理诊断,由责任护士制订护理目标,即最理想的护理结果。点击表格中"∨"从下拉目标中选择该患者所要达到的目标。

3. 制订护理措施　按护理问题或护理诊断制订详细的护理措施,护理措施要明确、具体、适应患者的基本需要,不能千篇一律。同时要求严格、认真、准确地执行医嘱。

4. 及时评价　责任护士应经常注意实施过程中患者及家属对效果的反馈,及时作出评价,并停止实施已完成的项目;对效果不好的护理措施应予修订。点击护理评价中"∨",选择该患者目标实现情况。

5. 评估频率　责任护士每周至少评估 1 次。

护理计划示例见图 8-15。

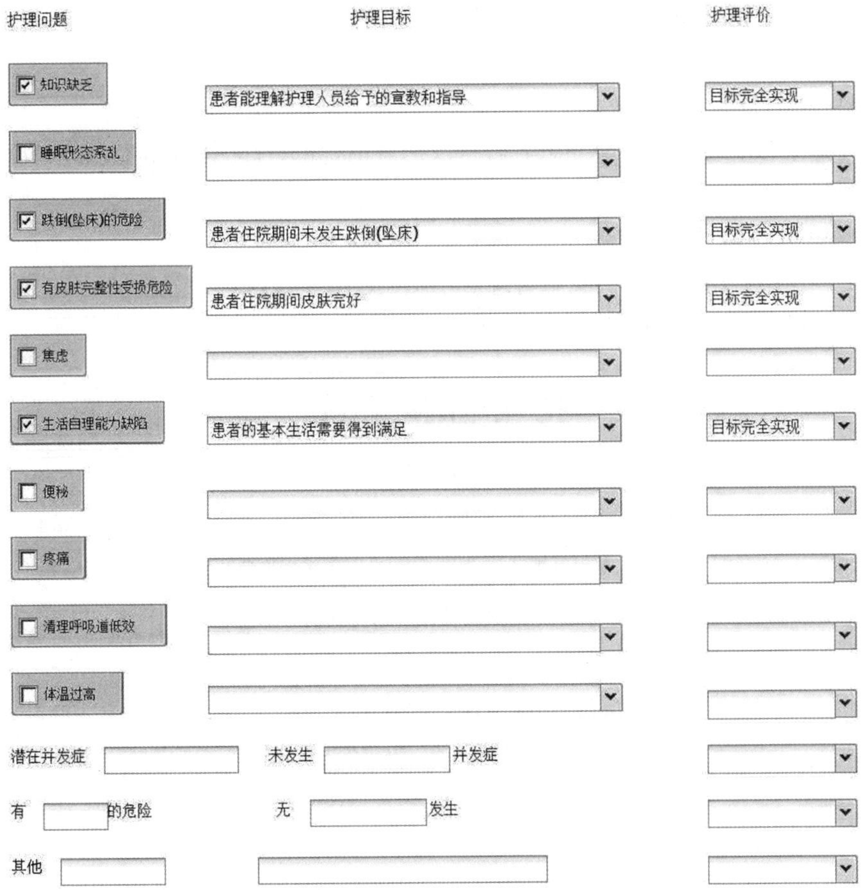

图 8-15　护理计划示例

十、医嘱单

(一) 医嘱单分类
医嘱单分为临时医嘱单和长期医嘱单。

（二）自动生成项目

自动生成长期医嘱单和临时医嘱单的眉栏内容。

（三）医嘱形成

医生开具医嘱后,医嘱单中显示日期、时间、医嘱项、医生签字。

（四）医嘱执行

护士使用 PDA 核对并执行医嘱,系统自动记录执行人及执行日期、时间。

（五）医嘱停止

长期医嘱停止后医嘱单中自动显示停止时间和日期。患者出院、死亡时,所有医嘱全部自动停止。

（六）撤销医嘱

遇医生需停止临时医嘱,主管护士应撤销已执行医嘱,并通知医生停止、撤销医嘱,再由主管护士进入患者退药申请,提交退药。临时医嘱单中显示"取消执行",且无执行人、执行日期及时间。

（七）医嘱单打印

长期医嘱单和临时医嘱单应在患者转科及出院前全部打印,如因手术、会诊或医生查房需要及时部分打印。

（八）医嘱单保存

医嘱单随出院病历入医院病案室管理。

临时医嘱单见图 8-16,长期医嘱单见图 8-17。

北京协和医院

医 嘱 单

姓名　　　　科 **血管外科**　　　病房 **血管外科病房**　　　　（第 2 页）病案号

日期	时间	临时医嘱	医生签字	执行日期	执行时间	护士签字
09/07	08:03	碘克沙醇注射液（威视派克） 100ml 手术用	宋			
09/07	08:03	备皮(无费用)双侧腹股沟	宋	09/07	09:57	刘
09/07	08:03	手术(不排斥)局麻＋左肾动脉造影备球囊扩张术	宋			

NR-73　　D

图 8-16　临时医嘱单

北京协和医院

医 嘱 单

姓名 ＿＿＿＿　科 **血管外科**　　病房 **血管外科病房**　　（第　1　页）病案号 ＿＿＿＿

起始		医生签字	护士签字	长期医嘱	停止	
医嘱日期	医嘱时间				日期	时间
08/24	15：37	张▒	刘▒	AC0001 Ⅲ级护理 always	08/26	9：30

NR-72　（D）

图 8-17　长期医嘱单

第二节　重症监护病房常用护理病历

一、护理病历的重要意义

病案是患者在住院期间的各种检查、治疗与观察的扼要记录,也是患者就医的全部医疗、护理记录档案,它反映了疾病的全过程。护理病历是记录患者病情变化、发展和护理过程的记录,它是护士根据收集到的资料,制订护理计划、评价护理效果和护士辨证思考过程的记录。护理病历记录了患者的病情变化、诊断治疗及护理的全过程,是最原始的文件记录,方便医务人员及时、动态地了解患者的全面信息,是诊断、治疗、护理的重要参考依据,搜集整理也保证了诊疗、护理工作的连续性和完整性,同时加强了医护间的合作及协调。在重症监护病房,护理记录主要由护士记录有关患者的一般情况、主诉、病情变化以及医嘱执行情况和所采取的护理措施等。书写一份完整的护理病历是护士应该掌握的一项基本技能。

完整的医疗和护理文件是医学和护理教学的重要教材,是开展科研工作的重要资料,可供学生进行个案分析、讨论及进行回顾性研究。完整的医疗和护理文件具有重要的法律作用。在发生医疗纠纷、进行伤残处理等情况时,在调查处理的过程中,都要将病案记录作为依据加以判断,以明确医院及医护人员有无法律责任。依据完整的医疗和护理文件可反映医院的医疗护理质量,是医院工作和科学管理水平的重要标志之一,也是医务人员服务质量和技术水平的体现。因此,护士必须努力学习,以极端负责的精神和实事求是的科学态度,严肃认真地书写护理病历。

二、书写护理病历的基本要求

(一) 书写内容要求

护理病历的内容应真实完整、重点突出、主次分明、条理清楚、护理病历中的各项记录都应客观、如实地反映患者病情变化、治疗和护理过程。

(二) 书写格式要求

护理病历应按照规定格式进行书写,应按日期、时间顺序来写。只有恰当的缩写才可使用于记录,应用蓝黑笔书写。

(三) 其他要求

1. 护理病历记录不可有删改,可以有小的修改,如有修改应在划掉处签名及填日期。
2. 护理病历记录者应在记录上签名及注明日期,签名的人必须为自己所做的记录负责。

三、重症护理病历的沿革

北京协和医院在1982年建立了中国的第一个ICU,经过40年的艰辛历程,重症医学对危重症患者的救治作用得到了广泛认可。重症监护病房的护理病历也呈现不同阶段的发展,2009年随着医院信息化的发展,北京协和医院重症医学科正式采用医院信息系统;2013年采用国内自主开发的重症信息系统,全面替代纸质特护单。重症医学信息系统是管理各种医疗设备资源、支持护理和治疗流程的信息系统。从应用的角度看,系统包括重症临床的医生工作站、护士工作站、重症设备网络管理以及重症科研、重症医务管理、质量管理等主要模块,是综合性的重症临床信息系统,支撑重症医学科室的临床、科研和管理工作。

四、重症护理病历的格式及内容

(一) 护理记录 Ⅰ

1. 一般资料 科室、病室、病历号、床号、姓名、性别、年龄、转入科室、诊断、病历记录日期、记录人。

2. 数据传输信息　生命体征(心率、血压、呼吸频率、脉氧饱和度等)、氧疗参数(呼吸机模式及参数、血液净化模式及参数)、血流动力学监测信息。

3. 医嘱信息　医生开医嘱后信息自动传输,系统自动生成各种药物(抗生素、泵入药物、静脉注射药物、肌内注射药物等)、输液及输血、肠外与肠内营养、临时口服用药等医嘱,护士执行医嘱时方可记录。当患者化验指标出现危急值,需及时在重症监护系统里及时记录,并通知医生。

4. 引流及排泄　患者每小时尿量及排便的情况,有无灌肠、胃管及其他引流管的引流状况、量、颜色及形状。

5. 手动录入信息　当患者病情变化,需要主观描述患者病情,或遵医嘱临时给予药物,或医生调整治疗干预信息时,护士需要针对该项治疗进行描述。比如遵医嘱予呋塞米 10mg 静脉注射。1 小时后观察患者尿量,须记录"患者给予呋塞米 10mg 静脉注射 1 小时后尿量 300ml,通知医生"。信息需要详细、客观、认真记录。

护理记录Ⅰ见图 8-18。

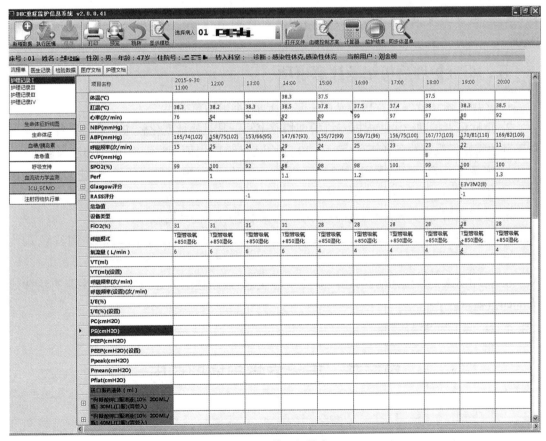

图 8-18　护理记录Ⅰ

（二）护理记录Ⅱ

护理记录Ⅱ主要包含医嘱治疗和护理治疗。医嘱的治疗信息包括雾化吸入、血气分析、抽血及化验、静脉封管、外出检查等信息。护理治疗包括每2小时翻身、早期活动、晨间护理、晚间护理、床头抬高等信息。

（三）护理记录Ⅲ

1. 主要内容　护理记录Ⅲ主要为每班次护理交接班信息，主要包括：生命体征、神志评估、动静脉通路、人工气道、引流管等。

2. 书写明细　生命体征主要为交接班时测量的生命体征，可由监护仪信息直接传输至系统内。神志通过 Glasgow 评分或 RASS 镇静程度评分记录。意识分为清楚、嗜睡、昏迷、镇静状态。瞳孔大小用阿拉伯数字表示，对光反射分为灵敏、迟钝、消失、散大固定、不可观察。气管插管或气管切开管应详细描述置管时间、气管导管平门齿的刻度为准，置入情况等、有无听诊确认、置入科室等。动静脉通路应详细描述置入日期、置管护理、导管用途、穿刺点评估、是否感染等。引流管应描述引流液颜色及状态等。

（四）护理记录Ⅳ

护理记录Ⅳ主要为患者皮肤评估及压力性损伤等信息，每4小时记录一次。皮肤评估包括患者全身皮肤状况，压力性损伤应包含创面评估、护理措施、来源科室、上报时间等。

五、重症护理病历记录注意事项

1. 必须在密切观察患者病情基础上真实记录，不得随意涂改。

2. 重症患者护理记录应根据专科护理特点书写。凡是病情变化较快的重症患者，或使用特殊药物需密切观察的患者，应每隔15~30分钟记录一次，以便及时发现病情变化，及时处理。

3. 记录要准确、具体、客观，避免使用模糊不清的词语，减少主观的描述（比如患者病情平稳、患者心率较快）而应注明客观体征，如患者心率115次/min。

4. 发现病情变化、异常时，及时通知医生，采取进一步处理措施。

5. 准确记录患者每日出入量，日间小结和24小时总结出的出入量并用红色双线标识。

6. 打印出来的重症患者护理单，护士应签全名，或用在医务处、护理部备案具有法律效力的印章盖章。

第三节　手术室常用护理病历

一、手术患者交接记录单

手术患者交接记录单是记录手术患者在病房、手术室、急诊、ICU 等不同部门间转运交接的记录单。分三部分组成：①患者所在科室护士填写项目。②手术护士填写项目。③麻醉恢复室护士填写项目。当手术患者进行科室间交接时，护士必须按照该记录单内的项目，认真交接并填写记录单。手术患者交接记录单见图 8-19。

北京协和医院
手术患者交接记录单

姓名　　　　性别　　　年龄　　　科室　　　　床号　　　　病案号

术前	术前诊断　　　　　　　　　　手术日期
	意识状态：□清醒　□昏迷　□其他_____
	术前留置：□外周静脉　□中心静脉　□胃管　□尿管　□造瘘　□其他_____
	术前禁食：□已禁食　□无需禁食　术前应召：□无　□已执行　备皮：□已备　□无需备皮
	皮肤情况：□正常　□压红　□水疱　□破皮　□其他_____　面积_____cm²
	异常部位：□骶尾　□髋　□足跟　□肩胛　□枕部　□颜面　□前胸　□双膝　□其他_____
	首饰、发卡：□已摘除　□无法摘除　□无　义齿：□已摘除　□固定　□无
	携带物品：□病历　□影像资料　□药物　□导尿包　□血液　□其他_____
	药物过敏史：□无　□有　　　　　指甲：□清洁　□有涂物
	其他：_____
	接患者时间：　　病房(急诊)护士签字：　　手术室人员签字：　　／
术后	手术名称：_____
	麻醉方式：□全身麻醉　□椎管内麻醉　□神经阻滞　□局部麻醉
	生命体征：心率____次/min　血压____/____mmHg　意识：□清醒　□半清醒　□未清醒
	镇痛泵：□无　□有
	皮肤情况：□正常　□压红　□水疱　□破皮　□其他_____　面积____cm²
	异常部位：□骶尾　□髋　□足跟　□肩胛　□枕部　□颜面　□前胸　□双膝　□其他_____
	术后管路：□外周静脉　□中心静脉　□动脉　□气管插管　□胃管　□尿管　□引流管____根
	携带物品：□病历　□影像资料　□药物　□导尿包　□血液　□其他_____
	新生儿去向：□病房　□NICU　□转院　□死亡　□其他　医生签字：_____
	其他：_____
	若回恢复室请填写：
	心率____次/min　血压____/____mmHg　氧饱和度____%　意识：□清醒　□半清醒　□未清醒
	回病室时间：　　手术室人员签字：　　／　　病房护士签字：

图 8-19　手术患者交接记录单

二、手术患者安全核对表

手术患者安全核对由手术医师、麻醉医师、巡回护士三方在实施麻醉前、手术开始前、患者离室前依据《手术安全核对表》共同核对患者身份及手术部位等内容，麻醉医师填写核对表。无麻醉医师参加的手术由手术医师填写。手术安全核对的内容及实施步

329

骤如下。

1. 麻醉开始前　由麻醉医师按照《手术安全核对表》的内容依次、逐项提问患者身份（姓名、性别、年龄、病案号）、手术方式、是否签署手术和麻醉知情同意书、手术部位、麻醉前安全检查情况、患者过敏史、术前备血情况等，手术医师逐一回答，同时，巡回护士对照病历逐项核对。

2. 手术开始前　由手术医师、麻醉医师、巡回护士按上述方式，再次核对患者身份、手术部位等信息，并确认相关风险预警内容。

3. 患者离室前　由手术医师、麻醉医师、巡回护士按上述方式，再次核对实际实施手术名称、手术用物清点情况、手术病理处理情况、皮肤是否完整、动静脉通路情况、各种引流情况、患者去向等信息。手术患者安全核对表见图 8-20。

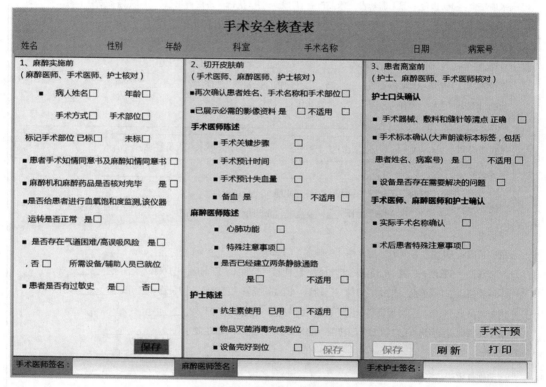

图 8-20　手术患者安全核查表

三、手术护理记录单

手术护理记录单的主要内容包括手术物品清点、输血量、输液量、尿量及血压、脉搏和手术标本处理情况；胃管、尿管、引流管等术中管路放置情况；皮肤有无压伤、烫伤等意外情况；术中体位及体位保护情况等。手术室护理记录单见图 8-21。

北京协和医院

手术室护理记录单

姓名_____ 性别_____ 年龄_____ 体重_____ 病室_____ 日期_____ 病案号_____

手术间_____ 无菌包检测_____ 术前准备_____ 药物过敏史_____

术前诊断_____麻醉_____

手术名称_____

入室时间_____ 离室时间_____ 手术体位_____ 术毕皮肤情况_____

术中输血_____ 输液_____ 尿量_____ 引流管:有 无 名称_____

术后意识情况:清醒 半清醒 未清醒 出室血压_____mmHg 脉搏_____次/min

特殊情况记录:_____

器械名称	术前清点	关前	关后	器械名称	术前清点	关前	关后	器械名称	术前清点	关前	关后
卵圆钳				双爪钳				取石钳			
针持				妇科可可钳				胆道探子			
小可可钳				压肠板				阻断钳			
巾钳				拉勾				哈巴狗			
直血管钳				吸引器头				电烧(头)			
弯血管钳				牙镊				电烧擦			
蚊式钳				平镊				双极			
艾利斯钳				尖镊				小瓶			
直角钳				手术刀				注射器			
扁桃体钳				刀片				套管针			
半齿钳				手术剪				引流片			
长血管钳				腹腔牵开器				纱鱼			
心耳钳				胸腔牵开器							
长可可钳				开胸去肋							
肠钳				特殊器械							
肾蒂钳				甲状腺皮钩							
气管钳				肝拉钩							
肺钳				腹腔镜小帽				止血带时间			

辅料名称	术前清点	关前	关后
纱垫			
纱布			
布带子			
花生米			
棉片			
棉棍			
缝针			
消毒垫			
洗手护士			
供应护士			

病理:无/医生签字:_____ 有/处理者_____/_____ 冰冻送检_____

图 8-21 手术室护理记录单

第九章

毕业实习论文书写

毕业论文是对学生进行科学研究训练而要求学生在毕业前独立作业,撰写的论文。其目的为培养学生发现问题、分析问题和解决问题的能力,使学生掌握护理研究的基本方法。

毕业论文是学业成绩考核和评定的重要方式之一。通过这一环节,学生能够接受科学研究选题,查阅、评述文献,制订研究方案,进行科学实验或社会调查,处理数据或整理调查结果,对结果进行分析、论证并得出结论,撰写论文等初步训练。

毕业论文的题目可由教师指定,在指导教师的帮助下,根据学生感兴趣的研究问题,明确研究方向,确定研究题目,也可由学生提出,经指导教师审核后确定。研究问题均应是本专业学科发展或实践中提出的理论问题和实际问题。毕业论文选题范围不宜过宽,一般选择所学专业领域中某重要问题的一个侧面或难点作为研究问题,要具有创新性、可行性、符合伦理要求等原则。

第一节　毕业论文的研究内容

毕业论文的研究内容可由学生在临床见习和实习过程中,发现临床护理问题,结合自己所学的理论知识,查阅相关文献,在指导老师的帮助下确定。

毕业论文的分类按体裁可分为:研究论文、文献综述、案例报告。不同类型的毕业论文研究内容各不相同。

一、研究论文

又称科研论文,是研究者在科学研究的基础上,运用归纳、综合、判断和推理思维方法,对前人积累的和自己在研究中观察到的研究资料进行整理、分析而撰写的文章。研究论文的研究可包括基础研究和临床研究。基础研究是通过科学实验的直接观察,发现和收集新的材料及结果。临床研究则通过临床观察或干预,描述、比较或验证护理实践中的知识。

科研论文的研究内容应包括:研究类型、研究对象(研究总体、研究样本、纳入标准、排除标准)、样本量估算、抽样方法、分组方法、测量指标、研究工具、研究步骤(研究开展前的准备、资料收集)、统计学分析方法、质量控制、伦理原则等。

二、文献综述

文献综述是学生经过查询、阅读某一主题的文献或资料后,通过理解、整理、融会贯通,综合分析和评价而形成的一种文体。文献综述的书写格式不同于研究论文的格式。文献综述是介绍与所选主题相关的背景、现状、发展并对以上汇总的内容进行评述和展望。文献综述的研究内容应该包括:确定文献与资料的分布范围,包括时间跨度和主要分布,分析的维度,分析的程序等。

三、案例报告

案例报告是选择工作中遇到的一些具有特殊性或典型代表性的成功病例,总结护理过程中的经验和体会,是对一个病例的深入剖析,以探索疾病在医护工作中的个性特征和共性规律,属于经验型论文。案例报告可为深入研究某些问题提供资料。如疾病的首次出现、症状和患者反应的首次报道,即使例数不多,只要资料翔实,便可进行交流。案例报告通过对案例的回顾总结,经过分析找出其规律性,并从理论上加以阐述,从而进一步指导临床实践,无论经验或教训均可交流。

案例报告的内容应该包括:病例介绍、护理措施、评价、讨论等。病例介绍的目的是让其他读者更深入地理解后文所介绍的护理措施的背景和依据,要呼应主题与后面的主要内容。

病例介绍包括的内容:患者的一般资料,疾病的发生,发展变化和结局,与护理措施有关的病例资料。内容应详略得当,与文章后面介绍的护理措施所要解决的问题相呼应,即多选与护理有关的内容介绍。

护理措施内容书写的注意事项:①详略得当,所选特殊案例必须详细具体介绍对特殊病例采取的特殊护理措施,对于常规护理措施简略介绍即可;②案例报告目的是介绍作者的具体做法供他人借鉴。因此护理措施部分必须强调"做了什么"而不是"应该做什么";③每项护理措施介绍后应评价护理的效果。

讨论部分的内容包括:①分析所采取护理措施的原因,介绍护理措施的理论依据;②特殊病例的护理特点,与常规护理的不同之处;③主要的护理问题,护理配合治疗的重点;④重要的或关键的护理措施,独特护理的创新尝试、新见解、新做法;⑤护理效果评价,可对比护理结果与预期护理目标进行评价,也可用患者的反应对护理效果进行评价。

第二节　毕业论文的书写形式

　　一份完整的毕业论文基本结构一般包括：题目、署名、摘要与关键词、目录、正文（前言、对象与方法、结果、讨论）、致谢、参考文献。必要时附测量工具、知情同意书等文件。

一、题目

　　题目也叫文题，应明确、新颖、精炼、有概括性。要含有三个基本方面的概念，即研究对象、研究方法和研究目标。通过题目使读者大致了解论文的内容、专业的特点和科学的范畴。标题字数要适当，一般不宜超过 20 字，如果有些细节必须放进标题，为避免冗长，可以分成主标题和副标题，主标题写得简明，将细节放在副标题里。

二、作者署名

　　作者署名置于论文题目下方，包括：作者、指导老师（导师、副导师）。

三、摘要与关键词

　　摘要又称内容提要，是论文整个内容的精华，多采取结构式摘要格式，即由目的、方法、结果、结论四部分组成。

（一）目的
　　便于读者概略了解全文内容；说明研究宗旨和论文要解决的问题。

（二）方法
　　包括研究设计、研究对象、干预方法、资料收集方法、观察指标和研究工具以及统计学分析方法等。

（三）结果
　　指研究所获取的重要数据及其统计学意义。

（四）结论
　　指对结果的分析、评价、建议等。

　　摘要包括中文摘要和英文摘要，以 300~500 字为宜。撰写摘要时应注意以下几点：①用精炼、概括的语言来表达；②进行客观陈述，不宜加主观评价；③成果和结论性字句是摘要的重点；④要独立成文，选词用语要避免与全文尤其是前言和结论雷同；⑤既要写得简短扼要，又要生动，在词语润色、表达方法和章法结构上要尽可能写得有文采，以引起读者对全文阅读的兴趣。

　　关键词是反映论文主题概念的词或词组，通常编排在摘要下方。关键词包括中文和英文关键词，一般每篇可选 3~8 个，多个关键词之间用分号分隔。关键词应参阅《医学主题词表》（MeSH）标引关键词，尽可能少用自由词。

四、目录

目录要求标题层次清晰,且与正文中标题一致。

五、前言

前言是正文的开场白,内容应包括:研究背景,国内外关于这一问题的研究现状与发展,研究思路的来源与依据,本研究要解决的问题及研究目的和意义。一般以 300~500 字为宜。

六、对象与方法

对象与方法是研究论文方法部分的主要内容,是判断论文严谨性、科学性、先进性的主要依据。一般要介绍研究对象、样本量、抽样方法、研究时间与地点、研究材料或研究工具、收集资料的场所和步骤、患者是否知情同意、观察指标、资料整理与统计学处理方法等。

七、结果

结果是论文引出结论和讨论依据的关键部分,可以确定讨论的观点和质量,决定论文学术水平和研究价值。要求将研究过程观察所得到的原始资料或数据,经过审查、核对、分析、归纳和进行正确统计学处理后方能得出结果。结果的表达应围绕研究目的,做到实事求是、数据准确、层次清楚、逻辑严密。包括观察到的现象和收集的数据,经过整理和必要的统计学处理后,用文字叙述的形式报告出来。适当运用图、表作为结果与分析,也是科技论文通用的一种表达方式,应精心制作、整洁美观。

八、讨论

讨论是全文的心脏,在撰写时对必要而充分的数据、现象、认识等要作为分析的依据写进去。在对结果作定性和定量分析时,应说明数据的处理方法以及误差分析,说明现象出现的条件及其可证性,交代理论推导中认识的由来和发展,以便他人以此为依据进行实验验证。结论包括对整个研究工作进行归纳和综合而得出的总结,还应包括所得结果与已有结果的比较和本课题尚存在的问题,以及进一步开展研究的见解与建议。结论集中反映作者的研究成果,表达作者对所研究课题的见解,是全文的思想精髓,是文章价值的体现,结论要写得概括、简短。撰写时应注意以下几点:①结论要简洁、明确,措辞应严密,且又容易被人领会;②结论应反映个人的研究工作,属于他人已有过的结论要少提;③要实事求是地介绍自己研究的成果,切忌言过其实,在无充分把握时应留有余地,因为科学问题的探索是永无止境的。

九、致谢

应以简短的文字对课题研究与论文撰写过程中曾直接给予帮助的人员(例如指导教师、答疑教师及其他人员)表示自己的谢意,这不仅是一种礼貌,也是对他人劳动的尊重,是治学者应有的思想作风。

十、参考文献

参考文献是毕业论文不可缺少的组成部分,它反映毕业论文的取材来源、材料的广博程度和材料的可靠程度。一份完整的参考文献也是向读者提供的一份有价值的信息资料。参考文献必须是作者亲自阅读过的最新(近 3~5 年为主)、与本文关系最密切的公开发布的文献(最好是权威文献)。所列参考文献必须采用统一的书写格式和标注方法。

十一、毕业论文格式要求

(一)论文格式编排

1. 纸型、页边距及装订线　毕业论文一律用国家标准 A4 型纸(297mm×210mm)打印。页边距为:天头(上)30mm,地脚(下)25mm,订口(左)25mm,翻口(右)30mm。装订线在左边,距页边 10mm。

2. 版式与用字　文字、图形一律从左至右横写横排,行距最小值 20 磅。文字一律通栏编辑,使用规范的简化汉字。忌用繁体字、异体字等其他不规范字体。

3. 论文各部分的编排式样及字体字号

(1)文头:封面顶部居中,小二号行楷,加粗,顶行,居中。固定内容为"×××学院本科毕业论文"。

(2)论文标题:小二号黑体。位置为封面居中。文头及论文标题以下的行距为:固定值,40 磅,文头下空四行,标题下空三行。

(3)学生学号、学生姓名、年级、指导教师均为三号宋体加黑:填写的内容处加下画线标明,各占一行,居中对齐。下空两行写日期,加分页符,三号宋体加黑。

(4)摘要及关键词:紧接封面后另起页,上空一行,段首空两格,回行顶格,版式和字号按正文要求。其中,【摘要】用黑体,内容用宋体小四,目的、方法、结果、结论加粗,后空一格,接具体内容,单倍行距。【摘要】与【关键词】间隔两行。【关键词】用黑体,内容用宋体,加分页符。

(5)正文文字:另起页。宋体小四号,每段起首空两格,回行顶格,行距最小值 20 磅。

(6)论文标题:用小三号黑体,居中排列;标题下标明作者,四号楷体,居中排列;下空两行接正文。

(7)正文文中标题:一级标题,标题序号为"一、"与正文字号相同,黑体,独占行,末尾不加标点;二级标题,标题序号为"(一)",与正文字体字号相同,独占行,末尾不加标点;三级以下标题序号分别为"1."、(1)和"①",与正文字体字号相同。可根据标题的长短确定是否独占行,若独占行,则末尾不使用标点,否则,标题后必须加句号。每级标题的下一级标题应各自连续编号。一级标题之间空一行,其余标题间不空行。

(8)参考文献:另起页。引用文章时,注文的顺序为:作者、文章标题、刊物名、某年第几期,例如:[1]胡秀娟,廖春莲,梁军.癌症患者症状与生活质量的相关性研究[J].护理研究,2006,20(4):875-876.;引用著作时,注文的顺序为:作者、著作名称、出版社、某年,例如:[2]赵平.中国肿瘤登记年报 2015[A].北京:军事医学科学出版社,2015.。左对齐顶格小四号黑体注参考文献标题,加粗,小四号宋体排印参考文献内容,标点符号使用半角,参考文献不应少于 20 篇。

(9)附录:项目名称为小四号黑体,左起顶格,另起页。

(10)页码:首页(指封面和摘要页)不编页码,从第二页起,居中编排。

(11)表格:表头小四号宋体,居中,表格内字体大小行距无特殊要求,表格尽量在同一页面。表格采用三线表,表的顶线与底线用粗线,两端及表内项目间不用纵线分隔。

(12)论文所有英文和数字均使用 Times New Roman 字体。

(二) 论文书写模板

```
封面
                      ××护理学院本科生毕业论文

          题目_____


                          学生学号_____
                          学生姓名_____
                          年　　级_____
                          指导教师_____


                          年　　月



内容


                              题　　目
                          (小三号,黑体)



正文(小四,宋体)
```

第三节　毕业论文答辩

毕业论文答辩是一种有组织、有准备、有计划、有鉴定的审查论文的重要形式。

一、答辩程序

毕业论文答辩会举行前一周,毕业生须按学校要求,将经过指导老师审定并签署意见的毕业论文交给答辩委员会,答辩委员会的老师提前审阅毕业论文,以决定毕业生是否能够进行答辩。

在答辩会上,首先由毕业生用 10 分钟的时间对毕业论文内容进行汇报。毕业生汇报完毕,答辩委员会的老师有 5 分钟的时间针对毕业论文的问题进行提问,毕业生现场回答,可以是对话式的,也可以是答辩老师一次性提出问题,毕业生按顺序逐一回答。根据毕业生回答的具体情况,答辩老师可以有适当的插问。

毕业生回答完所有问题后退场,答辩委员会的老师使用统一评分标准进行评价,根据论文质量和答辩情况,集体商定是否通过答辩,并拟定评语。

召回毕业生,由答辩委员会主席总结并上报学生成绩,宣布是否通过答辩。若答辩不能通过,毕业生须根据答辩委员会提出的意见对毕业论文进行修改,择期再次答辩。

二、答辩准备

(一)熟悉毕业论文内容

在毕业论文答辩前,毕业生要再次熟悉毕业论文的全部内容,尤其是主体部分和结论部分。掌握论文的基本观点和主要依据,清楚论文所用主要概念的确切含义,所运用基本原理的主要内容。

此外,还要掌握与论文相关的内容,如研究问题国内外的研究现状,了解重要引文的出处、论证材料的来源等。

仔细审查论文中是否还存在错误、片面、模糊不清等问题,如果论文已上交,一定要做好充分解答的准备,在答辩会上进行修正和解说。

(二)制作答辩幻灯

毕业论文答辩的汇报时间一般为 10~15 分钟,答辩幻灯的篇幅一般为 20~25 张幻灯片。为突显科学研究的严肃和严谨,同时避免干扰主题,幻灯模板宜选简约的,幻灯片中只需列出关键内容、要点和主要数据等,每张幻灯片的字数不宜太多,否则无法使答辩老师了解毕业论文的重点。幻灯层次要清晰,内容逻辑性强,可以穿插使用图、表等能够直观表达观点的形式展示毕业论文的内容。

(三)答辩者自身准备

答辩者良好的状态是答辩成功的重要因素之一,得体、正式的着装能够体现毕业生对答辩的重视,良好的精神风貌和礼仪体态能够给答辩老师留下深刻的印象。讲话声音应洪亮,语速适中,吐字清晰,从而使答辩老师能够清楚地了解汇报内容。重视对汇报时间的控制,务必不要超时,因此,在正式答辩前,要进行多次汇报演练。

参考文献

［1］赵玉沛, 姜玉新, 张抒扬, 等. 中国现代医院史话: 北京协和医院 [M]. 北京: 人民卫生出版社, 2021.

［2］吴欣娟, 郭娜. 百年协和护理 [M]. 北京: 人民卫生出版社, 2021.

［3］李小寒, 尚少梅. 基础护理学 [M]. 7 版. 北京: 人民卫生出版社, 2022.

［4］中华护理学会护理手术室专业委员会. 手术室护理实践指南 [M]. 北京: 人民卫生出版社, 2021.

［5］魏革, 刘苏君, 王方. 手术室护理学 [M]. 北京: 化学工业出版社, 2020.

［6］李乐之, 路潜. 外科护理学 [M]. 7 版. 北京: 人民卫生出版社, 2019.

［7］李怀珍. 护理伦理与法律法规 [M]. 2 版. 北京: 人民卫生出版社, 2019.

［8］胡雁, 王志稳. 护理研究 [M]. 5 版. 北京: 人民卫生出版社, 2019.

［9］崔焱, 张玉侠. 儿科护理学 [M]. 7 版. 北京: 人民卫生出版社, 2022.

［10］王卫平, 孙锟, 常立文. 儿科学 [M]. 9 版. 北京: 人民卫生出版社, 2018.

［11］张琳琪, 王天有. 实用儿科护理学 [M]. 2 版. 北京: 人民卫生出版社, 2018.

［12］范玲, 沙丽艳. 儿科护理学 [M]. 3 版. 北京: 人民卫生出版社, 2018.

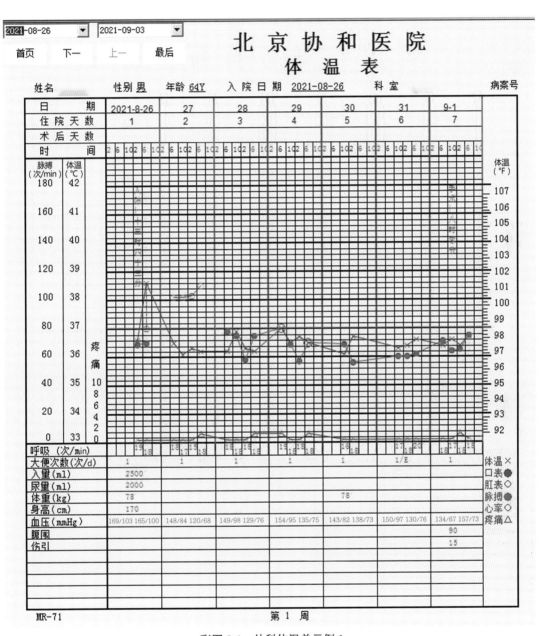

彩图 8-1　外科体温单示例 1

北京协和医院实习护士手册

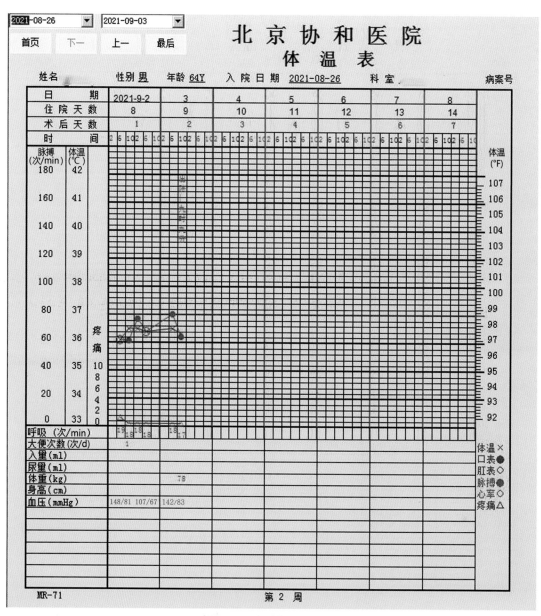

彩图 8-2　外科体温单示例 2

2